T. Förg

BASICS Pädiatrie

BASICS

Theresa Förg

BASICS Pädiatrie

5. Auflage

ELSEVIER

Elsevier GmbH, Bernhard-Wicki-Str. 5, 80636 München, Deutschland
Wir freuen uns über Ihr Feedback und Ihre Anregungen an kundendienst@elsevier.com

ISBN 978-3-437-42241-6
eISBN 978-3-437-05134-0

Wichtiger Hinweis
Die medizinischen Wissenschaften unterliegen einem sehr schnellen Wissenszuwachs. Der stetige Wandel von Methoden, Wirkstoffen und Erkenntnissen ist allen an diesem Werk Beteiligten bewusst. Sowohl der Verlag als auch die Autorinnen und Autoren und alle, die an der Entstehung dieses Werkes beteiligt waren, haben große Sorgfalt darauf verwandt, dass die Angaben zu Methoden, Anweisungen, Produkten, Anwendungen oder Konzepten dem aktuellen Wissensstand zum Zeitpunkt der Fertigstellung des Werkes entsprechen.
Der Verlag kann jedoch keine Gewähr für Angaben zu Dosierung und Applikationsformen übernehmen. Es sollte stets eine unabhängige und sorgfältige Überprüfung von Diagnosen und Arzneimitteldosierungen sowie möglicher Kontraindikationen erfolgen. Jede Dosierung oder Applikation liegt in der Verantwortung der Anwenderin oder des Anwenders. Die Elsevier GmbH, die Autorinnen und Autoren und alle, die an der Entstehung des Werkes mitgewirkt haben, können keinerlei Haftung in Bezug auf jegliche Verletzung und/oder Schäden an Personen oder Eigentum, im Rahmen von Produkthaftung, Fahrlässigkeit oder anderweitig übernehmen.

Obwohl alle Werbemittel mit ethischen (medizinischen) Standards übereinstimmen, stellt die Erwähnung in dieser Publikation keine Garantie oder Anerkennung der Qualität oder des Wertes dieses Produkts oder der Aussagen der Herstellerfirmen dar.

Für die Vollständigkeit und Auswahl der aufgeführten Medikamente übernimmt der Verlag keine Gewähr.
Geschützte Warennamen (Warenzeichen) werden in der Regel besonders kenntlich gemacht (®). Aus dem Fehlen eines solchen Hinweises kann jedoch nicht automatisch geschlossen werden, dass es sich um einen freien Warennamen handelt.

Bibliografische Information der Deutschen Nationalbibliothek
Die Deutsche Nationalbibliothek verzeichnet diese Publikation in der Deutschen Nationalbibliografie; detaillierte bibliografische Daten sind im Internet über https://www.dnb.de abrufbar.

23 24 25 26 27 5 4 3 2 1

In ihren Veröffentlichungen verfolgt die Elsevier GmbH das Ziel, genderneutrale Formulierungen für Personengruppen zu verwenden. Um jedoch den Textfluss nicht zu stören sowie die gestalterische Freiheit nicht einzuschränken, wurden bisweilen Kompromisse eingegangen. Selbstverständlich sind **immer alle Geschlechter** gemeint.

Planung: Inga Schickerling
Gestaltungskonzept: Waltraud Hofbauer, Andrea Mogwitz, Rainald Schwarz
Projektmanagement: Karin Kühnel, München; Dr. Nikola Schmidt, Berlin
Redaktion: Dr. Nikola Schmidt, Berlin
Rechteklärung: Andrea Ispan
Herstellung: Hildegard Graf, Germering
Satz: STRAIVE, Puducherry/Indien
Druck und Bindung: Drukarnia Dimograf Sp. z o. o., Bielsko-Biała/Polen
Umschlaggestaltung: SpieszDesign, Neu-Ulm
Titelfotografie: © pirke, AdobeStock.com (Skalpell); © by-studio, Fotolia.com (Pillen); © tom, Fotolia.com (Stethoskop)

Aktuelle Informationen finden Sie im Internet unter www.elsevier.de

Vorwort

Liebe Leserinnen und Leser,
die optimale Betreuung der kleinen und kleinsten Patienten in unserer Gesellschaft ist mir als Kinder- und Jugendärztin eine Herzensangelegenheit. Die Pädiatrie unterliegt in den letzten Jahren durch den Pflegekräftemangel und den zunehmenden finanziellen Druck im Gesundheitswesen größter Schwierigkeiten. Es ist mir daher ein Anliegen, Sie als junge Kolleginnen und Kollegen für die Besonderheiten in der Versorgung der vulnerabelsten Patientengruppe zu sensibilisieren.
Die Fülle an Krankheitsbildern in der Kinder- und Jugendmedizin zu überblicken stellt am Anfang oft eine große Herausforderung dar. Umso wichtiger ist es, eine informative und dennoch kurzweilige Lektüre bei der Hand zu haben, die den fachlichen Einstieg erleichtert. Ich hoffe sehr, dass die 5. Auflage des BASICS Pädiatrie Ihnen genau dabei helfen wird und ich so Ihre Neugierde für dieses spannende und besondere Teilgebiet der Medizin wecken kann.
Die aktuelle Auflage präsentiert sich erneut im gewohnten Aufbau der BASICS mit Doppelseitenprinzip und kurzen, prägnanten Zusammenfassungen am Ende eines jeden Kapitels. Seit 2019 wurden seitens der federführenden Fachgesellschaften viele Leitlinien aktualisiert, was mich zu umfassenden Überarbeitungen der Kapitel Reanimation, Gastroenterologie, Nephrologie, Onkologie und Endokrinologie veranlasste. Außerdem wurden die Themen Adipositas, SARS-CoV-2/COVID-19, arterieller Hypertonus und Nebennierenrindeninsuffizienz bei Kindern in die Neuauflage mit aufgenommen und die Flussdiagramme im Anhang erweitert. Da Abbildungen und Übersichtstabellen dabei helfen, die Textinhalte zu veranschaulichen, nahm ich auch hier zahlreiche Änderungen vor.
Die Neuauflage wäre nicht ohne die tatkräftige Unterstützung von Dr. Nikola Schmidt möglich gewesen, die mir erneut eng zur Seite stand und eine hervorragende Zusammenarbeit ermöglichte. Außerdem gilt mein besonderer Dank meinem Kollegen Prof. Dr. Florian Hoffmann, der uns eine überarbeitete Version der pädiatrischen Notfallkarte zur Verfügung stellte, die wir im Umschlag des BASICS abdrucken konnten.
Ich wünsche allen viel Spaß bei der Lektüre der neuen Auflage des BASICS Pädiatrie!

München, im Herbst 2022
Theresa Förg

Abkürzungsverzeichnis

A., Aa	Arteria, Arteriae
ACE	Angiotensin-Converting-Enzym
ACTH	adrenokortikotropes Hormon
ADH	antidiuretisches Hormon
ADHS	Aufmerksamkeitsdefizit-Hyperaktivitätsstörung
AGS	adrenogenitales Syndrom
AIDS	Acquired Immunodeficiency Syndrome
AIS	Aortenisthmusstenose
Ak	Antikörper
ALL	akute lymphoblastische Leukämie
AML	akute myeloische Leukämie
ANA	antinukleäre Antikörper
ANCA	antineutrophile zytoplasmatische Antikörper
ANI	akute Niereninsuffizienz
ANS	Atemnotsyndrom
ANV	akutes Nierenversagen
AP	alkalische Phosphatase
APGAR	Punktesystem zur Beurteilung Neugeborener
aPTT	aktivierte, partielle Thromboplastinzeit
art.	arteriell
ASD	Vorhofseptumdefekt
ASS	Acetylsalicylsäure
ATIII	Antithrombin III
AZ	Allgemeinzustand
BB	Blutbild
BGA	Blutgasanalyse
BMI	Body-Mass-Index
BNS (-Krämpfe)	Blitz-Nick-Salaam-Krämpfe
BPD	bronchopulmonale Dysplasie
BSG	Blut(körperchen)senkungsgeschwindigkeit
BZ	Blutzucker
CD	Cluster of Differentiation
CEP	kongenitale erythropoetische Porphyrie
CF	zystische Fibrose = Mukoviszidose
CML	chronisch-myeloische Leukämie
CMV	Zytomegalie Virus
CNI	chronische Niereninsuffizienz
CNV	chronisches Nierenversagen
CO_2	Kohlenstoffdioxid
CRP	C-reaktives Protein
CT	Computertomogramm, Computertomografie
d	Tag (lat. dies)
DCM	dilatative Kardiomyopathie
DD	Differenzialdiagnose(n)
DDAVP	1-Desamino-8-D-Arginin-Vasopressin (Desmopressin = synthetisches Vasopressin-Analogon)
Diff.-BB	Differenzialblutbild
DIOS	distales intestinales Obstruktionssyndrom
desc.	descendens
DNA	Desoxyribonukleinsäure
EBV	Epstein-Barr-Virus
ECMO	extrakorporale Membranoxygenierung
EEG	Elektroenzephalogramm, Elektroenzephalografie
EHEC	enterohämorrhagische *Escherichia coli*
EKG	Elektrokardiogramm, Elektrokardiografie
ELISA	Enzyme-Linked Immunosorbent Assay
EMG	Elektromyogramm, Elektromyografie
ETEC	enterotoxische *Escherichia coli*
FEV1	Einsekundenkapazität
FFP	Fresh Frozen Plasma
FSH	Follikel-stimulierendes Hormon
FSME	Frühsommermeningoenzephalitis
GBS	Guillain-Barré-Syndrom
GFR	glomeruläre Filtrationsrate
GH	Growth Hormone (Wachstumshormon)
GIT	Gastrointestinaltrakt
GN	Glomerulonephritis
GnRH	Gonadotropin-Releasing-Hormon
GÖR	gastroösophagealer Reflux
GOT	Glutamat-Oxalacetat-Transaminase
GPT	Glutamat-Pyruvat-Transaminase
Hb	Hämoglobin
HbA	adultes Hämoglobin
HbF	fetales Hämoglobin
HbA1c	Form des glykosylierten adulten Hämoglobins
HCM	hypertrophe Kardiomyopathie
HF	Herzfrequenz
HHV	humanes Herpesvirus
Hib	*Haemophilus influenzae* Serotyp b
HIV	humanes Immunodefizienz-Virus
Hkt	Hämatokrit
HLA-B27	humanes Leukozyten-Antigen der Klasse I, assoziiert mit bestimmten Erkrankungen
HNO	Hals-Nasen-Ohren
HPV	humanes Papillomavirus
HSV	Herpes-simplex-Virus
HUS	hämolytisch-urämisches Syndrom
HWI	Harnwegsinfekt
HWZ	Halbwertszeit
i. a.	intraarteriell
ICR	Interkostalraum
ICS	inhalative Kortikosteroide
IDDM	Insulin Dependent Diabetes mellitus
IE	internationale Einheiten
Ig	Immunglobulin
IL	Interleukin
i. m.	intramuskulär
inf.	inferior
IOD	Augeninnendruck
ITP	idiopathische thrombozytopenische Purpura
i. v.	intravenös
IZ	Inkubationszeit
J	Jugendgesundheitsuntersuchung
JIA	juvenile idiopathische Arthritis
(5-)JÜR	(5-)Jahres-Überlebensrate
KG	Körpergewicht
/kg	pro Kilogramm
KEV	konstitutionelle Entwicklungsverzögerung
KHK	koronare Herzkrankheit
KI	Kontraindikationen
KOF	Körperoberfläche
Krea	Kreatinin
KU	Kopfumfang
LABA	long-acting β_2-Agonist
LDH	Laktatdehydrogenase
LH	luteinisierendes Hormon
LK	Lymphknoten
LKG	Lippen-Kiefer-Gaumen
LJ	Lebensjahr
LTRA	Leukotrien-Rezeptor-Antagonist
LuFu	Lungenfunktion(sprüfung)
M., Mm.	Musculus, Musculi
MAS	Mekoniumaspirationssyndrom
MCH	mittleres korpuskuläres Hämoglobin (erythrozytärer Hb-Gehalt)

Abkürzungsverzeichnis

MCU	Miktionszystourethrogramm, Miktionszystourethrografie
MCV	mittleres korpuskuläres Volumen (Erythrozytenvolumen)
mmHg	Millimeter Quecksilbersäule
MMR	Mumps, Masern, Röteln
MRT	Magnetresonanztomogramm, Magnetresonanztomografie
MTX	Methotrexat
N., Nn.	Nervus, Nervi
NAIP-Gen	neuronales Apoptoseinhibitor-Gen
NEC	nekrotisierende Enterokolitis
neg.	negativ
NG	Neugeborenes
NHL	Non-Hodgkin-Lymphom
NIDDM	Non Insulin dependent Diabetes mellitus
NNRI	Nebennierenrindeninsuffizienz
NSAR	nicht-steroidale Antirheumatika
NSE	neuronenspezifische Enolase
o. p. B.	ohne pathologischen Befund
oGTT	oraler Glukosetoleranztest
OP	Operation
OSA	obstruktive Schlafapnoe
P	Druck
p. a.	posterior-anterior
path.	pathologisch
pCO_2	Kohlendioxidpartialdruck
PCR	Polymerase Chain Reaction (Polymerase-Kettenreaktion)
PDA	persistierender Ductus arteriosus
PEF	exspiratorischer Spitzenfluss (Peak Flow)
PFC	persistierende fetale Zirkulation
PIMS	Pediatric Inflammatory Multisystem Syndrome
PKU	Phenylketonurie
p. m.	Punctum maximum
PNET	primitive neuroektodermale Tumoren
p. o.	per os
pO_2	Sauerstoffpartialdruck
pos.	positiv
PSH	Purpura Schoenlein-Henoch
PT	Prothrombinzeit
PTT	partielle Thromboplastinzeit
PVL	periventrikuläre Leukomalazie
R., Rr.	Ramus, Rami
RABA	Rapid-acting β_2-Agonist
RAST	Radio-Allergo-Sorbent-Test
RES	retikuloendotheliales System
RF	Rheumafaktor
RG	Rasselgeräusche
RNA	Ribonukleinsäure
ROP	Retinopathia praematurorum
RR	Blutdruck nach Riva-Rocci
RS-Virus	respiratorisches Synzytialvirus
SAB	Subarachnoidalblutung
s. c.	subkutan
SCID	Severe Combined Immunodeficiency
SG	Säugling
SHT	Schädel-Hirn-Trauma
SID(S)	Sudden Infant Death (syndrome)
s. l.	sublingual
SLE	systemischer Lupus erythematodes
SMN-Gen	Survival Motor Neuron-Gen
SSW	Schwangerschaftswoche
STIKO	Ständige Impfkommission
sup.	superior
Tbl.	Tablette
TGA	Transposition der großen Gefäße
TSH	Thyroidea-stimulierendes Hormon
TSS	toxisches Schocksyndrom
U	Vorsorgeuntersuchung
UDP-GT	Uridindiphosphat-Glucuronosyltransferase
V., Vv.	Vena, Venae
V. a.	Verdacht auf
Vit.	Vitamin
VSD	Ventrikelseptumdefekt
VUR	vesikoureteraler Reflux
VZV	Varizella-Zoster-Virus
WJS	Willebrand-Jürgens-Syndrom
Z. n.	Zustand nach
ZNS	Zentralnervensystem
ZP	Zerebralparese

Fehler gefunden?

An unsere Inhalte haben wir sehr hohe Ansprüche. Trotz aller Sorgfalt kann es jedoch passieren, dass sich ein Fehler einschleicht oder fachlich-inhaltliche Aktualisierungen notwendig geworden sind.

Sobald ein relevanter Fehler entdeckt wird, stellen wir eine Korrektur zur Verfügung. Mit diesem QR-Code gelingt der schnelle Zugriff.

https://else4.de/978-3-437-42241-6

Wir sind dankbar für jeden Hinweis, der uns hilft, dieses Werk zu verbessern. Bitte richten Sie Ihre Anregungen, Lob und Kritik an folgende E-Mail-Adresse: kundendienst@elsevier.com

Inhaltsverzeichnis

Allgemeiner Teil

Spezieller Teil

Fallbeispiele

Anhang

Allgemeiner Teil

BASICS

Allgemeine Untersuchung

Wachstum und Entwicklung

Vorsorgeuntersuchung

Die pädiatrische Untersuchung

Großes Fach für kleine Leute

Der Begriff **Pädiatrie** stammt aus dem Griechischen (*griech.* pais = Kind, iatros = Arzt) und bezeichnet die Lehre der Entwicklung von Kindern und Jugendlichen, sowie deren Erkrankungen und ihre Therapie. Dabei beinhaltet die Pädiatrie alle Teilbereiche der inneren Medizin und Schnittmengen mit anderen Fachgebieten. Außerdem ist sie insbesondere und deutlich mehr als andere Gebiete der Medizin durch eine präventive Herangehensweise geprägt. Im offiziellen Sprachgebrauch verwendet man heute eher den Begriff der „Kinder- und Jugendmedizin".
Es gilt der Satz: „Kinder sind keine kleinen Erwachsenen." Diesem Umstand sollte mit einer einfühlsamen und **situationsangepassten** Vorgehensweise bei der pädiatrischen Untersuchung Rechnung getragen werden.
Eine weitere pädiatrische Besonderheit ist die Tatsache, dass die ärztliche Interaktion findet nicht nur mit dem Kind, sondern meist auch mit mindestens einer **Betreuungsperson** stattfindet.
Die **präventive Früherkennung** von Erkrankungen und Entwicklungsverzögerungen stellt einen wichtigen Pfeiler der Kinder- und Jugendmedizin dar. Aus diesem Grund wurden die Vorsorgeuntersuchungen (U1–J2) eingeführt, die neben der ausführlichen körperlichen Untersuchung auch eine Beratung der Eltern und später Jugendlichen über Präventions- und Entwicklungsthemen beinhalten. Wichtig hierbei ist die Dokumentation im gelben Untersuchungsheft (→ Kap. 6).

Erstkontakt und Kommunikation

Viele Kinder haben vor dem Arztbesuch Angst. Daher sollte der erste Kontakt mit Ruhe erfolgen und die Distanzschwelle nicht zu schnell überschritten werden. Ausreichend Zeit, eine angenehme Atmosphäre und Umgebung sowie selbstverständlich ein kindgerechter Umgang sind wichtig, um Anamneseerhebung und Untersuchung erfolgreich durchführen zu können. Vor allem mit jüngeren Kindern ist eine ärztliche Kommunikation nur eingeschränkt möglich, daher steht neben der **Beobachtung** des Kindes die **Fremdanamnese** durch die Betreuungspersonen im Vordergrund. Darüber sollte jedoch nicht die **individuelle** Kontaktaufnahme zum Kind vergessen werden. Zu einigen Kindern kann der Zugang besonders gut spielerisch oder direkt zugewandt geschaffen werden. Ängstliche oder skeptische Patienten wiederum bauen eher Vertrauen zum Arzt auf, wenn sie zuvor eine positive Beziehung zwischen Arzt und Betreuungsperson beobachten konnten.

Umgang mit den Betreuungspersonen

Häufig sind Betreuungspersonen aufgrund der Erkrankung des Kindes verunsichert, ängstlich oder gar hilflos. Mit Freundlichkeit, Geduld und Einfühlungsvermögen lassen sich das **Vertrauen** und **Verständnis** der Begleitpersonen i. d. R. am besten gewinnen, was für die informative Anamnese und die weitere Untersuchung des Kindes entscheidend ist.

Anamneseerhebung und Untersuchung

Anamneseerhebung und klinische Untersuchung erfolgen in der Kinderheilkunde stets **altersadaptiert.**

Anamneseerhebung

Beim Neugeborenen, Säugling und Kleinkind erfolgt die Anamnese immer in Form einer Fremdanamnese durch die Eltern, Kindergartenkinder können bereits aktiv ins Gespräch mit einbezogen werden, Schulkinder und Jugendliche können i. d. R. selbst befragt werden, in manchen Fällen kann es sinnvoll sein, die Anamnese ohne die Eltern zu erheben. Es folgt die Planung des weiteren Vorgehens, wobei am Gesprächsende Informationen zum weiteren Verlauf kommuniziert werden. Wichtig ist eine ruhige, entspannte sowie kindgerechte Umgebung (z. B. helle Räume, Spielecke).
Folgende Themengebiete sollten neben der **aktuellen** Anamnese erfragt werden:

- **Eigenanamnese:**
  - Durchgemachte (Kinder-)Krankheiten, chronische Erkrankungen, Fehlbildungen
  - Impfungen (inkl. Impfkomplikationen) und Vorsorgeuntersuchungen: Immer nach dem gelben U-Heft und Impfpass fragen!
  - Meilensteine (Sitzen, Laufen, Sprechen), Dentition, Sauberkeit, soziale Entwicklung
  - Ernährung (Stillen oder Flasche, hypoallergene oder andere Spezialnahrungen, Trinkgewohnheiten, Vitamin-D-, Vitamin-K- und Fluor-Prophylaxe, vegetarische oder vegane Ernährung)
  - Allergien
  - Operationen
  - Unfälle
  - Medikamenteneinnahme
  - Verhalten, psychische Auffälligkeiten
- **Auxologie** (unter Beachtung der Perzentilen!):
  - Größenentwicklung
  - Gewichtsentwicklung
  - Pubertätsentwicklung
- **Vegetative Anamnese:**
  - Durst, Appetit
  - Schlafverhalten
  - Stuhlgang, Miktion
- **Geburtsanamnese:**
  - Besonderheiten der Prä-, Peri- und Neonatalzeit (z. B. Ikterus, Sepsis)
  - Schwangerschaftsverlauf und Risikofaktoren, Infektionen oder Medikamenteneinnahme der Mutter
  - Geburtsverlauf und -komplikationen
- **Familienanamnese,** ggf. Genogramm erstellen
- **Sozialanamnese:**
  - Sorgerecht, Umgangsrecht, versorgende Personen
  - Geschwister, Rivalität
  - Kinderkrippe, -garten, Schule, Freunde und andere Sozialkontakte
  - Drogenkonsum, Probleme und Auffälligkeiten

> Wie ausführlich die Anamnese letztendlich gestaltet bzw. wie sie gewichtet wird, hängt im Wesentlichen vom Vorstellungsgrund, von der Erkrankungsschwere und vom Alter des Kindes ab.

Körperliche Untersuchung

Zunächst muss man sich einen Eindruck vom Allgemeinzustand des Kindes verschaffen. Dann folgt die die körperliche Untersuchung, welche ebenfalls **altersadaptiert** durchgeführt wird.
Typische kinder- bzw. altersspezifische Untersuchungen sind u. a.:

- Erhebung des Apgar-Score (→ Kap. 7) beim Neugeborenen
- Prüfung der Neugeborenen-Reflexe
- Abtasten der Schädelnähte und Fontanellen
- Prüfung auf Exsikkose- und Dystrophiezeichen

- Ohr- und Racheninspektion
- Einschätzung der Kapillarfüllzeit
- Prüfung der Hüftgelenke
- Beurteilung der Tanner-Stadien

Von herausragender Bedeutung für die Kinderheilkunde ist zudem die **Auxologie,** da durch Messen (Körperlänge, Kopfumfang) und Wiegen und den nachfolgenden Abgleich mit altersentsprechenden **Perzentilenkurven** (→ Kap. 55) Gedeihstörungen frühzeitig erkannt und behandelt werden können.
Schon die **Beobachtung** des Kindes während der Konsultation bietet viele Informationen: Bewusstseinszustand und Verhalten (Interesse an der Umgebung, Spielverhalten, Interaktion mit den Eltern) geben Auskunft über den kindlichen Allgemein- und Entwicklungszustand sowie über motorische, soziale und kognitiven Fähigkeiten des Kindes. Weiterhin können Ernährungszustand, Muskeltonus, Motorik und Hautbeschaffenheit beurteilt werden.

Da die körperliche Untersuchung am vollständig entkleideten Kind durchgeführt werden sollte, muss auf eine ausreichend **warme Umgebung, vorgewärmte Hände und Instrumente** geachtet werden. Bei Säuglingen sollte zusätzlich eine Wärmelampe verwendet werden.
Warnsignale sind Jammrigkeit, Apathie, wenig Spontanmotorik, Trinkschwäche (Säuglinge), Tachykardie, Tachy-/Dyspnoe, Einziehungen, halonierte Augen, blass-grau-marmoriertes Hautkolorit und Petechien!

Technisch erfolgen die Untersuchungen im Prinzip wie beim Erwachsenen, allerdings deutlich vorsichtiger und mit weniger Kraft. Zur Untersuchung eingesetzte Instrumente und Methoden müssen außerdem an die kindliche Größe und Entwicklung **angepasst** werden (z. B. Blutdruckmessung mit passender Manschettengröße, Auskultation mit kleinem Stethoskop; → Abb. 1.1). Es ist ratsam, Befunde, die nur bei ruhigem Kind wirklich beurteilbar sind (z. B. Auskultation), zu Beginn zu erheben. Unangenehme Prozeduren (z. B. Racheninspektion) sollten erst am Ende der Untersuchung erfolgen.
Auch die **Altersabhängigkeit** der Befunde (z. B. Herz- und Atemfrequenz, Blutdruckwerte, pueriles Atmen als Normalbefund bei der kindlichen Lungenauskultation) muss bei deren Interpretation bedacht werden (→ Tab. 1.1).
Je kleiner das Kind ist, desto weniger Verständnis kann es für die teilweise sogar schmerzhaften Untersuchungen des Arztes aufbringen. Manchmal ist es auch notwendig, das Kind abzulenken oder sich spielerisch heranzutasten (z. B. zuerst einem Kuscheltier in die Ohren schauen). Für Kleinkinder kann es außerdem beruhigend sein, wenn sie während der Untersuchung auf dem Schoß der **Bezugsperson** sitzen dürfen (→ Abb. 1.2). Diese kann u. U. auch bei Untersuchungen assistieren, z. B. bei der Otoskopie den Kopf, sowie bei Bedarf Arme und Beine festhalten.

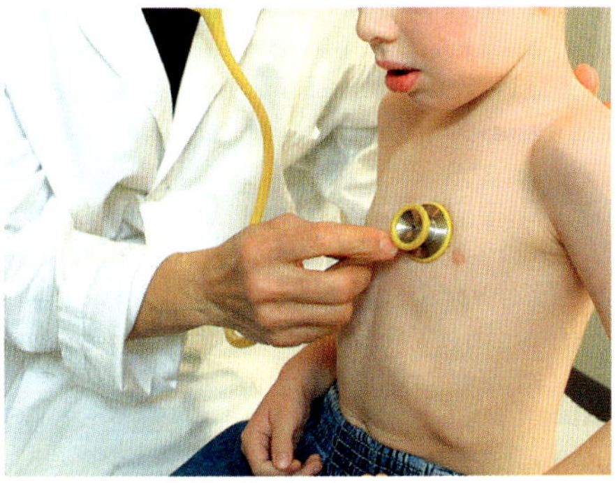

Abb. 1.1 Auskultation mit einem Stethoskop in Kindergröße [J787]

Tab. 1.1 Normwerte Vitalparameter bei Kindern und Jugendlichen (nach Kinderspital Luzern)

Alter	Gewicht*	Herzfrequenz (/min)	Systolischer Blutdruck** (mmHg)	Atemfrequenz (/min)
Neugeborenes	3,5 kg	100–180	60–100	25–60
3 Monate	5 kg	80–170	70–100	25–55
6 Monate	7 kg	80–160	70–100	25–55
1 Jahr	10 kg	70–150	70–102	20–40
2 Jahre	12 kg	60–140	74–104	20–40
4 Jahre	16 kg	60–140	78–108	20–40
6 Jahre	20 kg	60–135	82–112	15–30
8 Jahre	25 kg	60–135	86–116	15–30
10 Jahre	30 kg	60–135	90–120	15–30
12 Jahre	40 kg	60–120	90–124	14–20
14 Jahre	50 kg	60–120	90–128	14–20

* Gewicht = ca. P50 (Näherungswert)
** Blutdruck (BD)-Untergrenze (5. Perzentile) 70 + (Alter in Jahren × 2) mmHg
BD-Obergrenze 100 + (Altern in Jahren × 2) mmHg

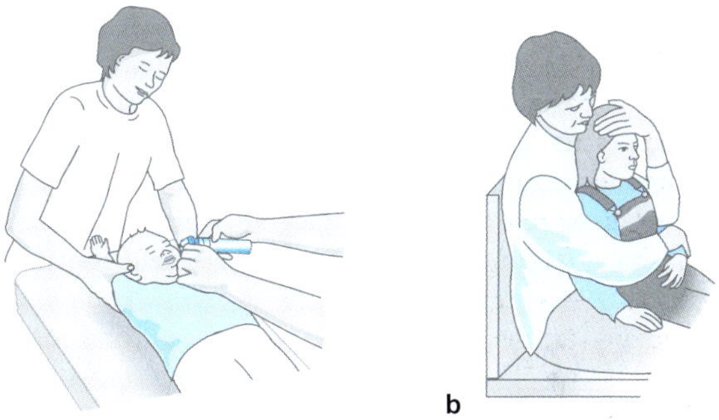

a b

Abb. 1.2 Haltung des Säuglings (a) und des Kleinkinds (b) bei Mund-, Rachen- und Ohrinspektion [L157]

Zusammenfassung

- Die Pädiatrie befasst sich mit der Entwicklung, den Erkrankungen und der Therapie im Kindes- und Jugendalter und ist stärker als andere Disziplinen präventiv ausgerichtet. Eine bedeutende Rolle kommt den Vorsorgeuntersuchungen U1–J2 zu.
- Der Arztbesuch ist für Kinder und Angehörige belastend. Einfühlungsvermögen, Geduld und angepasste Rahmenbedingungen sind daher unverzichtbar.
- Anamnese und körperliche Untersuchung erfolgen altersadaptiert.
- Befunde aus schmerzhaften oder irritierenden Untersuchungen sind bei Kindern meist schwer zu erheben. Sie sollten am Ende der Untersuchung durchgeführt werden.
- Ein besonders wichtiger und spezifischer Bereich der Kinderheilkunde ist die Auxologie.

Kindheit und Jugend sind die Phasen des Wachstums. Dieser kontinuierliche Prozess vollzieht sich in verschiedenen Altersgruppen mit unterschiedlicher Geschwindigkeit.

Normales Wachstum

Körpergröße und Gewicht

Ein Kind kommt mit einer Länge von ca. 50 cm zur Welt und wächst im ersten Jahr ungefähr 2 cm/Monat. Bei Frühgeborenen muss bis mindestens zum 2. Geburtstag eine dem ehemaligen Gestationsalter entsprechende Korrektur aller Körpermaße erfolgen.

Die **Wachstumsgeschwindigkeit** fällt stetig und beträgt über Jahre hinweg nur etwa 6 cm/Jahr. Im ersten Lebensjahr wachsen die Kinder rasch, danach flacht die Wachstumskurve bis zum 7. Lebensjahr zunehmend ab. Im frühen Schulalter und in der Pubertät kommt es dann zum erneuten Anstieg **(Wachstumsschub),** letzterer ist bei Jungen stärker ausgeprägt als bei Mädchen. Die Endgröße wird mit etwa 17 oder 18 Jahren erreicht. Einige Eckdaten zu Körpergröße und Gewicht zeigt → Tab. 2.1.
Die Geburtsgröße hat sich mit ca. 4 Jahren verdoppelt, das Geburtsgewicht schon mit ca. einem halben Jahr.

Tab. 2.1 Durchschnittliche Größe und Gewicht

Alter	Größe	Gewicht
Bei Geburt	50 cm	3–3,5 kg
5–6 Monate	60 cm	6–7 kg
1 Jahr	75 cm	10 kg
4 Jahre	100 cm	16 kg
6 Jahre	120 cm	20 kg
12 Jahre	150 cm	40 kg

Kopfumfang

Der Kopfumfang ist ein wichtiges Maß für die Entwicklung und das Wachstum des Gehirns und wird ebenso zur Beurteilung der kindlichen Entwicklung herangezogen. Das größte Kopfwachstum findet in den ersten zwei Lebensjahren statt. Mit einem Maßband wird der **frontookzipitale** Umfang abgemessen (→ Abb. 2.1), bei Auffälligkeiten kann sonografisch durch die offenen Fontanellen nach Ursachen gesucht werden. Die große Fontanelle ist jedoch meist mit ca. 12 Monaten verschlossen.

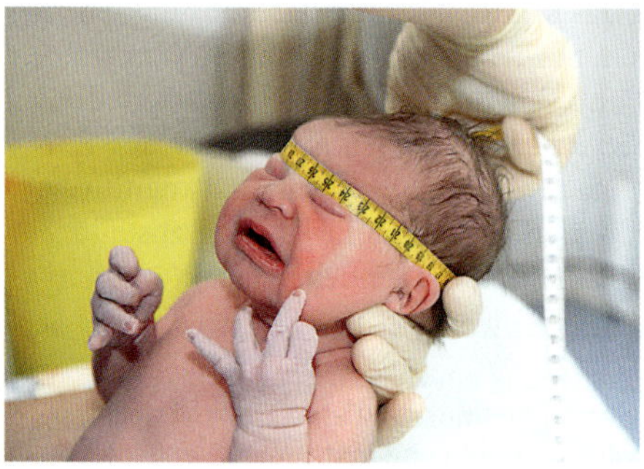

Abb. 2.1 Messung des frontookzipitalen Kopfdurchmessers [J787]

Zahnentwicklung

Die Entwicklung der Zähne ist recht variabel. Mit ca. 6 Monaten (Variationsbreite 3.–12. Monat) brechen die ersten Zähne durch, meist die **unteren Schneidezähne.** Aufgrund der Schmerzen sind die Kinder beim Zahnen unruhig und weinerlich, auch Fieber kann auftreten. Im Alter von etwa 3 Jahren sollten alle **20 Milchzähne** vorhanden sein. Der Zahnwechsel zum Erwachsenengebiss beginnt mit den **oberen Molaren** mit ca. 6 Jahren und ist mit etwa 12 Jahren abgeschlossen.

Somatogramm

Wiegen und Messen sind Hauptpunkte jeder pädiatrischen Untersuchung. Die Untersuchungsergebnisse werden mithilfe eines Somatogramms grafisch dargestellt (Anhang, Perzentilenkurven). Da die Maße für Körpergewicht/-größe und Kopfumfang eine große Variabilität aufweisen, werden die Werte zum Normvergleich für jedes Kind in geschlechtsspezifische Perzentilenkurven eingetragen, die als Grundlage für das Somatogramm dienen. So können im zeitlichen Verlauf Abweichungen schnell festgestellt werden.

Die **Perzentilenkurven** des Somatogramms zeigen Größe bzw. Gewicht des Normkollektivs gleichaltriger Mädchen bzw. Jungen.

Liegt die Größe eines Kindes zu einem bestimmten Zeitpunkt auf der 60. Perzentile, so bedeutet dies, dass 60 % der gleichaltrigen Kinder gleichen Geschlechts kleiner bzw. gleich groß und 40 % größer sind. Der Normbereich befindet sich zwischen der 3. und der 97. Perzentile.

Störungen des Wachstums und Gedeihens

Folgende Befunde bedürfen einer eingehenden Untersuchung:
- Verlassen der gewohnten Perzentile und Kreuzen der oberen oder unteren Perzentilen
- Kleinwuchs: Die Körpergröße liegt unterhalb der 3. Perzentile.
- Hochwuchs: Die Körpergröße liegt oberhalb der 97. Perzentile.
- Mangelnde Gewichtszunahme/Gedeihstörung

Kleinwuchs

Beim Kleinwuchs unterscheidet man **primäre** Wachstumsstörungen, bei denen das Knochenalter dem Lebensalter entspricht, von **sekundären** Wachstumsstörungen, bei denen das Knochenalter retardiert ist. Zu den häufigsten Ursachen primärer Störungen zählen die **Normvarianten** familiärer Kleinwuchs oder konstitutionelle Entwicklungsverzögerung von Wachstum und Pubertät. Da den sekundären Störungen oftmals Mangel-/Fehlernährung oder chronische Organerkrankungen zugrunde liegen, kann bei rechtzeitiger Therapie noch eine normale Endgröße erreicht werden.

Familiärer Kleinwuchs

Hier ist mindestens ein Elternteil des betroffenen Kindes ebenfalls von Kleinwuchs betroffen, oftmals sind mehrere kleinwüchsige Familienmitglieder anzutreffen. Das Kind wächst konstant und **gleichmäßig** unterhalb der 3. Perzentile, die Pubertät tritt zeitgerecht ein. Eine normale Endgröße wird nicht erreicht (→ Abb. 2.2).

Konstitutionelle Entwicklungsverzögerung (KEV)

Sie tritt ebenfalls familiär gehäuft auf, mindestens ein Elternteil war i. d. R. sog. Spätentwickler. Hier **verzögern** sich der Eintritt der Pubertät und der damit verbundene Wachstumsschub. Die Kinder fallen für eine Weile in der Größenentwicklung hinter das Normkollektiv zurück, holen mit Eintritt der Pubertät jedoch wieder auf und können eine **normale Endgröße** erreichen (→ Abb. 2.2).

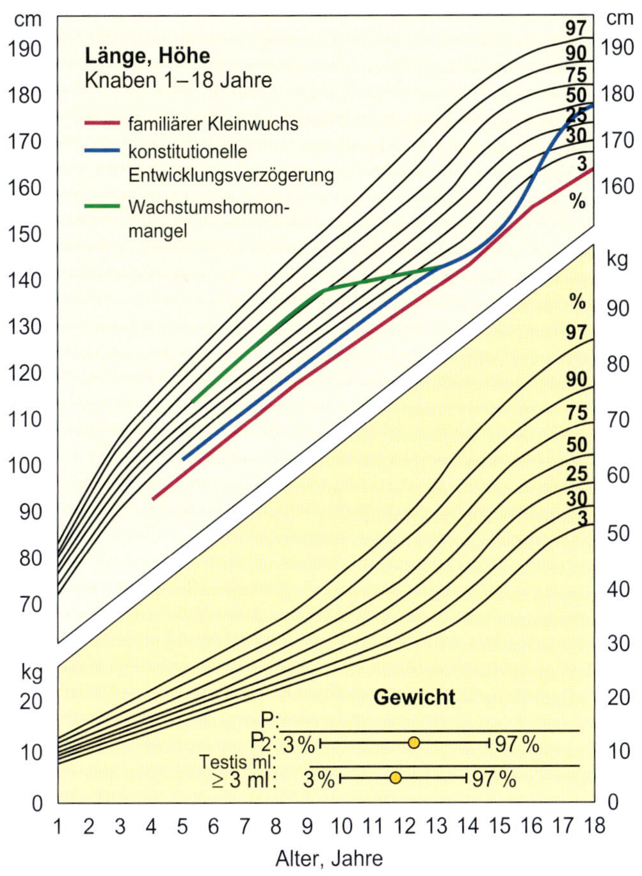

Abb. 2.2 Wachstumsverlauf bei familiärem Kleinwuchs (rot), KEV (blau) und GH-Mangel (grün) [L141/G018]

Krankheiten mit symptomatischem Kleinwuchs

Zu den **Krankheiten,** die typischerweise mit einem **Kleinwuchs** einhergehen, zählen:

- Chromosomenaberrationen, syndromale Erkrankungen (→ Kap. 10): z. B. Down-, Ullrich-Turner-, Prader-Willi- oder DiGeorge-Syndrom
- Intrauterine Schädigung des Fetus (→ Kap. 9)
- Hormonelle Störungen: z. B. Hypothyreose (→ Kap. 12), hypothalamo-hypophysärer oder isolierter hypophysärer Wachstumshormon-(GH-)Mangel (normale Endgröße bei Hormonsubstitution; → Abb. 2.2)
- Skelettanomalien: z. B. Achondroplasie (dysproportionierter Kleinwuchs, → Kap. 36)
- Stoffwechselstörungen (→ Kap. 11): z. B. Mukopolysaccharidose Typ I Pfaundler-Hurler
- Chronische Erkrankungen: z. B. Niereninsuffizienz (→ Kap. 29), zyanotische Herzfehler (→ Kap. 21), chronisch-entzündliche Darmerkrankungen (→ Kap. 24)
- Psychosoziale Ursachen: z. B. Störung der Eltern-Kind-Beziehung, Anorexia nervosa (→ Kap. 47), Depressionen
- Iatrogene Ursachen: z. B. systemische Glukokortikoidtherapie, Chemotherapie

Hochwuchs

Beim Hochwuchs unterscheidet man ebenfalls zwischen **primären** und **sekundären** Störungen, wobei die häufigsten Ursachen der familiäre Großwuchs und die konstitutionelle Entwicklungsbeschleunigung darstellen (primäre Wachstumsstörungen).

> Auch bei hochwüchsigen Kindern stehen die **Normvarianten** im Vordergrund: familiärer Großwuchs und konstitutionelle Entwicklungsbeschleunigung von Pubertät und Wachstum.

Ein Hochwuchs **alimentärer** Ursache ist normalerweise mit der **Adipositas** vergesellschaftet (→ Kap. 5). Daneben muss aber auch an endokrine Störungen (Pubertas praecox, Hyperthyreose [→ Kap. 12]), Stoffwechselerkrankungen (Homozystinurie), an neuroendokrine Tumoren (Hypophysenadenom), Chromosomenaberrationen (Klinefelter-XXY-Syndrom; → Kap. 10) oder genetische Syndrome (Marfan-Syndrom; → Kap. 36) gedacht werden.

Therapie von Wachstumsstörungen

Zur Therapie gibt es unterschiedliche Optionen:

- Behandlung der zugrunde liegenden chronischen Organ- oder Stoffwechselerkrankung
- Hormonbehandlung: z. B. durch Substitution von Schilddrüsenhormon, rekombinantem Wachstumshormon oder Sexualsteroiden
- Operative Methoden: z. B. durch Verlängerung der Röhrenknochen oder chirurgische Entfernung neuroendokriner Tumore
- Psychologische Betreuung

Gedeihstörungen

Das Gewicht eines Kindes kann nur in **Relation** zu seiner Größe beurteilt werden. Liegt beides unterhalb der 3. Perzentile, besteht ein **Kleinwuchs** bei passendem Gewicht. Liegt allerdings allein das Gewicht unterhalb der 3. Perzentile, spricht man von einer **Gedeihstörung** bzw. Dystrophie. Damit geht auch das Zurückbleiben von Wachstum, Hirnreifung und Entwicklung einher. Mögliche Ursachen einer Gedeihstörung zeigt → Tab. 2.2.
Die ursächliche Erkrankung muss therapiert und eine ausreichende Energiezufuhr sichergestellt werden.

Tab. 2.2 Grundursachen der Gedeihstörung

Ursache	Beispiele
Verminderte Nahrungszufuhr	Mangelernährung, Maldigestion, Malabsorption, Diät, psychosoziale Probleme, Fütterstörung, chronische Erkrankungen
Erhöhter Nährstoffverlust/ gestörte Nährstoffaufnahme	Erbrechen, Durchfälle bei chronisch-entzündlichen Darmerkrankungen, Mukoviszidose, Malassimilation bei Zöliakie
Erhöhter Energieverbrauch	Hyperthyreose, chronische Infektionen/Erkrankungen

Zusammenfassung

- Die Kontrolle des Gewichts, der Größe und des Kopfumfangs sind wichtige Parameter, um die Gesundheit und Entwicklung eines Kindes zu beurteilen.
- Somatogramme dienen zum Vergleich mit der Norm.
- Kleinwuchs, Hochwuchs, Untergewicht sowie das Verlassen der gewohnten Perzentilenkurve sollten zeitnah abgeklärt werden.
- Wachstumsstörungen können sowohl Normvarianten als auch Symptome bestimmter Krankheitsbilder sein.
- Gedeihstörungen entwickeln sich entweder aufgrund geringer Energiezufuhr, eines erhöhten Nährstoffverlusts, einer gestörten Nährstoffaufnahme oder wegen eines erhöhten Energieverbrauchs.

→ 3 Entwicklung des Kindes

Im Gegensatz zu den messbaren Veränderungen beim Wachstum versteht man unter Entwicklung den Erwerb und die Vernetzung von motorischen und geistig-seelischen **Fähigkeiten.**

Normale Entwicklung des Kindes

> Die Entwicklung des Kindes ist ein **kontinuierlicher Prozess,** der von Kind zu Kind stark variiert, jedoch in einer typischen Reihenfolge stattfindet.

Daher spricht man auch von **Meilensteinen** der Entwicklung. Jedem Alter können bestimmte Fähigkeiten zugeordnet werden, welche die meisten Kinder dieser Altersgruppe beherrschen (z. B. freies Laufen mit 1½ Jahren). Der Denver-Developmental-Screening-Test ist ein verbreitetes Instrument zur Beurteilung der kindlichen Entwicklung (→ Abb. 3.1).

Neugeborenenreflexe

Die noch nicht ausgereifte Motorik des Kindes unterscheidet sich in vielen Punkten von der Erwachsener. Neben einem starken **Beugetonus** der Extremitäten weisen Neugeborene **Primitivreflexe** auf. Diese sind für die Neugeborenenperiode charakteristisch und verlieren sich bei normaler motorischer Entwicklung innerhalb der ersten Lebensmonate. Die Prüfung dieser Reflexe ist wesentlicher Bestandteil der allgemeinen neurologischen Untersuchung. Dabei geben das Vorhandensein oder Fehlen des jeweiligen Reflexes sowie die **Reflexausführung** (z. B. Hyperexzitabilität, erhöhter Muskeltonus oder Halbseitenphänomene) wichtige Aufschlüsse über den neurologischen Zustand des Kindes.

Schreitreflex

Berühren die Füße eine Unterlage, führt das Neugeborene Schreitbewegungen aus (Marche automatique). Dieser Reflex verliert sich nach dem 2. Lebensmonat (→ Abb. 3.2).

Einstell- oder Suchreflex (Rooting-Reflex)

Berührungen seitlich des Mundes lösen eine Kopfdrehung in die entsprechende Richtung und das Öffnen des Mundes aus.

Saugreflex

Spürt das Kind eine Berührung der Lippen, beginnt es zu saugen. Einstell- und Saugreflex sind etwa bis zum 3. Lebensmonat zu finden.

Greifreflex

Die Berührung der kindlichen Handfläche führt zur Schließung der Finger (palmarer Greifreflex). Nach ca. 5 Monaten ist dieser Reflex nicht mehr auslösbar. Der plantare Greifreflex, der eine Zehenbeugung bei Berührung der Fußsohle hervorruft, besteht hingegen bis zum Ende des 1. Lebensjahres.

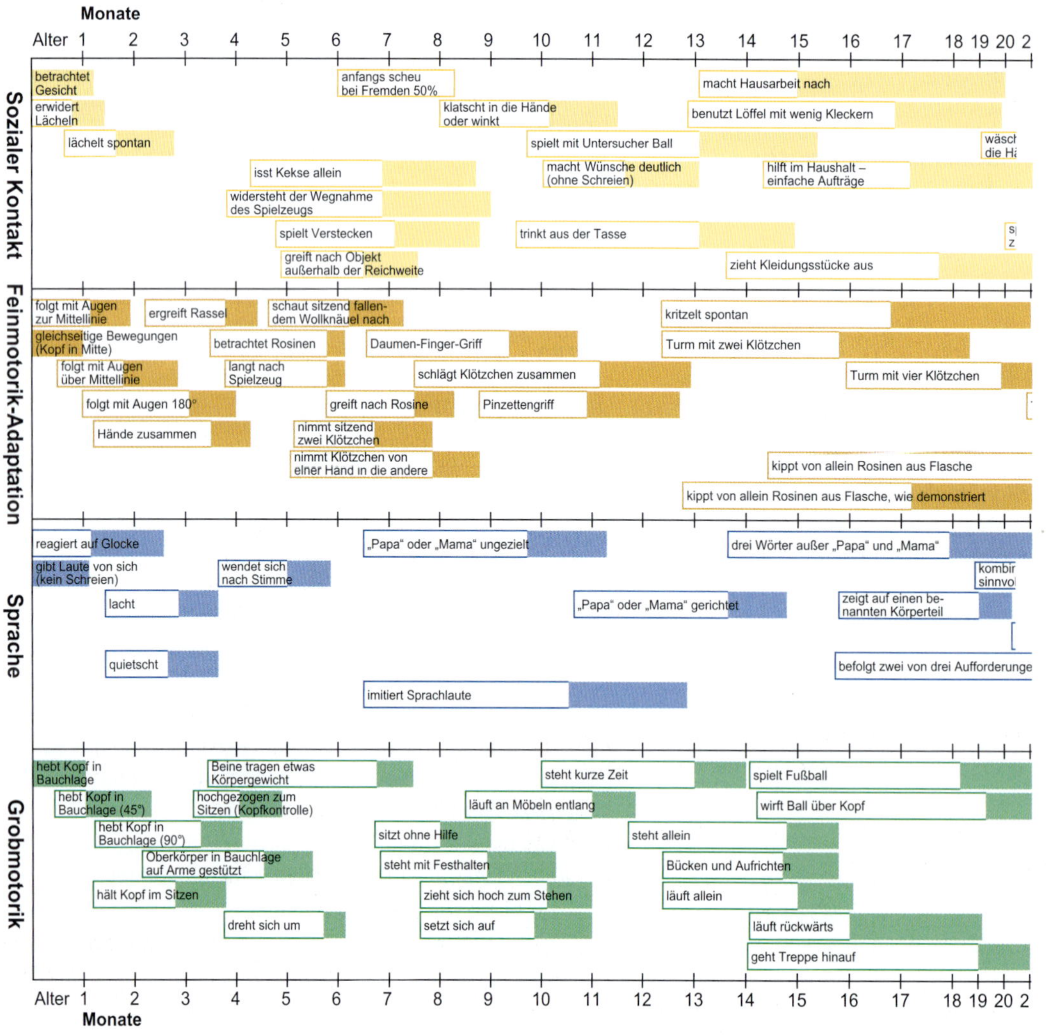

Abb. 3.1 Ausschnitt aus dem Dokumentationsblatt für den Denver-Developmental-Screening-Test [G239]

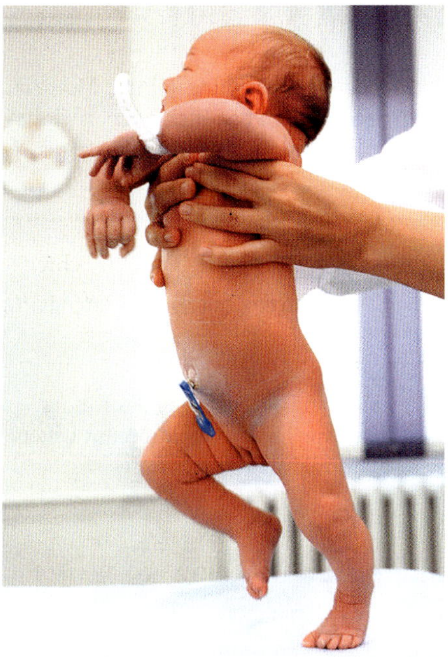

Abb. 3.2 Schreitreflex [K303]

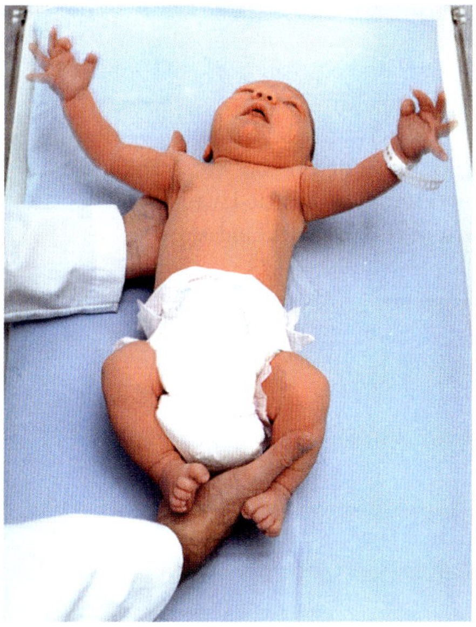

Abb. 3.3 Erste Phase beim Moro-Reflex: Arme und Finger werden geöffnet und gestreckt. [K303]

Galant-Reflex

Bestreicht man den Rücken des Säuglings seitlich der Wirbelsäule, krümmt es die Wirbelsäule konkav in Richtung des Reizes. Dieser Reflex ist bis ca. zum 6. Lebensmonat auslösbar.

Asymmetrisch- und symmetrisch-tonischer Nackenreflex (ATNR/STNR)

ATNR Bei Seitwärtsdrehung des Kopfes nimmt das Kind die **Fechterstellung** ein (Streckung der Extremitäten auf der Gesichtsseite und Beugung des gesichtsabgewandten Arms und Beins).
STNR Bei Kopfbeugung kommt es zur Beugung der Arme und Streckung der Beine, bei Kopfstreckung zur Beugung der Beine und Streckung der Arme. Beide Reflexe verschwinden etwa im 6. Lebensmonat.

Moro-Reflex

Senkt man den Kopf des Kindes in Rückenlage, z. B. durch abruptes Ablegen, führt es ein komplexes Bewegungsmuster aus, bei dem zunächst die Arme und Finger geöffnet und gestreckt (→ Abb. 3.3) und dann in einer „Umklammerungsbewegung“ vor dem Körper zusammengeführt werden. Dieser Reflex bleibt bis ca. zum 3. Lebensmonat erhalten.

Motorische Entwicklung

Grobmotorik

Der Erwerb grobmotorischer Fähigkeiten entwickelt sich ebenfalls in meist typischer Reihenfolge, zeitlich jedoch individuell variabel (→ Abb. 3.4).

Feinmotorik

Die Entwicklung der Feinmotorik zeigt sich hauptsächlich im Erlernen des richtigen Gebrauchs der Hand und der dazu benötigten Hand-Auge-Koordination. Zunächst lernt der Säugling ihm vorgehaltene Gegenstände mit den Augen zu verfolgen, mit ca. 3–4 Monaten sie gezielt zu greifen. Ab dem 8. Monat geschieht dies zunächst mit dem **Zangengriff,** ab dem 10. Lebensmonat mit dem **Pinzettengriff.** Es folgt die weitere Ausreifung der Feinmotorik, bis z. B. feine Basteleien durchgeführt werden können.

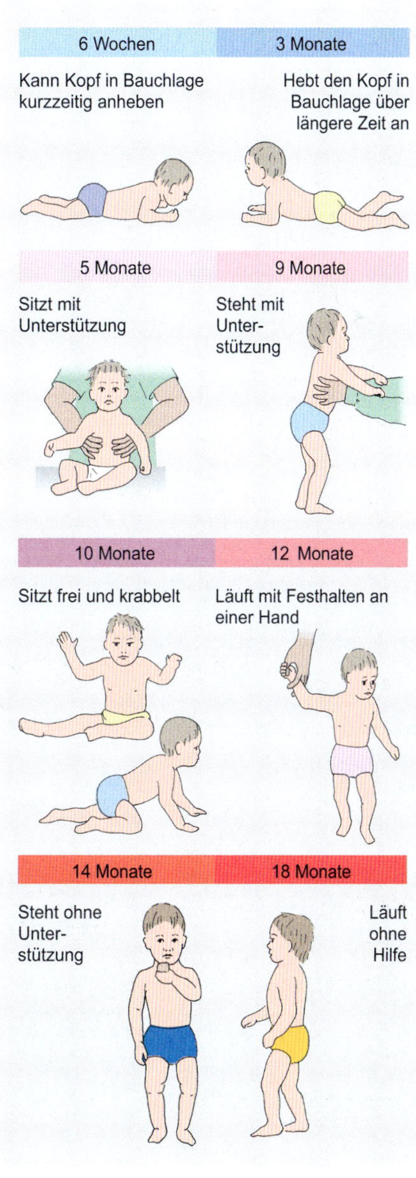

Abb. 3.4 Durchschnittliche Eckdaten der grobmotorischen Entwicklung vom 2. bis zum 18. Lebensmonat [L190]

Sprache und sozialer Kontakt

Insgesamt sind **soziale** und **Sprachentwicklung** sehr **variabel** und in hohem Maße auch von Umweltgegebenheiten abhängig.

Im 1. Lebenshalbjahr macht der Säugling zwei **Lallperioden** durch. Über die Aneinanderreihung von Silben kommt es zum Erlernen der ersten Worte (mit ca. 1 Jahr). Es schließt sich die Bildung von Einwort- und Zweiwortsätzen an, bis schließlich komplexere Sätze und grammatikalisch korrekte Sprache erlernt werden.
Das **Sprachverständnis** entwickelt sich schon vor dem eigenen Sprechen.
Auch die Entwicklung der grundlegenden sozialen Fähigkeiten ist außerordentlich komplex. Der Grundstein wird in den ersten Lebensmonaten mit dem ersten sozialen **Lächeln** gelegt. Nach einem halben Jahr kann der Säugling auf die Mimik eines Gesichts reagieren und zunehmend vertraute von fremden Personen unterscheiden. Er beginnt mit etwa 8 Monaten zu **fremdeln,** die erste Form von **Trennungsangst.** Sowohl die Trennungsangst als auch die sich später entwickelnde Trotzphase sind normale Reifungsphänomene eines Kleinkinds und wichtig für die **Autonomieentwicklung.**
Die emotionale Entwicklung eines Kindes hängt stark von seinen sozialen und kognitiven Fähigkeiten ab. Mit zunehmendem Alter richtet sich das soziale Interesse zunehmend auf Altersgenossen: Während des 2. Lebensjahres spielt das Kind noch neben anderen Kindern; das gemeinsame Spiel folgt etwa mit 3 Jahren.

Entwicklungsstörungen

Störungen der normalen kindlichen Entwicklung können **Motorik, Sprachentwicklung** oder **Sozialverhalten** betreffen oder als **globale** Entwicklungsstörung auch alle genannten Bereiche zusammen erfassen.

Eine weiterführende Diagnostik wird immer erforderlich, wenn die Entwicklung des Kindes im Vergleich zur Altersgruppe auffällig verzögert ausfällt, zum Stillstand kommt oder bereits erlernte Fähigkeiten wieder verloren gehen.

Neben einer ausführlichen klinischen Untersuchung des Kindes kommen eine MRT des Schädels, eine Lumbalpunktion mit Untersuchung des Nervenwassers, Chromosomen- und Stoffwechselanalysen zum Einsatz.

Ursachen der retardierten Entwicklung

Die möglichen **Ursachen** einer Entwicklungsretardierung sind äußerst vielfältig und gerade bei leichteren Störungen oft schwer fassbar. Häufig können nur Probleme in der familiären oder sozialen Situation als ursächlich vermutet werden.
Bei schwereren Behinderungen stehen v. a. zwei Ursachengruppen im Vordergrund:

- Krankheiten der Prä-, Peri- und Neonatalperiode (→ Kap. 9)
- Genetische Ursachen (→ Kap. 10)
- Seltener sind angeborene Stoffwechselkrankheiten (→ Kap. 11), endokrinologische Erkrankungen (→ Kap. 12), frühkindlicher Autismus oder das Aufmerksamkeits-Defizit-Hyperaktivitäts-Syndrom (→ Kap. 48) Gründe der Entwicklungsstörung.

Zusammenfassung

- Die kindliche Entwicklung ist ein kontinuierlicher, aber sehr variabler Prozess.
- Während der ersten Lebensmonate lassen sich typische Primitivreflexe auslösen.
- Die Entwicklung der Motorik, der Sprache und des Sozialverhaltens erfolgt in einer typischen Reihenfolge und wird u. a. anhand von Meilensteinen beurteilt.
- Entwicklungsverlangsamungen, -ausfällen oder dem Verlust bereits erlernter Fähigkeiten sollte besondere Beachtung geschenkt werden.
- Entwicklungsstörungen können durch vielfältige Ursachen, wie Umweltfaktoren, genetische, endokrinologische oder Stoffwechselerkrankungen verursacht werden.

Geschlechtsentwicklung

Geschlechtsdeterminierung

Das menschliche Geschlecht wird bei der Befruchtung der Eizelle zunächst **genetisch** durch den Karyotyp fixiert: Aus zwei X-Chromosomen resultiert das weibliche genetische Geschlecht, aus einem X- und einem Y-Chromosom das männliche. Die Entwicklung der Genitalien (**gonadales** Geschlecht) erfolgt zwischen der 6. und 12. SSW, wobei die weibliche Anlage den Grundbauplan darstellt. Ihre Entwicklung kann jedoch durch den Testis-determinierenden Faktor (TDF), der auf dem Y-Chromosom kodiert ist, unterbunden werden, sodass eine männliche Anatomie entsteht. Weiterhin wird die körperliche Geschlechtsentwicklung durch Hormone und Enzyme moduliert, es bildet sich der geschlechtsspezifische **Phänotyp** aus.

Pubertät

Aufgrund **hormoneller** Veränderungen während der Pubertät wird der geschlechtsspezifische Phänotyp weiter verstärkt (Ausbildung sekundärer Geschlechtsmerkmale, Weiterentwicklung der Genitalien). Die hormonelle Stimulation basiert auf einer vermehrten Produktion von hypothalamischem GnRH, hypophysärem LH und FSH sowie gonadaler Geschlechtshormone (Androgene, Gestagene, Östrogene).

Die Pubertät beginnt bei Mädchen mit etwa 10 Jahren, bei Jungen mit etwa 12 Jahren.

In typischer Reihenfolge entwickeln sich primäre und sekundäre Geschlechtsmerkmale. Zur Beurteilung des Entwicklungsstadiums werden die Einteilungen nach **Tanner und Marshall** genutzt (5 Grade jeweils für Schambehaarung, männliches Genitale [Hoden- und Peniswachstum], weibliche Brust; → Abb. 4.1). Der typische Wachstumsschub setzt etwas später ein als die Vergrößerung der Hoden bzw. der Brust; die erste Regelblutung (Menarche) findet mit ca. 10–16 Jahren (durchschnittlich mit 13 Jahren) statt.
Als **Thelarche** bezeichnet man den Beginn der Brustentwicklung, als **Pubarche** den Beginn der Schambehaarung. Die endgültige Geschlechtsreife wird erst mit 15–19 Jahren erreicht.

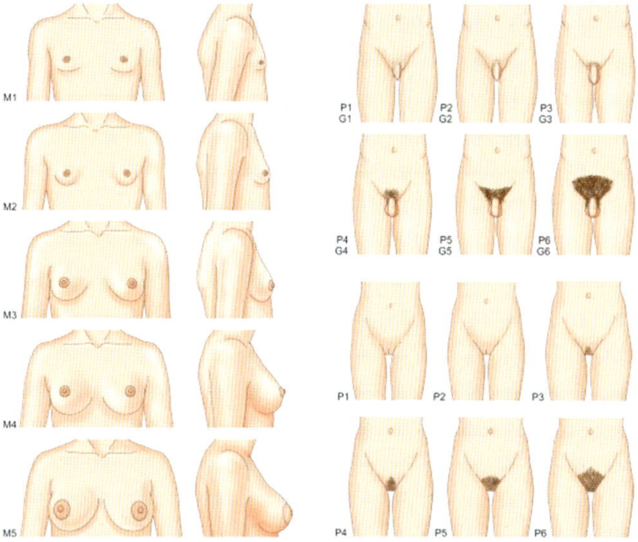

Abb. 4.1 Tanner-Stadien der Brustentwicklung, Schambehaarung und Genitalstadien [L141]

Der Beginn der Pubertätsentwicklung hat sich in den letzten 100 Jahren zunehmend nach vorne verschoben. Ursächlich hierfür sind sicherlich die bessere Ernährungs- und Hygienesituation sowie der gute allgemeine Gesundheitszustand der Kinder und Jugendlichen, was automatisch mit einem höheren durchschnittlichen kindlichen Gewicht einhergeht. Hinzu kommt, dass die Anzahl der adipösen Kinder deutlich zugenommen hat (→ Kap. 5). Viele Studien zeigen, dass es einen Zusammenhang zwischen viszeraler Adipositas und früherer Pubertätsentwicklung gibt. Diverse Faktoren und Mechanismen, die den Zusammenhang zwischen Pubertät und Adipositas vermitteln könnten, werden hierbei diskutiert und untersucht. Beispielsweise haben übergewichtige Mädchen mehr Östrogene im Blut als Normalgewichtige. Aber auch andere Hormone wie Insulin, Leptin oder der Insulin-like-Growth-Faktor 1 (IGF-1), die bei übergewichtigen Kindern vermehrt ausgeschüttet werden, nehmen Einfluss auf die Sexualhormone und damit auch auf den Pubertätseintritt.

Zusammenfassung

- Man unterscheidet ein genetisches, gonadales und phänotypisches Geschlecht.
- Die Pubertät beginnt bei Mädchen mit etwa 10 Jahren, bei Jungen mit etwa 12 Jahren. Die Entwicklung der Geschlechtsmerkmale wird nach Tanner-Stadien eingeteilt.

Säuglingsernährung

Die beste Form der Säuglingsernährung ist das **Stillen**. Muttermilch ist nicht nur die kostengünstigste Nahrung, sondern i. d. R. auch ständig verfügbar. Außerdem intensiviert Stillen die enge Beziehung zwischen Mutter und Kind und senkt das Atopie- und Infektionsrisiko des Säuglings.

Grundsätzlich sollte das Stillen **allen Müttern** angeraten werden.

Aufgrund ihrer **Zusammensetzung** ist Muttermilch **optimal** für die Ernährung des Säuglings geeignet: Der niedrige Mineraliengehalt schützt die kindliche Niere, die Protein- und Fettzusammensetzung ist besonders leicht verdaulich und der hohe Laktosegehalt fördert die kindliche Darmflora. Außerdem enthält sie Schutzstoffe wie IgA oder Lysozym. Lediglich an den Vitaminen K und D besteht ein Mangel, weshalb diese substituiert werden müssen (→ Kap. 6). In den ersten postpartalen Wochen **ändert** sich die **Zusammensetzung** der Muttermilch entsprechend den Bedürfnissen des Kindes. Die fettarme, hoch immunkompetente Vormilch (Kolostrum) wandelt sich über die transitorische Milch in die reife, energiereiche Muttermilch um.
Einige **Grundregeln** sind beim Stillen jedoch zu beachten, damit die Säuglingsernährung für Kind und Mutter befriedigend verläuft:

- Stillen sollte möglichst in einer ruhigen Umgebung stattfinden.
- Ein ausreichendes Milchangebot sichert die schnelle Sättigung des Säuglings. Deshalb sollte die Milchbildung durch frühes und häufiges Anlegen sowie durch eine mütterliche Trinkmenge von mindestens 2,5 l/Tag gefördert werden.
- Schmerzhaften Entzündungen und Rhagaden im Bereich der Brust können durch gute Hautpflege und Hygiene verhindert werden. Eine professionelle Stillberatung in den ersten Tagen nach Geburt hilft Mutter und Kind beim Erlernen der richtigen Stilltechnik.
- Die Trinkhäufigkeit bestimmt der Säugling nach dem Grundsatz des „Self demand feeding" selbst. Ein guter Indikator für die richtige Ernährung ist es, wenn das Kind gedeiht und etwa 6-mal am Tag gewickelt werden muss. Die alleinige Ernährung mit Muttermilch über den 6. Lebensmonat hinaus ist nicht empfohlen, da das Kind nicht mehr ausreichend mit Mikronährstoffen (v. a. Eisen) versorgt wird.

Bei ausgeprägten Stillproblemen sollten Hebammen und Gynäkologen beratend zur Seite stehen. Dennoch gibt es auch mit dem Stillen verbundene **Nachteile.** Neben der potenziellen Übertragung von mütterlichen Infektionen sind die postnatale Gewichtsabnahme und der Neugeborenenikterus verstärkt. Außerdem kann der Säugling über die Muttermilch mit Schadstoffen wie Medikamente oder Drogen belastet werden.

Auf das Stillen muss verzichtet werden, wenn sich bei Mutter oder Kind echte Stillhindernisse oder Kontraindikationen ergeben (→ Tab. 5.1).

In diesem Fall bietet der Handel eine Reihe an **Säuglingsmilchen (Formulanahrungen),** die eine gute Ernährung des Säuglings gewährleisten. Die Säuglingsanfangsnahrung (Pre-Milch) ist an die Muttermilch adaptiert und deshalb für die ersten 4–6 Lebensmonate als Muttermilchersatz geeignet. In der Regel sind Formulanahrungen auf Kuhmilchbasis. Ausdrücklich **gewarnt** werden muss vor einer Ernährung mit reiner **Kuhmilch,** die v. a. wegen ihres hohen Eiweißanteils zu schweren **Dystrophien** führen kann (→ Abb. 5.1). Bestehen spezielle Unverträglichkeiten oder allergische Prädisposition, können Eltern u. a. Hydrolysatnahrungen (HA-Nahrung) oder Säuglingsmilch auf Sojabasis (bei angeborenem Laktasemangel oder Galaktosämie) zur Ernährung ihrer Kinder verwenden.

Tab. 5.1 Stillhindernisse bei Mutter oder Kind

Säugling	Angeborene Laktoseintoleranz, Galaktosämie, Phenylketonurie, evtl. Lippen-Kiefer-Gaumenspalte, Saugunfähigkeit bei sehr unreifen Frühgeborenen
Mutter	Funktionelle Hypo- oder Agalaktie, Infektionen wie HIV, Tuberkulose, CMV, evtl. auch Hepatitis B oder C, schwere Tumorerkrankungen, Kachexie, Drogenabusus, Einnahme bestimmter Medikamente, Psychosen

Die Beikosteinführung sollte zwischen dem 5. und 7. Lebensmonat erfolgen, dabei wird schrittweise eine Milchmahlzeit nach der anderen durch eine Breimahlzeit ersetzt (→ Abb. 5.2). Breie können dabei selbst hergestellt werden oder in Form eines Fertigprodukts gekauft werden. Letztere unterliegen in ihrer Herstellung strengsten Anforderungen. Gelegentlich sollte anstatt von Fleisch auch (fettreicher) Fisch verwendet werden. Vollmilch ist aufgrund des hohen Phosphat-, Natrium- und Eiweißgehalts als Trinknahrung erst ab Ende des 1. Lebensjahrs geeignet. Eltern sollten bei der Beikosteinführung bereits frühzeitig auf einen häufigen Wechsel der Geschmacksrichtungen achten, da sich dies günstig auf die spätere Breite der Geschmacksplatte auswirkt. Entgegen früheren Annahmen scheint es günstig zu sein, potentielle Nahrungsmittelallergene (z. B. Nüsse, Weizen) relativ früh in die Ernährung aufzunehmen, um eine Toleranzentwicklung zu begünstigen.

Ernährung im Kleinkind-, Schul- und Jugendalter

Eine **ausgewogene Mischkost,** die alle Bedürfnisse des wachsenden Kindes erfüllt, stellt die beste Ernährung dar.

Im 2. Lebensjahr vollzieht sich der Übergang in die normale Familienkost. **Ernährungsmuster** werden frühzeitig geprägt, deshalb ist es wichtig, Kindern gesundes Ernährungsverhalten vorzuleben

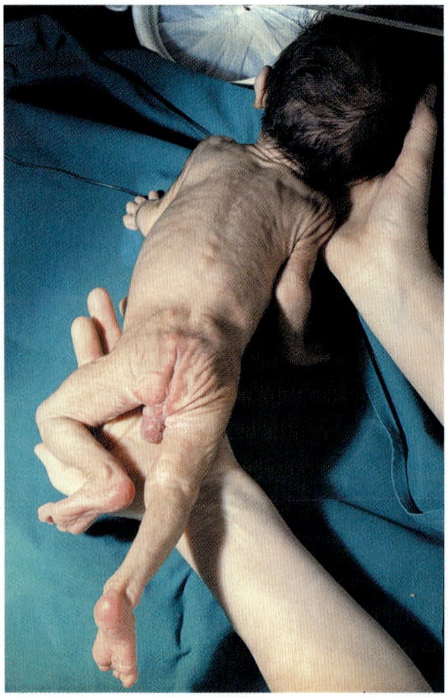

Abb. 5.1 Säugling mit schwerer Dystrophie nach Ernährung mit reiner Kuhmilch [T409]

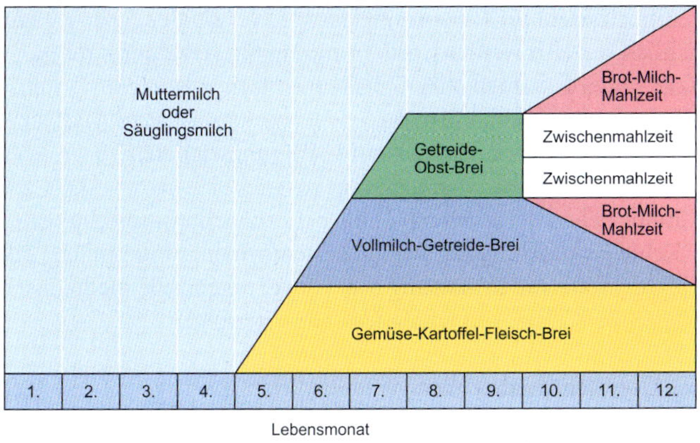

Abb. 5.2 Säuglings-Ernährungsplan des Forschungsinstituts für Kinderernährung Dortmund [W803]

und beizubringen. Um massive Zahnschäden zu verhindern, sollte von Anfang an das kontinuierliche Gewohnheitstrinken zuckerhaltiger Getränke aus dem Säuglingsfläschchen vermieden werden **(„bottle caries").** Insgesamt sollte die Ernährung obst-, gemüse- und ballaststoffreich sein und genügend Kalzium (Milchprodukte) enthalten. Fisch, pflanzliche Öle und Fleisch sollten regelmäßig Teil der Ernährung sein. Der Verzehr von Fleisch ist besonders für jugendliche Mädchen wichtig, die durch ihre Periode vermehrt **Eisen** verlieren. Tierische Fette und zuckerhaltige Speisen sind nur in Maßen ratsam. Eine Orientierung zur geeigneten Lebensmittelauswahl gibt → Abb. 5.3.

Vegetarische und vegane Ernährung

In den letzten Jahren sind auch Kinderärzt*innen zunehmend mit den unterschiedlichen Ernährungstrends konfrontiert. Wichtig ist hier, die Eltern gut zu beraten und auf die Zufuhr kritischer Nährstoffe zu achten.

> Je jünger ein Kind bei Einführung einer speziellen Ernährungsform/restriktiven Diät ist, umso eher können **Mangelerscheinungen** entstehen.

Bei einer vegetarischen Ernährungsform ist bei Kindern mit einer ausreichenden Nährstoffzufuhr und normalen Entwicklung zu rechnen, so lange Milchprodukte und Eier im Speiseplan enthalten sind (sog. **lakto(ovo)vegetarische Kost**) und auf eine ausreichende

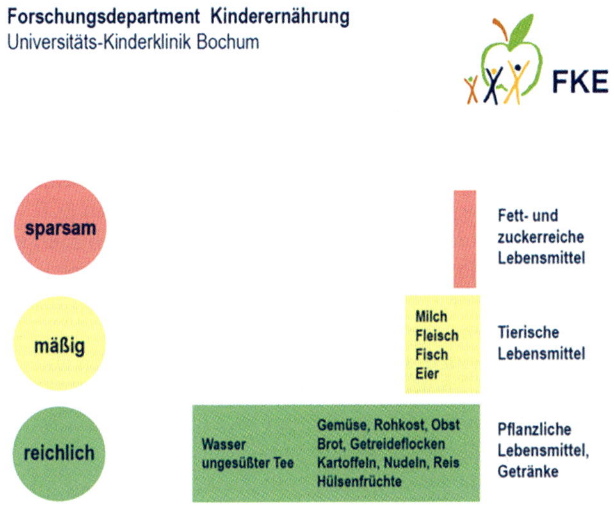

Abb. 5.3 Optimierte Mischkost für Kinder und Jugendliche [T1276]

Eisen-, Jod- und Vitamin-B_{12}-Zufuhr geachtet wird. Kritisch ist jedoch, dass der Energiegehalt der Nahrungsmittel oft geringer ist und vegetarisch ernährte Kinder damit häufiger untergewichtig sind. Nach der aktuellen Datenlage ist eine vegane Ernährung im Kindes- und Jugendalter unter strenger medizinischer Aufsicht und Zufuhr kritischer Nährstoffe (Vitamin-B_{12}, Eisen, Vitamin-D, Jod, Kalzium) prinzipiell möglich, für das Säuglings- und Kleinkindalter jedoch nicht empfohlen. Eltern und Jugendlichen sollte eine professionelle Ernährungsberatung angeraten werden, außerdem müssen regelmäßig kinderärztliche Untersuchungen hinsichtlich der kindlichen Gewichts- und psychomotorischen Entwicklung erfolgen, ggf. sind auch Laborkontrollen sinnvoll (u. a. Blutbild, Ferritin, Vitamin-D und Vitamin-B_{12}, Kalzium, Jod, Folsäure, Zink, Schilddrüsenwerte, alkalische Phosphatase).

Untergewicht und Unterernährung

Von kindlichem **Untergewicht** wird gesprochen, wenn das Gewicht in Relation zur Körperlänge reduziert ist (< 3. Perzentile). Es geht meist mit einer **Gedeihstörung** einher. Näheres siehe → Kap. 4.

Marasmus

Die langandauernde, extrem **hypokalorische** Unterernährung von Kindern in der Dritten Welt verursacht eine Kachexie (Marasmus). Subkutanes Fettgewebe und Muskelmasse werden abgebaut.

Kwashiorkor (Hungerödem)

Ist die Kalorienzufuhr ausreichend, aber der **Proteinanteil** der Nahrung zu **gering,** entsteht das Krankheitsbild des Kwashiorkor. Durch den Eiweißmangel treten u. a. Ödeme, eine Hepatomegalie, Neuropathien und Hautatrophien auf. Kwashiorkor betrifft ebenfalls in erster Linie Kinder in Entwicklungsländern.

Adipositas

In Deutschland sind rund 15 % der Kinder und Jugendlichen übergewichtig, mehr als 5 % adipös.

> Das Übergewicht nimmt in der westlichen Welt unter den kindlichen Ernährungsstörungen die **führende Stellung** ein.

Definition und die Rolle des BMI

Von Adipositas spricht man, wenn der Körperfettanteil pathologisch erhöht ist. Den exakten Fettanteil zu messen, ist komplex und aufwändig, zur Abschätzung hat sich daher die Verwendung des BMI (Body-Mass-Index: Körpergewicht/Körperlänge^2 in kg/m^2) auch in der Kinderheilkunde etabliert. Zu beachten ist jedoch, dass der BMI stark von alters- und geschlechtsspezifischen Besonderheiten beeinflusst wird, weswegen genau wie auch für Körperlänge und -gewicht die altersentsprechenden **BMI-Perzentilenkurven** verwendet werden sollten. Anhand der BMI-Perzentile erfolgt die Einteilung in **Übergewicht** (BMI > 90.–97. Perzentile), **Adipositas** (BMI > 97.–99,5. Perzentile) und **extreme Adipositas** (BMI > 99,5. Perzentile).

Ätiologie

Bei der Entstehung der Adipositas spielen nicht nur genetische Faktoren eine Rolle, sondern auch eine Reihe an Umweltfaktoren und Lebensbedingungen. Bis zu 70 % der Übergewichtigen scheinen laut Zwillingsstudien eine genetische Disposition zu haben. Außerdem ist ca. die Hälfte des täglichen Energieverbrauchs durch genetisch fixierte Stoffwechselvorgänge bestimmt. Kinder mit niedrigem, sozialem Status, mit Migrationshintergrund oder Kinder, deren Eltern übergewichtig sind, sind gefährdeter, ebenfalls übergewichtig zu werden. Dennoch sind in den allermeisten Fällen eine **erhöhte Kalorienzufuhr und Bewegungsmangel** ursächlich. Eine hohe Aufnahme von fettreichen Nahrungsmitteln (Süßigkeiten, Fastfood) und gesüßten Getränken steht in direktem Zusammenhang mit der Entwicklung von Übergewicht. Sicherlich spielt auch eine Rolle, dass Prinzip der „festen Mahlzeiten" und eines geregelten Familienalltags kaum mehr existieren, häufige Zwischenmahlzeiten, Essen alleine und „to go" führen zu einer erhöhten Aufnahme von kaloriendichten Nahrungsmitteln. Hinzu kommt, dass das Ausmaß der körperlichen Bewegung und sportlichen Aktivität durch die Zunahme des Fernseh- und Computerkonsums deutlich abgenommen haben.

Nur selten sind Erkrankungen die Ursache von Übergewicht bei Kindern (< 1 %).

Wenn eine Wachstumsstörung vorliegt, die Entwicklung nicht normal verläuft oder rezidivierende Blutzucker- oder Elektrolytentgleisungen vorliegen, muss u. a. an **endokrinologische Krankheitsbilder** wie die Hypothyreose, den Hyperinsulinismus oder an Störungen der Nebennierenrindenfunktion gedacht werden. Auch **psychiatrische Erkrankungen** können Übergewicht auslösen (u. a. Depression, Bulimie, Drogenabusus).

Gesundheitliche Folgen von Übergewicht

Länger anhaltendes Übergewicht führt zu Erkrankungen des **Herz-Kreislauf-Systems,** zu **Diabetes mellitus Typ 2, Dyslipidämie** (metabolisches Syndrom) und zu vielfältigen Erkrankungen des **Bewegungsapparats** (u. a. Arthrose, Knick-Senk-Fuß). Außerdem kommt bei jungen Frauen und auch bereits bei jugendlichen Mädchen gehäuft ein polyzystisches Ovarialsyndrom (Dysmenorrhö, vermehrte Körperbehaarung, Fertilitätsprobleme) vor. Infektionen der Haut/Hautfalten und Striae sind häufige dermatologische Krankheitsbilder. Neben den organischen Erkrankungen ergeben sich bei übergewichtigen Kindern und Jugendlichen auch **psychische Belastungsfaktoren.** Übergewichtige Kinder sind unbeliebter bei Gleichaltrigen und häufig sozial isoliert. Die Partnersuche ist erschwert. Auch bei der Suche nach Ausbildungsplätzen sind übergewichtige Jugendliche benachteiligt. Dies führt zu einer erhöhten Inzidenz von psychiatrischen Krankheitsbildern wie Depressionen oder Angststörungen.

Therapiemaßnahmen

Den Kindern und Jugendlichen sollte ein multimodales Programm, bestehend aus den Säulen Ernährungs-, Bewegungs-, Verhaltenstherapie sowie auch möglichen chirurgischen Interventionsmöglichkeiten, angeboten werden. Möglich ist dies im ambulanten und eventuell zu Beginn auch stationären Setting (Vorteil beim stationären Setting: Gruppeneffekt!). Ganz entscheidend ist dabei, die Eltern auf Basis einer familienorientierten Therapie mit einzubinden und zu schulen, damit sie sich motivierend und unterstützend einbringen können.

Ernährungstherapie

Entscheidend für den Erfolg einer Ernährungsintervention ist die Begleitung und Beratung durch geschulte Ernährungsberater. Zu beachten sind dabei u. a. folgende Aspekte:

- Möglichst selten gezuckerte Getränke, häufige Zwischenmahlzeiten vermeiden
- Ampelsystem für Lebensmittelauswahl verwenden: grün (= kann reichlich verzehrt werden), gelb (= nur mäßig verzehren), rot (= Stopp, hoher Fettanteil oder Gehalt an einfachen Kohlenhydraten)
- Lebensmittelvielfalt fördern
- Wahrnehmen von Hunger- und Sättigungssignalen
- Zeit für die Mahlzeiten nehmen
- Einbeziehen der ganzen Familie bei Ernährungsumstellungen
- Keine Empfehlung für Diäten, Fastenformen, proteinreiche oder kohlenhydratarme Ernährung o. ä. (**Cave:** potenzielle medizinische Risiken für Kinder und fehlender Langzeiterfolg!)

Eine Übersicht zu den altersgemäßen Lebensmittelverzehrmengen gibt → Tab. 5.2.

Bewegungstherapie

Mangelnde körperliche Aktivität und sitzende Tätigkeiten sind maßgeblich mit Adipositas im Kindes- und Jugendalter verbunden. Im Rahmen eines ganzheitlichen Therapiekonzepts sollten adipöse Kinder und Jugendliche schrittweise an eine Erhöhung des Bewegungsumfangs herangeführt werden. Ziel sind ca. 90 min moderate Aktivität pro Tag. Mithilfe von Bewegungs-, Spiel- und Übungsformen (optimalerweise in Kleingruppen) können die jungen Patienten erfolgreich an die Steigerung der Alltagsaktivität herangeführt werden, dabei sollte kein Leistungsanspruch bestehen. Die Steigerung der körperlichen Aktivität im Alltag ist langfristig effektiver bezüglich einer Gewichtsreduktion als z. B. die Teilnahme an zeitlich limitierten Sportprogrammen. Gleichzeitig sollen die Kinder und Jugendlichen motiviert werden, Medien-/Computer-/TV-Konsum (= inaktive Tätigkeiten) zu reduzieren.

Verhaltenstherapie

Übergewicht und Adipositas sind oftmals mit somatischen und psychischen Konsequenzen verbunden, die die Lebensqualität der betroffenen Kinder und Jugendlichen teilweise schwerwiegend beeinflussen. Verhaltenstherapeutische Ansätze zielen darauf aus, die erlernten Maßnahmen aus den Ess- und Bewegungsinterventionen auch langfristig umsetzen zu können und Selbstvertrauen/Selbstwertgefühl der Kinder (wieder) zu stärken. Studien konnten zeigen, dass die Kombination verschiedener verhaltenstherapeutischer Techniken (u. a. Belohnung, Verstärkung, Stimuluskontrolle) den Behandlungserfolg insgesamt verbessern. Inhaltlich sind dabei v. a. folgende Punkte relevant:

- **Entscheidungsfreiheit bei der Auswahl der Nahrungs- und Bewegungsangebote**
- **Veränderung von Lebensbedingungen (soweit möglich)**
- **Stressmanagement**
- **Training emotionaler Kontrolle und kommunikativer Fähigkeiten**

Sonstige Therapiemaßnahmen

Medikamentöse Therapiemaßnahmen (Appetitzügler, Hemmung der Nährstoffabsorption) können in seltenen Einzelfällen (z. B. bei extrem erhöhtem Gesundheitsrisiko oder Versagen bisheriger Maßnahmen) in Erwägung gezogen werden. Die Einnahme ist off-label, die Indikation sollte daher nur durch erfahrene Therapeuten gestellt werden.

Die **Adipositas-Chirurgie** ist ebenfalls nur in Einzelfällen eine Therapieoption, kann nach sorgfältiger Abwägung jedoch eine effektive und schnelle Maßnahme zur Gewichtsreduktion sein. Bei ausgeschöpfter oder aussichtsloser konservativer Therapie kann Jugendlichen (sehr selten Kindern) mit einem BMI $\geq$ 35 kg/m^2 + Komorbiditäten (Schlafapnoe-Syndrom, Diabetes mellitus Typ 2, Ausschluss aus Ausbildung/Arbeit) oder bei einem BMI $\geq$ 50 kg/m^2

Tab. 5.2 Altersgemäße Lebensmittelverzehrsmengen in der optimierten Mischkost [T1276]

Alter (Jahre)		7–9	10–12	13–14	15–18
Energie (kcal/Tag)		1800	2150	2200/2700 w/m	2500/3100 w/m
Empfohlene Lebensmittel (mehr als 90 % der Gesamtmenge)					
Reichlich					
Getränke	ml/Tag	900	1000	1200/1300	1400/1500
Brot, Getreide, Getreide-flocken	g/Tag	200	250	250/300	280/350
Kartoffeln[1]	g/Tag	150	180	200/250	230/280
Gemüse	g/Tag	220	250	260/300	300/350
Obst	g/Tag	220	250	260/300	300/350
Mäßig					
Milch, -produkte[2]	ml(g)/Tag	400	420	425/450	450/500
Fleisch, Wurst	g/Tag	50	60	65/75	75/85
Eier	Stck./Woche	2	2–3	2–3/2–3	2–3/2–3
Fisch	g/Woche	150	180	200/200	200/200
Sparsam					
Öl, Margarine, Butter	g/Tag	30	35	35/40	40/45
Geduldete Lebensmittel (weniger als 10 % der Gesamtenergie)					
Zuckerreich	g/Tag	50	60	60/75	70/85
Fettreich	g/Tag	10	15	15/20	15/20

[1] oder Nudeln Reis u. a., Getreide;
[2] 100 ml Milch entsprechen im Kalziumgehalt ca. 15 g Schnittkäse oder 30 g Weichkäse

eine Adipositas-chirurgische Intervention angeboten werden. Zum Einsatz kommen hierbei folgende Wirkmechanismen:

- **Anatomische Restriktion der Nahrungszufuhr (z. B. Magenband, Schlauchmagen)**
- **Oder Hemmung der Energieaufnahme durch Reduktion der Passagezeit der Nahrung bzw. Verkleinerung der Resorptionsfläche (Magen-Bypass)**
- **Oder Kombination aus 1 + 2**

Voraussetzung für operative Maßnahmen sind die psychische und körperliche (Tanner IV, 95 % der prognostizierten Endgröße) Eignung des Jugendlichen. Das Langzeitrisiko und der Langzeitnutzen einer Adipositas-chirurgischen Maßnahme bei Jugendlichen können aufgrund von fehlenden Langzeitstudien zum jetzigen Zeitpunkt noch nicht endgültig beurteilt werden.

Prävention

Ein Schwangerschaftsdiabetes und eine starke Gewichtszunahme in der Schwangerschaft sind mit Übergewicht und Adipositas der Nachkommen sowie mit einer gestörten Glukosetoleranz und dem metabolischen Syndrom im Erwachsenenalter assoziiert. Frauen sollten daher frühzeitig über die Bedeutung einer gesunden Ernährung und regelmäßigen sportlichen Betätigung während der **Schwangerschaft** aufgeklärt werden. Gestillte Kinder haben im Vergleich zu nicht gestillten Kindern ein geringeres Risiko für Glukosetoleranzstörungen, Übergewicht und Adipositas. Die **Muttermilchernährung** sollte die primäre Wahl im Neugeborenen- und frühen Säuglingsalter sein, und es sollte ein stillfreundliches Umfeld geschaffen werden. Im jungen Kindesalter übernimmt das soziale Umfeld (Familie, Freunde, Lehrer, Erzieher) eine wichtige Vorbildfunktion bezüglich der alltäglichen Verhaltensweisen, außerdem werden viele Risiko- und Schutzfaktoren in dieser Lebensphase maßgeblich geprägt. **Präventionsangebote** in Schulen und Kindertagesstätten sollten an das Alter angepasst werden und spielerisch näherbringen, täglich aktiv zu sein, sich gesund zu ernähren, neue (gesunde) Lebensmittel auszuprobieren und den täglichen Medienkonsum zu begrenzen. Eine gesunde und ausgewogene Verpflegung in Kindertagesstätten und Schulen muss heute Standard sein. **Sportvereine** sind wichtige Institutionen in der Adipositasprävention, da sie einen wichtigen Beitrag dazu leisten, dass Kinder auch unabhängig von ihrer Herkunft oder sozialen Lage, für sportliche Aktivitäten begeistert werden und ihre alltägliche körperliche Aktivität steigern.

Zusammenfassung

- Stillen stellt die optimale Ernährung für Neugeborene und Säuglinge bis zum 6. Lebensmonat dar.
- Bei echten Stillhindernissen kann eine gute Ernährung durch Säuglingsanfangsnahrungen sichergestellt werden.
- Ab dem 5. Monat kann mit der Gabe von Beikost begonnen werden, alleiniges Stillen bietet dann keine Vorteile mehr.
- Kinder und Jugendliche sollten sich ausgewogen und bedarfsgerecht ernähren. Eine vegetarische oder vegane Ernährung bedarf einer engen kinderärztlichen Begleitung und ggf. Supplementierung von kritischen Spurenelementen und Vitaminen.
- Extremformen der Unterernährung führen zu Marasmus und Kwashiorkor.
- In Deutschland ist inzwischen jedes 6. Kind übergewichtig, ca. 5 % sind adipös.
- Gesundheitliche Folgen betreffen v. a. das Herz-Kreislauf-System und den Bewegungsapparat, aber auch endokrinologische und psychiatrische Erkrankungen treten auf.
- Prävention von Adipositas beginnt bereits in der Schwangerschaft, Stillen ist protektiv.
- Wichtige Therapiepfeiler sind die Ernährungs-, Bewegungs- und Verhaltenstherapie.
- In Ausnahmefällen kommen chirurgische Maßnahme zum Einsatz, mit dem Ziel, anatomisch die Nahrungszufuhr zu verringern oder die Energieaufnahme zu hemmen.

Vorsorgeuntersuchungen

U-Untersuchungen

In Deutschland hat jedes Kind einen **gesetzlichen Anspruch** auf **Vorsorgeuntersuchungen,** welche Krankheiten und Entwicklungsstörungen, die die weitere Entwicklung des Kindes gefährden könnten, frühzeitig erkennen sollen. Dabei sind **11** (U1–9, J1) der insgesamt **14** möglichen Präventionsuntersuchungen Pflichtleistungen der Gesetzlichen Krankenkassen. Die Dokumentation erfolgt im **„Gelben Heft"** sowie in ergänzenden Formularen. Bei jeder Untersuchung wird das Kind gemessen (Körpergröße, Kopfumfang), gewogen und vollständig untersucht. Dennoch haben die einzelnen Untersuchungen besondere Schwerpunkte (→ Tab. 6.1). In den meisten Bundesländern herrscht für die Mehrzahl der Vorsorgeuntersuchungen eine Meldepflicht, d. h., der betreuende Arzt muss nicht wahrgenommene Vorsorgetermine melden. Außerdem sind Eltern immer öfter dazu verpflichtet, bei der Anmeldung für Betreuungseinrichtungen (Kindertagesstätte, Kindergarten) einen Nachweis über die Teilnahme an den Vorsorgeuntersuchungen vorzulegen.

Neugeborenenscreening

Am **3. Lebenstag** findet, meist im Rahmen der U2, ein erweitertes Neugeborenenscreening statt.

> Alle **Neugeborenen** werden auf eine Reihe von **Stoffwechselerkrankungen** und **Endokrinopathien** gescreent, die sich größtenteils bei frühzeitiger Diagnose gut behandeln lassen.

Dafür wird i. d. R. Fersenblut verwendet. Das Neugeborene muss mindestens zwischen 36 und 72 h alt sein, damit die Ergebnisse verwertbar sind. Für die Durchführung des Screenings ist das **Einverständnis** der Eltern notwendig. Ergibt sich ein positiver Befund, ist dies zunächst nur ein **Verdacht,** der durch **weiterführende** Untersuchungen bestätigt werden muss.
Folgende Erkrankungen werden u. a. mittels Tandemmassenspektrometrie, enzymatischer und immunologischer Verfahren getestet:

- Endokrinopathien: kongenitale Hypothyreose, adrenogenitales Syndrom (AGS)
- Angeborene Stoffwechseldefekte: Galaktosämie, Biotinidasemangel
- Störungen des Aminosäurestoffwechsels: Ahornsiruperkrankung, Phenylketonurie (PKU), Hyperphenylalaninämie (HPA)
- Störungen der Fettsäureoxidation: LACHAD-Mangel (Long-Chain-Hydroxy-Acyl-CoA-Dehydrogenase-Mangel), VLCAD-Mangel (Very-Long-Chain-Acyl-CoA-Dehydrogenase-Mangel), MCAD-Mangel (Medium-Chain-Acyl-CoA-Dehydrogenase-Mangel)
- Carnitinzyklusdefekte
- Organoazidämien: Glutaratazidurie Typ I, Isovalerianazidämie
- Mukoviszidose
- Tyrosinämie Typ 1
- Zystinose
- Spinale Muskelatrophie
- Sichelzellerkrankung
- Schwerer kombinierter Immundefekt (SCID)

Tab. 6.1 Vorsorgeuntersuchungen

Vorsorgeuntersuchung	Untersuchungsschwerpunkte
U1 (am 1. Lebenstag)	Postnatale Adaptation (Apgar-Score), Geburtsmaße, Reifegrad, Fehlbildungen, Nabelarterien-pH-Wert-Bestimmung
U2 (am 3.–10. Lebenstag)	Basisuntersuchung, Screeninguntersuchung des Gehörs, Stoffwechselscreening
U3 (4.–6. Lebenswoche)	Erweiterte Basisuntersuchung (auch Beurteilung des Sozial-, Spiel-, Sprach- und motorischen Verhaltens), Hüftgelenkssonografie
U4 (3.–4. Lebensmonat)	Überprüfung des Hörens und Sehens, Tonus- und Koordinationsbeurteilung, Beginn der Impfungen
U5 (6.–7. Lebensmonat)	Geistige Entwicklung, Verhalten, Motorik (u. a. Drehbewegungen, gezieltes Greifen), Kopfkontrolle, Kontrolle der Augen (Strabismus!)
U6 (10.–12. Lebensmonat)	Sinnes- und Sprachentwicklung, Fremdeln, Motorik (u. a. Stehbereitschaft, Pinzettengriff), Seh- und Hörtest
U7 (21.–24. Lebensmonat)	Körperliche Entwicklung, Verhaltensauffälligkeiten, Sprachentwicklung, Motorik, Krampfanfälle erfragen
U7a (34.–36. Lebensmonat)	Aktive Sprach- und Sinnesentwicklung, Hörtest, Kontrolle von Visus und räumlichem Sehen
U8 (43.–48. Lebensmonat)	Körperliche und geistige Entwicklung, Hör- und Sehprüfung, Verhaltensauffälligkeiten, Urinuntersuchung
U9 (60.–64. Lebensmonat)	„Schulreife", Motorik, Sprachfähigkeit, Hör- und Sehtest, Urin- und Blutdruckuntersuchung
U10 (7–8 Jahre)	Auffälligkeiten von Motorik, Sprache und Verhalten
U11 (9–10 Jahre)	Schulleistungs-, Verhaltensstörungen, Förderung gesundheitsbewussten Verhaltens
J1 (12–13 Jahre)	Jugendgesundheitsuntersuchung; Pubertätsentwicklung, Blutdruckmessung, ggf. Kontrolle des Cholesterinspiegels, Impfstatus, Anamnese und Beratung u. a. zu den Themen Sexualität, Sucht, soziale Probleme, gesundheitsgefährdendes Verhalten
J2 (16–17 Jahre)	Pubertäts-, Sexualitäts- oder Verhaltensstörungen, Krankheitsfrüherkennung

Prophylaxe und Präventionsmaßnahmen

Substitution von Vitaminen und Fluorid

Bei einer ausgewogenen Ernährung ist die Vitaminversorgung deutscher Kinder i. d. R. ausreichend. Bei Neugeborenen und Säuglingen können jedoch Mangelerscheinungen insbesondere der **Vitamine D** und **K** auftreten. Sie werden deshalb **prophylaktisch** substituiert. Bei der Kariesprophylaxe spielt das Spurenelement Fluorid eine wichtige Rolle.

Vitamin K

Vitamin K ist schlecht plazentagängig, weshalb das Neugeborene mit einem physiologischen Mangel zur Welt kommt. Wird es gestillt, verschärft sich die **Mangelsituation,** da Muttermilch arm an Vitamin K ist. Dies hat eine verminderte Synthese von hepatischen Gerinnungsfaktoren und ein erhöhtes **Blutungsrisiko** zur Folge. Beim so entstehenden **Morbus haemorrhagicus neonatorum** kann es zu spontanen Blutungen von Haut und Schleimhäuten, Hämatemesis, Hämatochezie und Hirnblutungen kommen (→ Kap. 7).

> Jedem Neugeborenen werden bei der U1, U2 und U3 prophylaktisch **2 mg Vitamin K p. o.** in Form einer öligen Lösung verabreicht.

Vitamin D

Vitamin D spielt im **Kalziumstoffwechsel** eine elementare Rolle und ist ebenfalls nur in sehr geringen Mengen in der Muttermilch vorhanden. Bei einem pathologischen Mangel kommt es zur **Vitamin-D-Mangel-Rachitis.** Die **Knochenfestigkeit** ist beeinträchtigt. Daher kann es zu Achsenabweichungen und Verbiegungen der Knochen kommen. Ein verspäteter Fontanellenschluss oder Erweichung der Schädelknochen (Craniotabes) sind ebenfalls möglich. Reaktiv wird in den Metaphysen vermehrt Osteoid gebildet; die dabei an Hand- und Fußgelenken sichtbaren Höcker nennt man **Marfan-Zeichen** (→ Abb. 6.1). Auftreibungen der Rippen an der Knochen-Knorpel-Grenze sind

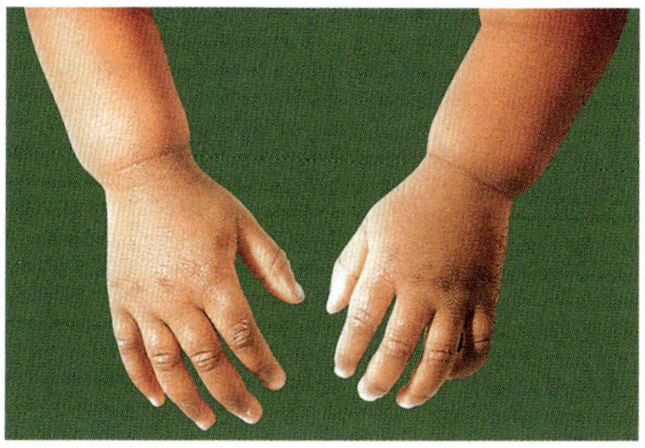

Abb. 6.1 Marfan-Zeichen: Die Handgelenke sind bei der Vitamin-D-Mangel-Rachitis wegen Auftreibungen der Metaphysen geschwollen. [G241]

auch unter der Bezeichnung „rachitischer Rosenkranz" bekannt. Durch die Hypokalziämie kann es zu erhöhter Infektanfälligkeit, tetanischen Krämpfen oder Herzrhythmusstörungen kommen.

Säuglinge erhalten ab der U2 für 2 Jahre lang **prophylaktisch Vitamin D** (500 IE Vitamin-D/Tag, bis zum 1. Zahndurchbruch in Kombination mit Fluorid 0,25 mg/Tablette).

Fluorid

Bei Fluoriden handelt es sich um an Salze gebundenes Fluor. Bereits seit dem 19. Jahrhundert ist bekannt, dass diese Substanzen erfolgreich Karies vorbeugen können. So erhöhen sie z. B. die Festigkeit der Zahnsubstanz durch eine Remineralisierung des Zahnschmelzes oder hemmen die Mundbakterien. Im Jahr 2021 wurden erstmals gemeinsame Empfehlungen der Kinderärzte und Zahnärzte zur **Fluorid-Kariesprophylaxe** im Säuglings- und Kleinkindesalter veröffentlicht:

- 0–6 Monate: Fluoridtablette mit 0,25 mg Fluorid und Vitamin D 1-mal täglich
- 6–12 Monate (bzw. ab dem 1. Zahndurchbruch): Kinderzahnpasta mit 1.000 ppm Fluorid reiskorngroß 1- bis 2-mal täglich und Vitamin D **oder alternativ** Fluoridtablette mit 0,25 mg Fluorid und Vitamin D 1-mal täglich sowie fluoridfreie Zahnpasta
- Ab 12 Monaten: 2-mal täglich Kinderzahnpasta mit 1.000 ppm Fluorid reiskorngroß
- Ab 24 Monaten: 2- bis 3-mal täglich Kinderzahnpasta mit 1.000 ppm Fluorid erbsengroß
- Ab dem 6. Geburtstag: 2- bis 3-mal täglich Junior-Zahnpasta mit 1.400 ppm Fluorid

Impfungen

Impfungen gehören zu den **größten präventiven Errungenschaften** der Medizin, sie schützen den Einzelnen und die Gesamtbevölkerung. Die verwendeten Impfstoffe sind gut **verträglich** und verursachen, im Gegenteil zu den Erkrankungen selbst, sehr selten Nebenwirkungen. Die Teilnahme an den von der Ständigen Impfkommission (STIKO) empfohlenen Schutzimpfungen (→ Anhang, Impfkalender) ist nicht zwingender Bestandteil der Vorsorgeuntersuchungen. Dennoch sollten Eltern umfassend **aufgeklärt** und zur Durchführung dieser Maßnahmen nachdrücklich angehalten werden.

Vorbeugung des plötzlichen Kindstods (SIDS)

Definition

Als plötzlicher Kindstod oder Sudden Infant Death Syndrome (SIDS) wird der **unerwartete,** plötzliche **Tod** eines Säuglings bezeichnet, für den bei klinischer Untersuchung oder Obduktion **keine Ursache** gefunden werden kann. Die meisten Fälle ereignen sich im Alter von 2–4 Monaten und im Schlaf. Die genaue Ursache ist bisher ungeklärt, es wird eine autonome, multifaktorielle Funktionsstörung vermutet.

Tab. 6.2 Präventionsmaßnahmen des SIDS

Präventionsmaßnahmen
• Gute Überwachung und Begleitung der Schwangerschaft • Aufklärung und Beratung der Eltern spätestens zur U2 • Stillen • Rauchfreie Umgebung • Keine Bauchlage des Kindes • Schlafen im Schlafzimmer der Eltern, aber im eigenen Bett • Kein Kissen oder keine zu weiche Unterlage im Kinderbett • Überwärmung vermeiden • Gebrauch eines Schnullers

Risikofaktoren

Viele **Risikofaktoren** des SIDS sind bekannt:

- Frühgeburtlichkeit, peri- und postnatale Komplikationen
- Niedriges Geburtsgewicht
- Männliches Geschlecht
- Mehrlinge
- Fehlendes Stillen
- Bauchlage, weiche Schlafunterlage
- Riskante Schlafsituation: Einklemmen, Strangulieren, Überdecken im Bett
- Überwärmung
- Rauchen in der Umgebung des Säuglings, Drogen- und Nikotinabusus in der Schwangerschaft
- Junges Alter der Mutter
- Niedriger sozioökonomischer Status
- SIDS eines Geschwisterkindes
- „Co-Sleeping" bzw. „Bed-Sharing": Schlafen im elterlichen Bett, v. a. bei nicht gestillten Kindern und/oder rauchenden Eltern und auf zu weichen Unterlagen

Präventionsmaßnahmen

Durch einfache Präventionsmaßnahmen (→ Tab. 6.2) kann die Gefahr für ein SIDS deutlich gesenkt werden.

Zusammenfassung

- Jedes Kind hat einen gesetzlichen Anspruch auf Vorsorgeuntersuchungen, die der Früherkennung von Krankheiten und Entwicklungsstörungen dienen.
- Kongenitale Hypothyreose, PKU und Galaktosämie sind Beispiele für schwere endokrinologische bzw. Stoffwechselkrankheiten, die im Neugeborenenscreening erfasst werden.
- Vitamin-K- und -D-Mangel können schwere Folgen haben (Morbus haemorrhagicus neonatorum, Rachitis). Deshalb werden diese Vitamine in der Neonatalperiode und in den ersten beiden Lebensjahren prophylaktisch substituiert. Fluorid spielt eine wichtige Rolle in der Kariesprophylaxe.
- Die systematische Immunisierung mit von der STIKO empfohlenen Schutzimpfungen ist eine sehr wichtige präventive Schutzmaßnahme für den Einzelnen und die Gesamtbevölkerung.
- Die Häufigkeit des SIDS kann durch Präventionsmaßnahmen und frühzeitige Aufklärung der Eltern effektiv reduziert werden.

Spezieller Teil

BASICS

Das gesunde Neugeborene

Definition

Jedes nach der vollendeten **37. SSW** geborene Kind wird als Reifgeborenes bezeichnet. Dabei werden **reife** Neugeborene (Geburt zwischen der vollendeten 37. und vollendeten 42. SSW) von **übertragenen** Neugeborenen (Geburt nach der 42. SSW) und **Frühgeborenen** (Geburt vor der vollendeten 37. SSW) unterschieden.

> Die **Neonatalperiode** dauert insgesamt vom 1. bis zum 28. Lebenstag.

Normalerweise ist der Geburtshelfer der erste Arzt, der das Neugeborene untersucht. Ein Kinderarzt wird in allen Fällen hinzugezogen, in denen bei Mutter oder Kind schon im Vorfeld oder bei der Geburt Probleme aufgetreten sind.

> Das Neugeborene ist durchschnittlich ca. 50 cm groß, wiegt ca. 3.500 g und hat einen Kopfumfang von ca. 35 cm (→ Abb. 7.1).

Postnatal wird das Kind abgenabelt und in warme Tücher gehüllt. Noch im Kreißsaal erfolgt die U1. Am 3. Lebenstag, meist im Rahmen der U2, findet ein **Neugeborenenscreening** auf verschiedene angeborene Stoffwechselstörungen statt (→ Kap. 6).

Postnatale Adaptation

Unmittelbar nach der Geburt macht der kindliche Organismus eine Reihe von **Anpassungsvorgängen** durch, die der Adaptation an die neue Lebensumgebung dienen.

Kreislauf und Atmung

Im Mutterleib wird der Fetus über die Plazenta und die V. umbilicalis mit Sauerstoff versorgt. Die Lunge wird kaum durchblutet, da über das offene Foramen ovale und den Ductus arteriosus **physiologisch ein Rechts-links-Shunts** besteht. Nach der Geburt sinkt mit dem ersten Atemzug der pulmonale Gefäßwiderstand, das Foramen ovale und der Ductus arteriosus **verschließen** sich. Das kindliche Blut wird jetzt in der Lunge oxygeniert; das linke Herz versorgt den Organismus mit Sauerstoff. Diese Anpassungsvorgänge zeigt → Abb. 7.2.
Bereits im letzten Drittel der Schwangerschaft beginnt die sich nach der Geburt fortsetzende Umstellung von fetalem (HbF) zu adultem (HbA) **Hämoglobin**.

> Ein gesundes Neugeborenes hat eine **Atemfrequenz** von ca. 40/min und eine **Herzfrequenz** von ca. 120/min.

Temperaturregulation

Besonders empfindlich reagiert das Neugeborene auf die ungewohnten Temperaturverhältnisse. Der Fetus ist durch den Mutterleib vor **Wärmeverlusten** oder **Überwärmung** geschützt. Nach der Geburt muss das Kind seine Körpertemperatur selbst regulieren. Dies geschieht in erster Linie über den oxidativen Abbau der kindlichen **Glykogen**- und **Fettreserven (braunes Fett).** Daraus ergibt sich Folgendes:

- Das Neugeborene muss durch schnelles Abtrocknen vor zusätzlichen Temperaturverlusten durch Verdunstungskälte geschützt werden.
- Respiratorische Probleme, die zu einer Sauerstoffminderversorgung führen, müssen rasch behoben werden.
- Frühgeborene, die grundsätzlich wenig braunes Fett haben, sind besonders vor den Folgen einer Unterkühlung zu schützen (externe Wärmezufuhr z. B. durch Wärmebett oder -lampe!).

Folgen einer Hypothermie sind Störungen des Stoffwechsels und Lungenschädigung; die Sterblichkeit ist erhöht.

Ausscheidung

Spätestens am 2. Lebenstag sollte das Neugeborene seinen ersten Stuhlgang **(Mekonium, „Kindspech")** entleert haben. Dieser hat eine grünlich schwarze Farbe und besteht hauptsächlich aus verschluckten Haaren, abgeschilferten Zellen des Darms und Gallenflüssigkeit.
Der erste **Urin** wird normalerweise spätestens im Verlauf der ersten 48 Lebensstunden ausgeschieden, meist jedoch schon unmittelbar nach der Geburt.

Wasser- und Energiehaushalt

Während am 1. Lebenstag hauptsächlich der Abbau von Glykogen den Energiebedarf des Neugeborenen deckt **(Cave: Hypoglykämiegefahr!),** übernimmt danach v. a. Fett diese Funktion. In den ersten Lebenstagen kommt es zu einer Abnahme der extrazellulären Flüssigkeit.

> Physiologischerweise verlieren Neugeborene in den ersten Tagen nach der Geburt durch Verlust von Extrazellulärwasser ca. 10 % ihres Gewichts, bevor die reguläre Gewichtszunahme einsetzt. Das Geburtsgewicht sollte bis spätestens zum 14. Lebenstag wieder erreicht werden.

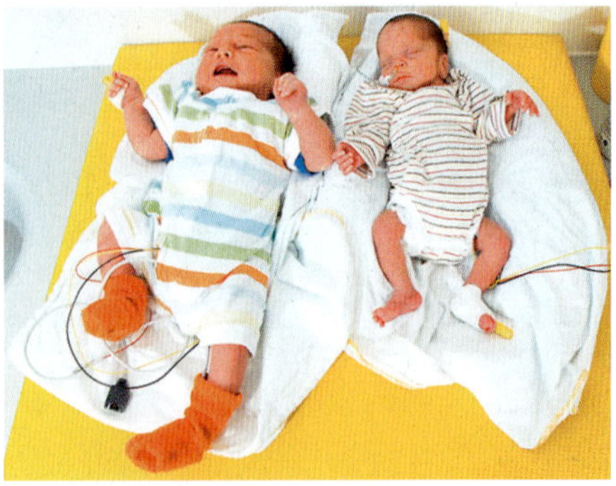

Abb. 7.1 Reifes Neugeborenes (links) im Vergleich zu einem Frühgeborenen (rechts) [K115]

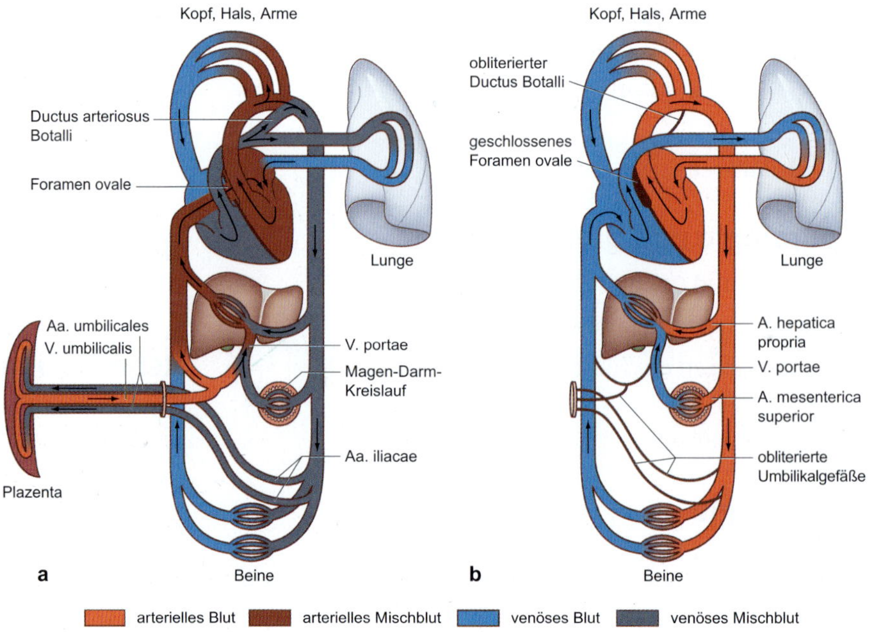

Abb. 7.2 Postnatale Adaptation der kindlichen Kreislaufverhältnisse; Kreislauf vor (a) und nach (b) der Geburt [L234]

Untersuchungen

Das Neugeborene wird **vollständig** entkleidet auf Anpassungsstörungen, akute Erkrankungen, Fehlbildungen und Geburtsverletzungen untersucht. Außerdem wird der **Apgar-Score** bestimmt, um zu sehen, wie gut sich der kindliche Organismus an die neuen Lebensbedingungen anpasst. Standardmäßig erfolgt zudem die Bestimmung einer **Blutgasanalyse** aus Nabelarterien- und Nabelvenenblut.

Apgar-Score

Der Apgar-Score wird nach 1, 5 und 10 min erfasst. Nach vorgegebenen Kriterien werden Zahlenwerte von 1–10 vergeben (→ Tab. 7.1). Die Summe der erreichten Punkte gibt Auskunft über die **postnatale Vitalität** des Kindes. Besonders den 5- und 10-Minuten-Werten kommt dabei auch **prognostische** Bedeutung zu.
Ein **unauffälliges** Kind hat einen Wert von **9** oder **10.** Weniger als 6 Punkte (oder ein Nabelarterien-pH-Wert unter 7,0) weisen auf eine Asphyxie hin (s. u.), die oftmals die Verlegung auf eine pädiatrische Intensivstation erforderlich macht, evtl. wird eine Reanimation notwendig.

Reifegrad

Für die Ermittlung des Reifealters werden verschiedene Indizes verwendet, die teils auf neurologischen, teils auf somatischen Kriterien beruhen. Verbreitet ist der Petrussa-Index (→ Tab. 7.2, → Abb. 7.3).

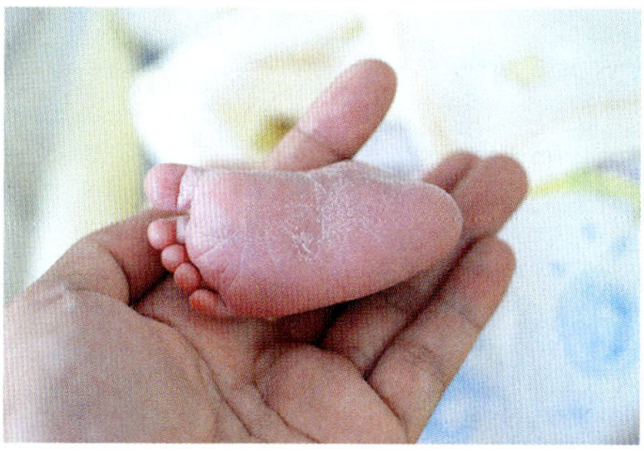

Abb. 7.3 Reifezeichen: Falten über der gesamten Fußsohle [J787]

Traumatische Geburtsverletzungen

Operative Entbindungen oder ein **verlängerter Geburtsverlauf** können zu Verletzungen des Neugeborenen führen. Dabei kommen v. a. Frakturen, Blutungen und Nervenläsionen vor.

Claviculafraktur

Dies ist unter den Frakturen die **häufigste** Geburtsverletzung. Sie fällt durch eine Schonhaltung des Arms oder den einseitig fehlenden Moro-Reflex (→ Kap. 3) auf. Eventuell ist bei der Palpation eine Stufe tastbar.
Therapie Meist reichen konservative Maßnahmen aus, da eine rasche Callusbildung und damit Frakturheilung einsetzt.

Caput succedaneum

Durch Druck auf Blut- und Lymphgefäße unter der Geburt kann es zu einer Blutung zwischen Galea aponeurotica und Periost kommen (→ Abb. 7.4), die als **subkutane,** teigig-ödematöse Geschwulst sicht- und tastbar ist (über Schädelnähte hinweg, schlecht abgrenzbar).
Therapie Eine Therapie ist nicht erforderlich; es kommt zur selbstständigen **Rückbildung** innerhalb weniger Tage.

Kephalhämatom

Das Kephalhämatom ist im Gegenteil zum Caput succedaneum prall-elastisch, fluktuierend und auf die **Schädelnähte begrenzt.** Es handelt sich um ein **subperiostales** Hämatom, also eine Blutung zwischen Schädelknochen und Periost (→ Abb. 7.4), das durch Scherkräfte während der Geburt verursacht wird.
Therapie Eine Therapie ist i. d. R. auch hier nicht erforderlich, die **Rückbildung** jedoch meist **langwieriger.** Der Hämatomabbau kann eine Hyperbilirubinämie verursachen, daher sind regelmäßige Bilirubinkontrollen erforderlich.

Schiefhals

Eine schwierige Kopfentwicklung während der Geburt kann zur Hämatombildung im **M. sternocleidomastoideus** führen. Oft ist ein Knoten im Muskel zu tasten. Durch Vernarbung des Hämatoms kann eine Kopfschiefhaltung (zur kranken Seite) resultieren, die eine krankengymnastische Behandlung notwendig macht.

Paresen des Plexus brachialis

Zug an Arm oder Kopf während der Geburt kann v. a. bei makrosomen Kindern den Plexus brachialis verletzen. Bei der häufigeren **oberen** Plexuslähmung **Erb-Duchenne** (betroffene Segmente: C5 und C6) hängt der Arm schlaff und innenrotiert am Körper, die Motorik der Finger ist jedoch unbeeinträchtigt. Muskeleigenreflexe fehlen.
Bei der selteneren **unteren** Plexuslähmung **Klumpke** sind die Segmente C7, C8 und Th1 geschädigt. Dies führt zur Pfötchenstellung der betroffenen Hand, evtl. auch zu einem Horner-Syndrom der betroffenen Seite (Miosis, Ptosis, Enophthalmus). Bei einer Zerrung des Nervs kommt es zu einer spontanen Rückbildung, bei einer Zerreißung von Nervenfasern nicht.
Therapie Eine Schienung sowie intensive physiotherapeutische Behandlung sind bei beiden Formen notwendig.

Tab. 7.1 Punkteverteilung Apgar-Score

Kriterien	0 Punkte	1 Punkt	2 Punkte
Aussehen	Blass, blau	Zentral rosig, Extremitäten blau	Rosige Hände und Füße
Puls	Keiner	< 100/min	> 100/min
Grimassieren beim Absaugen	Keines	Mäßiges Grimassieren	Schreien, Husten, Niesen
Aktivität	Schlaff, keine Spontanbewegung	Mäßig gebeugte Extremitäten	Gute, spontane Bewegung
Respiration	Keine	Langsam, unregelmäßig, flach	Gut, kräftiges Schreien

Tab. 7.2 Punktevergabe Petrussa-Index

Kriterien	0 Punkte	1 Punkt	2 Punkte
Ohrknorpel	Ungeformt	Weicher Knorpel tastbar, evtl. nur im Tragus	Fest
Haut	Durchscheinend, verletzlich	Dünn, rosig, Venen sichtbar	Rosig, fest, Hautfalten erkennbar
Genitale	Hoden nicht tastbar; kleine Labien größer als große Labien	Hoden noch inguinal; große und kleine Labien gleich groß	Deszendierte Hoden; große Labien bedecken kleine Labien
Fußsohlen	Keine Falten	Falten im vorderen und mittleren Drittel	Falten über gesamter Sohle
Mamillen	Kaum Drüsengewebe	Drüsengewebe tastbar, Mamille erkennbar	Prominente Mamillen, ca. 10 mm Durchmesser

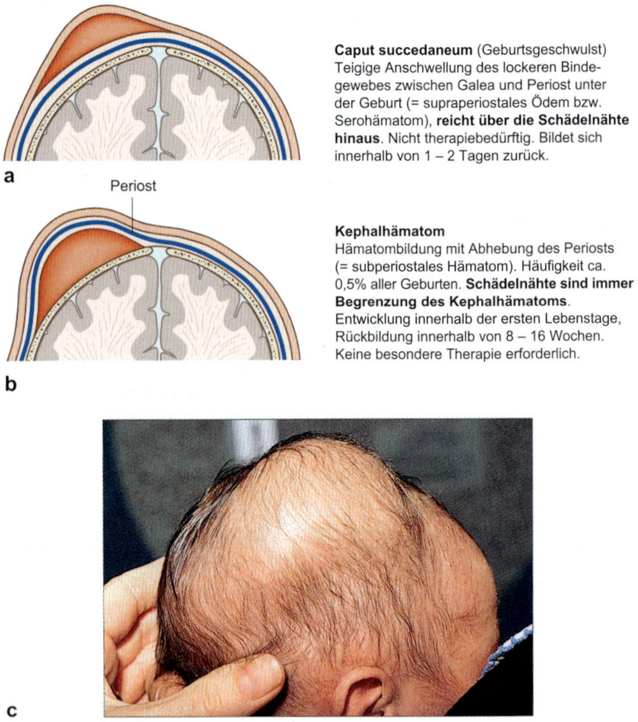

Abb. 7.4 a) Schemazeichnung Caput succedaneum; b), c) Kephalhämatom [a, b: L234; c: E696]

Fazialisparese

Die geburtstraumatische Fazialisparese entsteht v. a. als Folge von **Zangenentbindungen** (inzwischen selten). Es zeigt sich eine **asymmetrische** Mimik mit einseitig fehlendem **Lidschluss.**
Therapie Die Hornhaut muss vor Austrocknung geschützt werden (Salbenverband) und evtl. eine Sondenernährung erfolgen. Die Prognose ist durch meist rasche Spontanheilung gut.

Fehlbildungen

Lippen-Kiefer-Gaumen-Spalte

Spaltbildungen von Lippe, Kiefer und Gaumen gehören zu den **häufigsten** angeborenen Fehlbildungen und können sehr variabel isoliert oder gemeinsam (häufigste Form: einseitige, vollständige LKG-Spalte) vorkommen.
Klinik und Therapie Sie beeinträchtigen **Nahrungsaufnahme, Spracherwerb,** Zahnentwicklung, Psyche und Nasenfunktion (typische Folgeerkrankung: Seromukotympanon) und sollten frühzeitig **operativ** korrigiert und **logopädisch** betreut werden. Bei Gaumenspalten erfolgt i. d. R. noch am ersten Lebenstag die Anpassung einer Trinkplatte durch die Mundkiefergesichtschirurgen.

Spina bifida

Es handelt sich meist um **lumbosakrale Dysraphien,** die durch Neuralrohrdefekte entstehen.

Spina bifida occulta

Asymptomatische, rein knöcherne Spaltbildung der Wirbelsäule, keine Therapie nötig, evtl. Hautpigmentierung oder auffällige Behaarung über der Fehlbildung.

Spina bifida cystica

Spaltbildung der Rückenmarkshäute **(Meningozele)**, des Rückenmarks **(Myelozele)** oder von beidem **(Myelomeningozele oder Meningomyelozele),** die sackartig ausgestülpt ist (→ Abb. 7.5).
Klinik und Therapie Es können massive neurologische Ausfälle bestehen, außerdem droht bei Ruptur oder fehlender Deckung der Aussackung eine akute Infektion. Daher sind meist eine umgehende operative Korrektur und antibiotische Abschirmung nötig.

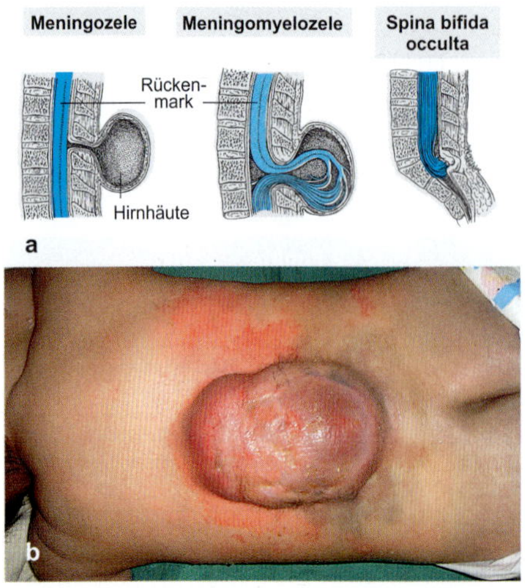

Abb. 7.5 a) Formen der Spina bifida, b) Myelomeningozele [a: L190; b: F320-001]

Choanalatresie

Hierbei handelt es sich um den Verschluss der Choanen, der zu Atem- und Trinkbehinderung führt. Eine beidseitige Ausprägung kann eine **Zyanose** und lebensgefährliche **Atemnot** (nur eingeschränkte Mundatmung beim Neugeborenen möglich) verursachen.
Diagnostik und Therapie Die Diagnose erfolgt durch die **Nasensondierung,** therapeutisch kommt die **operative** Versorgung zum Einsatz.

Lungenhypoplasie

Die Unterentwicklung der Lunge entsteht meist durch eine **Behinderung** der **Lungenausreifung** oder seltener durch eine Organfehlanlage. Mögliche Ursachen sind ein vorzeitiger Blasensprung, eine Zwerchfellhernie, der Hydrops fetalis, ein Oligohydramnion oder die Nierenagenesie.
Klinik und Therapie Klinisch manifestiert sich ein akutes **Atemnotsyndrom,** das eine **intensivmedizinische** Betreuung erfordert. Schwere Fälle haben eine infauste Prognose.

Zwerchfellhernie

Bei der angeborenen Zwerchfellhernie, die meist links auftritt, werden Teile des Verdauungstrakts in den Thorax **verlagert** und **verdrängen** dort die **Lungen.** Diese Fehlbildung sollte schon durch die pränatale Sonografie diagnostiziert werden. Leitsymptome sind **Atemnot,** Schocksymptome, ein eingesunkener Bauch und typische Geräusche der Darmperistaltik über dem Thorax. Im Röntgenbild ist der verlagerte Darm sichtbar.
Therapie Keine Maskenbeatmung! Es müssen eine rasche Intubation und sofortige **Notfalloperation** erfolgen.

Omphalozele und Gastroschisis

Bei diesen **angeborenen Bauchwanddefekten** handelt es sich um Verlagerungen des Bauchinhalts nach außen. Meist können sie ebenfalls schon pränatal im Ultraschall diagnostiziert werden.

Omphalozele

Es handelt sich um einen **Rückbildungsdefekt** des physiologischen Nabelbruchs der Fetalzeit. Die Omphalozele tritt häufig in Kombination mit anderen Fehlbildungen auf (u. a. Chromosomendefekte, Herzfehler). Der **Bruchsack** aus Peritoneum und Amnion ist mit Darmschlingen und Teilen der Leber gefüllt (→ Abb. 7.6). Gefährlich

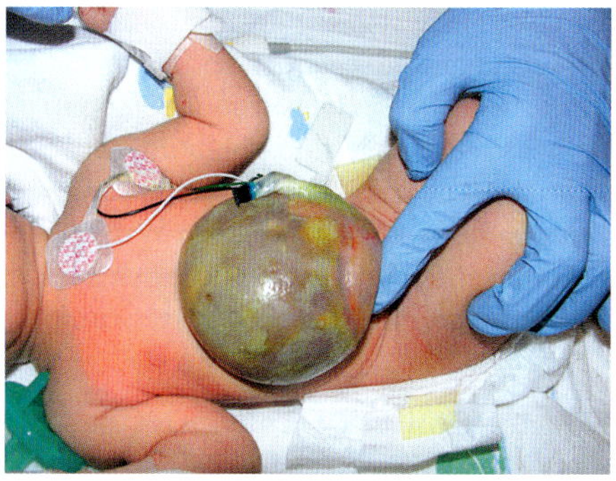

Abb. 7.6 Omphalozele [F296-001]

sind die Ruptur oder Verletzungen des Bruchsacks.

Therapie Abhängig von der Komplikationsgefahr wird **sofort operiert** oder **konservativ** begonnen (Rückverlagerung der Organe mithilfe der Schwerkraft) und **sekundär operiert.**

Gastroschisis

Hier liegt ein **unvollständiger Verschluss** der Bauchdecke vor, der wahrscheinlich durch einen vaskulären Defekt während der Fetalzeit entsteht (Syn. Laparoschisis).

Klinik und Therapie Teile des Darms, evtl. auch des Magens, Anteile der Harnblase oder der inneren weiblichen Geschlechtsorgane treten meist rechts von der Nabelschnur direkt durch die Bauchwand **(kein Bruchsack).** Sie sind durch eine fehlende Schutzhülle ödematös und angegriffen. Die Operation ist **dringlich!**

Analatresie

Der Enddarm ist **verschlossen,** es kann kein Mekonium- und Stuhlabgang erfolgen. Wird das Fehlen des Anus bei der Untersuchung nicht oder zu spät festgestellt, droht ein **Ileus.**

Therapie Therapie der Wahl ist die **operative** Korrektur, die jedoch nicht immer eine befriedigende Kontinenz sicherstellen kann.

Zu Ösophagusatresie, hypertrophe Pylorusstenose → Kap. 23; Morbus Hirschsprung → Kap. 24.

Typische Erkrankungen des Neugeborenen

Asphyxie

Bei der Asphyxie (griech. für Pulslosigkeit) handelt es sich um eine unter der Geburt auftretende **akute Unterversorgung** des Kindes mit **Sauerstoff.** Es ist eine der häufigsten Todesursachen in der Neonatalperiode. **Risikofaktoren** für das Auftreten einer Asphyxie können sowohl während der Schwangerschaft als auch während der Geburt vorliegen (→ Tab. 7.3).

Tab. 7.3 Beispiele für Risikofaktoren der Asphyxie

Während der Schwangerschaft	(Prä-)Eklampsie, Herzinsuffizienz oder Schock der Mutter, mütterlicher Medikamenten- und/oder Drogenabusus, neuromuskuläre oder pulmonale Erkrankungen und Infektionen des Kindes
Während der Geburt	Operative Entbindung, Lageanomalien des Kindes, Plazentainsuffizienz oder -anomalien, vorzeitige Plazentalösung, Nabelschnurvorfall, Mekoniumaspiration (MAS, s. o.)

Klinik und Therapie Klinisch zeigen sich neben Bradykardie und respiratorischer Insuffizienz (niedriger Apgar!) eine weiße (Schock) oder blaue (Zyanose) Hautfärbung. Oftmals sind eine kardiopulmonale **Reanimation** und anschließende **Kühltherapie (Hypothermiebehandlung)** für 72 h notwendig, um die neurologischen Schäden so gering wie möglich zu halten. Je nach Ausmaß der Asphyxie resultiert eine hypoxisch-ischämische Enzephalopathie mit folglich irreversiblen neurologischen Defiziten.

Mekoniumaspirationssyndrom (MAS)

Feten, die vor oder während der Geburt **hypoxisch** werden, setzen noch im Mutterleib **Mekonium** ab. Dieses kann aspiriert werden und führt zur Obstruktion und chemischen Schädigung der Lunge.

Klinik und Therapie Klinisch resultiert ein **Atemnotsyndrom** (u. a. Tachydyspnoe, Zyanose); kardiale Begleitschäden und Schock sind mögliche Komplikationen. Eventuell findet sich grünlich verfärbtes Fruchtwasser, die Haut des Neugeborenen kann mit Mekonium bedeckt sein. Die geschädigten Lungenareale können auch im Röntgenbild nachgewiesen werden. Mikrobiologischen Komplikationen wird durch Antibiotikatherapie vorgebeugt.

> Therapeutisch muss das Kind endotracheal abgesaugt und intubiert werden. Eine Maskenbeatmung ist kontraindiziert!

Persistierende fetale Zirkulation (PFC)

Durch postnatale Hypoxie und Azidose kann die Umstellung des Herz-Kreislauf-Systems ausbleiben, die **fetale** Zirkulation **persistiert.** Durch den hohen Widerstand in der Lunge nutzt das Blut weiterhin die Rechts-links-Shunts, wodurch die Versorgung mit Sauerstoff weiter verschlechtert wird **(respiratorische Insuffizienz).** Röntgenbild und v. a. Echokardiografie bestätigen die Diagnose.

Therapie Durch Beatmung muss eine suffiziente **Oxygenierung** gewährleistet werden, evtl. wird Stickstoffmonoxid zur Senkung des pulmonalen Widerstands eingesetzt. Als Ultima Ratio bleibt die ECMO.

Pneumonie

Neonatale Pneumonien entstehen meist durch infiziertes **Fruchtwasser** oder durch die maschinelle **Beatmung.** Typische **Erreger** sind u. a. B-Streptokokken, *E. coli,* Enterokokken, Chlamydien, Mykoplasmen, Listerien, Klebsiellen, Pseudomonaden, CMV und Herpesviren. Neben **Atemauffälligkeiten** weisen Entzündungszeichen im Blut, positive Blutkulturen oder Infiltrationen der Lunge im Röntgenbild den Weg zur Diagnose.

Therapie Es wird je nach Erreger antibiotisch, antiviral oder antimykotisch behandelt. Gegebenenfalls ist eine vorübergehende Sauerstoffzufuhr, Anlage einer Atemhilfe oder Intubation notwendig.

Neugeborenenikterus

> Neugeborene zeigen einige Tage nach der Geburt einen physiologischen **Icterus neonatorum.**

Da die Oxygenierung des Bluts nach der postnatalen Adaptation über die Lungen erfolgt, werden der hohe fetale Hämatokrit und der hohe HbF-Anteil nicht mehr benötigt. Dies führt zu einem vermehrten **Abbau** roter Blutkörperchen und damit zu vermehrtem Anfall von **Bilirubin.** Andererseits ist die enzymatische Funktion der Leber noch nicht voll ausgereift, sodass es leicht zu einer Überlastung der Biotransformation des Bilirubins kommt. Jedes Neugeborene zeigt physiologischerweise zwischen dem 3. und 8. Lebenstag einen Icterus neonatorum. Nach etwa 2 Wochen sollte sich der Bilirubinspiegel aber wieder normalisiert haben.

Ein pathologischer Ikterus liegt vor, wenn der Ikterus schon innerhalb der ersten 24–36 Lebensstunden auftritt **(Icterus praecox),** länger als 2 Wochen anhält **(Icterus prolongatus)** oder der Bilirubinspiegel Werte erreicht, die eine Therapie notwendig machen **(Icterus gravis).** Häufige Ursachen eines pathologischen Ikterus sind der **Muttermilchikterus** und der Ikterus bei **Infektionen oder Frühgeburtlichkeit.**

Weitere Ursachen zeigt → Tab. 7.4.

Tab. 7.4 Ursachen des pathologischen Ikterus im Neugeborenenalter (Beispiele)

Vermehrter Abbau von Erythrozyten	Infektionen, Morbus haemolyticus neonatorum (Rh- oder AB0-Unverträglichkeit), Defekte der Erythrozyten (z. B. Kugelzellanämie), erhöhter Hämatokrit (Flüssigkeitsmangel)
Ungenügende Konjugation in der Leber	Metabolische Störungen (z. B. Hypothyreose), Schädigung der Leberzellen (Hepatitis B, Mukoviszidose)
Störungen des Abtransports von Bilirubin	Fehlbildungen der Gallenwege (z. B. Gallengangatresie), Obstruktionen des Verdauungstrakts mit Rückresorption von Bilirubin

Der Icterus gravis kann als Komplikation einen **Kernikterus** verursachen. Durch Bilirubinablagerung in den Basalganglien und Kerngebieten des Gehirns entsteht eine **Enzephalopathie mit irreversiblen neurologischen Folgeschäden.**

Therapie Als Spätfolgen treten Taubheit, Bewegungsstörungen, zerebrale Krampfanfälle oder eine Retardierung der körperlichen oder geistigen Entwicklung auf. Aus diesem Grund muss ein reifes Neugeborenes ab einem Lebensalter von 72 h spätestens ab einem Bilirubinwert von 20 mg/dl durch Infusions- und Fototherapie (→ Abb. 7.7) therapiert werden. Die Grenzwerte zur Fototherapie sind abhängig von der Schwangerschaftswoche und vom Alter des Neugeborenen, daher kann die Indikation bei einem Lebensalter von weniger als 72 h und bei Frühgeborenen die Indikation zur Fototherapie bereits deutlich unter Werten von 20 mg/dl gestellt werden. Das blaue Licht der **Fototherapie** (Wellenlänge ca. 460 nm) macht indirektes Bilirubin wasserlöslich und renal ausscheidbar. In besonders schweren Fällen muss eine Blutaustauschtransfusion erfolgen.

Morbus haemolyticus neonatorum

Sind die Blutgruppen von Mutter und Kind nicht kompatibel, kommt es zur **Hämolyse** des kindlichen Blutes. Handelt es sich dabei nur um verschiedene AB0-Merkmale, entwickeln sich lediglich eine leichte Anämie und Hyperbilirubinämie. Liegt die Erkrankung an einer Unverträglichkeit der Rhesusfaktoren, sind die Folgen schwerwiegender: Anämie, Hepatosplenomegalie, schwerer **Ikterus,** Ödeme, evtl. Hydrops fetalis.

Therapie Intensive **Fototherapie** und **Austauschtransfusionen** (evtl. schon im Mutterleib) werden nötig.

Um diese Komplikation zu verhindern, erhielten bis vor wenigen Jahren alle rhesusnegativen Schwangeren in der

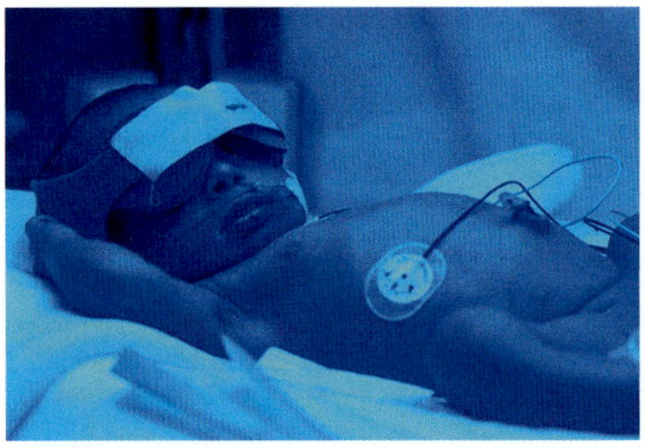

Abb. 7.7 Fototherapie [K115]

28.–30. SSW automatisch eine **Anti-D-Rhesusprophylaxe,** bei rhesuspositivem Kind zudem postpartal eine zweite Dosis. Seit 2021 besteht die Möglichkeit für eine sog. **gezielte Rhesusprophylaxe**. Ab ca. der 12. SSW kann bei einer Einlingsschwangerschaft (keine zuverlässige Aussage bei Mehrlingsschwangerschaften möglich) der fetale Rhesusfaktor aus mütterlichem Blut bestimmt werden, die Testzuverlässigkeit steigt mit der Schwangerschaftsdauer, empfohlen ist der Test daher ab der 20. SSW. In jedem Fall muss trotzdem eine Bestimmung des **kindlichen Rhesusfaktors aus dem Nabelschnurblut** erfolgen.

Morbus haemorrhagicus neonatorum

Durch Vitamin-K-Mangel ist die Produktion von funktionsfähigen Blutgerinnungsfaktoren vermindert, es können **Spontanblutungen** auftreten. Typischerweise ereignen sich Vitamin-K-Mangelblutungen zwischen dem 3. und 7. Lebenstag (Frühmanifestation) und können sich in Form von Nasenbluten, Nabelschnur-, Haut-, Hirn- oder gastrointestinalen Blutungen äußern. Bei der Spätform (2. Lebenswoche bis 6. Lebensmonat) kommt es in 50 % der Fälle zu Hirnblutungen.

Therapie Die Gabe von **Vitamin K** und **Blutprodukten** ist Therapie der Wahl. Die routinemäßige **Vitamin-K-Prophylaxe** (→ Kap. 6) verhindert diese Erkrankung.

Mekoniumileus

Verlegt eingedicktes Mekonium die Darmpassage, kommt es zu einem Mekoniumileus. Meist handelt es sich um Kinder mit **zystischer Fibrose.** Die Neugeborenen setzen kein Mekonium ab, erbrechen gallig und haben ein stark aufgetriebenes Abdomen.

Therapie Der unkomplizierte Ileus kann mit **Kontrastmitteleinläufen** konservativ behandelt werden. Verkompliziert sich das Krankheitsbild durch Perforation, Peritonitis oder Entstehung eines Volvulus, muss umgehend eine chirurgische Intervention erfolgen.

Meningitis und Sepsis

Die neonatale Sepsis ist eine häufige und gravierende **Infektion** des Neugeborenen. Als Komplikation kann sich eine Meningitis entwickeln. Typische neonatale Keime sind B-Streptokokken, Listerien, *E. coli,* Enterokokken, Candida-Spezies (Weiteres → Kap. 16). Je nach Beginn der Symptomatik unterscheidet man beim Neugeborenen eine Early-onset- (Symptome < 72 h postpartal) und eine Late-onset-Sepsis (Symptome > 72 h bis zu 6 Wochen postpartal).

Zusammenfassung

- Durchschnittliche Werte eines Neugeborenen: Länge ca. 50 cm, Kopfumfang ca. 35 cm, Gewicht ca. 3.500 g, Atemfrequenz ca. 40/min, Herzfrequenz ca. 120/min.
- Postnatal erfolgen wichtige physiologische Adaptationsvorgänge, z. B. die Umstellung des kindlichen Blutkreislaufs.
- Nach der Geburt wird die Einschätzung der Vitalität u. a. anhand des Apgar-Scores und durch Untersuchung des Nabelschnurbluts vorgenommen.
- Bei den geburtstraumatischen Schäden stehen Frakturen, Blutungen und Nervenläsionen im Vordergrund, die häufigste Geburtsverletzung ist die Claviculafraktur.
- Fehlbildungen, die Atemnot verursachen, sind z. B. die Lungenhypoplasie, die Zwerchfellhernie und die Choanalatresie.
- Typische Erkrankungen des Neugeborenen sind MAS, PFC, Pneumonie, Ikterus, Morbus haemolyticus und haemorrhagicus, Ileus, Sepsis und Meningitis.

Definition

> Kommt ein Kind **vor der vollendeten 37. Schwangerschaftswoche** zur Welt, spricht man von Frühgeburtlichkeit.

Das Verhindern von **Komplikationen,** die bei **unreifen** Frühgeborenen vermehrt auftreten, ist schwierig. Um eine optimale Versorgung gewährleisten zu können, sollte deren Behandlung in speziellen **Perinatalzentren** stattfinden. Zwar ist die Sterblichkeit dieser Kinder dank des medizinischen Fortschritts erheblich gesunken, dennoch sind **chronische Schäden** und daraus resultierende körperliche oder geistige Behinderungen nach wie vor sehr häufig. Je geringer die vollendeten SSW und das Geburtsgewicht sind, desto öfter treten schwerwiegende Komplikationen auf. Ursachen der Frühgeburtlichkeit zeigt beispielhaft → Tab. 8.1.

Tab. 8.1 Mögliche Ursachen der Frühgeburtlichkeit

Mütterliche Ursachen	• Alter der Mutter (< 16 J. oder > 35 J.) • Akute Infektionen (v. a. Amnioninfektionssyndrom) • Schwangerschaftsinduzierte Hypertonie • Zervixinsuffizienz, vorzeitiger Blasensprung, akute Plazentalösung • Schwere Allgemeinerkrankungen, Herz- und Nierenerkrankungen • Lageanomalien des Kindes • Mehrlingsschwangerschaft
Kindliche Ursachen	• Fehlbildungen (z. B. Darmatresie mit Polyhydramnion, Herzfehler) • Rh-Inkompatibilität • Infektionen (z. B. durch TORCH-Erreger; → Kap. 9)

Typische Probleme der Frühgeborenen

Die **Unreife** führt zu frühgeburtstypischen Krankheitsbildern. Neben häufig auftretenden Infektionen kommt es zu **respiratorischen, kardialen** und **neurologischen** Komplikationen. Auch **Hypoglykämien** oder ein pathologischer **Ikterus** kommen häufiger vor als bei reifgeborenen Kindern. Darüber hinaus sind Frühgeborene durch einige seltene, aber gravierende Komplikationen besonders gefährdet.

Atemnotsyndrom (ANS)

Das ANS betrifft ca. 50 % der Frühgeborenen < 32. SSW und ist die **häufigste** Todesursache in der Neonatalzeit. **Surfactant** ist als oberflächenaktive Substanz für die Entfaltung der Lunge bei den ersten Atemzügen verantwortlich. Bei der unreifen Lunge (< 35 SSW) liegt ein Surfactantmangel vor, durch den so verursachten Alveolenkollaps kommt es nicht zur Ventilation und zum ausreichenden Gasaustausch. Die Folge ist ein CO_2-Anstieg und damit eine Azidose, dadurch bleiben wiederum die De-novo-Synthese des Surfactants und die Umstellung des fetalen Blutkreislaufs aus.

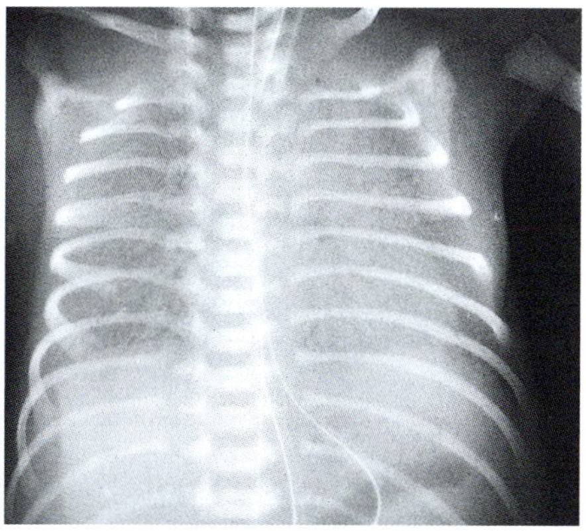

Abb. 8.1 „Weiße Lunge" bei ANS; Herzschatten und Zwerchfellkonturen sind nicht abgrenzbar. [M500]

Klinik

Das ANS zeigt sich rasch postnatal durch schwere **respiratorische Insuffizienz:** starke Atemarbeit mit Tachydyspnoe (Nasenflügeln, interkostale und sternale Einziehungen), exspiratorisches Stöhnen, Sauerstoffbedarf und Zyanose. In schweren Fällen kann es zu einem Pneumothorax kommen.

Diagnostik

In der BGA findet sich eine respiratorische Azidose (als Folge der **Hypoxämie** und **Hyperkapnie**). Das ANS wird mithilfe der Röntgenaufnahme in vier Schweregrade eingeteilt. Hier stellt sich die Lunge **verschattet** dar, in schweren Fällen bis zum Bild der „weißen Lunge" (→ Abb. 8.1).

Therapie

Das ANS wird durch Gabe von künstlichem Surfactant, Sauerstoff und evtl. maschinelle Beatmung therapiert. Nach dem Leitsatz **Minimal Handling** sollten nur wirklich notwendige Maßnahmen ergriffen werden.

> Als wichtigste Prävention des ANS gilt bei drohender Frühgeburtlichkeit die **Lungenreifeinduktionsbehandlung,** bei der die Schwangere i. m. Betamethason erhält (optimaler Beginn 48 h vor Geburt).

Persistierender Ductus arteriosus (PDA)

> **Häufigste kardiovaskuläre Komplikation** des Frühgeborenen.

Verschließt sich der Ductus arteriosus nach der Geburt nicht, kann dies insbesondere bei Frühgeborenen mit ANS zu schweren Komplikationen führen. Durch die herabgesetzte **Lungenperfusion** kommt es über den Ductus arteriosus zunächst zu einem Rechts-links-Shunt. Wird das ANS behandelt und die Lungenperfusion damit gesteigert, kommt es zur **Shuntumkehr.** Es bildet sich ein Links-rechts-Shunt mit Hyperperfusion der Lunge, Lungenödem und kardialer Insuffizienz.

Klinik

Innerhalb der ersten Lebenstage entwickelt sich ein systolisches oder systolisch-diastolisches Herzgeräusch. Es kann eine Herzinsuffizienz mit Minderperfusion der peripheren Organe entstehen, die Beatmungssituation wird akut kritisch. Folglich besteht ein erhöhtes Risiko für Nieren- und Leberversagen sowie für eine nekrotisierende Enterokolitis!

Diagnostik

Im Röntgenbild zeigen sich Kardiomegalie und Zunahme der Lungengefäßzeichnung. In der Echokardiografie kann der Defekt direkt sichtbar gemacht werden.

Therapie

Der PDA sollte innerhalb weniger Tage durch Gabe von **Prostaglandinsynthesehemmern** (i. d. R. Ibuprofen oder Indomethacin) oder ggf. **operativ** verschlossen werden.

Bronchopulmonale Dysplasie (BPD)

Mangelnde Lungenreife, Beatmungstraumata und Toxizität des Sauerstoffs verursachen eine schwere **chronische** Erkrankung der Lunge.

Klinik

Die BPD ist charakterisiert durch einen anhaltend erhöhten **Sauerstoffbedarf im Lebensalter > 28 Tagen,** Bedarf einer Atemhilfe und Atemauffälligkeiten (Tachy-[Dys-]pnoe). Durch rezidivierende Infekte und pulmonale Hypertonie bis hin zum Rechtsherzversagen kann der Verlauf kompliziert werden.

Diagnostik

Im Röntgenbild zeigen sich streifig-retikuläre Verschattungen sowie überblähte und atelektatische Regionen.

Therapie

Da lediglich eine **symptomatische** Therapie möglich ist (u. a. Sauerstoff, Steroide, Diuretika, hochkalorische Ernährung), gilt es, die BPD durch pränatale Steroidgabe zur Lungenreifung, rasche Surfactanttherapie und den Verschluss eines evtl. vorhandenen PDA zu vermeiden.

Hirnblutung und periventrikuläre Leukomalazie (PVL)

Aufgrund der Fragilität des unreifen Kapillarsystems sind Frühgeborene durch Hirnblutungen besonders gefährdet. In ca. 90 % kommt es bereits innerhalb der ersten drei Lebenstage zum Blutungsereignis, typischerweise im peri- und intraventrikulären Bereich.

Klinik

Die klinischen Symptome einer Hirnblutung können vielgestaltig sein: **Apnoen,** Bradykardien, schlaffer Muskeltonus, Krampfanfälle, vorgewölbte Fontanelle, Hypoglykämien, Abfall des Hämatokrits, Blutdruckabfall oder Temperaturregulationsstörungen kommen vor, treten aber häufig erst als Folge der Blutung Stunden bis Tage danach auf; der Verlauf kann auch gänzlich **asymptomatisch** sein.

> Als Folge der Hirnblutung kann sich ein **Hydrocephalus occlusus** entwickeln. Zusätzlich können zerebrale Ischämien zu Nekrosen und zystischen Veränderungen der periventrikulären weißen Substanz führen, der periventrikulären Leukomalazie (PVL).

Die Kinder werden meist erst im Verlauf durch **motorische** und **geistige Behinderung** sowie **epileptische Anfälle** auffällig. Die PVL hat mit großer Wahrscheinlichkeit eine **infantile Zerebralparese** (→ Kap. 42) zur Folge.

Diagnostik

Diagnostisch kommt die Sonografie des Gehirns zum Einsatz (→ Abb. 8.2).

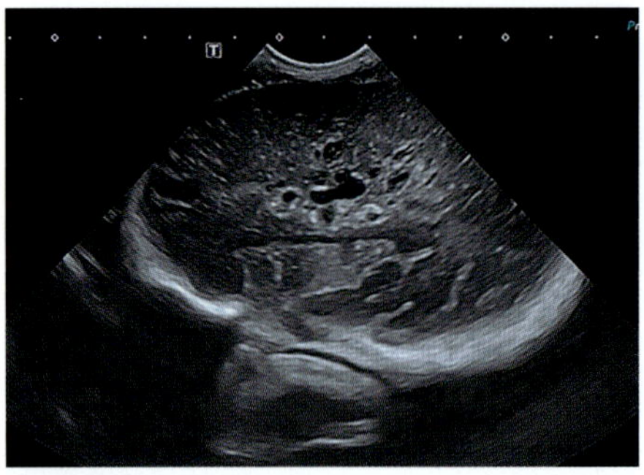

Abb. 8.2 PVL in der Sonografie; periventrikulär finden sich multiple Zysten. [T1024]

Therapie

Meist sind nur rein supportive Maßnahmen möglich, um die Folgen der Blutungen gering zu halten. Je nach Ausmaß des Ereignisses sind bleibende Schäden nicht zu verhindern.

Retinopathia praematurorum (ROP)

Die unreifen Netzhautgefäße sind besonders anfällig für die Toxizität des **Sauerstoffs.** Bei Frühgeborenen kann es daher zu Umbauvorgängen im Bereich der Retina kommen, die in letzter Konsequenz zur **Erblindung** durch Netzhautablösung führen können.

Therapie

Neben der Überwachung der Sauerstofftherapie muss eine sorgfältige und engmaschige ophthalmologische Betreuung erfolgen. Früher erfolgte die Behandlung mittels Kryotherapie, heute ist der Goldstandard die Laserkoagulation. Seit Kurzem werden auch Inhibitoren des vaskulären endothelialen Wachstumsfaktors (sog. VEGF-Inhibitoren) eingesetzt, die intravitreal (in den Augenapfel) gespritzt werden.

Nekrotisierende Enterokolitis (NEC)

Die NEC ist der häufigste gastrointestinale und kinderchirurgische **Notfall** bei Frühgeborenen mit einer Letalität von 20–40 %. Bei der schweren hämorrhagisch-nekrotisierenden Entzündung des Gastrointestinaltrakts wandern **Bakterien** in die ischämisch vorgeschädigte **Darmwand** ein und verursachen Nekrosen (→ Abb. 8.3).

> Darmperforation und Durchwanderungsperitonitis sind schwerwiegende Komplikationen.

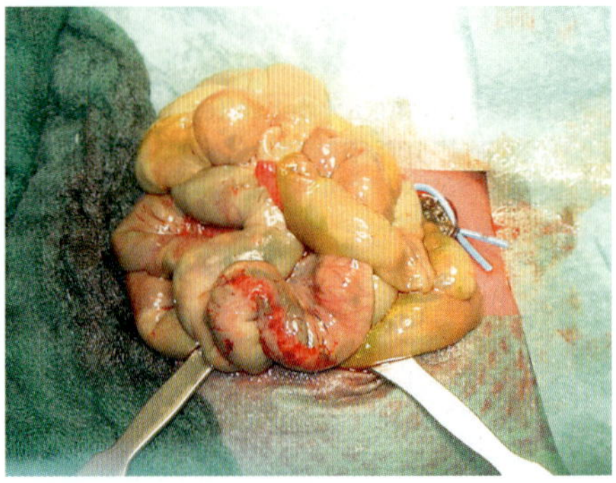

Abb. 8.3 NEC: intraoperativer Befund eines nekrotischen Darmabschnitts bei NEC [T699]

Klinik

Neben Allgemeinsymptomen als Zeichen der septischen Infektion (Apnoe/Tachydyspnoe, Brady- oder Tachykardie, Laktatazidose) sind ein aufgetriebenes, schmerzhaftes Abdomen, teilweise auch blutige Stühle, Erbrechen, evtl. gallige oder blutige Magenreste zu beobachten. Bei Peritonitis kommt es evtl. zur Rötung des Abdomens.

Diagnostik

Im Röntgenbild oder in der Abdomensonografie zeigt sich die NEC mit der typischen **Pneumatosis intestinalis** (bläschenförmige Lufteinlagerungen in der Darmwand) und Luft im Pfortadersystem.

Therapie

Neben der antibiotischen Behandlung werden Nahrungskarenz und parenterale Ernährung verordnet; die Entscheidung zur Intubation und maschinellen Beatmung sollte frühzeitig getroffen werden. Eventuell müssen schnell eine Volumen- und eine medikamentöse Kreislauftherapie (Katecholamine) begonnen werden. Die chirurgische Intervention mit Laparotomie beinhaltet die Resektion nekrotischer Darmanteile und evtl. die vorübergehende Anlage eines Anus praeter.
Aktuelle Daten aus spezialisierten Zentren sprechen der Ernährung mit Muttermilch und dem frühzeitigen Einsatz von Probiotika eine protektive Wirkung zu.

Zusammenfassung

- Frühgeborene sind durch Krankheiten der unreifen Organsysteme besonders bedroht.
- Die schwerwiegenden Komplikationen der Frühgeburtlichkeit verursachen häufig bleibende Schäden.
- Typische Krankheitsbilder des Frühgeborenen sind ANS, PDA, BPD, Hirnblutungen, ROP und NEC.
- Die pränatale Induktion der Lungenreifung durch Gabe von Kortikoiden vermindert das Risiko schwerer Lungenkomplikationen.
- Das Fortbestehen des Ductus arteriosus führt zur Shuntumkehr und Hyperperfusion der Lunge mit pulmonalem Ödem und Kreislaufinsuffizienz.
- Vulnerable Hirngefäße sind die Ursache der häufigen Hirnblutungen bei Frühgeborenen.
- Die NEC kann zu Darmperforation und Peritonitis führen und hat eine Letalität von bis zu 40 %.

9 Embryofetopathien

Durch die Einwirkung exogener Noxen oder Infektionen während der Schwangerschaft kann das Ungeborene **Schäden** davontragen. In den ersten Wochen der Schwangerschaft gilt die **„Alles-oder-Nichts-Regel"**: Entweder tritt kein Schaden ein oder es kommt zum Abbruch der Schwangerschaft. Zu späteren Zeitpunkten verursachen Noxen **Fehlbildungen** oder **Krankheitssyndrome.** Dabei gibt es für die einzelnen Organe spezielle Schwangerschaftszeiträume, in denen sie besonders vulnerabel sind (→ Abb. 9.1).

> **Schädigende Noxen** können chemischer (z. B. Alkohol und Medikamente), physikalischer (z. B. Strahlen) oder biologischer Natur (z. B. Infektionen) sein. Auch akute oder chronische Erkrankungen (z. B. Diabetes mellitus, Hypertonie, Epilepsie, Hypothyreose) der Mutter beeinflussen die Entwicklung des Kindes negativ.

Chemische Noxen

Alkoholembryopathie (Fetales Alkoholsyndrom)

Alkohol hat eine ausgeprägte teratogene Wirkung auf das Ungeborene.

> Das resultierende Embryopathie-Syndrom ist mit ca. 1 : 500 **häufig** und damit auch die häufigste Ursache einer geistigen Behinderung. Zusätzlich wird eine hohe Dunkelziffer von Kindern mit leichter Form der Alkoholembryopathie vermutet.

Es scheint keine Dosis-Wirkungs-Beziehung zu bestehen, daher kann auch **kein Schwellenwert** definiert werden, ab dem sich das Syndrom entwickelt. Etwa ein Drittel der Kinder alkoholabhängiger Schwangerer weist ein Alkoholembryopathie-Syndrom auf.

Klinik

Klinisch fallen eine **Wachstumsretardierung** und **Mikrozephalie** auf, die sich schon präpartal zeigen und auch nach der Geburt bestehen bleiben. Typische faziale Dysmorphien sind in → Abb. 9.2 dargestellt. Weiterhin gehören folgende **Anomalien** zum Syndrom:

- Organfehlbildungen, z. B. Herzfehler und Urogenitalfehlbildungen
- Skelettanomalien, z. B. Hüftluxation, Anomalien der Hände
- Verhaltensauffälligkeiten, z. B. Hyperaktivität, Impulsivität, emotionale Instabilität
- Entwicklungsstörungen (psychomotorisch, sprachlich)
- Einschränkungen der Intelligenz

Therapie

Therapeutisch stehen die operative Korrektur von Fehlbildungen und die Durchführung von **Frühfördermaßnahmen** zur Verbesserung der Ausgangslage im Vordergrund. Die Prognose ist stark vom sozialen Umfeld abhängig. Wird der Alkoholkonsum vor Vollendung des ersten Schwangerschaftsdrittels beendet, ist eine gesunde geistige Entwicklung eventuell noch zu erreichen.

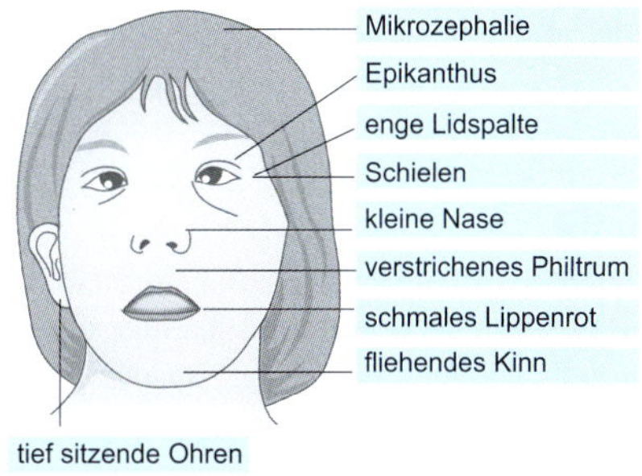

Abb. 9.2 Faziale Dysmorphien der Alkoholembryopathie [L157]

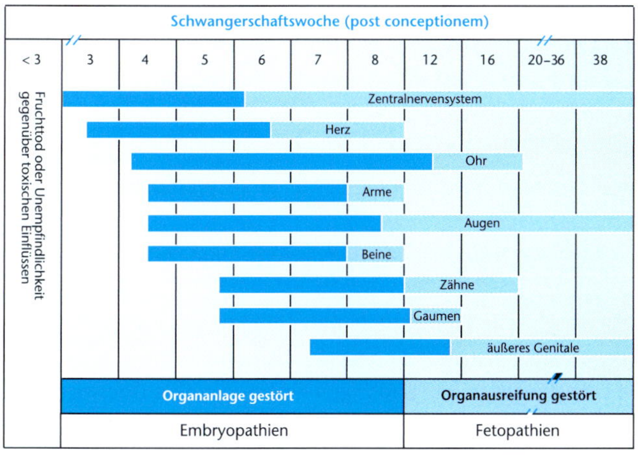

Abb. 9.1 Kritische Phasen der vorgeburtlichen menschlichen Entwicklung [L190]

Nikotinabusus

> Nikotinabusus während der Schwangerschaft führt zu **Frühgeburtlichkeit** und **Untergewicht**, nicht jedoch zu Fehlbildungen. Zusätzlich ist die Abortrate erhöht.

Kinder, deren Mütter während der Schwangerschaft geraucht haben, erkranken häufiger an Asthma bronchiale und Allergien.

Medikamente

Viele Medikamente bergen ein **teratogenes** Risiko. Außerdem ist für viele Pharmaka nicht gesichert, ob und wie sie sich auf Embryo und Fetus auswirken, da Medikamentenstudien mit Schwangeren ethisch nicht vertretbar sind. Daher sollte in der Schwangerschaft möglichst auf die Einnahme von Medikamenten **verzichtet** werden. Ist dies nicht möglich, sind Substanzen, die weitgehend als sicher gelten, zu wählen. Auf der Internetseite www.embryotox.de kann man sich über den aktuellen Wissenschaftsstand zu **Risiken** und Wirkungen der einzelnen Medikamente in Schwangerschaft und Stillzeit informieren. Eine Auswahl teratogener Medikamente zeigt → Tab. 9.1.

Tab. 9.1 Teratogene Medikamente

Medikament	Teratogene Wirkung
Aminoglykoside	Oto-, neuro- und nephrotoxisch
Gyrasehemmer	Knorpel- und Knochenschäden
Lithium	Kardiovaskuläre Fehlbildungen
Tetrazykline	Zahnmissbildungen, kongenitale Katarakt
Thyreostatika	Fetale Hypothyreose, Struma
Valproat	Neuralrohrdefekte
Vitamin A	ZNS-Fehlbildungen

Physikalische Noxen

Ionisierende Strahlung kann beim ungeborenen Kind zu Schäden wie Minderwuchs, geistiger Retardierung oder Augenfehlbildungen und -erkrankungen führen. Als kritisch gelten dabei Dosiswerte über **100B mSv.**

Konnatale Infektionen

Die **Erstinfektion** der Schwangeren mit einem Erreger kann ebenfalls zu einer Embryopathie führen. Da die Mutter noch keine spezifischen Antikörper besitzt, kann das Kind **diaplazentar** infiziert werden. Als beweisend für die Erstinfektion gilt der Nachweis spezifischer IgM-Antikörper im Serum. Die typischen Erreger werden unter dem Akronym **TORCH** zusammengefasst (→ Tab. 9.2).

Tab. 9.2 TORCH-Erreger

T	*Toxoplasma gondii*
O	Others (z. B. *Treponema pallidum*, HIV, Hepatits B)
R	Röteln
C	Zytomegalievirus (CMV)
H	Herpes-simplex-Virus (HSV)

Toxoplasmose

Die Infektion mit *Toxoplasma gondii* erfolgt über Katzenkot oder rohes Fleisch und bleibt für die Schwangere klinisch oft unbemerkt.

Klinik

Je später die Infektion des Feten eintritt, desto harmloser die Symptomatik. 80 % der infizierten Kinder sind post partum symptomfrei, Auffälligkeiten werden oft erst Monate später erkennbar (mentale Retardierung, Seh- oder Lernstörungen). Klassisch ist die Trias aus Enzephalitis (u. a. mit Verkalkungen, Hydrozephalus, Krampfanfällen), Hepatomegalie und Chorioretinitis.

Röteln

Je früher eine Infektion des Feten erfolgt, desto wahrscheinlicher und schwerwiegender ist die Entwicklung der Rötelnembryopathie. Häufig kommt es zur Fehl- oder Totgeburt.

Klinik

Die klassische Trias (Gregg-Syndrom) besteht aus Katarakt, Innenohrschwerhörigkeit und Herzfehlern. Auch viszerale Fehlbildungen, Dystrophie und ZNS-Befall kommen vor. Bei jeder Frau mit Kinderwunsch muss deshalb der Rötelnimpfschutz überprüft werden! Durch eine effektive Vorsorge und hohe Durchimpfrate ist die Rötelnembryopathie in Deutschland selten geworden.

Zytomegalievirus (CMV)

Die Infektion mit dem Zytomegalievirus ist die häufigste konnatale Infektion. Ähnlich wie bei dem Rubella-Virus ist die Schädigung des Feten umso schwerwiegender, je früher eine Infektion mit CMV erfolgt. Eine Infektion des Feten ist auch bei einer CMV-Reaktivierung in der Schwangerschaft möglich.

Klinik

90 % der infizierten Kinder sind bei Geburt asymptomatisch. Leitsymptome sind Chorioretinitis, ZNS-Befall, Mikrozephalie, Dystrophie und viszerale Schädigungen. Bleibende Schäden sind u. a. geistige Retardierung, Sehschäden und in bis zu 60 % Innenohrschwerhörigkeit. 10–15 % der initial asymptomatischen Kinder entwickeln Spätsymptome (v. a. geistige Entwicklung, Gehör).

Herpes-simplex-Virus (HSV)

Eine intrautrine Infektion des Feten mit Herpes-simplex-Virus ist sehr selten und führt häufig zu einem Abort. Bedeutsam und häufiger sind die perinatalen Infektionen.

Klinik

Fetale Infektionen führen zu Hydrozephalus, intrakraniellen Verkalkungen und Chorioretinitis. Die perinatale Ansteckung äußert sich durch ein Sepsis-ähnliches Krankheitsbild mit Meningoenzephalitis, fokalen Krampfanfällen, Organ-, Haut-, Augen- und Mundbefall. Bei jeglichem Verdacht einer Herpes-Infektion muss eine sofortige antivirale Therapie mit Aciclovir begonnen werden! Bei primärer oder rekurrierender Herpes-genitalis-Infektion der Mutter um die Geburt, sollte zu einer Entbindung per Sectio geraten werden.

Lues

Konnatale Formen der Lues sind heute selten. Bei einer Infektion des Feten mit *Treponema pallidum* kommt es häufig zur Abort, Früh- oder Totgeburt.

Klinik

Die Lues connata verläuft in > 50 % der Fälle zunächst symptomlos. Wenige überlebende Neugeborene zeigen unspezifische Symptome (u. a. respiratorische Anpassungsstörungen, Ikterus, Hepatosplenomegalie), in den ersten Wochen und Monaten kann es dann zu Fieber, palmarer/plantarer Blasenbildung, blutigem Schnupfen, ZNS- und Organbeteiligung kommen. Im Schulalter stellen die **Hutchinson-Trias** (Keratitis parenchymatosa, Innenohrschwerhörigkeit, Tonnenform der Schneidezähne) sowie Sattelnase, Gelenkschwellungen und Krampfanfälle typische Spätfolgen dar.

Erkrankungen der Mutter

Diabetische Fetopathie

Ein schlecht eingestellter Diabetes mellitus der Mutter stellt den Fetus während der Schwangerschaft vor besondere Probleme. Eine Hyperglykämie der Mutter führt auch bei ihm zu **erhöhten** Blutzuckerwerten, kompensatorisch wird vermehrt Insulin produziert. Dies bedingt eine vermehrte Glykogenspeicherung in der Leber und erhöhte Fett- und Proteinsynthesen.

Klinik

Fehlbildungen des Herzens, des ZNS, der Extremitäten und des Urogenitaltrakts kommen bei der diabetischen Fetopathie gehäuft vor. Die Frühgeborenenrate ist ca. um das 5-Fache erhöht!

Bei den Neugeborenen fällt eine **Makrosomie** auf. Es kann eine vergrößerte Leber getastet werden. Trotz ihrer Größe sind die Kinder **unreif** und durch Hypoglykämie, Hypokalziämie, Polyglobulie (Hk > 65 %) und ein Surfactantmangel-Syndrom (→ Kap. 8) besonders gefährdet. In den ersten Lebenstagen müssen sie engmaschig überwacht werden.

Zusammenfassung

- Exogene Noxen biologischer, chemischer oder physikalischer Art können zu Embryofetopathien führen.
- Die häufigste Embryopathie wird durch Alkoholkonsum in der Schwangerschaft verursacht und führt u. a. zu Minderwuchs, geistiger Retardierung, fazialen Dysmorphien und Organfehlbildungen.
- Auf Einnahme von Medikamenten sollte in der Schwangerschaft möglichst verzichtet werden.
- Erstinfektionen der Schwangeren können das Ungeborene diaplazentar infizieren und schädigen.
- Das Akronym TORCH fasst typische Erreger konnataler Infektionen zusammen.
- Neugeborene von Müttern mit schlecht eingestelltem Diabetes mellitus kommen meist makrosom und unreif zur Welt und benötigen eine besondere Überwachung.

10 Relevante genetische Erkrankungen im Kindesalter

Allgemeines

Veränderungen des **Erbguts** sind Ursache vieler Erkrankungen, Syndrome und Dysmorphien. Dabei unterscheidet man Mutationen auf **Chromosomenebene** (autosomal oder gonosomal, numerisch oder strukturell) und auf **Genebene.**

> **Chromosomenaberrationen** sind die häufigste Ursache angeborener Anomalien und Syndrome.

Einige genetische Syndrome werden beispielhaft im Folgenden dargestellt.

Diagnostik

Zur Sicherung der Diagnose einer genetischen Erkrankung stehen eine Reihe **technischer Untersuchungen** wie Chromosomenanalyse (→ Abb. 10.1), Fluoreszenz-In-situ-Hybridisierung (FISH) oder molekulargenetische Verfahren (u. a. Array-CGH, Whole-Exome-Sequencing, Panel-Diagnostik) zur Verfügung.

Genetische Beratung

Die genetische Beratung klärt von Erbkrankheiten betroffene Familien über Klinik, Diagnostik und Erbgänge der Erkrankung sowie bestehende **Risiken** für weitere Nachkommen auf.

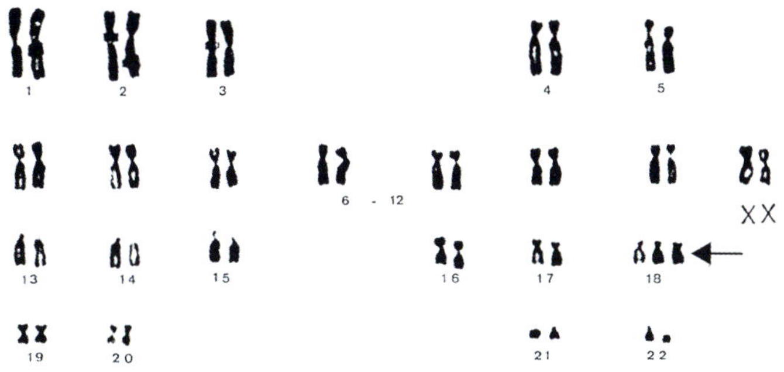

Abb. 10.1 Karyogramm bei Trisomie 18 [T409]

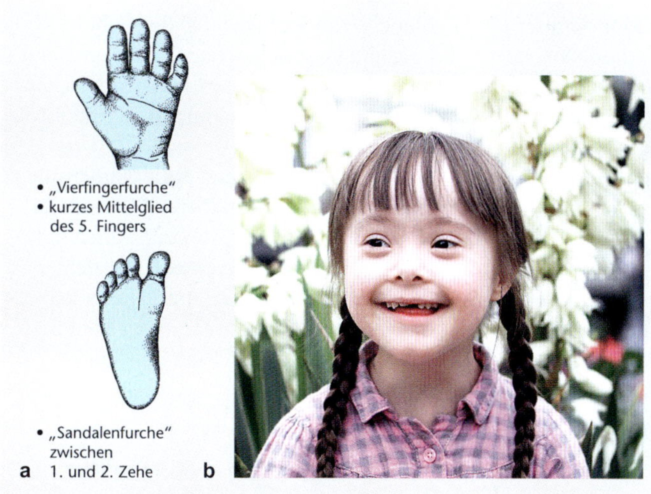

Abb. 10.2 Trisomie 21. a) „Vierfingerfurche" und „Sandalenlücke"; b) Mädchen mit Trisomie 21. [a: L157; b: J787-032]

Autosomale numerische Chromosomenaberrationen

Trisomie 21

Die Trisomie 21 (Chromosom 21 dreifach vorhanden) ist die **häufigste** Chromosomenaberration (1 : 700) überhaupt. Die Häufigkeit der Erkrankung nimmt mit dem **Alter** der werdenden **Mutter** zu.

Klinik

Das auch als „Down-Syndrom" bezeichnete Krankheitsbild hat einen spezifischen **Phänotyp** (→ Tab. 10.1, → Abb. 10.2) und geht mit geistiger Retardierung unterschiedlichen Schweregrads und Infertilität (♀ eventuell, ♂ immer bei 100-prozentigem Hypogonadismus) einher.

> Häufig liegen zusätzlich **Organfehlbildungen** (ca. 50 % Herzfehler, gastrointestinale Malformationen) vor, auch die **Anfälligkeit für Infektionen,** die **Leukämierate** und das Risiko für das Vorliegen einer **Hypothyreose** oder der Entwicklung einer **Zöliakie** sind erhöht.

Begleitende Fehlbildungen und Krankheiten müssen behandelt werden, da sie die Lebenserwartung stark einschränken können. Besonders wichtig sind frühzeitige **Fördermaßnahmen** zur körperlichen und geistigen Entwicklung der Kinder und eine liebevolle Umgebung.

Trisomie 18 (Edwards-Syndrom)

Bei dieser numerischen Chromosomenaberration (Häufigkeit ca. 1:8.000, Chromosom 18 dreifach vorhanden; → Abb. 10.1) **versterben** die Kinder meist schon intrauterin oder in den ersten **Lebenswochen** (bis Monaten). Auch hier besteht eine Korrelation mit dem Alter der Mutter.

Klinik

Sie sind dystroph, zeigen charakteristische kraniofaziale Auffälligkeiten (u. a. schmale Stirn, kleiner Gesichtsschädel, Ohrenfehlbildungen), leiden fast immer an Herzfehlern und einer schweren psychomotorischen Retardierung. Charakteristisch ist die Stellung der **Finger:** Zeige- und kleiner Finger sind über Mittel- und Ringfinger gebeugt.

Trisomie 13 (Pätau-Syndrom)

Die Trisomie 13 (Häufigkeit ca. 1:10.000, Chromosom 13 dreifach vorhanden) endet bereits sehr früh **letal** (80 % versterben intrauterin). Es finden sich kraniofaziale Auffälligkeiten (Mikrozephalie, Lippen-Kiefer-Gaumen-Spalte), Hexadaktylien sowie schwere Organfehlbildungen und

Tab. 10.1 Phänotypische Merkmale der Trisomie 21

Region	Anomalie
Kopf, Gesicht und Hals	Brachyzephalus, Ohrmuschelfehlbildungen, tiefliegende Nasenwurzel, kleines Kinn, kurzer Hals
Augen	Schräge Augenstellung, Epikanthus (Hautfalte am inneren Rand des oberen Augenlids), Hypertelorismus (weiter Augenabstand), häufig Brushfield-Spots (weiße Flecken der Iris), Strabismus
Mund	Makroglossie, daher Mund meist leicht geöffnet
Extremitäten	Fehlbildungen der Hüfte, kurze, breite Hände, kurzes Mittelglied des 5. Fingers, Vierfingerfurche und Sandalenlücke
Sonstiges	Muskelhypotonie, Gelenkhyperflexibilität, Kleinwuchs

psychomotorischen Retardierung. Die Häufigkeit nimmt ebenfalls mit mütterlichem Alter zu.

Autosomale strukturelle Aberrationen

Cri-du-Chat-Syndrom (Katzenschrei-Syndrom)

Ursache der Erkrankung ist der Verlust eines kleinen Stücks vom kurzen Arm des Chromosoms 5 (partielle Monosomie 5p). Es resultieren schwere psychomotorische Retardierung sowie Dysmorphien. Der schrille Klang des kindlichen Weinens führte zur Namensgebung. Viele Kinder erreichen das Erwachsenenalter.

Mikrodeletionssyndrome

Sind die Strukturveränderungen des Chromosoms besonders klein und schwer darstellbar, wird auch von Mikrodeletionen bzw. Mikrodeletionssyndromen gesprochen. Der Nachweis erfolgt typischerweise mittels FISH-Technik.

Prader-Willi-Syndrom

Kinder mit Prader-Willi-Syndrom fallen schon in der Neugeborenenperiode mit muskulärer **Hypotonie,** Hypoplasie des Genitals, Trinkschwäche und Gedeihstörungen auf. Die Patienten haben ein rundliches Gesicht mit mandelförmigen Augen und entwickeln aufgrund fehlenden Sättigungsgefühls eine **Adipositas und einen Diabetes Typ 2.** Außerdem zeigen sie neben Minderwuchs und verzögerter Entwicklung eine variable geistige Retardierung. Die Behandlung besteht u. a. aus Physio- und Verhaltenstherapie, Diät und Substitution von Wachstumshormonen. Die Kinder können eine nahezu normale Lebenserwartung erreichen.

Angelman-Syndrom

Die vom Angelman-Syndrom betroffenen Kinder haben eine schwere **globale** Entwicklungsstörung: Sie zeigen ataktische, roboterartige Bewegungsmuster, die Sprachentwicklung fehlt. Charakteristisch sind die unmotivierten **Lachepisoden** und das fröhliche Wesen der Kinder. Meist wird die Krankheit durch zerebrale Krampfanfälle erschwert. Therapeutisch kommen Physiotherapie, Förderung nonverbaler Kommunikationsformen und die antikonvulsive Therapie zum Einsatz. In der Regel besteht eine normale Lebenserwartung.

Gonosomale numerische Chromosomenaberrationen

Ullrich-Turner-Syndrom

Beim Ullrich-Turner-Syndrom handelt es sich um eine numerische **gonosomale** Aberration, nämlich um eine **Monosomie** mit nur einem **X-Chromosom.** Die Häufigkeit beträgt 1:2.500 aller weiblichen Kinder. Die Zytogenetik erbringt den Nachweis.

Klinik

Manche Kinder haben bei der Geburt ausgeprägte polsterartige Ödeme an Hand- und Fußrücken. Weitere typische Zeichen des Turner-Syndroms sind in → Abb. 10.3 dargestellt.
Statt der Ovarien haben diese Kinder nur rudimentäre Anlagen **(Streak Gonads),** wodurch es zu einer primären Amenorrhö und Infertilität kommt. Auch Herzfehler (Aortenisthmusstenose) und Nierenfehlbildungen (häufig Hufeisennieren) kommen vor. Die geistige Entwicklung ist meist normal.

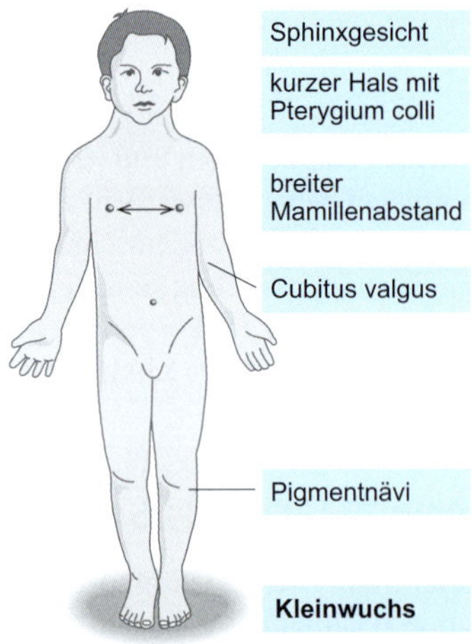

Abb. 10.3 Schema der Merkmale des Ullrich-Turner-Syndroms [L157]

Therapie und Prognose

Die Entwicklung sekundärer Geschlechtsmerkmale und eine nahezu normale Endgröße der Betroffenen lassen sich durch eine gezielte **Hormonersatztherapie** erreichen. Die Lebenserwartung ist etwas herabgesetzt.

Klinefelter-Syndrom

Die **numerische** Störung führt zu einem oder mehreren **überzähligen X-Chromosomen** bei männlichem Phänotyp (Häufigkeit ca. 1:1.000 aller männlichen Neugeborenen, meist 47 [XXY], selten 48 [XXXY], 48 [XXYY] oder Mosaike), die ebenfalls durch eine Zytogenetik nachgewiesen werden können.

Klinik

Bis auf eine überdurchschnittliche Körpergröße und mögliche psychische und geistige Pathologien ist die Entwicklung der betroffenen Kinder zunächst unauffällig. Die Pubertät zeigt sich verzögert bei primärem **Hypogonadismus,** Hodenatrophie, Infertilität und Gynäkomastie.

Therapie und Prognose

Ab dem 11.–13. Lebensjahr mit Beginn der Pubertät kann eine **Testosteronsubstitution** die sexuelle Entwicklung positiv beeinflussen, die Infertilität bleibt jedoch bestehen. Durch das ca. 20-fach erhöhte Brustkrebsrisiko ist die Lebenserwartung reduziert.

Gonosomale strukturelle Aberrationen

Fragiles-X-Syndrom (Martin-Bell-Syndrom)

> Das Fragile-X-Syndrom gehört zu den häufigsten genetischen Ursachen einer globalen **Entwicklungsstörung** bei Jungen.

Die Häufigkeit liegt bei etwa 1:2.000. Mädchen sind seltener und weniger schwer betroffen. Es liegt eine fehlerhafte Nukleotidsequenz (CGG Trinukleotid Erkrankung) zugrunde, die zu einer vermehrten **Brüchigkeit** des **X-Chromosoms** führt.

Klinik

Die Kinder haben große Ohren und ein langes Kinn und fallen durch Hyperaktivität, Überstreckbarkeit der Gelenke, Sprachstörungen, autistisches Verhalten und einen durchschnittlichen **IQ um 50** auf. Meist treten erschwerend Epilepsien hinzu. Bei Jungen entwickeln sich typischerweise große Hoden.

Therapie und Prognose

Die Lebenserwartung ist normal, therapeutisch ist nur eine symptomatische Förderung der Kinder möglich.

Rett-Syndrom

Auch das Rett-Syndrom, das fast nur Mädchen betrifft, wird durch eine genetische Mutation auf dem **X-Chromosom** verursacht. Es ist mit einer Häufigkeit von 1:10.000 seltener, jedoch nach der Trisomie 21 die zweithäufigste genetische Ursache geistigen Retardierung bei Mädchen.

Klinik

Nach einer unauffälligen Entwicklung in den ersten Lebensmonaten kommt es zu einem Entwicklungsstillstand und Verlust des zielgerichteten und sinnvollen Gebrauchs der Hände. Typisch sind die auftretenden **Bewegungsstereotypien** der **Hände** (Wasch- und Knetbewegungen). Mit fortschreitender Erkrankung machen die Kinder sogar **Entwicklungsrückschritte** und verlieren ihre Gehfähigkeit. Auch die Sprache bildet sich immer weiter zurück. Phänotypisch fällt eine Mikrozephalie auf, oft entwickeln sich im Krankheitsverlauf auch Krampfanfälle, Skoliose und Rumpfataxien.

Therapie und Prognose

Physiotherapie, antikonvulsive Behandlung oder chirurgische Interventionen gehören zu den rein symptomatisch möglichen Therapiemöglichkeiten. Die Prognose ist wegen des progredienten Verlusts psychomotorischer Fähigkeiten und damit verbundener Komplikationen sehr ungünstig.

Zusammenfassung

- Genetische Veränderungen können sich auf Chromosomen- und Genebene abspielen, wobei numerische und strukturelle Fehler auftreten.
- Die Trisomie 21 ist die häufigste Chromosomenaberration und zeigt charakteristische phänotypische Merkmale.
- Beispiele für Mikrodeletionssyndrome sind das Prader-Willi- und das Angelmann-Syndrom.
- Sowohl beim Fragilen-X- als auch beim Rett-Syndrom ist das X-Chromosom Träger der Mutationen.
- Das Ullrich-Turner- und das Klinefelter-Syndrom sind Beispiele für genetisch bedingte Sexualentwicklungsstörungen.
- Eine kausale Therapie der genetischen Syndrome ist nicht möglich. Um die Prognose zu verbessern, sind Fördermaßnahmen sowie die Therapie der Begleiterkrankungen besonders wichtig.

Allgemeines

Es existieren ca. 3.000 angeborene Stoffwechselerkrankungen, einige davon können durch das **Neugeborenenstoffwechselscreening** erfasst werden. Die Erkrankungen sind **angeboren, monogen** verursacht und werden in der Regel **autosomal-rezessiv** (selten X-chromosomal) vererbt. Konsanguinität der Eltern erhöht deutlich das Risiko! Ursächlich ist der **Verlust oder eine anderweitige Störung von Enzymen** und/oder deren **Kofaktoren.**
Aufgrund der Pathogenese lassen sich grob **vier klinische Bilder** unterscheiden:
- **Energiedefizienz** durch ungenügende Energiegewinnung aus Kohlenhydraten, Fettsäuren oder Proteinen **oder** Störungen des mitochondrialen Stoffwechsels
- **Intoxikation** durch den Anstau toxischer Stoffwechselmetabolite
- **Neurodegeneration**
- **(Pathologische) Speicherung**

Klinisch resultieren unterschiedlichste unspezifische und spezifische Symptome sowie Entwicklungsstörungen, ca. 50 % der Erkrankungen werden bereits im Neugeborenen- oder jungen Säuglingsalter manifest. Diagnostisch kommen der **Metabolitennachweis** in Blut, Urin oder Liquor (u. a. Laktat, Ammoniak, Aminosäuren, Acylcarnitine, organische Säuren), die Messung von **Enzymaktivitäten,** z. B. in Muskel-, Haut- oder Organbiopsien, und **DNA-Analysen** zum Einsatz. Die schnelle Diagnose einer Stoffwechselerkrankung ist entscheidend, um mögliche Folgeschäden zu minimieren, für etwa die Hälfte der angeborenen Stoffwechselerkrankungen stehen Therapien zur Verfügung.

Störungen des Kohlenhydratstoffwechsels

Galaktosämie

Die Erkrankung beruht auf einer Enzymstörung im **Galaktoseabbau** (klassische Form: Galaktose-1-phosphat-Uridyltransferase). Die im Milchzucker (Laktose) enthaltene Galaktose kann nicht verstoffwechselt werden, da so keine Einspeisung in die Glykolyse möglich ist, reichert sich Galaktose-1-phosphat im Körper an und verursacht Schäden an Gehirn, Augen, Leber und Nieren. Die Erkrankung hat eine Häufigkeit von 1:40.000 Geburten.

Klinik

Symptome zeigen sich oft schon nach der ersten Milchfütterung des Säuglings mit schweren Verlaufsformen, ähnlich einer Sepsis. Typischerweise kommt es zu Erbrechen, Nahrungsverweigerung, Hypoglykämien, Durchfällen, Ikterus, Hepatosplenomegalie, Nierenfunktionsstörung, schwere Gerinnungsstörungen mit Blutungsneigung und Krampfanfällen. Der entstehende **Leberschaden** kann so massiv sein, dass die Kinder noch im Neugeborenenalter versterben.

> Die Galaktosämie führt unbehandelt rasch zu Leberzirrhose, Katarakt (akkumuliertes Galaktit in der Linse) und geistiger Retardierung!

Diagnostik und Therapie

Das Neugeborenenscreening erfasst die Galaktosämie durch Messung der Galaktosekonzentration im Blut und Enzymaktivität in den Erythrozyten. Eine früh einsetzende, lebenslängliche und konsequente **laktose- und galaktosefreie** Diät (Säuglingsnahrung auf Soja- oder Kaseinhydrolysatbasis) ist zwingend. Bei frühem Beginn der Diät sind die Symptome rasch rückläufig.

Hereditäre Fruktoseintoleranz

Die Fruktoseintoleranz beruht auf einem Defekt der Fructose-1-phosphat-Aldolase und kommt mit einer Häufigkeit von ca. 1:20.000 vor. Fruktose und Sorbit können nicht verstoffwechselt werden, das schädigende **Fructose-1-phosphat** fällt vermehrt an. Außerdem wird über Zwischenschritte auch die Glykogenolyse gehemmt, wodurch schwere Hypoglykämien entstehen können.

Klinik

Die klinischen Symptome treten nach erstmaliger Fruktoseeinnahme (häufig mit Beginn der Beikost) auf. Innerhalb kurzer Zeit entsteht eine schwere **Hypoglykämie** mit Schwitzen, Zittern, Erbrechen und evtl. Krampfanfällen oder Bewusstseinstrübung. Im weiteren Verlauf werden Leber und Niere geschädigt. Typisch sind dann auch **Hepatomegalie** (→ Abb. 11.1), Ikterus und Gerinnungsstörungen.

Diagnostik und Therapie

Eine fehlende Enzymaktivität im **Leber- oder Dünndarmbiopsat** beweisen die Diagnose, wobei Mutationsanalysen die Enzymaktivitätsbestimmung heute weitgehend ersetzen. Der Fruktosebelastungstest ist wegen der erheblichen Hypoglykämiegefahr inzwischen obsolet! Therapeutisch kommt nur eine lebenslange **Fruktose-, Saccharose- und Sorbitol-freie** Diät in Betracht. Dennoch kann die Entstehung einer Leberzirrhose nicht immer verhindert werden. Nicht zu verwechseln ist die hereditäre Fruktoseintoleranz mit der Fruktosemalabsorption, bei der es durch einen Disaccharidasemangel im Dünndarm zu (v. a. postprandialen) Diarrhöen, Flatulenz und Bauchschmerzen kommt. Die Symptome können durch eine fruktosearme Diät reduziert werden, eine Organschädigung tritt nie auf.

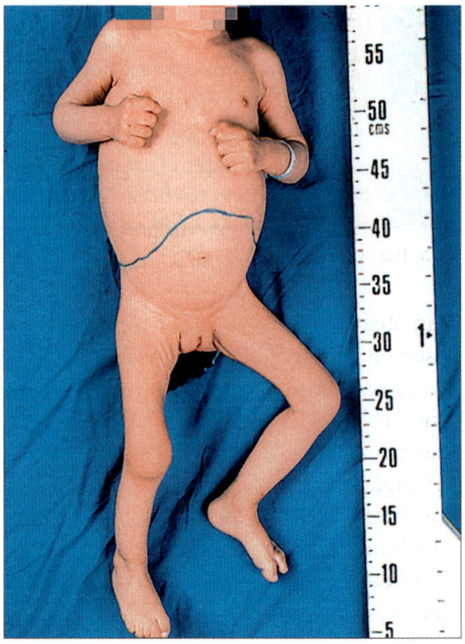

Abb. 11.1 Dystrophischer Säugling mit hereditärer Fruktoseintoleranz: Aszites und Hepatomegalie, gesamte Körperlänge 73 cm [G242]

Glykogenosen

Zur Gruppe der Glykogenosen gehören verschiedene angeborene Enzymdefekte des Glykogenstoffwechsels.

> Alle haben eine **vermehrte Glykogenspeicherung** in verschiedenen Organen zur Folge. Typische Speicherorgane sind Leber, Herz und Skelettmuskel mit den Leitsymptomen Hepatomegalie und Hypoglykämie.

Die Krankheiten kommen mit einer Häufigkeit von etwa 1 : 25.000 vor; dabei sind Typ I (Gierke) und Typ VI (Hers) am häufigsten.

Klinik (Typ I von Gierke)

Es liegt ein Mangel der **Glucose-6-Phosphatase** zugrunde. Schon beim jungen Säugling können eine Hepatomegalie ohne Splenomegalie und das typische **„Puppengesicht“** (vermehrtes subkutanes Fettgewebe) auffallen. Später sind die Kinder minderwüchsig

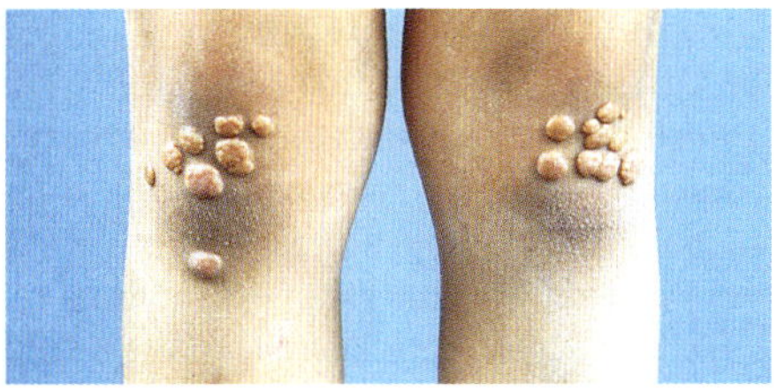

Abb. 11.2 Xanthome [T409]

und übergewichtig. Da weder die Glykogenreserven noch Fruktose oder Galaktose in Glukose umgewandelt werden können, sind die Kinder v. a. bei längerer Nahrungskarenz durch schwere Hypoglykämien mit Krampfanfällen gefährdet. Kompensatorisch werden Fettreserven mobilisiert; es bilden sich Xanthome (→ Abb. 11.2). Auch Nieren, Dünndarm und Thrombozyten können betroffen sein.

Diagnostik und Therapie

Zeigt die Leberbiopsie eine Glykogenspeicherung, kann die Diagnose durch Nachweis des Enzymdefekts bewiesen werden. Laktat, Triglyzeride und Harnsäure im Serum sind oft erhöht. Erstes Therapieziel ist die **Verhinderung** der **Hypoglykämien:** häufige kleine Mahlzeiten, nächtliche Dauersondierung (ggf. ist hierfür die Anlage einer PEG notwendig), keine Fruktose- oder Galaktosezufuhr, wenig Fett. Bei strikter Beachtung der Diätregeln ist die Prognose meist gut, eine gute Schulung der Eltern ist daher unerlässlich. Im Erwachsenenalter kommt es zum gehäuften Auftreten von hepatozellulären Adenomen und Karzinomen.

Mukopolysaccharidosen: Morbus Pfaundler-Hurler

Die Vertreter dieser Krankheitsgruppe entstehen aufgrund angeborener Enzymdefekte, die zu einer pathologischen lysosomalen Speicherung von **Mukopolysacchariden** führen. Die Vererbung erfolgt mit einer Ausnahme autosomal-rezessiv (Typ II Hunter X-chromosomal). Durch die Mukopolysaccharidspeicherung kommt es zu **Skelettveränderungen, Organomegalie (Hepatomegalie als Leitsymptom) und progredienter psychomotorischer Retardierung.** Die Krankheitsbilder sind sehr heterogen, beispielhaft wird Typ I Pfaundler-Hurler erläutert.

Klinik

Ein klassischer Vertreter dieser Krankheitsgruppe ist der Morbus Pfaundler-Hurler (schwerste Form!), der durch einen Defekt der **α-L-Iduronidase** verursacht wird. Die Häufigkeit beträgt ca. 1:100.000. Die Kinder sind bei Geburt unauffällig und entwickeln erst im Laufe des 1. Lebensjahres typische Merkmale. Sie haben eine auffällige **Fazies,** die als Gargoylismus („Wasserspeiergesicht") bezeichnet wird. Weitere typische Symptome sind Hepatosplenomegalie, Hernienbildung, Gelenkkontrakturen, Minderwuchs, Hornhauttrübungen und Schwerhörigkeit. Die geistige Retardierung ist progredient. Das Vollbild zeigt sich noch im Kleinkindalter mit Atemwegsinfektionen, Herzinsuffizienz und Bluthochdruck.

Therapie

Neben dem symptomatischen Therapieansatz stehen die Knochenmarktransplantation und die Enzymersatztherapien zur Verfügung. Die **geistige Retardierung** kann nicht beeinflusst werden, die Betroffenen erreichen in etwa den Entwicklungsstand eines 2- bis 3-jährigen Kindes.

Störungen des Lipidstoffwechsels: Sphingolipidosen

Die Lipidosen oder neurometabolischen Speicherkrankheiten sind vornehmlich autosomal-rezessiv vererbte Enzymdefekte, die zu einer Speicherung von **lipidhaltigen** Makromolekülen in **ZNS** und **Nervengewebe** führen.

Alle Krankheiten dieser Gruppe sind durch **schwere neurologische Störungen** und **Entwicklungsstörungen** gekennzeichnet, viele außerdem durch Hepatosplenomegalie, Anomalien von Skelett und Augenhintergrund.

Tay-Sachs-Krankheit

Es handelt sich um eine **Gangliosidose,** die häufig in jüdischen Aschkenasim-Familien, ansonsten aber selten auftritt. Aufgrund eines β-Galaktosidase-Mangels kommt es zur vermehrten Gangliosidanhäufung im **Nervengewebe.**

Klinik

Nach einigen Wochen bis Monaten werden die Neugeborenen u. a. durch Muskelhypotonie und Schreckmyokloni, Hepatosplenomegalie und Krampfanfälle auffällig. Typisch ist ein kirschroter Fleck der Makula bedingt durch Gangliosidspeicherung in der Retina (→ Abb. 11.3).

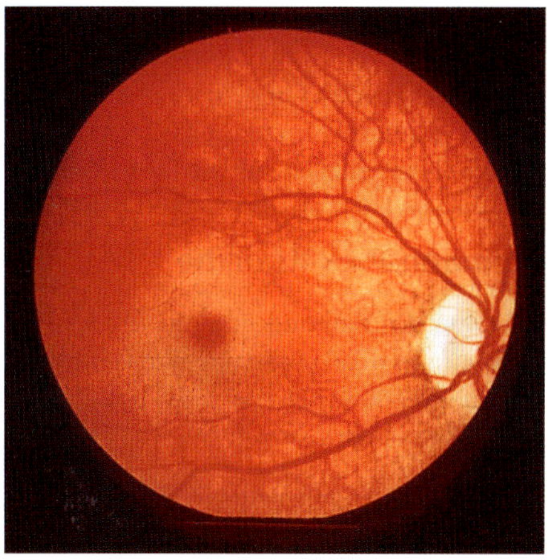

Abb. 11.3 Kirschroter Makulafleck [R300]

Therapie

Da bisher keine Kausaltherapie möglich ist, endet die Krankheit meist innerhalb der ersten Lebensjahre **letal.**

Morbus Gaucher

Diese Lipidose beruht auf einem **Glukozerebrosid-β-Glukosidase-Defekt** und kommt ebenfalls häufiger bei Aschkenasim-Juden (ca. 1:500) vor. Die Glukozerebroside werden in vielen Organen gespeichert.

Klinik

Infantile neuropathische Verlaufsform

Typische Symptome treten z. T. schon in den ersten Lebensmonaten auf: Hepatosplenomegalie, Krampfanfälle, Gedeihstörungen und zerebrale Symptome wie Schluckstörungen oder eine zunehmende Tetraspastik.

Adulte nichtneuropathische Verlaufsform

Hier ist das ZNS nicht betroffen. Probleme bereiten v. a. der Hypersplenismus und die Skelettzerstörung.

Diagnostik und Therapie

Diagnostisch wegweisend sind die Gaucher-Zellen (große, mehrkernige Schaumzellen) im Knochenmarkspunktat (→ Abb. 11.4).

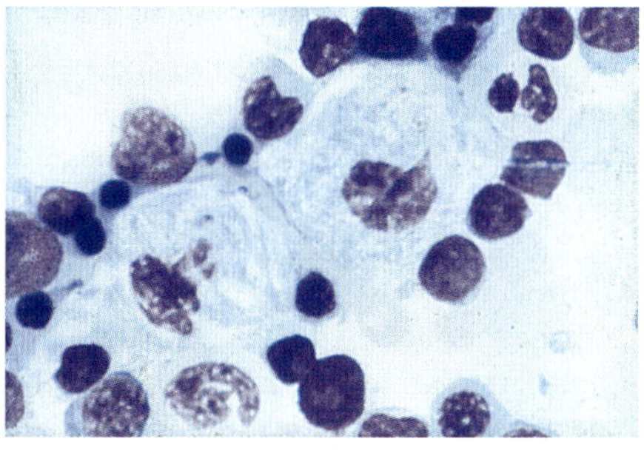

Abb. 11.4 Knochenmarkausstrich mit Gaucher-Zellen (Mitte) [T409]

Eine kausale Therapie der **infantilen** Form gibt es nicht. Die Kinder **sterben** oft früh an rezidivierenden Lungenentzündungen. Bei der **adulten** Form kann das fehlende Enzym therapeutisch **substituiert** werden.

Niemann-Pick-Krankheit

Bei dieser Erkrankung akkumuliert **Sphingomyelin** in den Lysosomen von Gehirn, Knochenmark, Leber und Milz, es treten verschiedene Formen auf.

Klinik

Die Klinik variiert je nach Erkrankungsform. Es existieren **akute** und **chronische neuropathische** Formen und chronisch **viszerale** Formen ohne ZNS-Beteiligung. Die akute Form beginnt in den ersten Lebensmonaten. Neben einer Gedeihstörung und einer ausgeprägten **Hepatosplenomegalie** finden sich auch psychomotorischer Abbau, Schluckstörungen, Hörminderung, Spastik und Krämpfe. Die chronischen Formen äußern sich später und milder, die chronisch-viszerale nur mit Gedeihstörung und Lungenbeteiligung. Bei einigen Patienten kommt ein roter Makulafleck vor.

Diagnostik und Therapie

Niemann-Pick-Zellen können in Blut, Milz und Knochenmark nachgewiesen werden (ähnlich wie Gaucher-Zellen), ebenso ist der Nachweis des Enzymdefekts möglich. Bisher existiert noch keine Erfolg versprechende Enzymersatztherapie. Die neuropathischen Formen führen früh zum Tod, bei der viszeralen scheint eine normale Lebenserwartung möglich zu sein.

Störungen des Aminosäurestoffwechsels

Phenylketonurie (PKU)

Die Phenylketonurie ist die **häufigste** angeborene Stoffwechselkrankheit, sie wird autosomal-rezessiv vererbt. Meist aufgrund eines Enzymdefekts der **Phenylalanin-Hydroxylase** kann mit der Nahrung aufgenommenes Phenylalanin nicht zu Tyrosin umgewandelt werden. Es häuft sich daher im Körper an. In der Folge ist auch die Synthese von Katecholaminen als Neurotransmitter und des Hautfarbstoffs Melanin gestört.

Klinik

Toxische Metaboliten des Phenylalanins führen zu starker **geistiger Retardierung.** Neben Unruhe, Erbrechen und Gedeihstörungen kann auch ein auffallender Hautgeruch (Ausscheiden der Abbaustoffe von Phenylalanin über die Haut) das erste Symptom sein. Mit zunehmendem Alter fallen neben einem typischen blonden, blauäugigen Aspekt auch ein kleiner Kopf, muskuläre Hypotonie und Krampfanfälle auf.

Diagnostik und Therapie

Die PKU wird im Neugeborenenscreening erfasst.

> Da die starken psychomotorischen Schäden durch früh einsetzende und konsequente phenylalaninarme Diät komplett vermieden werden können, sind die **frühe Diagnose** und **Therapie** extrem wichtig. Eine bereits entstandene Retardierung ist irreversibel.

Tyrosinämien

Die Tyrosinämien gehören zu den selteneren Störungen des Aminosäurestoffwechsels und werden ebenfalls autosomal-rezessiv vererbt. Durch Funktionsstörungen im enzymatischen Abbau der Aminosäure Tyrosin kommt es zur Akkumulation von **toxischen Metaboliten** (u. a. Succinylaceton), die zu einer Schädigung v. a. von Leber und Niere führen, aber auch Manifestationen an den Augen, der Haut oder in Form von neuropsychiatrischen Symptomen sind möglich. Je nach Enzymdefekt werden verschiedene Unterformen beschrieben, die häufigste ist die **Tyrosinämie Typ I.**

Klinik

Je nach dem zeitlichen Auftreten der ersten Symptome, unterscheidet man eine akute (innerhalb der ersten Monate), subakute (zweite Hälfte des 1. Lebensjahres) oder chronische (nach dem 1. Lebensjahr) Form. Ein akutes, fulminant verlaufendes **Leberversagen** im Neugeborenen- oder jungen Säuglingsalter muss immer an eine Tyrosinämie denken lassen. Typisch ist auch eine renale Beteiligung mit Tubulusstörung (renale Azidose, Störungen im Phosphat- und Vitamin-D-Stoffwechsel), seltener manifestiert sich die Erkrankung primär mit neurologischen Symptomen wie Krampfanfälle oder Verhaltensauffälligkeiten. Wird die Diagnose nicht rechtzeitig gestellt, sind irreversible Leber- und Gehirnschädigungen nicht zu verhindern. Bei allen Unterformen besteht aufgrund der raschen Entwicklung einer Zirrhose ein deutlich erhöhtes Risiko für Leberzellkarzinome. Wichtige Differenzialdiagnosen sind v. a. bei der akuten Form die Galaktosämie und Mitochondriopathien.

Diagnostik und Therapie

Im Urin und Serum können erhöhte Tyrosin- und Succinylacetonwerte nachgewiesen werden. Die Tyrosinämie Typ I wird auch im Neugeborenenscreening erfasst. Bei Verdacht wird die Diagnose molekulargenetisch gesichert. Die Therapie erfolgt mit einer **lebenslangen proteinarmen Diät** und oraler Einnahme von Nitisinon (Hemmung des normalen Tyrosinabbaus, damit weniger Anfall an toxischen Metaboliten). Häufig ist eine Lebertransplantation notwendig.

Störungen des Harnstoffzyklus

Diese Gruppe an Erkrankungen führt durch defekte Enzyme des Harnstoffzyklus zu einer insuffizienten Elimination von Stickstoff bzw. **Ammoniak.**

Klinik

In der Regel werden betroffene Neugeborene in den ersten Lebenstagen symptomatisch (meist > 48 h postpartal), da dann relevante Proteinmengen über die Muttermilch oder Formulanahrung aufgenommen werden. Tachypnoe, Somnolenz, Irritabilität, Trinkschwäche und rezidivierendes Erbrechen sind typische Symptome. Da sich bei zunehmender Hyperammonämie ein Hirnödem entwickeln kann, sind im Verlauf auch Krampfanfälle oder eine schwere Enzephalopathie möglich. In seltenen Fällen liegen nur partielle Enzymdefekte vor, sodass die Kinder erst im späteren Alter, z. B. im Rahmen von viralen Infektionen, postoperativ oder bei erhöhter Eiweißzufuhr, symptomatisch werden. Typischerweise liegen in solchen Fällen unspezifische Symptome vor (u. a. Gedeihstörung, Entwicklungsverzögerung, Kopfschmerzen, Schlafstörungen, chronisch-rezidivierendes Erbrechen, Transaminasenerhöhung).

Diagnostik und Therapie

Typischerweise zeigt sich eine deutliche Hyperammonämie, für Neugeborene gelten hier höhere Normwerte als für ältere Kinder/Erwachsene. Die Blutgasanalyse kann eine respiratorische Alkalose aufweisen (i. d. R. pH > 7,5, CO_2 < 30 mmHg). Die Klärung des Enzymdefekts erfolgt heute zeitnah über genetische Diagnostik mittels Next Generation Sequencing. Die Harnstoffzyklusdefekte werden ebenfalls im Neugeborenenscreening erfasst.
Die Akuttherapie umfasst insbesondere eine Bekämpfung der Hyperammonämie mittels korrektem Flüssigkeitsmanagement,

Hämodialyse und Proteinrestriktion. Eine lebenslängliche eiweißreduzierte Ernährung, Substitution von essenziellen Aminosäuren und medikamentöse Ammoniakelimination (u. a. Natriumphenylbutyrat) sind die Säulen der Langzeittherapie.

Kinder mit Harnstoffzyklusdefekten haben ein lebenslanges Risiko für Stoffwechselentgleisungen (v. a. im Rahmen von Infektionen, bei OPs, Fastenperioden oder im Rahmen von Unfällen/Trauma)! Jede Entgleisung erhöht das Risiko für bleibende neurokognitive Einschränkungen!

Störungen des Harnsäurestoffwechsels

Lesch-Nyhan-Syndrom

Bei diesem **X-chromosomal** vererbten Syndrom (nur ♂ sind betroffen) besteht ein Defekt der Guanin-Hypoxanthin-Phosphoribosyl-Transferase, der zu einer **Hyperurikämie** führt.

Klinik

In der späten Säuglingsperiode zeigen sich eine geistige und motorische **Retardierung,** Spastik, Ataxie, Aggressivität und **Automutilation** (→ Abb. 11.5).
Durch Harnsäureablagerungen kommt es im Verlauf zu Arthritis, Gichttophibildung und Niereninsuffizienz.

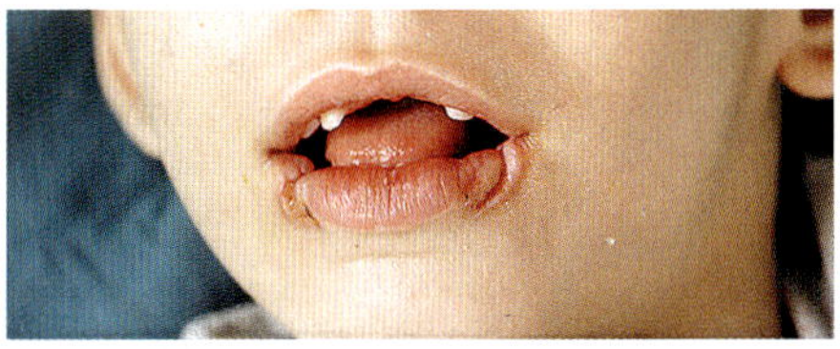

Abb. 11.5 Bisswunden durch Automutilation bei einem Jungen mit Lesch-Nyhan-Syndrom [O530]

Therapie

Therapeutisch können lediglich die Gelenk- und Nierenkomplikationen (Allopurinolgabe und Steigerung des Urin-pHs) beeinflusst werden. Es müssen Maßnahmen zur Verhinderung der Selbstverstümmelung ergriffen werden. Außerdem wird eine purinarme Diät empfohlen (Innereien, Wurst, fettreiche Fischsorten meiden!).

Störungen im Hämpigmentstoffwechsel – Porphyrien

Die Porphyrien sind eine Gruppe seltener Erkrankungen, bei denen die Häm-Biosynthese aufgrund eines Enzymdefekts gestört ist. Es gibt primäre (genetische) und sekundäre (erworbene) Formen, einige treten im Kindesalter auf und folgen häufig einer autosomal-rezessiven Vererbung.

Porphyrien im Neugeborenenalter

Bei den perinatalen Porphyrien handelt es sich um schwere Krankheitsbilder. Die Häufigste ist die **kdannongenitale erythropoetische Porphyrie (CEP),** klinisch identisch, aber deutlich seltener ist die hepato-erythropoetische Form.

Klinik

Bereits intrauterin kann es zu schweren, transfusionsbedürftigen **Anämien** kommen. Die Kinder entwickeln postnatal früh eine Hyperbilirubinämie und zeigen rötlich verfärbten, dunklen Urin. Bei Phototherapie kann es rasch zu einer schweren, lebensbedrohlichen **Photodermatose** mit Verbrennungen, Blasen- und Narbenbildung kommen.

Bei Hämolyse, dunklem Urin und Hyperbilirubinämie sollte bis zum Ausschluss einer Porphyrie eine Phototherapie vermieden werden!

Diagnostik und Therapie

Urin, Blut und Stuhl sollten rasch durch ein spezialisiertes Labor untersucht werden. Therapeutisch muss konsequenter Lichtschutz betrieben werden (selbst Sonnenlicht durch das Fenster kann gefährlich sein!). Im akuten Stadium kommen Transfusionen zum Einsatz. Eventuell kann eine Splenektomie die Hämolyse reduzieren. Die Kinder erhalten heute früh Knochenmark- oder Stammzelltransplantationen.

Porphyrien im Kleinkindesalter

Die **erythropoetische Protoporphyrie** („Sonnenurtikaria") manifestiert sich klassischerweise erstmals im Kleinkindesalter und wird autosomal-dominant vererbt.

Klinik

An den sonnenexponierten Hautstellen kommt es zu starkem schmerzhaftem Brennen, Juckreiz und auch Erythemen (→ Abb. 11.6). Im Intervall ist die Haut

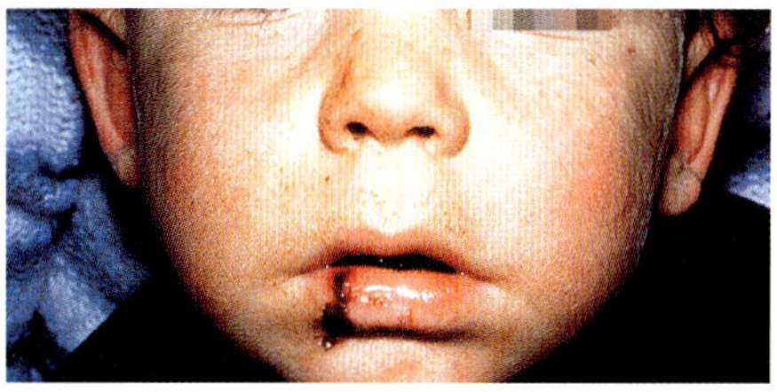

Abb. 11.6 Narben und Erosionen im Gesicht eines Kindes mit erythropoetischer Protoporphyrie [E682-002]

völlig unauffällig, was die Diagnosestellung oft verzögert. Ein Teil der Kinder entwickelt im Verlauf auch hepatische und abdominelle Symptome (Hepatomegalie, Cholestase, Ikterus, Bauchschmerzen).

Therapie

Ein guter Sonnenschutz (Sonnencremes auf Basis von Zinkoxid) ist die wichtigste Prävention! Bei hepatischer Beteiligung ist eine Lebertransplantation im Verlauf meist unausweichlich.

Porphyrien bei Jugendlichen

In diesem Alter manifestieren sich typischerweise die akuten Verlaufsformen. Mädchen sind häufiger betroffen als Jungen.

Klinik

Das Krankheitsbild ist gekennzeichnet durch **kolikartige Bauchschmerzen** (evtl. in Kombination mit Übelkeit, Erbrechen, Ileussymptomatik), Kopfschmerzen, Blutdruck- und Pulssteigerungen sowie unspezifische neurologische Symptome. In ca. 50 % der Fälle kommt es zu einer Rotfärbung des Urins.

Die akute Porphyrie ist eine **wichtige Differenzialdiagnose bei Appendizitisverdacht!**

Diagnostik und Therapie

Wegweisend für die Diagnosestellung sind eine deutlich erhöhte Ausscheidung der Porphyrinmetaboliten im Urin und fehlende Entzündungszeichen im Blut.
Es ist keine kausale Therapie bekannt, auslösende **Noxen** (u. a. Fastenperioden, Medikamente [orale Kontrazeptiva!], Infektionen, Alkohol, Rauchen) sollten gemieden werden. Akut kommen Glukose- und Häminfusionen sowie symptomatische Therapie zum Einsatz. Eventuell lindernd wirken sich Steroide und Chlorpromazin aus. Die Prognose ist komplikationsabhängig verschieden.

Mitochondriopathien

Die Mitochondriopathien sind eine äußerst heterogene und komplexe Gruppe von neurometabolischen Krankheitsbildern. Ursächlich sind Mutationen der mitochondrialen oder häufiger der nukleären DNA, die u. a. zu einer Funktionsstörung der mitochondrialen Enzyme, Ko-Faktoren oder Substrate führen. Die Klassifikation erfolgt aus praktischen Gründen meist nach dem klinischen Erscheinungsbild.

Klinik

Aufgrund der Funktion der Mitochondrien sind besonders die **energieabhängigen Organe** wie das neuromuskuläre System, die Herzmuskulatur, endokrine Organe, das Knochenmark, die Leber oder die Nieren betroffen. Typisch sind ein multisystemisches Auftreten und eine Beteiligung des ZNS. Das klinische Spektrum reicht von schweren Multiorganaffektionen im frühen Kindesalter bis zu milden monosymptomatischen Verläufen im Erwachsenenalter. Häufig fallen die Kinder bereits im Neugeborenenalter mit Krampfanfällen, Lethargie, Sepsis ähnlichem Krankheitsbild oder akutem Leberversagen auf.

Diagnostik und Therapie

Nicht zuletzt zur Beurteilung der Organbeteiligung und Abgrenzung wichtiger Differenzialdiagnosen ist eine umfassende Diagnostik u. a. mit Laborchemie, Liquordiagnostik, EEG, EKG, Sonografie (Abdomen und ZNS), Echokardiografie sowie ggf. MR des Gehirns notwendig. Diagnostisch wegweisend ist häufig eine anhaltende und ausgeprägte Laktatazidose.
Die finale Diagnosestellung erfolgt letztlich mittels genetischer Diagnostik und wurde durch neue Verfahren (Next Generation Sequencing) in den letzten Jahren deutlich erleichtert. Die Auswertung benötigt jedoch i. d. R. einige Wochen, beim akut schwer kranken Kind ist daher zur rascheren Diagnosestellung z. B. auch eine Muskelbiopsie notwendig.
Die therapeutischen Maßnahmen sind insgesamt nach wie vor limitiert und umfassen meist nur symptomatische Ansätze, eine kurative Behandlung steht bisher noch nicht zur Verfügung. Wichtige Säulen sind eine ausreichende Energiezufuhr, spezielle Ernährungstherapien (u. a. ketogene Diät), die Substitution von Ko-Faktoren (z. B. Thiamin, Coenzym Q10) und supportive Maßnahmen wie Physiotherapie.
Es existieren bereits genetische Therapieansätze u. a. zum Mitochondrientransfer im Rahmen einer In-vitro-Befruchtung. Außerdem sind in den nächsten Jahren neue Therapieoptionen zu erwarten, z. B. mit Methoden zur Regulation der mitochondrialen Biogenese oder Stimulierung der mitochondrialen Aktivität, letztere zeigen im Tiermodell bereits überzeugende Ergebnisse.

Zusammenfassung

- Stoffwechselstörungen sind meist angeboren, autosomal-rezessiv vererbt und durch Enzymdefekte bedingt.
- Diagnostisch helfen der Nachweis von Stoffwechselprodukten, die Analyse von Enzymaktivitäten und genetische Untersuchungen.
- Die Galaktosämie schädigt Leber, Gehirn, Augen und Nieren.
- Die Glykogenosen sind durch Hepatomegalie ohne Splenomegalie gekennzeichnet.
- Die hereditäre Fruktoseintoleranz und die Glykogenosen äußern sich durch Hypoglykämien.
- Zu den Sphingolipidosen gehören u. a. der Morbus Gaucher, die Niemann-Pick- und die Tay-Sachs-Krankheit.
- Kinder mit PKU entwickeln sich bei konsequenter phenylalaninarmer Diät unauffällig.
- Bei einem akuten Leberversagen im jungen Säuglingsalter muss immer an eine Tyrosinämie gedacht werden.
- Harnstoffzyklusdefekte führen bereits in den ersten Lebenstagen zu einer schweren Hyperammonämie.
- Das Lesch-Nyhan-Syndrom beruht auf einem Defekt des Harnsäurestoffwechsels, charakteristisch ist selbstverstümmelndes Verhalten.
- Bei den Porphyrien handelt es sich um kindliche Störungen der Häm-Biosynthese.
- Die Mitochondriopathien sind eine Gruppe klinisch sehr heterogener und komplexer Krankheitsbilder mit im Kindesalter häufig schweren Multiorganaffektionen. Bisher existiert noch kein kurativer Behandlungsansatz.

Schilddrüsenerkrankungen

Klinisch äußern sich Unterfunktionen der Schilddrüse u. a. durch Müdigkeit, Obstipation, Gewichtszunahme und Kälteempfindlichkeit, die Überfunktion durch das gegenteilige Beschwerdebild.

Struma neonatorum

Kommt ein Kind mit einer Schilddrüsenvergrößerung zur Welt, spricht man von einer **Struma neonatorum.** Auch wenn eine Struma Ausdruck verschiedenster Schilddrüsenerkrankungen sein kann, ist in diesem Fall meist ein **mütterlicher Iodmangel** ursächlich. Je nach Ausmaß können eine erworbene Hypothyreose oder Kompressionserscheinungen vorliegen. Eine **Iodidsubstitution** muss erfolgen, evtl. ist auch eine vorübergehende L-Thyroxingabe zu erwägen.

Hypothyreose

Angeborene Hypothyreose

Die kongenitale Hypothyreose ist die **häufigste** angeborene Endokrinopathie (1:3.000 Geburten). Ursache ist meist eine anatomische Dysgenesie. Aufgrund des **Neugeborenenscreenings** kann die Erkrankung schon vor der klinischen Manifestation (Icterus prolongatus, Trinkschwäche, herabgesetzter Muskeltonus, Myxödem, Makroglossie, struppiges Haar) erkannt werden.
Die körperliche und geistige Entwicklung unbehandelter Kinder ist stark eingeschränkt. Bereits beim Verdacht auf eine kongenitale Hypothyreose sollte mit der Hormonsubstitution begonnen werden. Unter optimaler **L-Thyroxin**-Therapie ist die körperliche und geistige Entwicklung normal.

Hashimoto-Thyreoiditis

Durch **Autoantikörper** (gegen Thyreoglobulin und gegen die thyreoidale Peroxidase) entsteht eine chronisch-lymphatische Entzündung der Schilddrüse. Mädchen sind häufiger betroffen als Jungen. Zu Beginn kann eine kurze Hyperthyreose auftreten, es entwickelt sich langfristig jedoch eine Schilddrüsenunterfunktion, die sich durch Müdigkeit, Gewichtszunahme, Haarausfall, Leistungsabfall und vermindertes Längenwachstum äußert. Eine Therapie erfolgt mit **L-Thyroxin.**

> Die Hashimoto Thyreoiditis ist die häufigste Schilddrüsenerkrankung im Kindesalter.

Hyperthyreose

Neugeborenenhyperthyreose

Bei an Morbus Basedow erkrankten Müttern können **Autoantikörper** auf das Kind übertragen werden und zu einer Neugeborenenhyperthyreose führen. Meist reicht eine symptomatische Therapie, da sich die Antikörper nach der Geburt in den ersten Lebenswochen abbauen.

Morbus Basedow

Es handelt sich um eine **Autoimmunerkrankung,** die v. a. bei Mädchen in der Pubertät manifest wird. **TSH-Rezeptor-Antikörper (TRAK)** verursachen eine verstärkte Hormonproduktion der Schilddrüse. Frühsymptome sind unspezifisch (u. a. Gewichtsabnahme, Leistungsabfall, Schlafstörungen), obligat sind Struma, Tachykardie, systolischer Hypertonus und seltener Exophthalmus (Merseburger Trias). Therapeutisch werden **Thyreostatika,** evtl. in Kombination mit L-Thyroxin und β-Blockern, eingesetzt. Die (in-)komplette Thyreoidektomie oder Radioiodtherapie ist in begründeten Einzelfällen notwendig.

Diabetes insipidus

Der Diabetes insipidus ist durch eine Störung der **Harnkonzentration** im distalen Tubulus und in den Sammelrohren gekennzeichnet. Normalerweise stimuliert hypothalamisches **ADH** (antidiuretisches Hormon) an der Niere die Rückresorption von Wasser und Salz aus dem Harn. Dieser Mechanismus ist beim Diabetes insipidus gestört. Es werden zwei Formen unterschieden (→ Tab. 12.1).

Klinik

> Die Klinik ist bei beiden Formen identisch und durch den **hohen Wasser- und Salzverlust** geprägt.

Im Säuglingsalter werden zuerst **Dehydratation,** Temperaturlabilität, rezidivierendes Fieber und Gedeihstörung auffällig. Bei älteren Kindern stehen **Polyurie** (Nykturie!) und **Polydipsie** im Vordergrund. Der Wasserverlust führt zu einer **Hypernatriämie.**

Tab. 12.1 Formen des Diabetes insipidus und ihre Ursachen

	Diabetes insipidus centralis	Diabetes insipidus renalis
Pathomechanismus	Hypothalamischer ADH-Mangel	Defekt des renalen ADH-Rezeptors oder dessen Effektkette
Ursachen	Idiopathisch (25 % der Fälle!), genetischer Defekt, Hirnfehlbildungen, Hirntumoren, Meningitis, Schädel-Hirn-Trauma, Hirnödem	Genetischer Defekt

Diagnostik

Diagnostisch werden neben Urin- und Blutanalysen der **Durstversuch** (keine Harnkonzentration beim Diabetes insipidus, nur unter sorgfältiger ärztlicher Kontrolle!) und der **ADH-Test** (exogen zugeführtes ADH bewirkt bei zentraler Form Urinkonzentration, bei renaler nicht) eingesetzt. Zum Ausschluss einer Raumforderung muss immer eine zerebrale Kernspintomografie erfolgen.

Therapie und Prognose

Die Behandlung richtet sich nach der Form der Erkrankung und der Ursache. Ein künstliches ADH-Analogon kann intranasal oder oral appliziert werden. Die Therapie des renalen Diabetes insipidus basiert auf Flüssigkeitsgabe, kochsalzarmer Diät und der Gabe von Diuretika (paradoxe antidiuretische Wirkung durch Reduktion der GFR). Die Prognose hängt sehr von der zugrunde liegenden Ursache ab. Ausgeprägte Dehydratationen und Hypernatriämien können zu zentralen Komplikationen und psychomotorischer Entwicklungsverzögerung führen.

Adrenogenitales Syndrom

Beim AGS handelt es sich um eine Gruppe autosomal-rezessiv vererbter Defekte der **Kortisolsynthese,** in über 95 % bedingt durch einen Defekt der 21-Hydroxylase, einem Schlüsselhormon in der Steroidbiosynthese. Durch die verminderte Kortisolbildung kommt es zu einer reaktiv vermehrten ACTH-Ausschüttung aus der Hypophyse mit gesteigerter Androgenbildung.

> Wichtig ist die Unterscheidung zwischen einem AGS mit und ohne **Salzverlust.** Die komplizierte Form mit Salzverlust entsteht durch eine zusätzliche **Störung der Mineralkortikoidbildung.**

Klinik

Mädchen Es kommt zu einer Klitorishypertrophie (virilisiertes Genital → Pseudohermaphroditus femininus, → Abb. 12.1), später fehlende Brustentwicklung und Menarche, Pseudopubertas praecox (s. u.).

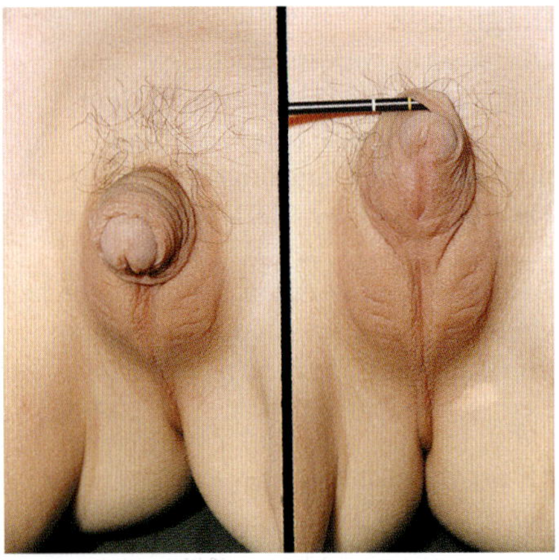

Abb. 12.1 Virilisiertes Geschlecht bei einem Mädchen mit adrenogenitalem Syndrom [T409]

Jungen Gerade bei Jungen wird ein AGS häufig zu spät erkannt, da die Genitalien bei Geburt bis auf eine Hyperpigmentation des Skrotums weitgehend unauffällig sind. Später kommt es zur Pseudopubertas praecox mit vorzeitiger Schambehaarung und Penisvergrößerung, verfrühtem Wachstumsschub und Epiphysenschluss, was Kleinwüchsigkeit nach sich zieht.

Kompliziertes AGS Aufgrund des Aldosteronmangels kommt es beim Neugeborenen kurz nach Geburt zum Salzverlustsyndrom. Dieses äußert sich zunächst mit relativ unspezifischen Symptomen wie Trinkschwäche, Erbrechen, Gewichtsverlust und Dehydratation. Kurze Zeit später ist das Leben der Kinder durch Hyperkaliämie, Hyponatriämie, Hypochlorämie, metabolische Azidose und Schocksymptomatik akut bedroht.

Diagnostik

Das AGS wird mit dem Neugeborenenscreening erfasst. Weitere wichtige Hinweise geben die Inspizierung des Genitals und die Bestimmung von Elektrolyten, pH-Wert, 17-OH-Progesteron (↑) und Reninkonzentration (↑).

Therapie

Therapeutisch müssen lebenslang **Glukokortikoide** substituiert werden; beim AGS mit Salzverlust zusätzlich **Mineralokortikoide.** In Stresssituationen und bei Fieber muss eine Anpassung (Erhöhung) der Dosierung erfolgen.

Störungen der Pubertätsentwicklung

Pubertas praecox und Pseudopubertas praecox

Das **verfrühte** Einsetzen der Pubertätsentwicklung (♀ < 8 Jahre, ♂ < 9 Jahre) kann als Normvariante isoliert einzelne Geschlechtsmerkmale betreffen; man spricht dann z. B. von prämaturer Thelarche (verfrühte Brustentwicklung) oder Pubarche (verfrühte Sekundärbehaarung). Tritt die gesamte Pubertätsentwicklung zu zeitig ein, spricht man von Pubertas praecox oder Pseudopubertas praecox.

Pubertas praecox vera

Ätiologie Eine Aktivierung des **Hypothalamus** liegt ursächlich zugrunde; LH und FSH im Serum sind dabei erhöht. Mädchen sind ca. 10-mal häufiger betroffen als Jungen. Neben der idiopathischen Variante können z. B. ZNS-Tumoren oder -Infektionen ursächlich sein.

Klinik Die Pubertätsmerkmale treten vorzeitig, aber in der **normalen Abfolge** auf. Außerdem kommt es zu einem beschleunigten Längenwachstum. Durch den frühzeitigen Schluss der Epiphysenfugen kann bei verspäteter Therapie keine normale Körpergröße mehr erreicht werden (Endgröße i. d. R. < 155 cm).

Therapie Zur Therapie stehen **GnRH-Analoga** (i. m. oder s. c.) zur Verfügung.

Pseudopubertas praecox

Ätiologie Es kommt zu einem **isolierten Anstieg** der Geschlechtshormone, dessen Ursachen beispielsweise ein AGS, Tumore der Ovarien, der Hoden oder der Nebennierenrinde oder eine exogene Aufnahme von Sexualhormonen sein können.

Klinik Die erhöhten **Geschlechtshormone** führen zur verfrühten Pubertät und einem ähnlichen klinischen Bild wie bei der Pubertas praecox vera. Im Gegenteil dazu ist der Gonadotropinspiegel hier jedoch normal und die **Abfolge** der Pubertätsentwicklung **nicht regelrecht.** Da sowohl Östrogene als auch Androgene erhöht sein können, kann diese Entwicklung sowohl isosexuell als auch heterosexuell erfolgen.

Therapie Die Therapie erfolgt entsprechend der Grunderkrankung.

Pubertas tarda

Ätiologie

Mögliche Ursachen können neben einer **konstitutionellen** Entwicklungsverzögerung (→ Kap. 4) endokrine, chronisch-systemische Erkrankungen, Unterernährung oder Vernachlässigung sein.

Klinik

Die Pubertät verzögert sich oder bleibt ganz aus (♀ ≥ 13 Jahre, ♂ ≥ 14 Jahre). Die Geschlechtshormone sind immer **erniedrigt.**

Therapie

Therapeutisch sollte die Ursache erfasst und wenn möglich behoben werden und/oder evtl. eine Hormonsubstitution erfolgen.

Nebennierenrindeninsuffizienz (NNRI)

Ist die Produktion von Glukokortikoiden (Cortisol) und meist auch zusätzlich von Mineralokortikoiden (Aldosteron) in der Nebennierenrinde erniedrigt, spricht man von einer Nebennierenrindeninsuffizienz (NNRI). Den Regelkreislauf der Hypothalamus-Hypophysen-Nebennierenrinden-Interaktion zeigt → Abb. 12.2.

Primäre NNRI Es existieren zahlreiche genetische Mutationen, die zu Störungen in der Steroid-Biosynthese führen, ursächlich können aber auch eine Nebennierenhypoplasie oder eine Autoimmun-Adrenalitis (Antikörper gegen die 21-Hydroxylase) sein. Letztere kommt v. a. ab dem Schulalter vor und kann koexistent mit anderen Autoimmunerkrankungen auftreten (u. a. Zöliakie, Diabetes mellitus Typ 1).

Sekundäre NNRI Durch eine beeinträchtigte ACTH-Sekretion aus der Hypophyse kommt es zu einer verminderten Stimulation der Nebennierenrinde. Am häufigsten ist dies im Kindesalter der Fall, wenn eine länger andauernde Steroidtherapie (mind. > 2 Wochen) abrupt abgesetzt wird.

Tertiäre NNRI Eine ungenügende hypothalamische CRH-Freisetzung führt zu einer verminderten Aktivierung der Hypophysen-Nebennierenrinden-Achse. Ursächlich können Infektionen, Traumata oder Fehlbildungen sein.

Klinik

Die klinischen Symptome einer NNRI können im Kindesalter sehr **unspezifisch** sein. Neben körperlicher Leistungsminderung, Müdigkeit, unklaren Bauch- und Muskelschmerzen, sind auch eine Gedeihstörung, Hypotonie, Salzhunger oder eine vermehrte Pigmentierung im Bereich der Schleimhäute und nicht Sonnen exponierter Hautareale möglich. Eine akute dekompensierte NNRI **(Addison-Krise)** äußert sich in einem **schweren Krankheitsbild** mit Vigilanzstörung, Fieber, Erbrechen, Dehydratation und Pseudoperitonitis bis hin zum Schock.

> Eine chronische NNRI kann durch Stresssituationen wie Fieber oder akute Erkrankung jederzeit dekompensieren und in eine akute NNRI (Addison-Krise) übergehen.

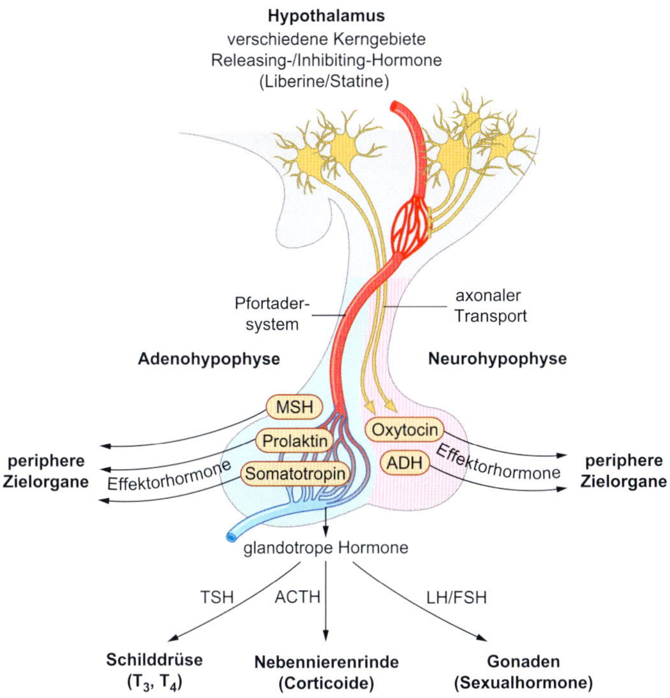

Abb. 12.2 Hypothalamus-Hypophysen-Nebennierenrinden-Interaktion [L138]

Tab. 12.2 Laborchemische Unterscheidung der primären und sekundären NNRI

	Primäre NNRI	Sekundäre NNRI
Kortisol	↓	↓
Kortisol nach ACTH Kurztest	↔	Neu bestehende Insuffizienz: ↑ Länger bestehende Insuffizienz: ↔
Plasma-ACTH	↑	↓
Aldosteron	↓	Normal
Natrium	↓	↓ oder normal
Kalium	↑	Normal

Diagnostik

Bei der primären NNRI sind die **Hyponatriämie** (in 50 % d. F. begleitet von einer Hyperkaliämie) und der **Hypokortisolismus/Hypoaldosteronismus** bei deutlich **erhöhtem ACTH** typische Befunde. Außerdem können eine Cholestase, Lymphozytose und Anämie vorliegen. Bei den sekundären Formen fehlt der Aldosteronmangel, schwere Elektrolytentgleisungen sind ebenfalls nicht zu erwarten. Basales Kortisol sollte möglichst morgens (aufgrund der zirkadianen Rhythmik) bestimmt werden, in Notfallsituation aber natürlich jederzeit. Zusätzlich kann ein **ACTH-Kurztest** erfolgen, bei dem die Kortisolwerte vor und nach einer ACTH-Gabe gemessen werden. → Tab. 12.2 zeigt die wichtigsten Laborparameter zur Unterscheidung einer primären und sekundären NNRI.

Therapie

Mineral- (Fludrokortison) und Glukokortikoide (Hydrokortison) werden täglich oral substituiert. Bei Hydrokortison sollten ca. 50 % der Gesamtdosis morgens und jeweils 25 % mittags und abends verabreicht werden. Bei der Addison-Krise müssen rasch intensivmedizinische Maßnahmen, Volumengaben und eine hochdosierte, intravenöse Hydrokortisongabe erfolgen. Eltern von betroffenen Kindern sollten von Anfang eine Schulung bezüglich der Vermeidung und Behandlung einer Addison-Krise erhalten. Bei Infekten (v. a. mit Fieber), schweren Stresssituationen (auch bei OPs daran denken!) oder starken Schmerzen wird die täglich verabreichte Hydrokortisondosis (nicht die Fludrokortisondosis) auf das 3–5-Fache erhöht werden, um einer Addison-Krise vorzubeugen.

Zusammenfassung

- Kommen Neugeborene mit einer Struma neonatorum zur Welt, ist meist mütterlicher Iodmangel die Ursache.
- Die angeborene Hypothyreose wird durch das Neugeborenenscreening häufig früh entdeckt, sodass unter Therapie eine normale geistige Entwicklung stattfinden kann.
- Die Neugeborenenhyperthyreose entsteht bei Kindern Morbus-Basedow-erkrankter Mütter, da die Autoantiköper plazentagängig sind.
- Die Hashimoto-Thyreoiditis führt langfristig zu einer Hypothyreose.
- Ein Diabetes insipidus, dessen Leitsymptome Dehydratation, Polyurie und Polydipsie sind, kann renal oder zentral bedingt sein.
- Das AGS ist ein Defekt der Kortisolsynthese und geht nur bei Mädchen mit typischen Veränderungen des Genitals einher; Jungen sind deshalb von einem unerkannten, lebensgefährlichen Salzverlust besonders bedroht.
- Bei der vorzeitigen Pubertätsentwicklung wird die Pubertas praecox vera von der Pseudopubertas praecox unterschieden.
- Die primäre Nebennierenrindeninsuffizienz wird mit einer oralen Mineral- und Glukokortikoidtherapie behandelt. Eine schwere Verlaufsform ist die Addison-Krise.

Diabetesformen

Beim Diabetes mellitus, dessen Leitsymptome die **Hyperglykämie, Polydipsie** und **Polyurie** (> 1 l bei jüngeren Kindern, > 3 l bei älteren) sind, handelt es sich um eine Störung des **Insulinstoffwechsels.** Es werden mehrere Krankheitstypen unterschieden:

Diabetes mellitus Typ 1 Im Kindesalter hat der insulinabhängige **Typ 1 (IDDM)** die größte Bedeutung. Man unterscheidet zwei weitere Unterformen: Die immunologisch bedingte (> 90 % der Patienten < 25 Jahre) und die idiopathische Form. Die Ätiologie der Krankheit ist nicht vollständig geklärt. Da bei den Betroffenen bestimmte HLA-Typen häufiger auftreten, geht man von einer genetischen Disposition aus.

Bei der immunologisch bedingten Form kommt es zur Bildung von Autoantikörpern gegen die β-Zellen des Pankreas und zu deren Zerstörung (→ Abb. 13.1). Die idiopathische Form ist nur bei asiatischen und afrikanischen Patienten beschrieben und bisher sind keine Auslöser bekannt.

Diabetes mellitus Typ 2 Der primär nicht insulinabhängige **Typ 2 (NIDDM)** tritt bei extrem übergewichtigen Jugendlichen auf (früher eher die typische Form der Erwachsenen). Aufgrund der zunehmenden Anzahl an übergewichtigen Kindern und Jugendlichen steigt die Prävalenz in den letzten Jahren deutlich an. Zumindest anfänglich ist hier die Insulinproduktion normal; der Pathomechanismus beruht auf einer zunehmenden Insulinresistenz der Zellen.

Weitere Weiterhin gibt es seltenere Diabetesformen (z. B. genetische Defekte der β-Zellfunktion oder der Insulinwirkung), Diabetes bei Erkrankungen des Pankreas (z. B. Zystische Fibrose) und medikamenten- (z. B. bei Cushing-Syndrom) oder krankheitsassoziierte (z. B. bei Down- oder Turner-Syndrom) Arten.

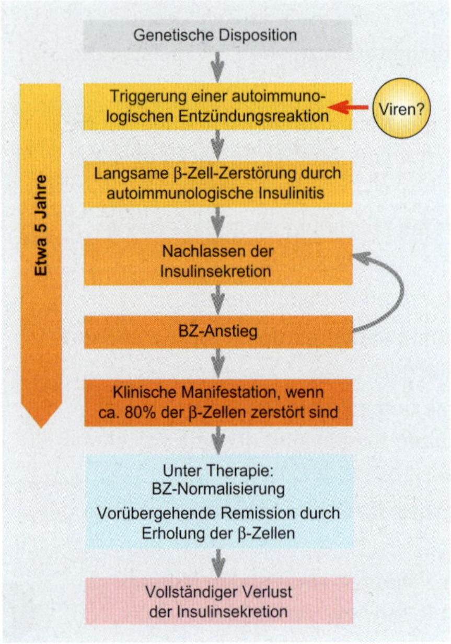

Abb. 13.1 Entstehung des Diabetes mellitus Typ 1 [L157]

Pathogenese

Aufgrund der verminderten Insulinproduktion oder der Insulinresistenz kann Glukose nicht aus dem Blut in die insulinabhängigen Zellen aufgenommen werden. Um diesen Zellen dennoch genügend Energie zur Verfügung zu stellen, werden **Glykogenolyse** und **Glukoneogenese** kompensatorisch gesteigert, es folgt ein weiterer Blutzuckeranstieg. Bei Überschreitung der Nierenschwelle wird Glukose renal ausgeschieden, Glukosurie und osmotischer Diurese mit der Gefahr der Dehydratation und Elektrolytentgleisung folgen. Außerdem werden **Lipolyse** und **Ketogenese** gesteigert; die dadurch entstehende Stoffwechsellage kann bis zur **metabolischen Azidose** und dem Vollbild einer **diabetischen Ketoazidose** führen.

Diabetes mellitus Typ 1

Klinik

Typische Symptome des Diabetes mellitus sind **Polydipsie, Polyurie** (manchmal auch hinter einer sekundären Enuresis verborgen), **Gewichtsabnahme** und **Leistungsminderung.**

Oft entwickelt sich die Krankheit so rasant, dass die ketoazidotische Stoffwechselentgleisung, das **Coma diabeticum,** die **Erstmanifestation** darstellt. Häufig bestehen zusätzlich weitere Autoimmunerkrankungen (z. B. Hashimoto-Thyreoiditis, Zöliakie).

Diagnostik

Die Diagnostik des Diabetes mellitus basiert auf dem Nachweis der **Hyperglykämie** (→ Abb. 13.2, → Tab. 13.1) und der **Glukosurie.** Frühe Stadien können mit dem oralen Glukosetoleranztest (oGTT) aufgedeckt werden: Nach einer standardisierten Glukosebelastung findet sich bei erkrankten Kindern eine länger andauernde Hyperglykämie. Die **Ketoazidose** kann per BGA und Nachweis von Ketonkörpern im Urin festgestellt werden. Bei einem HbA1c ≥ 6,5 % liegt ebenfalls sehr wahrscheinlich ein Diabetes mellitus vor.

Therapie

Die Ziele der Diabetestherapie sind eine normale psychomotorische Entwicklung, unauffälliges Gedeihen und die Prävention von Akut- und Spätkomplikationen. Am wichtigsten ist das Erreichen von **Normoglykämien** (Blutzuckerwerte zwischen 90 und 150 mg/dl, HbA1c < 6,5 %).

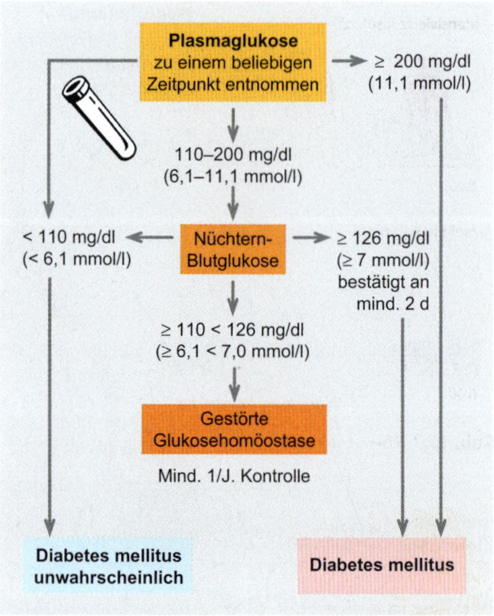

Abb. 13.2 Diabetesdiagnostik [L157]

Tab. 13.1 Normwerte der Blutglukose (nüchtern und oGTT)

	Nüchternwerte (8 h Nahrungskarenz)	2-h-Wert
Normal	< 100 mg/dl	< 140 mg/dl
Gestörter Glukosestoffwechsel	100–125 mg/dl	140–199 mg/dl
Diabetes mellitus	> 125 mg/dl	> 199 mg/dl

Die **Therapie** des Diabetes mellitus basiert auf **vier Säulen:** Schulung, Insulintherapie mit Blutzuckerkontrolle, Diät und körperliche Bewegung.

Insulintherapie

Die **intensivierte** Insulintherapie (→ Abb. 13.3) gilt inzwischen als Standardvorgehen beim Typ-1-Diabetes im Kindes- und Jugendalter. Entweder werden mehrfach täglich Insulininjektionen durchgeführt oder der Patient hat eine Insulinpumpentherapie mit kontinuierlicher s. c. Insulininfusion. Bei den klassischen Insulininjektionen deckt Basalinsulin den Grundbedarf, rasch wirkendes Normalinsulin oder kurzwirksame Insulinanaloga werden zusätzlich zu den Mahlzeiten verabreicht (→ Abb. 13.3, → Abb. 13.4).

Circa 50 % der pädiatrischen Typ-1-Diabetes-Patienten nutzen inzwischen eine Insulinpumpe (noch höherer Anteil bei Kleinkindern). Über einen s. c. liegenden Katheter (am Bauch oder Oberschenkel platziert) wird kontinuierlich kurzwirksames Insulin infundiert, zu den Mahlzeiten sind zusätzlich Insulinboli notwendig.

Zur optimierten Blutzuckermessung sind zunehmend **Glukosesensoren** im Einsatz, die i. d. R. am Oberarm in das Subkutangewebe eingebracht werden und eine kontinu-

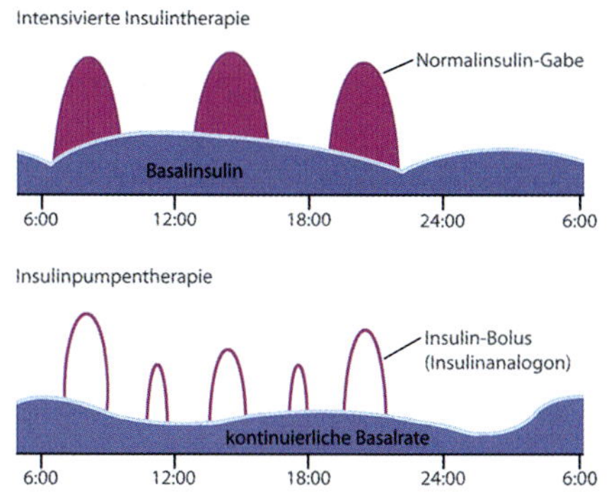

Abb. 13.3 Therapieschemata der Insulintherapie [T700]

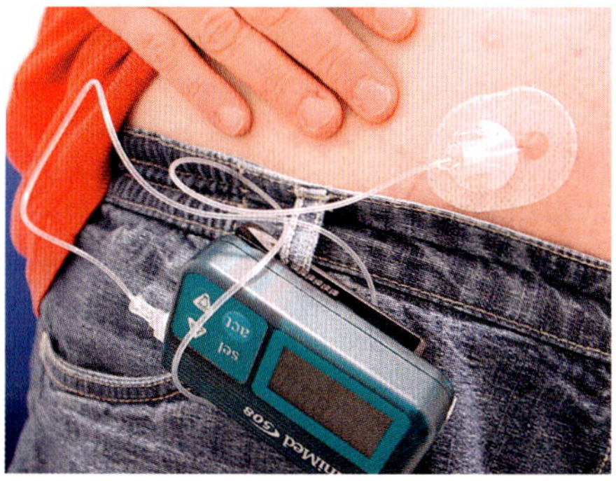

Abb. 13.4 Insulinpumpe [J787]

ierliche Glukosemessung ermöglichen. Die gemessenen Werte können mithilfe eines kleinen Computers abgelesen und z. B. auch direkt von der Insulinpumpe registriert werden. So kann die Insulinpumpe bei niedrigem Gewebezucker und potenzieller Hypoglykämie rasch reagieren und die Insulintherapie unterbrechen, genauso aber auch bei Hyperglykämien die Insulinmenge erhöhen.

Laborkontrollen

Zur Gewährleistung einer normoglykämischen Stoffwechsellage sind **regelmäßige** Blutzucker-, Urin- und Azetonkontrollen nötig. Der **HbA1c-Wert** gibt Auskunft über die Stoffwechseleinstellung der vergangenen 8–10 Wochen und sollte unter **7,0 %** liegen. Er gilt als Marker für Therapietreue und Güte der Insulineinstellung. Außerdem sollte in regelmäßigen Abständen auf Begleit-Autoimmunerkrankungen gescreent werden.

Diabetiker-Diät und Bewegung

Wichtig ist eine kohlenhydratreiche (> 50 %) und fettkontrollierte (max. 30 %) Ernährung, die Eiweißzufuhr sollte 1 g/kg/Tag nicht überschreiten. Eiweiß- und fettreiche abendliche Mahlzeiten verhindern nächtliche Hypoglykämien. Körperliche Bewegung ist wichtig, da Sport die Sensitivität des Körpers gegenüber Insulin erhöht und somit der allgemeine Insulinbedarf gesenkt werden kann

Schulung und Langzeitbetreuung

Für einen dauerhaften Therapieerfolg müssen Kinder und Eltern im Umgang mit Krankheit und Therapie verständlich und regelmäßig geschult werden (Einbinden von Erzieher*innen und Lehrer*innen!). Gerade in der Pubertät kommt es häufig zu Compliance Problemen, in dieser Zeit ist eine engmaschigere Betreuung wichtig. In der Langzeitbetreuung sind Diabetolog*innen, Ernährungsberater*innen, Psycholog*innen und niedergelassene Kinderärzt*innen gleichermaßen gefordert.

Komplikationen und Spätfolgen

Im Rahmen der Krankheit können zahlreiche **Komplikationen** auftreten:

- Akutkomplikationen: Hypoglykämie, Dawn-Phänomen, Ketoazidose mit Hypokaliämie, Hirnödem
- Spätkomplikationen: diabetische Retino-, Nephro-, Neuro- und Makroangiopathie

> Durch eine **konsequente Therapie** und **regelmäßige Kontrolluntersuchungen** können die Spätfolgen teilweise sehr lange hinausgezögert werden. Spätestens nach 5 Erkrankungsjahren oder ab dem 11. Lebensjahr sollten mögliche Langzeitkomplikationen jährlich (z. B. durch Funduskopie, Albuminausscheidung im Urin, 24-h-Langzeit-Blutdruckmessung) überwacht werden.

Hypoglykämie

Hypoglykämien entstehen i. d. R. aufgrund zu hoher Insulindosen, zu kleiner Mahlzeiten oder bei übermäßiger körperlicher Belastung und Stress. Die Kinder haben Heißhunger, schwitzen, sind blass, aggressiv oder klagen über Konzentrationsschwäche. In Extremfällen können ein Schock oder Krampfanfälle ausgelöst werden. Blutzuckerwerte < 70 mg/dl bedürfen einer Behandlung, es muss **Glukose** zugeführt werden, als Traubenzucker oral oder bei bewusstlosen Kindern per Glukosinfusion, zusätzlich kann bei schwerer Hypoglykämie Glukagon verabreicht werden.

Dawn-Phänomen

Die nächtliche Wachstumshormonsekretion bedingt eine physiologische Insulinresistenz und führt damit in den Morgenstunden zu einem relativen Insulinmangel. Außerdem setzt die Glukoneogenese aus Fett und Eiweiß erst Stunden nach der Nahrungsaufnahme ein. So kommt es v. a. bei Jugendlichen in der Pubertät (durch die erhöhte nächtliche Wachstumshormonproduktion) zu einer **morgendlichen Hyperglykämie.** Abhilfe schafft eine Reduktion des Fett- und Eiweißgehalts beim Abendessen, zusätzlich können vor dem Schlafengehen Insulingaben erfolgen. Durch die kontinuierlichen Insulingaben (auch nachts) wird mit der Insulinpumpe das Dawn-Phänomen besser kontrolliert.

Ketoazidose

Bei der Ketoazidose handelt es sich um eine schwerwiegende Stoffwechselentgleisung, die i. d. R. schleichend beginnt. In über 20 % tritt sie als Erstmanifestation auf: Extrem hohe Blutzuckerwerte führen zu **Elektrolyt-** und **Wasserverlusten,** der Fett- und Ketonkörperstoffwechsel zu einer schweren metabolischen **Azidose.** Typische Befunde sind Bewusstseinstrübung bis zum Coma diabeticum, Exsikkose, Kußmaul-Atmung mit Azeton-Mundgeruch, Hypotonie und Bauchschmerzen (Pesudoperitonitis diabetica).

> Eine **sofortige Infusion von Flüssigkeit** (zunächst NaCl 0,9 %, später NaCl 0,9 %-Glukose10 %-Lösung, max. 2-facher Erhaltungsbedarf wegen Gefahr des Hirnödems) und die i. v.-Gabe von **Normalinsulin** müssen zur Blutzuckersenkung und Rehydrierung bei Verdacht auf Ketoazidose durchgeführt werden! Die Blutzuckersenkung darf dabei aber nicht zu rasch geschehen (max. 70–90 mg/dl/h).

Mit Beginn der Insulintherapie wird der intrazelluläre Kaliumeinstrom gefördert, sodass es dann schnell zu einer **Hypokaliämie** kommen kann. Eine rechtzeitige Kaliumsubstitution ist daher sehr wichtig! Die Gabe von Natriumbikarbonat sollte man nur im Reanimationsfall erwägen, ansonsten ist sie obsolet.

Zusammenfassung

- Im Kindes- und Jugendalter tritt vorwiegend der Diabetes mellitus Typ 1 (IDDM) auf.
- Polydipsie und Polyurie sind klassische Leitsymptome des Diabetes mellitus.
- Säulen der Therapie sind Schulung, Insulintherapie, Diät und körperliche Bewegung.
- Nur durch konsequente Einstellung auf eine normoglykämische Stoffwechsellage und regelmäßige Kontrollen kann der diabetischen Retino-, Nephro- und Neuropathie vorgebeugt werden.
- Akute Komplikationen des Diabetes mellitus Typ 1 sind die Hypoglykämie, Dawn Phänomen, die Ketoazidose mit Hypokaliämie und das Hirnödem.

Masern

Masern werden durch Tröpfcheninfektion mit dem **Morbilli-Virus** übertragen. Sie haben eine Inkubationszeit von 8–15 Tagen und sind schon bei Krankheitsverdacht meldepflichtig.

Klinik

Die Krankheit beginnt mit einem etwa 4-tägigen **Prodromalstadium** (fieberhafte Erkältungskrankheit). Danach fällt das Fieber und auf der Wangenschleimhaut zeigen sich die pathognomonischen **Koplik-Flecken** (weiße, nicht abwischbare Stippchen, meist gegenüber der unteren Molaren). Mit Ausbruch des Exanthems, das zuerst hinter den Ohren (→ Abb. 14.1) erscheint und sich innerhalb weniger Tage über Gesicht, Körper und Extremitäten ausbreitet, steigt das Fieber erneut. Der Allgemeinzustand ist stark reduziert. Das Exanthem ist **großfleckig, konfluierend** und blasst nach bis zu 1 Woche bräunlich ab. Häufig besteht eine Konjunktivitis.

> Mögliche **Komplikationen der Maserninfektion** sind eine schwere Enzephalitis (Häufigkeit 1:1.000) und die subakut sklerosierende Panenzephalitis (SSPE, nach einer Latenz von 5–10 Jahren). Bakterielle Superinfektionen sind möglich.

Diagnostik und Therapie

Die Diagnose wird meist klinisch gestellt. Die Therapie ist **symptomatisch,** bei bakterieller Superinfektion werden Antibiotika eingesetzt. Ansteckungsgefahr (sehr hoch!) besteht etwa 4 Tage vor bis 4 Tage nach Exanthemausbruch. Seit 2020 gibt es in Deutschland zum Kindergarten- oder Schuleintritt eine Masernimpfpflicht.

Röteln

Das **Rubella-Virus** hat nach Kontakt- oder Tröpfcheninfektion eine Inkubationszeit von 14–21 Tagen.

Klinik

Die Krankheit bricht mit einer schmerzhaften zervikalen **Lymphadenopathie** aus. Das Rötelnexanthem beginnt im Gesicht und breitet sich auf Körper und Extremitäten aus. Es ist mittel- bis kleinfleckig, makulopapulös (→ Abb. 14.1), eher nicht konfluierend und klingt nach einigen Tagen ab. Der Allgemeinzustand ist i. d. R. gut, die Hälfte der Infektionen verläuft asymptomatisch. Als Komplikationen können Arthralgien, Enzephalitiden und thrombozytopenische Purpura auftreten.

Diagnostik und Therapie

Die Diagnose wird meist serologisch und durch Erregernachweis aus Urin, Liquor oder Rachensekret gestellt. Eine kausale Therapie gibt es nicht. Die Kinder sind 7 Tage vor und nach dem Exanthemausbruch hochansteckend. Zur Prophylaxe sollten alle Kinder zweimalig aktiv geimpft werden.

> Die Ansteckung Schwangerer muss unbedingt verhindert werden (→ Kap. 9).

Tab. 14.1 Differenzialdiagnose exanthemischer Kinderkrankheiten

Kinderkrankheit	Art des Exanthems	Lokalisation des Exanthems	Sonstige Besonderheiten
Masern	Großfleckig, livide, konfluierend	Von kranial (hinter den Ohren) nach kaudal	Mund: Enanthem, Koplik-Flecken, reduzierter AZ, zweiphasiges Fieber, **Cave:** Enzephalitis!
Röteln	Klein- bis mittelfleckig, hellrot, nicht konfluierend	Initial im Gesicht, weiter über Rumpf und Extremitäten	Nuchal vergrößerte Lymphknoten, Enanthem, guter AZ
Ringelröteln (Erythema infectiosum)	Mittelfleckig, girlandenförmig, konfluierend	Gesicht, Extremitäten, Glutäalregion	Keine Schleimhautbeteiligung, Juckreiz, Schmetterlingserythem im Gesicht, **Cave:** aplastische Krise bei hämolytischer Anämie!
Dreitagefieber (Exanthema subitum)	Klein- bis mittelfleckig, teilweise konfluierend	Rumpf, Nacken	Keine Schleimhautbeteiligung, 3 d Fieber, Exanthem erst nach Entfieberung, **Cave:** Fieberkrampf!
Windpocken (Varizellen)	Kleinfleckig, alle Effloreszenzformen	Generalisiert, obligat auch an behaartem Kopf und Schleimhäuten	Alle Stadien nebeneinander („Sternenhimmelphänomen"), Juckreiz
Scharlach	Kleinfleckig, rau, stark gerötet, konfluierend	Initial zentral (Leiste, Schulter, Hals), dann Ausbreitung	Angina/Pharyngitis, Himbeerzunge, periorale Blässe

Windpocken (Varizellen)

Windpocken werden durch das hochkontagiöse **Varizella-Zoster-Virus** aus der Gruppe der Herpesviren verursacht. Die Infektion erfolgt meist nach Hautkontakt oder Tröpfcheninfektion, die Inkubationszeit beträgt 2–3 Wochen.

Klinik und Komplikationen

Nach einem Prodromalstadium mit Fieber und Abgeschlagenheit treten **schubweise** rote Flecken auf, die sich zu Papeln, Bläschen und Pusteln entwickeln, aufbrechen, verkrusten und stark jucken.

> Da alle Effloreszenzformen nebeneinander vorliegen, spricht man vom „Sternenhimmel" (→ Abb. 14.2).

Die Hauterscheinungen treten auch am behaarten Kopf auf. Die Abheilung der Effloreszenzen dauert ca. 2 Wochen. ZNS-Komplikationen wie **Zerebellitis** und

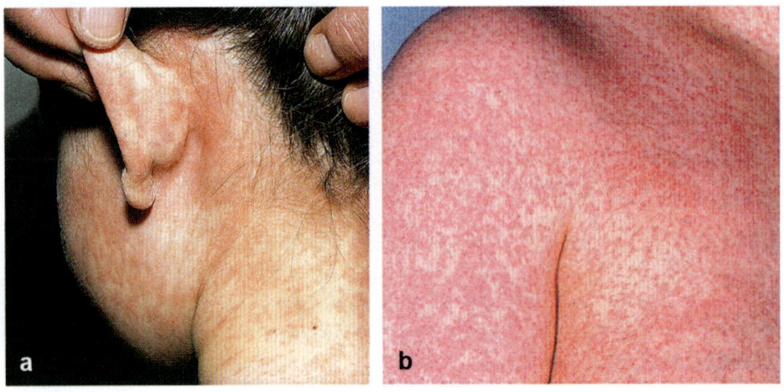

Abb. 14.1 Exantheme. a) Masernexanthem (großfleckig und konfluierend), b) Rötelnexanthem (kleinfleckig und nicht konfluierend) [a: T701, b: C113]

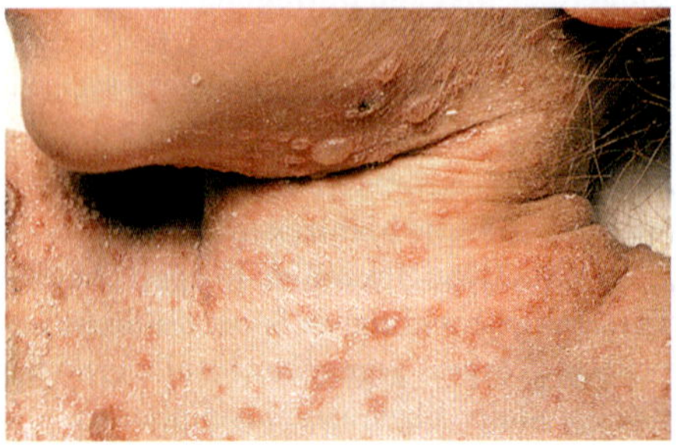

Abb. 14.2 Windpocken; der typische „Sternenhimmel" [T409]

Enzephalitis können vorkommen, ebenso die sekundär-bakterielle Infektion der vorgeschädigten Haut und Pneumonien.

Diagnostik und Therapie

Die Diagnose wird klinisch (bei Effloreszenzen am behaarten Kopf) oder serologisch gestellt. Ein Virusnachweis ist aus dem Bläscheninhalt möglich. Infektiosität besteht 2 Tage vor Exanthemausbruch bis 5 Tage nach Auftreten der letzten Effloreszenz. Das Virus kann diaplazentar übertragen werden und Fehlbildungen verursachen (fetales Varizellensyndrom), bei den konnatalen Varizellen kommt es in den ersten 10 Lebenstagen zur Infektion des Neugeborenen (**Cave:** 30 % Letalität!). Das Varizella-Zoster-Virus verbleibt nach Abheilen der Windpocken lebenslang im Organismus und kann als **Herpes Zoster (Gürtelrose)** reaktiviert werden. Wegen Gefahr eines **Reye-Syndroms** (Enzephalopathie und Leberverfettung) sollte kein Aspirin verwendet werden! Die Therapie erfolgt in erster Linie symptomatisch. Zur Linderung des Juckreizes können Antihistaminika und synthetische Gerbstoffe in Form von Lotionen verwendet werden. Einer Therapie mit Aciclovir bedarf es nur bei immungeschwächten Kindern oder schweren Verläufen. Vor allem bei Neu- und Frühgeborenen muss die Indikation zur Gabe von **spezifischem Varizellen-Immunglobulin** geprüft werden. Es existiert ein Lebendimpfstoff, der zusammen mit der Masern-Mumps-Röteln Impfung simultan verabreicht werden kann. Seit Kurzem gibt es auch einen Totimpfstoff gegen Herpes Zoster, der von der STIKO jedoch nur für Erwachsene ab frühestens 50 Jahren empfohlen wird.

Scharlach

Ursache ist das erythrogene Toxin spezieller Stämme β-**hämolysierender A-Streptokokken.** Die zugrunde liegende Infektion ist meist eine Tonsillopharyngitis. Inkubationszeit: 2–5 Tage.

Klinik

Nach der Inkubationszeit treten zuerst die Angina-Symptomatik und etwa 1–2 Tage später das Scharlachexanthem auf. Dieses ist hellrot, rau und makulopapulös; es geht von den Leistenbeugen aus, steigt über den Rumpf zum Kopf auf und spart die Umgebung des Munds aus (periorale Blässe, → Abb. 14.3).
Die Zunge ist zunächst belegt, dann tritt das Bild der hochroten „Himbeerzunge" auf. Nach 7–10 Tagen fängt die Haut an, sich zu schuppen, die Krankheit heilt ab.

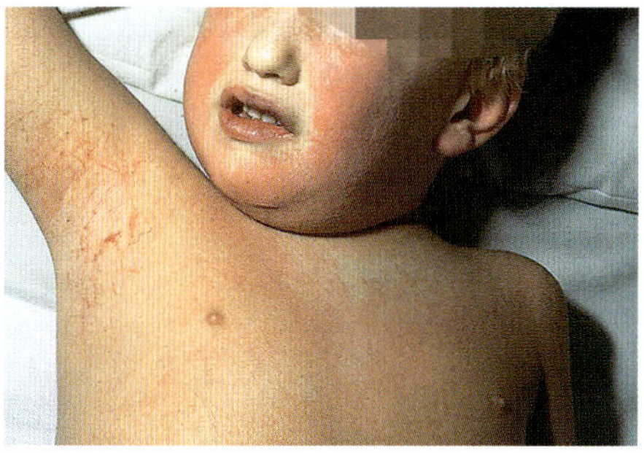

Abb. 14.3 Scharlachexanthem; periorale Blässe [T409]

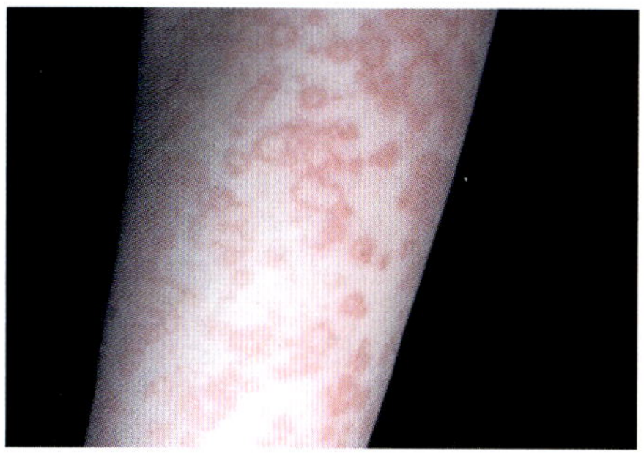

Abb. 14.4 Ringelröteln (girlandenförmig) [E385]

Diagnostik und Therapie

Schnelltests können Streptokokken-Antigene im Rachenabstrich nachweisen; beweisend ist aber nur die positive Kultur. Scharlach muss über 7 Tage mit **Penicillin** (alternativ Makrolid oder Cephalosporin) behandelt werden, um Komplikationen (rheumatisches Fieber [→ Kap. 35], Glomerulonephritis) zu vermeiden.

Ringelröteln (Erythema infectiosum)

Ringelröteln werden durch das **Parvovirus B19** hervorgerufen. Die Krankheit ist seltener und hat nach Tröpfcheninfektion eine Inkubationszeit von ca. 1–2 Wochen.

Klinik

Manchmal kommt es zu Prodromi wie Fieber, Myalgien oder Kopfschmerzen. Dann tritt zunächst eine **schmetterlingsförmige** Rötung im Gesicht unter Aussparung der perioralen Region auf, danach periodisches Abblassen und Neuentstehen von ring- und girlandenförmige Rötungen (→ Abb. 14.4) vorwiegend an den Extremitäten. Der Allgemeinzustand ist meist gut. Zirka 20 % der Kinder entwickeln begleitend eine Arthritis.

Diagnostik und Therapie

Die Diagnose wird klinisch gestellt. Eine Ansteckung ist ab 1 Woche nach Infektion bis Ausbruch des Exanthems möglich. Die Therapie erfolgt rein symptomatisch, die diaplazentare Infektion kann zum Hydrops fetalis und Anämie des Feten führen, was eine intrauterine Erythrozytentransfusion notwendig macht. Kinder mit chronisch hämolytischen Anämien (z. B. Sichelzellanämie, Sphärozytose) haben bei Infektionen mit Parvovirus B19 ein erhöhtes Risiko für lebensbedrohliche aplastische Krisen!

Dreitagefieber (Exanthema subitum)

Die Erreger sind humane **Herpesviren** der Gruppe 6 oder 7. Betroffen sind i. d. R. Kinder zwischen 6 Monaten und 2 Jahren.

Klinik

Etwa 5–15 Tage nach Tröpfcheninfektion tritt sehr hohes **Fieber** auf, das nach 3–5 Tagen wieder abklingt. Dann kommt es schlagartig zum makulopapulösen Exanthem, das das Gesicht ausspart und v. a. den Stamm betrifft. Eine häufige Komplikation stellen **Fieberkrämpfe** dar.

Diagnostik und Therapie

Die Diagnose kann meist klinisch gestellt werden. Eine kausale Therapie gibt es nicht. Symptomatisch wird Antipyrese zur Vermeidung von Fieberkrämpfen eingesetzt.

Zusammenfassung

- Einige typische Kinderkrankheiten gehen mit Fieber und charakteristischem Exanthem einher.
- Die Maserninfektion hat einen typischen, zweigipfligen Fieberverlauf. Pathognomonisch sind die Koplik-Flecken; die Enzephalitis ist eine schwere Komplikation.
- Da bei den Röteln die zervikalen Lymphknoten geschwollen sind, lassen sie sich durch Palpation diagnostizieren; die Infektion Schwangerer kann eine Fetopathie verursachen.
- Das Bild des „Sternenhimmels" auch am behaarten Kopf erlaubt die klinische Diagnose der Varizellen.
- Mögliche Scharlachspätfolgen sind rheumatisches Fieber und Glomerulonephritis; deshalb muss über 7 Tage antibiotisch behandelt werden.

Mumps-Virus (Parotitis epidemica)

Das **Mumpsvirus** wird durch Tröpfeninfektion übertragen und hat eine Inkubationszeit von ca. 2–3 Wochen.

Klinik und Komplikationen

> Der Erreger verursacht Fieber und eine typische, zunächst meist **einseitige, später beidseitige Schwellung der Ohrspeicheldrüsen** (→ Abb. 15.1).

In 20 % d. F. können auch die anderen Speicheldrüsen (Gll. submandibulares und sublinguales) ohne Beteiligung der Ohrspeicheldrüse betroffen sein. Die häufig ebenfalls auftretende **Meningitis** bleibt in vielen Fällen unbemerkt und heilt folgenlos aus. Die Beschwerden klingen i. d. R. nach einigen Tagen ab. Als schwerwiegende Komplikationen können jedoch **Pankreatitiden, Orchitiden** (kann zur Infertilität führen), Hör- und Sehstörungen, Myokarditis und die seltene **Enzephalitis,** die häufig Residualsymptome zur Folge hat, auftreten.

Diagnostik und Therapie

Im Blutbild zeigt sich eine Leukopenie, die Serumamylase ist erhöht. Die Diagnose kann jedoch nur mit **serologischen** Tests oder direkter Virusisolierung bewiesen werden. Mögliche Differenzialdiagnosen sind die Lymphadenitis colli, eine Sialadenitis, bakterielle Parotitis oder Parotistumoren. **Symptomatisch** kommen Antipyrese sowie Bettruhe und lokale Wärmetherapie zum Einsatz. Die Kinder sind 7 Tage vor bis 9 Tage nach der Parotisschwellung infektiös. Die beste Prophylaxe stellt auch hier die aktive Impfung dar.

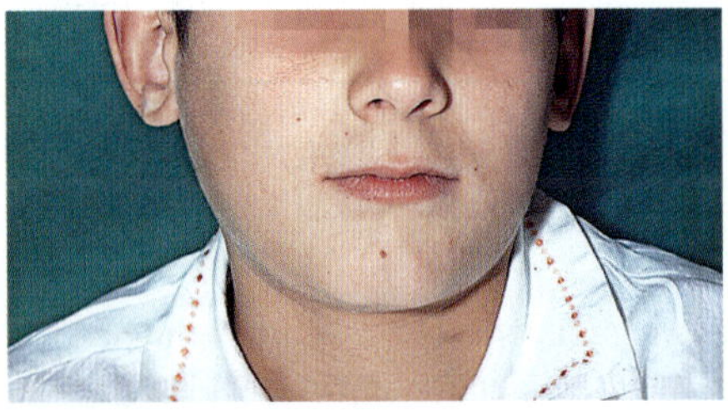

Abb. 15.1 Schwellung der Ohrspeicheldrüse rechts bei Mumps [T701]

Masern- und Rötelnvirus, Parvovirus B19

→ Kap. 14.

Poliovirus

Das **Poliovirus** verursacht das Krankheitsbild der **Poliomyelitis** (Kinderlähmung). Durch die wirksame Impfprophylaxe treten in Deutschland kaum noch Krankheitsfälle auf. Die Übertragung erfolgt über eine Schmierinfektion. Die Inkubationszeit beträgt wenige Tage bis zu 3 Wochen. Der Großteil der Fälle verläuft jedoch asymptomatisch. Bereits der Verdacht ist meldepflichtig.

Klinik

> Die Symptomatik wird in **4 Stadien** eingeteilt, wobei ca. 99 % der symptomatisch Erkrankten nur die ersten 3 Stadien durchlaufen.

- **Initialstadium:** 2–3 Tage, Erkältungssymptomatik, Fieber und Durchfall
- **Latenzstadium:** 1–3 Tage, keine Beschwerden
- **Präparalytisches Stadium:** Meningitis mit Fieber, Kopfschmerzen, Lichtscheu und Nackensteifigkeit
- **Paralytisches Stadium (nur bei 1 %):** Doppelgipfliges Fieber, schlaffe **Lähmungen** (spinal und bulbär-pontin) mit Schmerzen, die **Residuen** hinterlassen können, und vegetative Beschwerden treten auf. Es kommt jedoch nie zu Sensibilitätsstörungen.

Betreffen schlaffe Lähmungen die Atemmuskulatur, kann eine lebensgefährliche **Ateminsuffizienz** entstehen. Noch nach Jahren kann ein **Postpoliomyelitis-Syndrom** auftreten und Muskelschmerzen und -schwund verursachen.

Diagnostik und Therapie

Der Virusnachweis kann aus Rachensekret, Stuhl und Liquor erfolgen. Auch der Nachweis von Antikörpern ist möglich. Zur Therapie stehen nur **symptomatische** Maßnahmen (Analgetika, Fiebersenkung, Bettruhe, Physiotherapie) zur Verfügung. Bei Befall der Atemmuskulatur müssen Beatmung und Intensivüberwachung das Überleben sichern. Wichtige Differenzialdiagnosen sind Botulismus, Tollwut, periphere Neuritiden oder eine Polyradikulitis. Die beste Prophylaxe ist die Impfung im 1. Lebensjahr.

Herpesviren

Zu dieser Virusfamilie gehören verschiedene humanpathogene Vertreter, die im Körper **persistieren** und bei Reaktivierung erneut zur Erkrankung führen können.

Herpes-simplex-Virus Typ 1 (HSV-1) und Typ 2 (HSV-2)

Beide Virustypen befallen **Haut** oder **Schleimhäute** und werden durch engen Körperkontakt übertragen.

Klinik

Herpes-simplex-Virus Typ 1

HSV-1 verursacht v. a. Infektionen im Gesichts- und Mundbereich:

- **Gingivostomatitis (häufigste Form der Erstinfektion):** An den Lippen, im Mund und an der Zunge bilden sich zahlreiche **schmerzhafte** Bläschen, die teilweise ulzerieren (→ Abb. 15.2). Die Schmerzen können so stark sein, dass sie jegliche Nahrungsaufnahme verhindern. Zusätzlich begleiten hohes Fieber und Schwellungen der Halslymphknoten die Gingivostomatitis.

> Die **Erstinfektion** mit HSV-1 verläuft fast immer klinisch stumm. Treten Symptome auf, so entsteht bei Kleinkindern typischerweise das Bild der Gingivostomatitis.

- **Herpes labialis:** Diese Symptomatik entwickelt sich bei Rezidiverkrankungen. Es kommt im Bereich der Lippen zu einer umschriebenen, juckenden Rötung, auf der Bläschen und Krusten entstehen.
- Bei Kindern mit Neurodermitis kann ein generalisiertes **Eczema herpeticatum** entstehen. Neben hohem Fieber ist die Gefahr für bakterielle Sekundärinfektionen sehr hoch, der Allgemeinzustand ist stark reduziert.
- **Keratoconjunctivitis herpetica:** Kommt es zur Infektion der Konjunktiven (Primär- oder Reinfektion), ist das Augenlicht

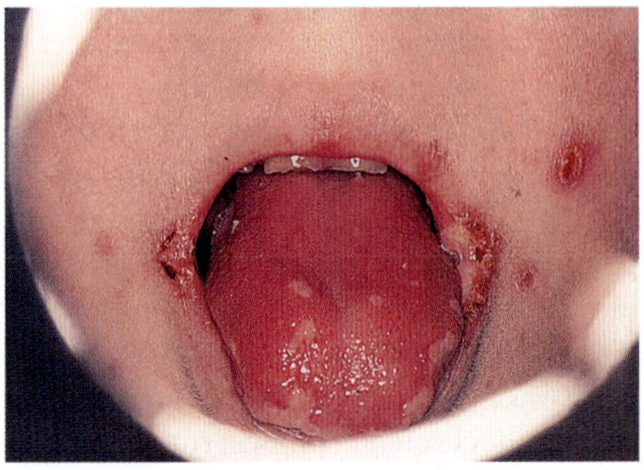

Abb. 15.2 Gingivostomatitis mit Aphthen am Gaumen [M837]

gefährdet. Klinisch zeigen sich gerötete und geschwollene, aber nicht eitrige Bindehäute.

- **Herpes-Enzephalitis:** Es kommt zu hohem Fieber, Kopfschmerzen, Somnolenz bis hin zum Koma, Charakterveränderungen und evtl. Krampfanfällen und neurologischen Ausfällen. Die meist temporal lokalisierte Enzephalitis verläuft nicht selten tödlich.

Herpes-simplex-Virus Typ 2

HSV-2 löst hauptsächlich Infektionen im Genitalbereich aus:

- **Herpes genitalis:** Bläschen und Ulzerationen treten genital auf. Inzwischen kann auch immer häufiger HSV-1 ursächlich für genitale Herpesinfektionen sein.

> Bei kindlicher **Herpes-genitalis-Erkrankung** muss dem Verdacht auf sexuellen Missbrauch nachgegangen werden!

- **Herpes neonatorum:** Eine vaginale Geburt bei HSV-2-Infektion der Mutter kann beim Neugeborenen zum Befall von Haut, Schleimhaut, Augen und ZNS führen.

Diagnostik und Therapie

Zur Diagnose können aus Abstrichen oder **Bläscheninhalt** Viren isoliert oder angezüchtet werden. Auch der Antikörperdanner DNA-Nachweis (PCR) ist möglich. Oft kann schon aus der Klinik auf den Erreger geschlossen werden. Die Therapie erfolgt je nach Krankheitsbild symptomatisch oder kausal mit Aciclovir (→ Tab. 15.1).

Varizella-zoster-Virus (VZV)

→ Kap. 14.

Zytomegalievirus (CMV)

Das **CMV-Virus** gehört ebenfalls zur Familie der Herpesviren, eine Infektion verläuft fast nur bei **Immungeschwächten** symptomatisch. Die Inkubationszeit beträgt ca. 1–2 Monate. Infizierte Zellen werden zu Riesenzellen mit Einschlusskörperchen **(„Eulenaugenzellen“).** Unter den konnatalen Infektionen ist die CMV die häufigste (→ Kap. 9).

Klinik

Immunkompetente bemerken die Infektion meist nicht, in < 10 % zeigt sich ein grippeähnlicher Verlauf mit leichtem Fieber, evtl. Pharyngitis und Lymphadenopathie. **Immundefiziente** Patienten können durch die Infektion Enzephalitiden, Pneumonien, Hepatitiden, Chorioretinitiden oder Durchfall entwickeln. Nicht selten endet diese Infektion für Immungeschwächte bei nicht rechtzeitiger Therapie tödlich (50 % Letalität!).

Diagnostik und Therapie

Diagnostisch können im Blut und/oder Urin Virus-DNA (PCR), Antigene oder Antikörper nachgewiesen werden. Zur kausalen Therapie wird bei immungeschwächten Patienten und symptomatischen, konnatal infizierten Neugeborenen primär systemisch **Ganciclovir** eingesetzt (bei Therapieversagen auch Foscarnet).

Epstein-Barr-Virus (EBV)

Die **infektiöse Mononukleose,** auch Pfeiffersches Drüsenfieber genannt, wird durch das **Epstein-Barr-Virus** (ebenfalls ein humanes Herpesvirus) verursacht. Nach der Infektion, die meist durch Speichel geschieht, beträgt die Inkubationszeit 1–7 Wochen.

Klinik und Komplikationen

In der Zeit des ersten Ansteckungsgipfels im frühen Kleinkindalter sind asymptomatische Verläufe häufig. Beim zweiten Gipfel in der Jugend wird dagegen der typische Verlauf der **Kissing Disease** beobachtet: Vorwiegend die zervikalen Lymphknoten sind stark vergrößert (→ Abb. 15.3), ebenso Leber und Milz (teilweise massive Splenomegalie).
Es bestehen hohes Fieber, Halsschmerzen und evtl. eine **Monozytenangina,** die sich durch isolierte Rötung der Tonsillen mit flächigen grauweißen Belägen und petechialen Einblutungen am weichen Gaumen charakterisiert (→ Abb. 15.3). Schwere Komplikationen wie Pneumonie, Meningoenzephalitis, Myokarditis oder Milzruptur sind selten. Bei immunkompromittierten Patienten können allerdings B-Zell-Hyperplasien oder Lymphome entstehen.

Diagnostik und Therapie

> Typische Zeichen im **Blutbild** sind eine Leukozytose und mononukleäre Lymphozyten, die Pfeiffer-Zellen.

Die Transaminasen im Serum sind fast immer erhöht. Die Diagnose wird durch den Paul-Bunnell-Hämagglutinationstest oder den Nachweis von DNA oder Antikörpern bewiesen. Die Therapie ist **symptomatisch:** Bettruhe und Antipyrese/Analgesie. Bis zur vollständigen Genesung dauert es einige Wochen. Wird durch einen Irrtum, z. B. bei Verwechslung mit einer Streptokokkenangina, Aminopenicillin verabreicht, löst dies sehr häufig ein Exanthem aus.

Humanes Herpesvirus 6 und 7 (HHV-6 und HHV-7)

→ Kap. 14.

Influenza-Viren

Influenza-Viren verursachen v. a. saisonal schwere **Grippeerkrankungen**. Die Inkubationszeit beträgt etwa 2–5 Tage.

Tab. 15.1 Therapie der HSV-Infektionen

Krankheitsbild	Therapie
Gingivostomatitis	Lokalanästhetika für schmerzfreies Essen, Antipyrese, evtl. Flüssigkeit i. v.
Herpes labialis	Topisch und systemisch Aciclovir
Eczema herpeticatum	Systemisch Aciclovir, bei bakterieller Superinfektion zusätzlich Antibiotika
Keratoconjunctivitis herpetica	Topisch und systemisch Aciclovir
Herpes-Enzephalitis	Systemisch Aciclovir (oder Foscarnet)
Herpes genitalis	Systemisch Aciclovir
Herpes neonaorum	Systemisch Aciclovir (oder Foscarnet)

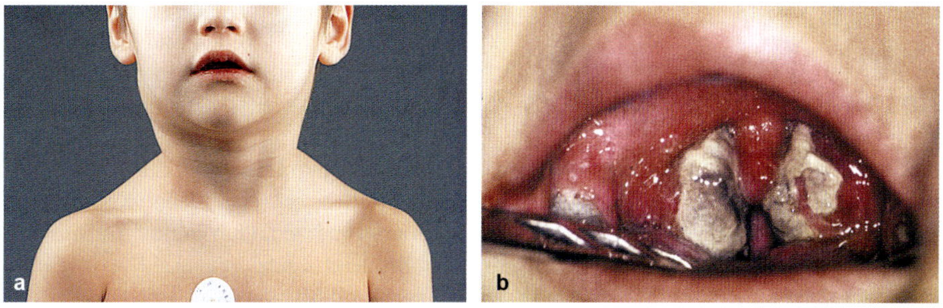

Abb. 15.3 Infektiöse Mononukleose. a) Lymphknotenschwellung, b) Monozytenangina mit Belägen [a: T701; b T409]

Klinik
Je nach Alter der erkrankten Kinder variiert die Symptomatik:
- **Säuglinge:** Bronchiolitis und obstruktive Bronchitis
- **Kleinkinder:** Magen-Darm-Beschwerden, Laryngotracheitis, Bronchitis, Exanthem
- **Ältere Kinder und Jugendliche:** Fieber, Kopf- und Gliederschmerzen, Pharyngitis, Erschöpfung, Husten

Besonders bei kleineren Kindern können teils **schwerwiegende Komplikationen,** wie Pneumonien, Otitiden, Enzephalitiden, Myokarditiden oder bakterielle Superinfektionen auftreten.

Diagnostik und Therapie
Die Diagnose wird klinisch, per Influenza-Antigen-Schnelltest oder durch Virusnachweis per PCR gestellt. Abzugrenzen sind „grippale Infekte" der Atemwege. **Virostatika** wirken nur innerhalb der ersten 48 h. Ansonsten wird **symptomatisch** therapiert. Die Gabe von antipyretischen Salicylaten ist aufgrund der Gefahr eines Reye-Syndroms (Enzephalopathie und Leberversagen) kontraindiziert.

Parainfluenza-Viren

Parainfluenza-Viren verursachen Infektionen der Atemwege. Die Inkubationszeit ist mit 2–5 Tagen recht kurz.

Klinik
Eine häufige klinische Manifestation im Kleinkindalter ist die Laryngotracheobronchitis (**Pseudokrupp,** → Kap. 17). Bei älteren Kindern kommt es eher zu Krankheitsbildern wie Rhinitis, Pharyngitis, Bronchitis oder Pneumonie. Bakterielle Superinfektionen können zu Komplikationen führen.

Diagnostik und Therapie
Diagnostisch erfolgen Antigen- oder Antikörpernachweise. Die Therapie besteht aus **symptomatischen** Maßnahmen (Inhalation, Antipyrese).

Respiratory-Syncytial-Virus

Das RS-Virus verursacht v. a. bei Kleinkindern Infektionen der **Atemwege.** Die Inkubationszeit dauert durchschnittlich 5 Tage. In der Regel handelt es sich um Tröpfcheninfektionen.

Klinik
Die Klinik gestaltet sich **altersabhängig,** bei Säuglingen treten Apnoen und Bronchiolitiden auf, Kleinkinder entwickeln obstruktive Bronchitiden, Infektionen des oberen Respirationstrakts und häufig Fieber. Die häufigste Komplikation ist eine akute Otitis media und Pneumonie durch sekundäre Superinfektion, insbesondere bei Kindern mit vorgeschädigten Lungen, Frühgeborenen und Immunsupprimierten.

Diagnostik und Therapie
Im Nasen-Rachen-Sekret können Virus oder Antigene nachgewiesen werden. Therapeutisch werden primär Flüssigkeits- und **Sauerstoffzufuhr eingesetzt,** ggf. auch **Inhalationen.** Bei bakterieller Ko-Infektion sollte eine antibiotische Therapie erfolgen. Seit einigen Jahren existiert für Hochrisikokinder (u. a. extreme Frühgeborene mit BPD) ein Impfstoff auf Basis monoklonaler Antikörper, der in der RSV-Saison (Herbst-Frühjahr) monatlich s. c. verabreicht werden muss.

Coxsackie-Virus

Es gibt Coxsackie-Viren der Gruppen A und B, die verschiedene Krankheitsbilder auslösen. Die Übertragung erfolgt fäkal-oral. Die Inkubationszeit liegt bei 1–3 Wochen (i. d. R. 3–6 Tage). Während der ersten Woche der Krankheit sind infizierte Kinder hochkontagiös.

Klinik
Folgende Erkrankungen können durch Coxsackie-Virusinfektionen hervorgerufen werden:
- **Herpangina:** Sie tritt hauptsächlich bei Kleinkindern auf. Nach einer kurzen Inkubationszeit beginnt die Krankheit mit hohem Fieber, Schluck- und Kopfschmerzen. Bei der Racheninspektion finden sich sehr schmerzhafte **Bläschen** und **Ulzerationen** mit hyperämischem Randsaum an Gaumenbögen, Uvula, Tonsillen und weichem Gaumen (→ Abb. 15.4). Die Krankheit heilt nach wenigen Tagen wieder ab.
- **Hand-Fuß-Mund-Krankheit:** Es kommt zu (peri-)oralen Ulzerationen und Blasenbildung an Händen und Füßen (→ Abb. 15.5). Daneben können auch Gesäß, Genitalbereich, Knie und Ellenbogen betroffen sein.
- **Sommergrippe:** Dies ist die häufigste Manifestation, es treten Fieber, Kopf- und Gliederschmerzen, Pharyngitis, Tonsillitis und Bronchitis auf.
- Peri- und Myokarditis
- Meningitis und Enzephalitis

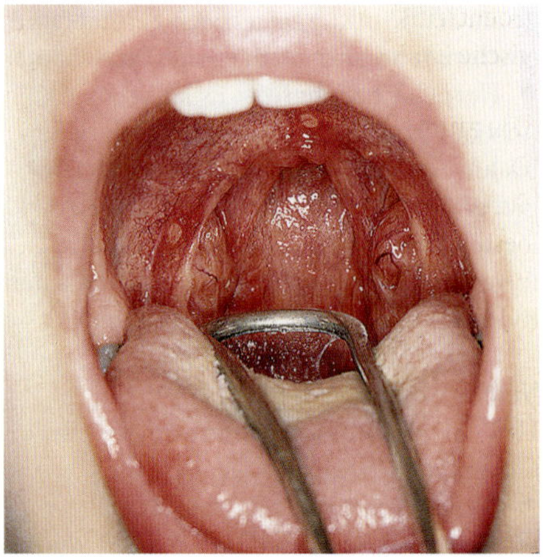

Abb. 15.4 Herpangina [T701]

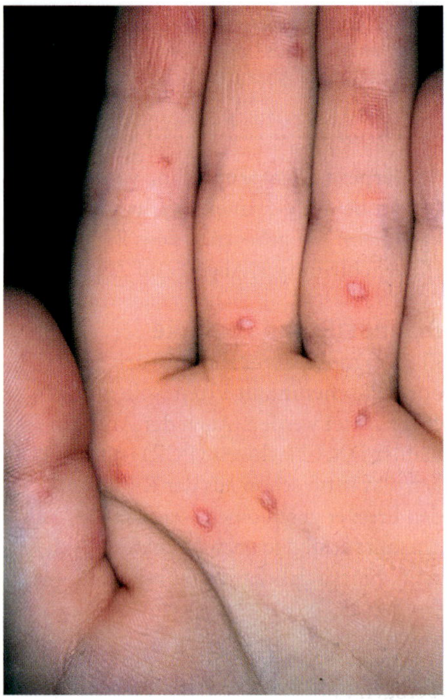

Abb. 15.5 Hand-Fuß-Mund-Krankheit mit Blasenbildung [E385]

Diagnostik und Therapie
Die Diagnose wird durch Virus-RNA-Nachweis per PCR oder durch Virusisolation gestellt. Die Therapie ist rein **symptomatisch.**

Adenoviren

In ca. 10 % der **akuten respiratorischen Erkrankungen** im Kindesalter sind **Adenoviren** ursächlich. Die Übertragung erfolgt durch Tröpfcheninfektion. Die Inkubationszeit beträgt etwa 5–8 Tage.

Klinik
Adenoviren können sowohl Infektionen der **Atemwege** (Pharyngitis, Pneumonie) als auch der **Augen** (Keratoconjunctivitis epidemica), des **Magen-Darm-Trakts** (Gas-

troenteritis) und der **Harnwege** (hämorrhagische Zystitis) verursachen.

Diagnostik und Therapie
Das Virus kann isoliert oder indirekt durch Antigen- oder Antikörpernachweise bestätigt werden. Die Behandlung wird **symptomatisch** durchgeführt.

Rotavirus

Die meisten **Gastroenteritiden** von Säuglingen und Kleinkindern werden durch **Rotaviren** verursacht, die fäkal-oral übertragen werden. Die Inkubationszeit beträgt ca. 1–3 Tage.

Klinik
Es kommt zu Durchfällen und Erbrechen ohne Fieber. Gerade bei jungen Kindern und Säuglingen kann es schnell zur **Dehydratation** und schwerem Krankheitsbild kommen. Auch Atemwegsbeschwerden können auftreten.

Diagnostik und Therapie
Der Erreger wird im Stuhl nachgewiesen. Eine ausreichende **Rehydratation** ist die wichtigste Therapiemaßnahme. Um weitere Ansteckungen zu verhindern, sollte streng auf die Hygiene geachtet werden. Seit 2013 empfiehlt die STIKO die Rotaviren-Schluckimpfung für Säuglinge ab 6 Wochen.

Norovirus

Das Norovirus verursacht ebenfalls eine **Gastroenteritis.** Die Ansteckung kann aerogen oder fäkal-oral erfolgen (Hygiene!). Die Inkubationszeit beträgt 6–50 Stunden.

Klinik
Die Kinder leiden an starken Durchfällen, Erbrechen und Kopf- und Gliederschmerzen. Die Symptomatik ist meist **heftig,** aber kurz.

Diagnostik und Therapie
Der Erreger kann in Stuhl oder Erbrochenem nachgewiesen werden. Auch hier ist die symptomatische **Flüssigkeitszufuhr** die wichtigste Therapiemaßnahme.

FSME-Virus

Das FSME-Virus wird durch **Zecken** übertragen und kann innerhalb 1 Woche nach dem Biss eine **Frühsommermeningoenzephalitis** auslösen.

Klinik
Nur ein Drittel der Infektionen werden mit **grippeähnlichen** Symptomen symptomatisch. Davon tritt wiederum nur ein Drittel in die zentralnervöse Krankheitsphase mit **Meningitis** oder **Meningoenzephalitis** ein. Folgen sind Kopfschmerzen, Fieber, Krampfanfälle, Apathie bis hin zum Koma und evtl. Lähmungen. Letale Ausgänge sind möglich.

Diagnostik und Therapie
Diagnostisch werden die Liquoranalyse und der Nachweis von Virus-RNA und Antikörpern angewandt. Eine kausale Therapie gibt es nicht, es kommen **symptomatische** Maßnahmen zum Einsatz (Bettruhe, Analgetika, Sicherung der Vitalfunktionen). Es existiert ein präventiver Indikationsimpfstoff.

Human-Immunodeficiency-Virus (HIV)

Das Retrovirus verursacht einen **chronischen Immundefekt** durch Schädigung der **CD4-positiven T-Zellen.** Es persistiert im Körper, bisher ist keine Ausheilung der Infektion möglich.
Kinder können sich durch verschiedene Wege anstecken:
- Vertikal: während der Geburt oder beim Stillen durch die infizierte Mutter
- Horizontal:
  - Durch infizierte Transfusionsbestecke und Nadeln, Blutprodukte oder Transplantate
  - Durch sexuellen Missbrauch

Durch prophylaktische Maßnahmen, Kaiserschnittentbindung und Stillverzicht können Kinder HIV-positiver Mütter vor einer Virusübertragung geschützt werden.

Klinik

> Bei **vertikaler Infektion** kommt es in der Mehrzahl der Fälle erst nach etwa 6–8 Jahren zur symptomatischen Erkrankung. Lediglich ein Viertel der Kinder wird schon im Säuglingsalter durch Fieber, Lymphknotenschwellungen und Hepatosplenomegalie sowie Hautveränderungen auffällig.

Das Fortschreiten der Erkrankungen führt zu einer zunehmenden Zerstörung der Immunabwehr, wodurch der Weg für **Folgeinfektionen** und **Tumorerkrankungen** bereitet wird. Die HIV-Infektion mündet im Acquired Immunodeficiency Syndrome **(AIDS),** das auch bei Kindern durch das Vorkommen AIDS-definierender Krankheitsbilder deutlich wird (z. B. Kaposi-Sarkom, ZNS-Toxoplasmose, *Pneumocystis-carinii*-Pneumonie).

Diagnostik und Therapie
Die Diagnostik hängt vom Alter des Kindes ab.

> Um zu testen, ob ein Neugeborenes infiziert ist, muss HIV-spezifische DNA oder RNA mittels **PCR** nachgewiesen werden. Antikörper sind hierfür ungeeignet, da sie diaplazentar übertragen werden. Somit weist jedes Neugeborene einer HIV-positiven Mutter solche Antikörper auf.

Bei älteren Kindern (> 2 Jahre) kann die HIV-Testung über den Antikörper-/Antigennachweis erfolgen, bei V. a. auf akute Infektion in Kombination mit DNA/RNA-Nachweis via PCR. Ein HIV-Test ist jedoch immer nur mit dem **Einverständnis** des Patienten oder seines Erziehungsberechtigten zulässig. Therapeutisch stehen inzwischen wirksame Medikamente zur Verfügung, auch wenn diese die Infektion nicht heilen, sondern nur in Schach halten können. Als Therapieparameter werden dabei u. a. das Alter des Kindes, klinische Symptome und die Viruslast herangezogen. Aufgrund der besseren Wirksamkeit und zur Vorbeugung von Resistenzen werden **Dreifachkombinationen** der Wirkstoffe eingesetzt. Von großer Bedeutung sind die konsequente, lebenslange Medikamenteneinnahme und die Therapie von akuten Infektionen.

Hepatitisviren

→ Kap. 25.

Severe Acute Respiratory Syndrome Coronavirus 2 (SARS-CoV-2)

Die Gruppe der Coronaviren gehört zu den membranumhüllten RNA-Viren und besteht aus einer Reihe an tier- und humanpathogenen Spezies. Seit Kurzem existiert ein neues Coronavirus, das sog. Severe Acute Respiratory Syndrome Coronavirus *2* (SARS-CoV-2), das Anfang 2020 als Auslöser der COVID-19-Erkrankung beschrieben, rasch pandemisch wurde und vermutlich aus einem tierischen Reservoir auf den Menschen übergetreten ist (*emerging pathogen*). Seit Beginn der

COVID-19-Pandemie sind bereits viele verschiedene Virusvarianten aufgetreten, die sich teilweise deutlich in ihrer Infektiosität, klinischen Symptomatik und Ansprechen auf Therapiemaßnahmen/Impfungen unterschieden. Kinder jeden Alters können sich mit SARS-CoV-2 infizieren, die Inzidenz steigt mit höherem Alter. Es sind unterschiedliche Übertragungswege beschrieben, vornehmlich erfolgt die Ansteckung über virushaltige Tröpfchen oder Aerosole, möglich ist auch eine Virusübertragung durch kontaminierte Oberflächen oder diaplazentar. Die Infektiosität und Inkubationszeit sind nach aktuellem Wissensstand abhängig von der Virusvariante, bei der Inkuabtionszeit sind 3–14 Tage möglich.

Pathogenese und Klinik

Mithilfe des sog. Spike-Proteins gelangt SARS-CoV-2 über das transmembranäre Enzym ACE-2 als Rezeptor in die Wirtszelle. ACE-2 kommt in hoher Dichte im Respirationstrakt, aber auch auf Enterozyten, Gefäßendothelzellen oder auf Myokardzellen vor. Primär sind die Atemwege betroffen, häufig sind andere Organe betroffen, sodass sich ein sehr heterogenes Erkrankungsbild ergibt. Typischerweise leiden Kinder an **Atemwegssymptomen** wie Husten und Fieber, aber auch gastrointestinale Symptome (Erbrechen, Diarrhöen) sind häufig. Kardiovaskuläre Beteiligungen sind insgesamt selten. Oftmals verläuft die Erkrankung bei Kindern im Vergleich zu Erwachsenen **eher mild** und gerade bei Säuglingen und Jüngeren sogar asymptomatisch. Insbesondere bei kardiopulmonalen oder neuromuskulären Vorerkrankungen, Frühgeburtlichkeit, Trisomie 21 oder Adipositas sind auch im Kindesalter schwerwiegende Verläufe mit Hospitalisierung oder sehr selten sogar Todesfälle möglich.

Pädiatrisches Inflammatorisches Multisystem-Syndrom (PIMS)

Laut den zuletzt vorliegenden Daten kann es bei Kindern (Alter im Median 8–11 Jahre, < 1 % aller Kinder mit nachgewiesener SARS-CoV-2-Infektion) typischerweise 3–6 Wochen nach einer akuten Infektion mit SARS-CoV-2 (symptomatisch oder asymptomatisch) zur Entwicklung eines fieberhaften, **multisystemischen Inflammationssyndrom** kommen, das in seiner klinischen Präsentation dem Kawasaki-Syndrom ähnelt. Die zugrunde liegenden pathophysiologischen Vorgänge sind noch nicht abschließend verstanden, möglicherweise liegt ein Zusammenspiel aus immunologischer Dysregulation, Inflammation und Hypoxie vor.

Die Diagnosekriterien lauten wie folgt (in Anlehnung an die WHO-Kriterien): Kinder und Jugendliche im Alter von 0–19 Jahren mit Fieber > 3 Tage **und** zwei der folgenden Punkte

- **Ausschlag oder beidseitige nicht eitrige Konjunktivitis oder muko-kutane Entzündungszeichen** (Mund, Hände oder Füße)
- **Arterielle Hypotonie oder Schock**
- Anzeichen einer **myokardialen Dysfunktion, Peri-/Endokarditis oder Koronaranomalien** (einschließlich pathologischen Echokardiografiebefunds und erhöhter Troponin-T-/proBNP-Werte)
- Anzeichen einer **Koagulopathie**
- Akute **gastrointestinale** Probleme (Diarrhö, Erbrechen oder starke Bauchschmerzen)

Und:

- Erhöhte **Blutentzündungsmarker** (BSG, CRP oder Procalcitonin)

Und:

- Keine andere offensichtliche **mikrobielle** Ursache der Entzündung (einschließlich bakterieller Sepsis, Staphylokokken- oder Streptokokken-Schocksyndromen)

Und:

- **Nachweis von SARS-CoV-2**

Die typischen Symptome und ihre Häufigkeit sind in → Tab. 15.2 zusammengefasst. Schwere Verläufe mit Beatmungspflichtigkeit, Krampfanfällen, Enzephalopathie oder Kleinhirnsymptomatik sind selten.

> Je früher die Diagnose eines PIMS gestellt und die richtige Therapie eingeleitet wird, umso besser ist die Prognose!

Zu den wichtigsten Differenzialdiagnosen des PIMS zählen das Kawasaki Syndrom (→ Kap. 35), die bakterielle Sepsis (→ Kap. 16), schwere andere virale Infektionen (z. B. durch EBV, CMV, Adeno- oder Enteroviren) oder das Toxic-Shock-Syndrom (→ Kap. 16).

Diagnostik und Therapie

Virus-RNA kann typischerweise mittels **PCR** in allen Körpersekreten nachgewiesen werden. Außerdem existiert eine Reihe an günstigen und schnell **durchführbaren (Selbst-)Antigen-Schnelltests,** die Virushüllenproteine nachweisen können. Jedoch sind sie in ihrer Aussagekraft sehr abhängig von der Durchführung und deutlich weniger sensitiv als die PCR-Methode. Daneben können im Blut verschiedene Antikörper auf eine (akute oder durchgemachte) Infektion hinweisen. Ja nach Schwere der klinischen Symptomatik sind verschiedene Untersuchungen notwendig, u. a. Laborchemie (in jedem Fall inkl. SARS-CoV-2-Serologie, Entzündungszeichen, Gerinnungs- und Nierenretentionsparametern, Herzenzymen), Röntgen-Thorax, abdominelle Sonografie. Bei V. a. PIMS müssen in jedem Fall zeitnah eine Echokardiografie und ein EKG durchgeführt werden.
Bei milden Verläufen sind meist nur symptomatische Therapiemaßnahmen (z. B. Antipyrese oder Schmerzmedikation) notwendig. Bei schweren Krankheitssymptomen können in vereinzelten Fällen off-label antivirale Substanzen (u. a. Remdesivir) zum Einsatz kommen. Die Behandlung des PIMS erfolgt ähnlich wie beim Kawasaki-Syndrom mit Immunglobulinen, ASS und Steroiden, bei Schocksymptomatik und kardialer Dysfunktion kommen frühzeitig Katecholamine zum Einsatz, aufgrund der begleitenden Koagulopathie und des erhöhten Risikos für Thrombosen erhalten die allermeisten Patienten eine antikoagulatorische Therapie (i. d. R. mit niedermolekularem Heparin).
Zur Prävention sind inzwischen **mRNA-Impfstoffe** auch für Kinder zugelassen, die Grundimmunisierung erfolgt mit zwei Impfungen, je nach Alter, Gesundheitszustand und bereits durchgemachter Infektion ist im Verlauf nochmals eine Booster-Impfung empfohlen.

Tab. 15.2 Klinische Symptome und Häufigkeiten bei PIMS

Symptom	Häufigkeit
Gastrointestinale Symptome (Bauchschmerzen, Erbrechen, Durchfall)	60–100 %
Exanthem	45–76 %
Konjunktivitis	30–81 %
Beteiligung der Schleimhäute	27–76 %
Neurokognitive Symptome (Kopfschmerzen, Lethargie, Verwirrung)	29–58 %
Atemwegssymptome	21–65 %
Sonstiges (Myalgien, Lymphadenopathie, Ödeme)	6–16 %

Long COVID und Langzeitfolgen der Pandemie für Kinder

Aus der Erwachsenenheilkunde ist schon länger bekannt, dass nach einer durchgemachten SARS-CoV-2-Infektion eine Vielzahl körperlicher und psychischer Symptome auftreten kann, die auch über einen Zeitraum von **über 12 Wochen nach der Infektion** weiter bestehen und für die es keine andere Erklärung gibt. Diese als **Long COVID** bezeichnete Symptomatik zeichnet sich v. a. durch anhaltende Müdigkeit oder schnelle Erschöpfung, muskuloskelettale Schmerzen, Gedächtnis- und Konzentrationsstörungen oder depressive Verstimmung aus, die die Betroffenen merklich in ihrem Alltag einschränken. Die Studienlage ist bisher v. a. bei Kindern noch nicht eindeutig, ob die Symptome ursächlich mit der SARS-CoV-2-Infektion in Zusammenhang stehen oder ob auch vorbestehende körperliche/psychische Krankheitssymptome eine Rolle spielen. Die COVID-19-Pandemie zeigt neben der möglichen gesundheitlichen Langzeitfolgen einer SARS-CoV-2-Infektion auch vielfältige Auswirkungen auf die Bildung, soziale Interaktion, sozioemotionale Entwicklung, körperliche Aktivität und letztlich auch auf das psychische Wohlbefinden von Kindern und Jugendlichen. So hat beispielsweise die Anzahl übergewichtiger Kinder deutlich zugenommen. Durch ständiges Homeschooling sind teilweise große Lernrückstände entstanden. Gerade bei Kindern und Jugendlichen aus sozial schwächeren Familien oder aus einem Umfeld, in dem Gewalt ausgeübt wird, wirkt sich die Pandemie nochmals als Verstärker bereits zuvor bestehender Probleme aus. Es ist anzunehmen, dass als Folge der COVID-19-Pandemie ein erhöhter Versorgungsbedarf für psychische Erkrankungen bei Kindern und Jugendlichen entstehen wird, eine Patientengruppe, für die bereits vor der Pandemie nur unzureichende psychotherapeutische Behandlungsangebote vorlagen.

Zusammenfassung

- Mumps ist eine typische Kinderkrankheit, die durch Impfprophylaxe verhindert werden kann und mit Fieber und Schwellung der Ohrspeicheldrüsen einhergeht.
- Kinderlähmung kommt heute durch den Impfschutz kaum noch vor. Die Infektion kann schlaffe Lähmungen verursachen, die teilweise persistieren.
- Erreger aus der Familie der Herpesviren sind u. a. für die Krankheitsbilder der infektiösen Mononukleose, der Windpocken, des Herpes neonatorum und des Dreitagefiebers verantwortlich.
- Virale Infektionen der oberen Atemwege können u. a. durch Influenza-, Parainfluenza-, Adeno- oder RS-Viren hervorgerufen werden.
- Eine Coxsackie-Virusinfektion kann sich klinisch als Sommergrippe, Hand-Fuß-Mund-Krankheit oder Herpangina manifestieren.
- Rota- und Noroviren verursachen heftige Brechdurchfälle.
- FSME-Viren werden durch Zecken übertragen.
- Kinder können sich bereits unter der Geburt oder beim Stillen mit dem HI-Virus der Mutter anstecken. Inzwischen existieren effektive medikamentöse Therapiemaßnahmen.
- SARS-CoV-2 ist ein neuartiges Coronavirus und war der Auslöser der COVID-19-Pandemie. Eine schwerwiegende Komplikation ist das Pädiatrische Inflammatorische Multisystem-Syndrom (PIMS).

Keuchhusten (Pertussis)

Keuchhusten, der durch das Bakterium **Bordetella pertussis** verursacht wird (hoch kontagiös, Tröpfcheninfektion aus bis zu einem Meter Entfernung), kommt heute selten vor, da fast alle Kinder noch im 1. Lebensjahr geimpft werden (Impfquote bei Schulanfängern in Deutschland aktuell ca. 95 %) (→ Kap. 8). Wegen des fehlenden transplazentaren Schutzes sind insbesondere Neugeborene und Säuglinge gefährdet. Die Inkubationszeit beträgt ca. 6–20 Tage.

Klinik

Die **Hustenanfälle** sind sehr charakteristisch: Weil das zähflüssige Sputum nicht ohne Weiteres abgehustet werden kann, folgen mehrere Hustenstöße stakkatoartig ohne zwischenzeitliches Atemholen aufeinander und werden von einem juchzenden Inspirium beendet.

Begleitend kann es zur Zyanose des Gesichts, petechialen Einblutungen, konjunktivalen und selten zerebralen Blutungen kommen (→ Abb. 16.1). Meist kein oder nur geringes Fieber.
Häufig kommt auch Erbrechen hinzu.
Besonders schwere evtl. letale Verläufe mit Apnoeanfällen und Komplikationen (Pneumonien durch bakterielle Superinfektionen mit Pneumokokken oder *H. influenzae,* Otitiden, selten Krampfanfälle oder Enzephalopathien) betreffen v. a. Kinder unter 1 Jahr. Nach einer Inkubationszeit von etwa 1–2 Wochen läuft die Krankheit typischerweise in **drei Stadien** ab, wobei nur in 50 % das klassische Bild auftritt (→ Tab. 16.1). Die Ansteckungsfähigkeit beginnt am Ende der Inkubationszeit und kann bis zu 3 Wochen nach Beginn des Stadium colvulsivum anhalten. Bei Jugendlichen und geimpften Kindern muss bei langanhaltendem Husten ebenfalls an Pertussis gedacht werden, die klassischen Begleitsymptome fehlen hier oft.

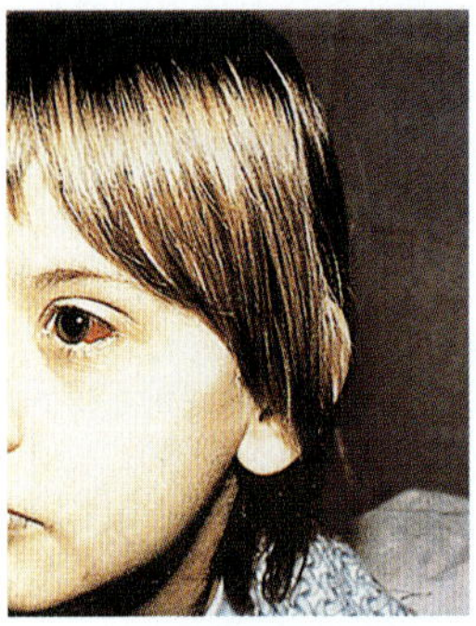

Abb. 16.1 9-jähriges Mädchen mit Pertussis-typischen Konjunktivalblutungen [M836]

Tab. 16.1 Stadien des Keuchhustens

Stadium	Dauer	Symptome
Stadium catarrhale	1–2 Wochen	Uncharakteristische Symptome eines Atemwegsinfekts
Stadium convulsivum	4–6 Wochen	Typische Keuchhustensymptomatik (s. o.)
Stadium decrementi	6–10 Wochen	Die Hustenanfälle klingen langsam ab.

Diagnostik

Die technische Diagnostik umfasst ein Blutbild, das typischerweise eine Leukozytose mit Lymphozytose zeigt, den Erregernachweis aus Nasopharyngealsekret (mittels PCR) und eine Röntgenaufnahme, um eine Pneumonie auszuschließen. Differenzialdiagnostisch muss auch an virale Erkrankungen und Infektionen durch Chlamydien oder Mykoplasmen gedacht werden.

Therapie und Prävention

Therapeutisch kommen **Makrolide** zum Einsatz; ab dem späten Stadium convulsivum ist hiervon keine Besserung mehr zu erwarten. Bei schweren Hustenattacken bringen Salbutamol oder Kortikosteroide evtl. Linderung. Da die Krankheit **hochkontagiös** ist, müssen nicht geimpfte Kontaktpersonen prophylaktisch mit einem Antibiotikum behandelt werden. Seit 2020 empfiehlt die STIKO eine Pertussis Impfung für Schwangere im 3. Trimenon (bei drohender Frühgeburt auch schon im 2. Trimenon). Durch eine Pertussis-Impfung während der Schwangerschaft kommt es zur Bildung von Antikörpern, die sowohl die werdende Mutter als auch das Neugeborene schützen. Gemäß dem aktuellen Impfkalender werden Säuglinge im ersten Lebensjahr im Rahmen der Sechsfach-Impfung 3-mal gegen Pertussis geimpft.

Diphtherie

Auch die Diphtherie ist aufgrund des guten Impfschutzes in Deutschland selten geworden. Das Krankheitsbild wird durch das *Corynebacterium diphtheriae,* v. a. durch dessen **Diphtherie-Toxin** verursacht. Die Inkubationszeit beträgt ca. 3–5 Tage.

Klinik

Klinisch kommt es zu Halsschmerzen, Lymphknotenschwellungen, Fieber, reduziertem Allgemeinzustand und zur **Pseudomembranbildung** (Schleimhautbeläge aus Zellresten und Exsudat, → Abb. 16.2). Entfernt man die Pseudomembranen, kommt es zu Blutungen. Die Diphtherie kann sich in verschiedenen **Verlaufsformen** äußern (→ Tab. 16.2).
Mögliche Komplikationen sind neben der akuten Erstickungsgefahr die Entstehung von Myokarditiden und Nervenschädigungen.

Diagnostik, Therapie und Prävention

Durch einen Abstrich können Erreger und Toxine nachgewiesen werden. Als Differenzialdiagnosen gelten durch andere Erreger verursachte Tonsillitiden, Epiglottitiden und Krupp (→ Kap. 20). Therapeutisch muss schnellstmöglich **Antitoxin i. v.** verabreicht werden. Zusätzlich erfolgt eine **antibiotische Therapie** mit Penicillin, Makroliden oder Cephalosporinen der 1. Generation. Eine akute respiratorische Insuffizienz kann eine Intubation oder Tracheotomie nötig machen. Ungeimpfte Personen, die Kontakt mit Erkrankten hatten, erhalten prophylaktisch Penicillin. Die Grundimmunisierung im ersten Lebensjahr ist die wichtigste Prophylaxe.

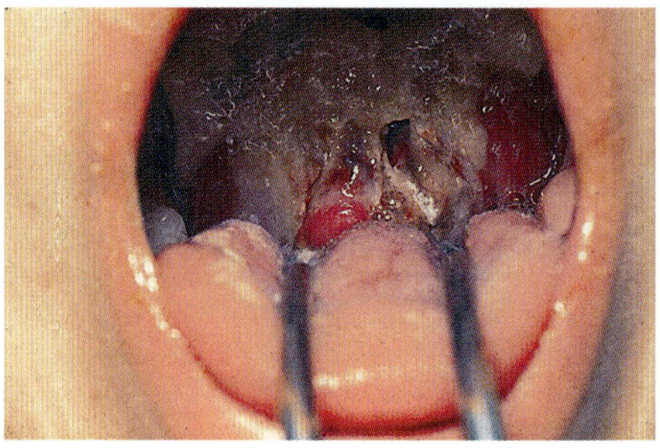

Abb. 16.2 Tonsillen mit Pseudomembranen bei Diphtherie [T409]

Schon der **Verdacht** auf Diphtherie ist **meldepflichtig!**

Tetanus

Die durch *Clostridium tetani* verursachte Erkrankung wird auch **Wundstarrkrampf** genannt und kommt durch den weitverbreiteten Impfschutz nur noch selten vor. Das Bakterium gelangt meist über kleine Verletzungen (bei Neugeborenen auch über den Nabel) in den Organismus und gibt dort seine **Exotoxine** (Tetanolysin und -spasmin) ab. Daher sollte bei jeder Bagatellverletzung der Impfschutz kontrolliert werden. Die Inkubationszeit kann Tage bis Wochen betragen.

Tab. 16.2 Verlaufsformen der Diphtherie

Rachendiphtherie	Pseudomembranen auf Tonsillen und Gaumen, Schluckbeschwerden, faulig-süßlicher Mundgeruch
Nasendiphtherie	Blutig-seröser Schnupfen mit Krustenbildung, v. a. bei Säuglingen
Kehlkopfdiphtherie	„Echter Krupp", bellender Husten, Heiserkeit, Stridor, akute Luftnot
Maligne Diphtherie	Schwere Form der Rachendiphtherie mit Nekrosen, Ödemen und extremer Lymphknotenschwellung („Cäsarenhals")
Hautdiphtherie	Schmierige Beläge auf der Haut, z. B. Nabel, offene Wunden

Klinik

Die klassische Symptomatik besteht aus **Rigor** und **Spasmen.**

Neben Masseterkrämpfen (→ Abb. 16.3) und Trismus (Krampf der Unterkiefermuskulatur) treten schmerzhafte **Muskelkrämpfe** des gesamten Körpers bis zum Opisthotonus (starkes Überstrecken von Rumpf/Extremitäten) und Schlaflosigkeit auf.
Die Krämpfe können durch Berührung oder Lichtreize ausgelöst werden und erfolgen bei vollem Bewusstsein. Oft kommt es zu Wirbelfrakturen und bei Befall der Atemmuskulatur zu Erstickungsanfällen.

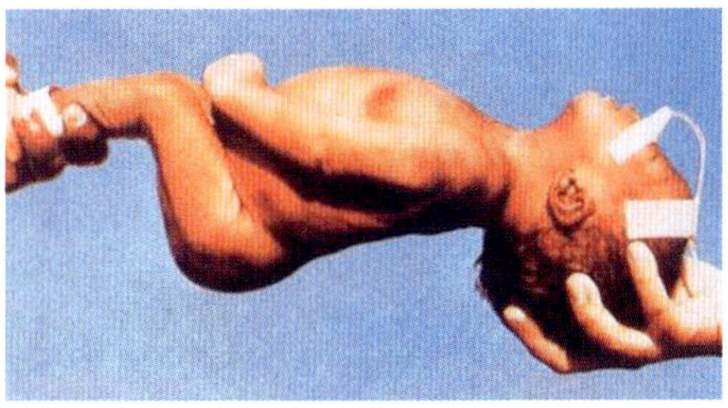

Abb. 16.3 Trismus und und Opisthotonus bei einem Neugeborenen mit Tetanusinfektion [E1138]

Diagnostik, Therapie und Prävention

Das klinische Bild ist eindeutig, die Erregeranzucht gelingt nur selten. Therapeutisch muss die **Eintrittswunde** ausgeschnitten werden sowie die sofortige Gabe von **Tetanus-Immunglobulin** und Penicillin erfolgen. Symptomatisch helfen eine Reizabschirmung des Patienten, Muskelrelaxation, Sedierung und wenn nötig Beatmung. Dennoch ist die **Letalität** mit bis 60 % sehr hoch. Die Grundimmunisierung im ersten Lebensjahr und regelmäßige Auffrischimpfungen im Erwachsenenalter (spätestens alle 10 Jahre) stellen die wichtigste Prophylaxe dar.

Erkrankungen mit Staphylokokken und Streptokokken

Staphylokokken verursachen eine Reihe eitriger **Lokalinfektionen** sowie **generalisierte** Krankheitsbilder (→ Tab. 16.3).
Die Bakterien können isoliert oder per Gram-Präparat nachgewiesen werden. Die Therapie erfolgt je nach Krankheitsbild antibiotisch und evtl. symptomatisch und/oder chirurgisch.

Toxic-Shock-Syndrom (TSS)

Sowohl Streptokokken (v. a. Gruppe A) als auch Staphylokokken (v. a. *S. aureus*) können zu einem lebensbedrohlichen und häufig letal endenden Krankheitsbild, dem **Toxic-Shock-Syndrom** führen. Durch Superantigene der Bakterien kommt es zu einer unkontrollierten T-Zell-Stimulation und massiven Zytokinausschüttung. Die Folge sind ein generalisiertes Exanthem, hohes Fieber, **Schock und Multiorganversagen.** Bei jungen Frauen während der Menstruation ist bei Verwendung von Tampons das Risiko für ein Staphylokokken-vermitteltes TSS erhöht, ebenso nach Geburten, bei mechanischen Verhütungsmitteln (Spirale) oder bei großflächigen Weichteilverletzungen. Die rechtzeitige Diagnose, rasche i. v. antibiotische Therapie und effektive intensivmedizinische Behandlung sind essenziell.

Haemophilus influenzae

Auch *Haemophhilus influenzae* kann ein breites Spektrum an Krankheitsbildern verursachen, wobei Meningitis, Sepsis und **Epiglottitis** (→ Kap. 17) die schwerwiegendsten Ausprägungen darstellen und mitunter lebensgefährlich sein können. Die Impfung gegen *Haemophilus influenzae* Typ b (→ Kap. 6) hat zu einem deutlichen Rückgang der Erkrankungen geführt. Die Infektion führt innerhalb weniger Tage zur klinischen Symptomatik.

Klinik

Weiterhin kann sich die Infektion klinisch als Entzündung des Mittelohrs, der Nasennebenhöhlen, des Mastoids, der Bronchien und des Lungenparenchyms, der Weichteile, der Gelenke und Knochen oder des Endokards äußern.

Diagnostik und Therapie

Das Bakterium kann in verschiedenen Körpersekreten nachgewiesen werden und wird mit **Cephalosporinen** therapiert. Aufgrund der teilweise schweren Krankheitsbilder mit hoher Letalitätsrate ist die **Impfung** unbedingt anzuraten.

Borreliose

Im Verlauf der **Lyme-Borreliose,** die durch das Bakterium *Borrelia burgdorferi* verursacht wird, kann eine Meningitis entstehen. Die Borrelien werden durch Zeckenstiche auf den Menschen übertragen und haben eine Inkubationszeit von Tagen bis Monaten, evtl. Jahren.

Klinik und Diagnostik

Die Krankheit verläuft typischerweise in drei Stadien:

- **Stadium 1** beginnt einige Wochen nach dem Zeckenstich und ist durch das **Erythema**

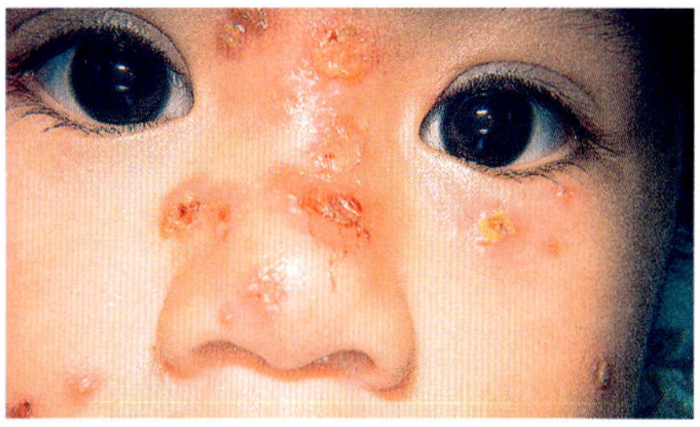

Abb. 16.4 Impetigo contagiosa: honiggelbe Krusten [G243]

Tab. 16.3 Beispiele Staphylokokken- und Streptokokken-verursachter Krankheitsbilder

Staphylococcus aureus	Impetigo contagiosa (→ Abb. 16.4) (→ Kap. 47), Abszesse, Konjunktivitiden, Pneumonien (→ Kap. 20), Osteomyelitis (→ Kap. 38), Arthritis, Staphylococcal Scaled Skin Syndrome (SSSS), Toxic-Shock-Syndrom (TSS), Lebensmittelvergiftungen
Staphylococcus epidermidis	Nosokomiale Infektionen
Streptokokken der Gruppe A	Infektionen der oberen Atemwege, Scharlach (→ Kap. 14), Angina tonsillitis (→ Kap. 17), Erysipel, Impetigo contagiosa (→ Abb. 16.4) (→ Kap. 47), Phlegmone, nekrotisierende Fasziitis, Streptococcal-Toxic-Shock-Syndrom (STSS), Puerperalsepsis, Folgeerkrankungen: rheumatisches Fieber (→ Kap. 35), akute Glomerulonephritis (→ Kap. 28)
Streptokokken der Gruppe B	Meningitis (→ Kap. 40), Sepsis, Wundinfekte, Harnwegsinfekte (→ Kap. 28)
Streptococcus pneumoniae	Pneumonie (→ Kap. 20), Sinusitis (→ Kap. 19), Otitis (→ Kap. 18), Meningitis (→ Kap. 40)

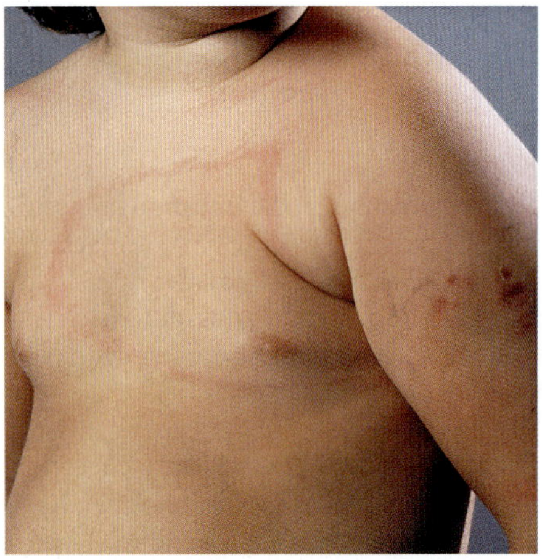

Abb. 16.5 Erythema migrans bei Borreliose [T409]

migrans (→ Abb. 16.5) gekennzeichnet. Dieses ringförmige Erythem breitet sich meist an der ehemaligen Stichstelle (aber auch entfernt hiervon möglich) unter zentraler Abblassung zentrifugal aus. Begleitend treten evtl. Fieber, Müdigkeit und Arthralgien auf.

- **Stadium 2** ist durch die generalisierte Infektion oder Organmanifestationen gekennzeichnet und beginnt ab 4 Wochen nach dem Zeckenbiss: Fazialisparese, aseptische Meningitis, Enzephalitis, Myelitis und Myokarditis können auftreten. Eine seltene Hautmanifestation stellt die Lymphadenosis cutis benigna Bäfverstedt (Borrelien-Lymphozytom) dar. Der rötlich-livide Tumor tritt bei Kindern bevorzugt am Ohrläppchen auf.
- **Stadium 3** bezeichnet den chronischen Verlauf mit Enzephalomyelitis, der häufigen chronisch-rezidivierenden Lyme-Arthritis (Mono- oder Oligoarthritis) und der selten auftretenden Acrodermatitis chronica atrophicans.

Bei der Borrelien-Meningitis finden sich im Liquor eine lymphozytäre Pleozytose und erhöhtes Eiweiß. Die Diagnose wird mit einem Antikörpernachweis gesichert.

Therapie und Prognose

Die **antibiotische** Therapie richtet sich nach dem Alter des Kindes und dem Stadium der Erkrankung: in den Stadien 1 und 2 sollte Amoxicillin (alternativ Cephalosporin) oder bei Kindern über 9 Jahren Doxycyclin verabreicht werden. Bei Organmanifestationen oder im Stadium 3 muss die Gabe von Penicillin oder Cephalosporinen der 3. Generation erfolgen.

Bei frühzeitiger Behandlung ist die **Prognose** gut; im Spätstadium können allerdings bleibende neurologische Schäden auftreten.

Meningokokken

→ Kap. 40.

Sepsis

Unter dem Begriff „Sepsis" versteht man eine lebensbedrohliche Organdysfunktion infolge einer überschießenden Immunreaktion auf eine **Infektion,** die ein Systemic Inflammatory Response Syndrome **(SIRS)** hervorruft. Der Nachweis einer Infektion ist für die Diagnose inzwischen nicht mehr zwingend, die Vermutung ist ausreichend!

Die **SIRS** wird durch mindestens zwei der folgenden Kriterien definiert:

- Herzfrequenz ≥ 90/min
- Leukozyten > 12.000/µl oder < 4.000/µl oder > 10 % unreife neutrophile Granulozyten
- Körpertemperatur > 38 °C oder < 36 °C
- Tachypnoe > 20/min oder pCO_2 < 33 mmHg

Gefürchtete Folge dieser systemischen entzündlichen Reaktion ist der **septische Schock,** der unbehandelt zu Multiorganversagen und zum Tod führen kann. Erreger, die eine Sepsis verursachen, sind hauptsächlich Bakterien (→ Tab. 16.4). Selten sind auch andere Erregerarten wie Viren oder Pilze für eine Sepsis verantwortlich.

Ätiologie

Eine Sepsis entsteht am häufigsten bei Neugeborenen, später bei Kindern, die unter einer **Immunschwäche** (→ Kap. 33) leiden. Bei immunkompetenten Kindern geht die Sepsis meist von einem **Infektionsherd,** also z. B. einem Harnwegs- oder Atemwegsinfekt, aus.

Klinik

Die Symptome der Sepsis sind sehr heterogen: hohes Fieber mit Schüttelfrost, Bewusstseinstrübung, Tachykardie, Tachypnoe und Erbrechen. Im Gegensatz dazu ist die Symptomatik bei **Neugeborenen** recht **unspezifisch** und das Fieber kann ganz fehlen. Hier sind auch Trinkschwäche und ein fahles Hautkolorit deutliche Warnzeichen. Hypotonie, Laktatazidose, Oligurie und Bewusstseinsstörungen weisen auf einen septischen Schock hin.

Diagnostik

Unter den technischen Untersuchungen kommt der Anlage von **Blutkulturen** zum Erregernachweis die größte Bedeutung zu. Im Blut finden sich Entzündungszeichen: Leukozytose mit Linksverschiebung, CRP, BSG und IL-6 sind erhöht. Darüber hinaus muss eine evtl. vorhandene **Eintrittspforte** der Keime (z. B. HWI) identifiziert werden. Zumindest bei jungen Säuglingen ist die Lumbalpunktion obligatorisch.

Therapie

Nach Abnahme der Blutkulturen muss bei Verdacht auf einen bakteriellen Erreger sofort mit einer **kalkulierten antibiotischen** Therapie begonnen werden. Bewährt hat sich eine Kombination aus Cephalosporin und Aminoglykosid, bei Neugeborenen eine Dreifachkombination aus Ampicillin, Cefotaxim und einem Aminoglykosid. Nach Eintreffen der Kulturergebnisse wird die Therapie ggf. auf spezifischere Antibiotika umgestellt. Geht die Infektion von einem **Herd** aus, so ist dieser schnellstmöglich zu **sanieren.** Darüber hinaus kommt der Sicherung und Stabilisierung der Vitalfunktionen Atmung, Kreislauf und Gerinnung elementare Bedeutung zu (Infusionsbehandlung, evtl. Beatmung, Gabe von Heparin, Fresh-Frozen-Plasma). Die Letalität ist trotz adäquater Therapie recht hoch; der septische Schock hat bei Kindern nach wie vor eine hohe Mortalitätsrate.

Tab. 16.4 Typische Sepsiserreger verschiedener Altersgruppen

Neugeborene	*E. coli,* B-Streptokokken, Staphylokokken, Listerien, Klebsiellen, Enterokokken
Klein- und Schulkinder	Staphylokokken, Streptokokken, Pneumokokken, gramnegative Darmbakterien, Salmonellen, Meningokokken, *H. influenzae,* Mykoplasmen

Waterhouse-Friderichsen-Syndrom

Das Waterhouse-Friderichsen-Syndrom ist eine besonders gefürchtete Komplikation der **Meningokokkensepsis**. Der septische Schock führt zu einer hämorrhagischen Nekrose beider **Nebennieren** und zum **Multiorganversagen.** Das Syndrom kommt hauptsächlich bei Kleinkindern vor. Das klinische Bild ist durch Zeichen der Sepsis und des septischen Schocks geprägt. Erste Hinweiszeichen auf die schwere Verbrauchskoagulopathie sind meist kleine **petechiale** Hautblutungen, die sich im weiteren sehr raschen Verlauf zu großflächigen Sugillationen (flächenhafte, subkutane Hautblutungen, → Abb. 16.6) entwickeln.

Jedes Kind muss vollständig entkleidet eingehend nach **Hauteffloreszenzen** abgesucht werden.

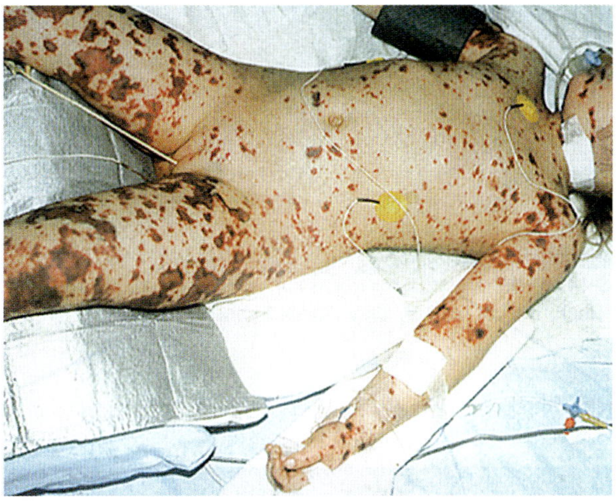

Abb. 16.6 Purpura fulminans; Hautblutungen bei Waterhouse-Friderichsen-Syndrom [M107]

Daraus entstehen schwere **Nekrosen** der Haut und Muskulatur, die oft sogar eine Amputation notwendig machen. Die Letalität des manifesten Syndroms liegt infolge eines Multiorganversagens bei etwa 95 %.

Zusammenfassung

- Der Keuchhusten ist eine seltene, hochkontagiöse Erkrankung, besonders gefährdet sind Säuglinge.
- Diphtherie tritt aufgrund der Impfprophylaxe nur noch selten auf; im Erkrankungsfall kommt es zur Schleimhaut-assoziierten Pseudomembranbildung, die akute Atemnot verursachen kann.
- Tetanuserreger können über kleinste Verletzungen in den Körper gelangen und zum Wundstarrkrampf führen; bei jeder Bagatellverletzung muss daher der ausreichende Impfschutz sichergestellt werden.
- Staphylokokken und Streptokokken verursachen verschiedenste lokale und generalisierte Krankheitsbilder. Eine lebensbedrohliche Ausprägung ist das Toxic-Shock-Syndrom.
- Auch die Infektion mit *Haemophilus influenzae* manifestiert sich auf verschiedenen Wegen. Besonders gefährlich können die Meningitis, die Epiglottitis und eine Sepsis werden.
- Durch Zecken übertragene Borrelien können ebenfalls eine Meningitis und/oder Enzephalitis verursachen. Die Infektion verläuft in Stadien.
- Die Sepsis kann zu einem septischen Schock, Multiorganversagen und zum Tod führen.
- Das Waterhouse-Friderichsen-Syndrom ist eine schwere Komplikation der Meningokokkensepsis, die häufig letal endet.

Erkrankungen des Larynx und des Pharynx

Erkrankungen des Larynx

Kongenitale Laryngo- und Tracheomalazie

Sind die **Knorpelstrukturen** des Larynx oder der Trachea bei Geburt noch nicht ausreichend ausgehärtet (bedingt durch einen verzögerten oder zu geringen Kalziumeinbau in das Larynxskelett), fallen betroffene Kinder durch einen oft lageabhängigen inspiratorischen **Stridor** und schnarchende Atemgeräusche auf. Auch juguläre, inter-/subkostale Einziehungen sind möglich. Die Laryngomalazie ist die häufigste Ursache für Stridor im Neugeborenenalter.

Therapie

Da die betroffenen Knorpel innerhalb des 1. Lebensjahrs eine ausreichende **Festigkeit** erhalten, ist eine Behandlung fast nie notwendig.

Subglottische Laryngitis (Pseudokrupp)

Es handelt sich um eine virale Atemwegsinfektion, die zu einer **subglottischen Enge** des Larynx führt. Als Erreger treten meist Erkältungserreger wie Parainfluenza-, Influenza- oder RS-Viren auf.

Klinik

> Die **akute Klinik** entwickelt sich oft in der Nacht, das Larynxödem verursacht Heiserkeit, inspiratorischen Stridor mit Luftnot und den typischen bellenden trockenen Krupphusten.

Meist bestand schon vorher ein Atemwegsinfekt; die Temperatur ist mäßig erhöht. Für Eltern und Kinder ist ein Pseudokrupp-Anfall i. d. R. ein sehr dramatisches Ereignis.

Diagnostik und Therapie

Die Klinik ist meist recht eindeutig. Von einer weiteren Untersuchung des Rachens und Kehlkopf sollte Abstand genommen werden, um keine weitere Schwellung und Aufregung des Kindes auszulösen.
Durch die virale Genese der Krankheit kommt nur eine **symptomatische** Behandlung infrage: Inhalation **kühler, feuchter** Luft, rektale Gabe von **Kortikoiden** und Vernebelung von **Adrenalin.**
Die Behandlung sollte rechtzeitig stationär erfolgen. Nur sehr selten wird die Atmung so insuffizient, dass eine Atemhilfe, Sauerstoffgabe oder sogar Intubation (→ Abb. 17.1) notwendig sind. Pseudokrupp-Anfälle können sich wiederholen. Um die Eltern gut vorzubereiten und im Akutfall für die nötige Ruhe zu sorgen, ist eine ausreichende Information über das Krankheitsbild und die mögliche Therapie mit rektalen Kortikoiden (Rectodelt®) wichtig. Hierzu existieren u. a. anschauliche Informationsbroschüren.

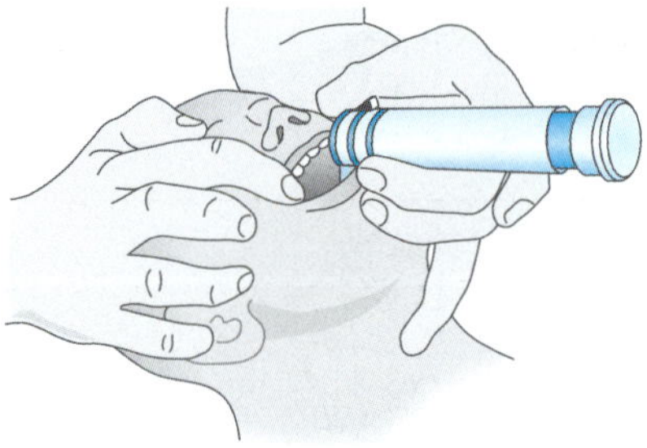

Abb. 17.1 Orotracheale Intubation [L157]

Akute Epiglottitis (supraglottische Laryngitis)

Die Epiglottitis ist eine akut **lebensbedrohliche** Erkrankung und eine wichtige Differenzialdiagnose des Pseudokrupp (→ Tab. 17.1). Sie wird durch das Bakterium *Haemophilus influenzae* verursacht und ist heute aufgrund der Impfprophylaxe (→ Kap. 6 und Anhang) sehr selten.

Klinik

Die Kinder erkranken meist aus vollkommener Gesundheit und entwickeln in kurzer Zeit hohes Fieber. Der Kehldeckel **schwillt** extrem an (→ Abb. 17.2). Daraus resultieren ein inspiratorischer Stridor, starke Halsschmerzen, **Schluckbeschwerden,** Speichelfluss und eine **kloßige** Sprache. Es besteht kein bellender Husten. Die Atmung ist durch die Stenose stark beeinträchtigt.

Diagnostik und Therapie

Die Inspektion des Rachens ist aufgrund der großen Erstickungsgefahr ohne **Intubationsbereitschaft** eines erfahrenen Kinderarztes verboten. Eine verspätete Diagnose kann letal enden!

> Schon bei Verdacht auf Epiglottitis muss immer die sofortige **Klinikeinweisung** unter ärztlicher Begleitung und sitzend organisiert werden.

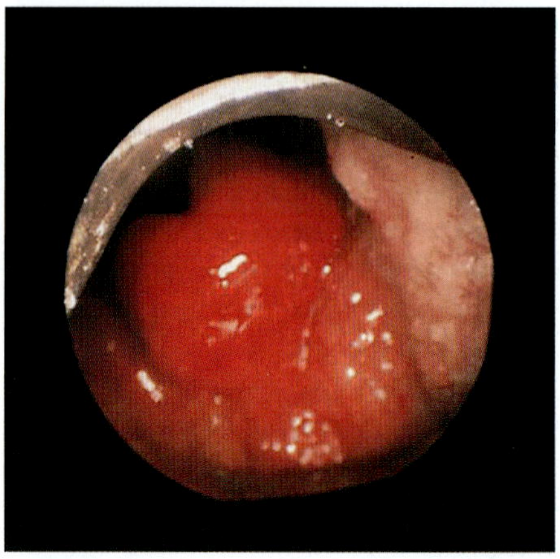

Abb. 17.2 Epiglottis bei akuter Epiglottitis [E387]

Laborchemisch zeigen sich deutlich erhöhte Entzündungswerte. Der Erregernachweis gelingt aus Blutkulturen. Meist muss die Behandlung auf einer Intensivstation erfolgen. Neben der Sicherung der Atemwege (oft rasche Intubation) und Sauerstoffzufuhr müssen die Kinder antibiotisch behandelt werden (Cephalosporine).

Tab. 17.1 Differenzialdiagnostische Merkmale des Pseudokrupp und der akuten Epiglottitis

	Pseudokrupp	Akute Epiglottitis
Häufigkeit	Häufig	Selten
Jahreszeitliches Auftreten	v. a. im Herbst und Winter	Ganzjährig
Alter	½–3 Jahre	2–6 Jahre
Ursache	Viren	*Haemophilus influenzae* Typ b
Leukozyten	Normal bis leicht erhöht	Stark erhöht
Sprache	Heiser	Kloßig
Husten	Trocken-bellend	Selten

Erkrankungen des Pharynx

Akute Pharyngitis

Die akute Pharyngitis tritt meist im Rahmen eines banalen Atemwegsinfekts auf. Verursacher sind v. a. Rhino-, RS- oder Parainfluenzaviren.

Klinik

Die Symptome sind **Kratzen** und **Brennen** im Hals, Schluckbeschwerden und Trockenheitsgefühl. Typischerweise wird dies von Fieber und Schnupfen begleitet. Auch eine Otitis media oder eine Sinusitis können begleitend hinzukommen. Bei der Racheninspektion zeigen sich Rötungen des weichen und harten Gaumens und der Rachenhinterwand.

Therapie

Die Behandlung erfolgt **symptomatisch** (u. a. anästhesierende Lutschtabletten, ausreichend Trinkmenge, Antipyrese).

Angina tonsillaris

Eine akute Infektion der Gaumenmandeln wird meist durch β-**hämolysierende Streptokokken** der Gruppe A (s. a. Scharlach, → Kap. 14), seltener auch durch Pneumokokken, *Haemophilus influenzae* oder Viren verursacht. Schulkinder sind am häufigsten betroffen.

Klinik

Symptome sind Fieber, **Halsschmerzen,** Schluckbeschwerden, Stechen im Ohr beim Schlucken, starkes Krankheitsgefühl und bei Kleinkindern auch Bauchschmerzen oder Erbrechen.
Bei der Racheninspektion zeigen sich Rötung und Schwellung von Gaumen und Gaumenbögen; die Mandeln sind stark geschwollen, rot und typischerweise mit eitrigen **Stippchen** besetzt (→ Abb. 17.3). Die Lymphknoten an Hals und Kieferwinkel sind druckschmerzhaft vergrößert.

Diagnostik und Therapie

Trotz häufig typischer Klinik sollte diagnostisch zumindest ein **Schnelltest** auf A-Streptokokken-Antigen durchgeführt werden.

> Ist ein Streptokokkeninfekt gesichert oder wahrscheinlich, muss mit **Penicillin** über 7 Tage behandelt werden, um den Spätkomplikationen (rheumatisches Fieber, Glomerulonephritis) vorzubeugen. Liegt eine Penicillinallergie vor, kommen Cephalosporine, Makrolide oder Clindamycin (am besten nach Antibiogramm) zum Einsatz.

Weitere Maßnahmen sind ausreichende Flüssigkeitszufuhr, Analgetika, Antipyrese und Bettruhe.

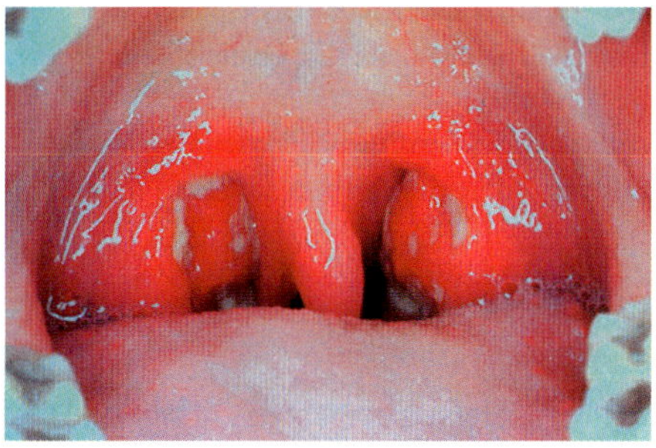

Abb. 17.3 Streptokokkenangina mit eitrigen Stippchen [E433]

Peritonsillarabszess

Der Peritonsillarabszess ist eine seltene **Komplikation** der Angina tonsillaris. Er kommt überwiegend bei Schulkindern vor. Der Abszess liegt im Bindegewebe zwischen Tonsille und Muskel.

Klinik

Es kommt zu einem erneuten Fieberanstieg, starkem Krankheitsgefühl, erheblichen **Schluckbeschwerden,** kloßiger Sprache, Schonhaltung des Kopfes und teilweise sogar zur Kieferklemme. Die Halslymphknoten sind erheblich geschwollen. Bei der Racheninspektion zeigt sich ein einseitiger geröteter **Tumor** im Bereich des vorderen Gaumenbogens, die Uvula ist zur Gegenseite gedrängt. Es kann zu akuter Luftnot und zur Abszesssenkung ins Mediastinum kommen.

Diagnostik und Therapie

Im Blut finden sich erhöhte Entzündungszeichen. I. d. R. ist eine **chirurgische** Abszesseröffnung notwendig, ergänzend kommen **Antibiotika und Schmerzmedikation** zum Einsatz. Im Verlauf bietet sich zur Rezidivprophylaxe eine Tonsillektomie an.

Adenoide

Bei manchen Kindern kommt es durch rezidivierende Entzündungen der **Rachenmandel** zu deren persistierenden **Vergrößerung („Polypen“).** Die Nasenatmung ist dauerhaft behindert.

Klinik

Dadurch ergeben sich folgende **Leitsymptome:** Die Kinder atmen durch den Mund, sprechen näselnd, schnarchen nachts und hören schlecht. Bei länger bestehenden Adenoiden entwickelt sich ein typischer Gesichtsausdruck, die **Facies adenoidea** (→ Abb. 17.4): geöffneter Mund mit hängender Unterlippe und hypotoner mimische Muskulatur.
Als Folgeerscheinung der Hyperplasie entwickelt sich ein **Dauerschnupfen** mit sichtbaren Schleimstraßen an der Rachenhinterwand. Die Kinder sind dadurch für **Bronchitiden** besonders anfällig. Es kommt außerdem zum Mittelohrerguss mit Schallleitungsschwerhörigkeit und zu rezidivierende **Otitiden.** Dies wiederum kann eine Sprachentwicklungsverzögerung bewirken. Aufgrund der Verlegung der Atemwege können **obstruktive Schlafapnoen** (OSA) auftreten, die zu Schlafstörungen und einer chronischen Sauerstoffminderversorgung führen. Die Folgen sind Konzentrationsschwäche, Leistungsminderung und Dauermüdigkeit.

Therapie

Adenoide können sich unter lokaler Steroidapplikation verkleinern oder komplett zurückbilden. Geschieht dies aber nicht innerhalb einiger Monate und treten die oben genannten Komplikationen auf, sollten sie operativ durch **Adenotomie** entfernt werden. Parallel erfolgt häufig die Anlage von **Paukenröhrchen** (→ Kap. 18).

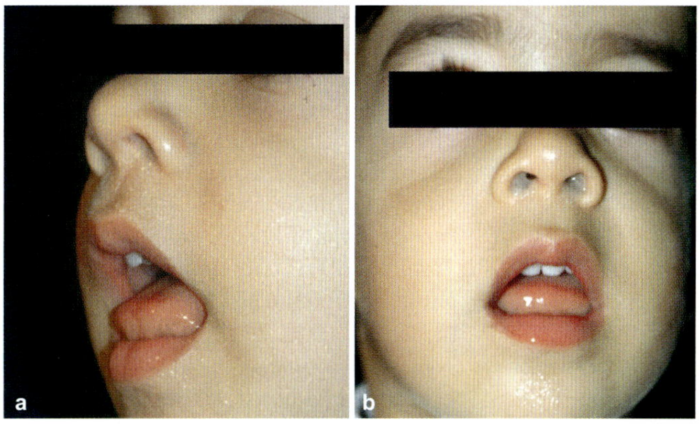

Abb. 17.4 Typische Facies adenoidea [E920]

Zusammenfassung

- Laryngo- und Tracheomalazie sind meist harmlos und durch die Weichheit der Knorpelstrukturen des Säuglings bedingt; in den ersten Lebensjahren kommt es i. d. R. zur Festigung.
- Die subglottische Laryngitis ist viraler Genese und geht mit bellendem Husten einher.
- Bei der lebensbedrohlichen akuten Epiglottitis durch *H. influenzae* ist die rechtzeitige Diagnose besonders wichtig.
- Die akute Pharyngitis wird meist viral verursacht und führt zu Kratzen und Brennen im Hals.
- Eine Streptokokkenangina muss über 7 Tage mit Penicillin behandelt werden, um Spätkomplikationen zu verhindern.
- Adenoide behindern die Nasenatmung und verursachen typische Leitsymptome wie Schnarchen, Atmung durch den Mund, näselnde Sprache, Schwerhörigkeit und damit verbundene Sprachentwicklungsverzögerung.

Ohrenschmerzen

Kinder haben häufig Ohrenschmerzen. Das liegt zum einen an der absoluten Häufigkeit der akuten **Mittelohrentzündung** (Otitis media). Zum anderen können sich über die komplexe sensible Innervation des Ohrs auch eine Reihe von Krankheiten und Ereignissen anderer **Lokalisation** mit Ohrenschmerzen äußern. Dazu gehören etwa Erkrankungen der oberen Atemwege oder der Zahndurchbruch.

Diagnostik

Die wichtigste Untersuchung bei Ohrenschmerzen ist die **Otoskopie.** Sie ist bei Kindern oft nicht einfach durchzuführen. Um die Orientierung zu behalten, hat es sich die Einteilung des Trommelfells nach anatomischen Landmarken in **vier Quadranten** bewährt (→ Abb. 18.1).

> Ist der **otoskopische Befund unauffällig** (→ Abb. 18.2), sollte differenzialdiagnostisch an fortgeleitete Ohrenschmerzen, eine Parotitis und evtl. auch an Traumata oder Kindesmisshandlung gedacht werden.

Otitis media acuta

Die akute Mittelohrentzündung ist im Kindesalter eine häufige Erkrankung und wird meist durch eine aus dem Nasenrachenraum **aufsteigende** Infektion hervorgerufen. Typische Erreger sind Viren, Pneumokokken, *Haemophilus influenzae,* Streptokokken und Staphylokokken, bei Immunsuppression oder Mukoviszidose auch *Pseudomonas aeruginosa* oder Klebsiellen. Dass die rhinogene Infektion des Mittelohrs gerade bei Säuglingen und Kleinkindern so häufig auftritt, hat **anatomische** Gründe: Die relativ kurze und weite Ohrtrompete erleichtert die Keimaszension. Außerdem liegen häufiger adenoide Vege-

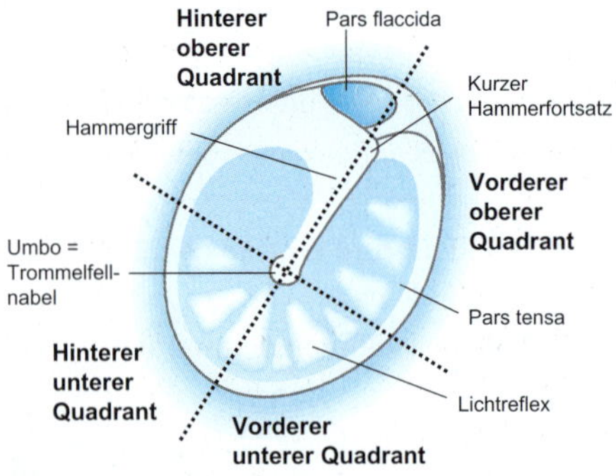

Abb. 18.1 Trommelfell; anatomische Orientierung und Quadranteneinteilung [L157]

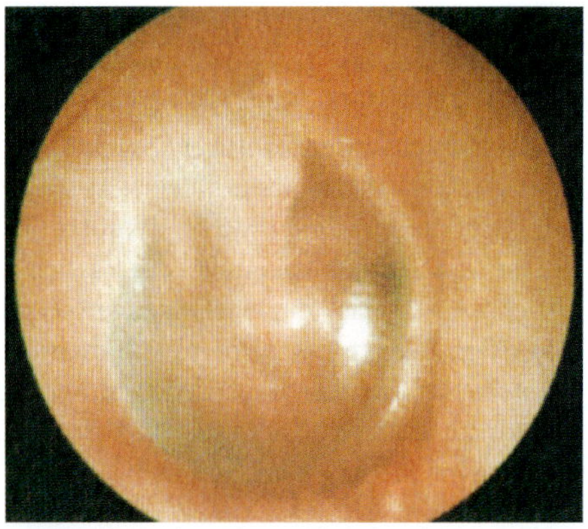

Abb. 18.2 Unauffälliges Trommelfell [M117]

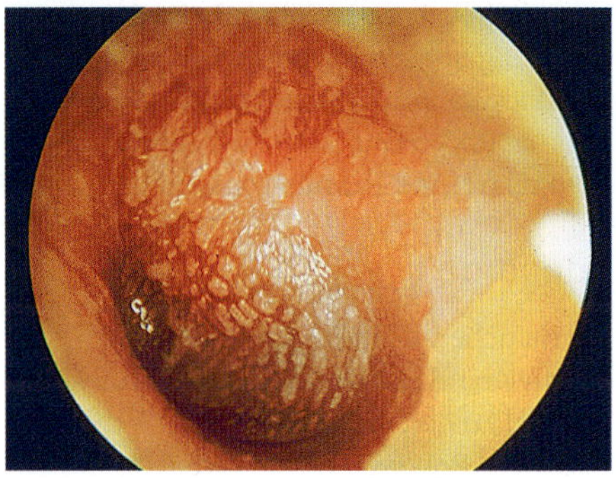

Abb. 18.3 Trommelfell bei Otitis media acuta [M117]

tationen (→ Kap. 17) vor, die durch eine Belüftungsstörung des Mittelohrs Infekte begünstigen.

Klinik

Kinder mit Mittelohrentzündung haben (hohes) Fieber, starke **Ohrenschmerzen** und hören schlecht. Bei Säuglingen und Kleinkindern können auch Allgemeinsymptome wie Erbrechen oder Nahrungsverweigerung auftreten. Kommt es zur Trommelfellperforation, stellt sich eine eitrig-seröse **Otorrhö** ein.

> Die häufigsten **Komplikationen der Otitis media** sind Mastoiditis, Labyrinthitis, Fazialisparese und Meningitis.

Diagnostik

Das **Trommelfell** zeigt sich mit typischen Befunden: Rötung, Vorwölbung und schollige Trübung der Oberfläche (→ Abb. 18.3). Zwei klinische Zeichen sind nur im Säuglings- und Kleinkindalter charakteristisch:

- **Ohrzwang:** Die Kinder fassen sich vor Schmerzen regelmäßig ans Ohr.
- **Tragus-Druckschmerz:** v. a. bei jüngeren Kindern und Säuglingen ein klassisches Zeichen für eine entzündliche Beteiligung des Gehörgangs

Komplikationen

Außerdem müssen im Rahmen der Standarddiagnostik die wichtigsten **Komplikationen** frühzeitig ausgeschlossen werden (→ Tab. 18.1). Bei der Blutuntersuchung sind Leukozytose mit Linksverschiebung, erhöhtes CRP und BSG unspezifische Hinweiszeichen auf eine Komplikation.

Therapie und Prognose

Bei der eitrigen Mittelohrentzündung wird zunächst eine kalkulierte **antibiotische Therapie** bevorzugt mit Amoxicillin (alternativ Cephalosporinen) eingeleitet. Konnte ein Abstrich zur mikrobiologischen Untersuchung gewonnen werden, kann die Therapie nach den Ergebnissen des Antibiogramms umgestellt werden. Die Behandlung muss zur Verhinderung von Rezidiven oder Komplikationen nach Abklingen aller Symptome noch einige Tage fortgesetzt werden. Unterstützend zur Erleichterung der Nasenatmung können **abschwellende Nasentropfen,** außerdem ausreichend hoch dosiert **Schmerzmittel** eingesetzt werden. Die Prognose ist bei adäquater antibiotischer Therapie sehr gut. Vorübergehende Hörminderungen sind möglich.

Mastoiditis

Die Mastoiditis tritt als **Komplikation** der akuten Otitis media v. a. dann auf, wenn die antibiotische Therapie nicht konsequent oder zu spät durchgeführt wird. Die Entzündung breitet sich dann nach etwa 2 Wochen auf den Proc. mastoideus aus, dessen knöcherne Zellen eitrig eingeschmolzen werden.

Klinik und Diagnostik

Die Lokalsymptome der Otitis media bestehen weiter oder treten erneut und evtl. verstärkt auf. Das Ohr sondert einen rahmig-eitrigen Ausfluss ab. Das Fieber steigt an, der Allgemeinzustand ist reduziert, es kommt zur Rötung und druckschmerzhaften Schwellung hinter dem Ohr (→ Abb. 18.4).

Bei der Untersuchung ist das Mastoid **druckschmerzhaft.** Ist die Entzündung bis zum Periost durchgebrochen, lassen sich Fluktuationen fühlen. Bei der Otoskopie ist zusätzlich zum Otitisbefund die obere hintere Gehörgangswand abgesenkt. Im Blut finden sich deutliche Entzündungszeichen. Typische Zeichen im **Röntgenbild nach Schüller** sind ein verschattetes Felsenbein und eingeschmolzene Zellsepten.

Tab. 18.1 Komplikationen der Otitis media

Komplikation	Symptome und Befunde
Labyrinthitis	Drehschwindel und Erbrechen, Spontannystagmus, evtl. Taubheit, Weber-Versuch: Lateralisierung zur gesunden Seite
Meningitis	Kopfschmerz, Erbrechen, Bewusstseinstrübung, Nackensteife, Meningismuszeichen
Fazialisparese	Fehlender Lidschluss, kein Stirnrunzeln, verstrichene Nasolabialfalte, verzogener Mund
Mastoiditis	s. u.

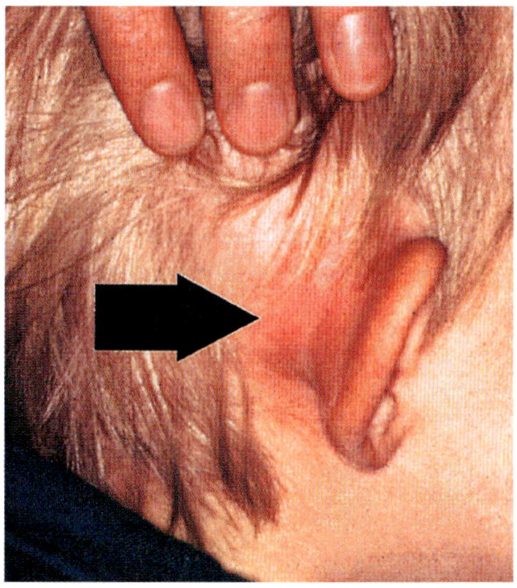

Abb. 18.4 Mastoiditis [T702]

Therapie und Prognose

Die Mastoiditis muss chirurgisch behandelt werden. Die Zellen des Proc. mastoideus werden aufgebohrt und ausgeräumt **(Mastoidektomie)**.

Begleitend wird die antibiotische Therapie fortgesetzt. Bei adäquater Behandlung ist die Prognose gut.

Otitis externa

Die Entzündung des **äußeren** Gehörgangs kann durch verschiedene Erreger hervorgerufen werden, am häufigsten ist sie bakteriell bedingt. Da die Infektion oft nach dem Baden in Seen oder Schwimmbädern auftritt, wird die Erkrankung auch **Badeotitis** genannt. Sie kann aber ebenfalls als Folge einer Mittelohrentzündung oder durch Manipulation entstehen.

Klinik

Die Symptomatik ist äußerst **schmerzhaft,** begleitend treten oft Juckreiz und Otorrhö auf. Typisch ist der **Tragus-Druckschmerz.**

Diagnostik und Therapie

Die Diagnose wird klinisch gestellt, der Erreger kann durch einen Abstrich identifiziert werden. Meist ist die lokale Therapie mit erregerspezifischen Antiinfektiva auch ohne vorherige Erregerdiagnostik ausreichend.

Seromukotympanon

Durch eine ungenügende Belüftung der Paukenhöhle kommt es zu einem mukösen, nicht infektiösen **Paukenerguss.** Typischerweise tritt diese Erkrankung im Kleinkind-, Vorschul- und frühen Schulalter auf.

Klinik

Durch den Erguss kommt es zur schmerzlosen Schallleitungsschwerhörigkeit und Druckgefühl.

Diagnostik und Therapie

Das Trommelfell ist häufig retrahiert. Je nach Viskosität können klare, gelbliche oder blaue Flüssigkeit und auch Bläschen durch das Trommelfell scheinen. Die Diagnose wird durch audiometrische Messungen bestätigt. Die Therapie besteht aus einer **Parazentese** des Trommelfells mit Sekretabsaugung, evtl. wird ein Paukenröhrchen eingesetzt, das den weiteren Sekretabfluss gewährleistet und nach einer Weile von allein herausfällt (→ Abb. 18.5). Das Trommelfell heilt folgenlos.

Fremdkörper im Gehörgang

Beim Spielen gelangen häufig Fremdkörper in den **Gehörgang.** Symptomatisch kann es zu Schmerzen, Juckreiz und einer Hörminderung kommen. Der Fremdkörper muss fachgerecht mit Sauger oder Häkchen entfernt werden, damit keine Entzündung oder weiterführende Schädigung des Ohrs eintritt.

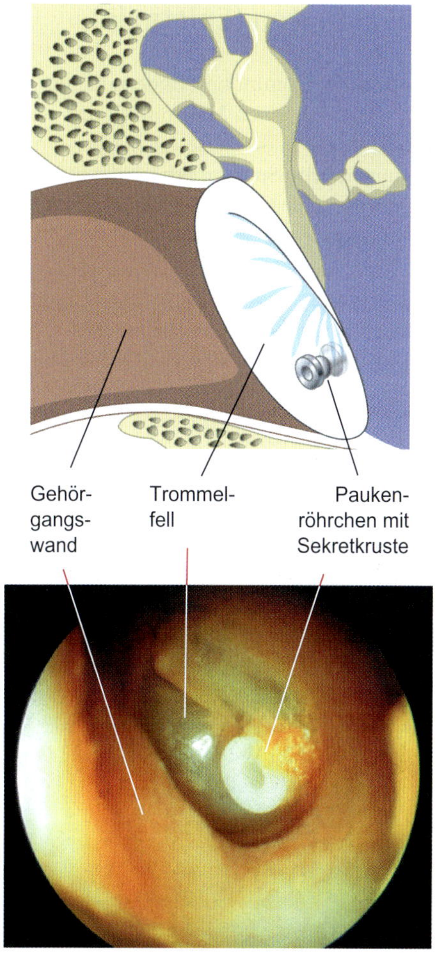

Abb. 18.5 Paukenröhrchen im vorderen unteren Quadranten des Trommelfells. Durch die dauerhafte Belüftung der Paukenhöhle schwillt die Schleimhaut ab und der Paukenerguss verschwindet wieder. [L138; M117]

Zusammenfassung

- Ohrenschmerzen sind häufige kindliche Symptome; sie können sowohl durch eine lokale Erkrankung des Ohrs als auch als fortgeleitete Schmerzen entstehen.
- Die Otitis media entsteht meist durch eine aufsteigende Infektion und führt zu Ohrenschmerzen, Fieber, Hörminderung und Allgemeinsymptomen.
- Die Mastoiditis ist häufig Folge einer inkonsequenten oder nicht durchgeführten antibiotischen Therapie und lässt sich meist nur chirurgisch sanieren.
- Durch eine Belüftungsstörung der Paukenhöhle kann sich ein zäher Erguss bilden, der zu einer Hörminderung führt; die Therapie erfolgt i. d. R. chirurgisch mittels Parazentese oder der Anlage von Paukenröhrchen.
- Fremdkörper im Gehörgang müssen fachgerecht entfernt werden, da sie sonst zu Entzündungen, Verletzungen und Hörstörungen führen.

Nasenbluten (Epistaxis)

Nasenbluten kommt bei Kindern häufig vor. Ursache können **Manipulationen** oder Fremdkörper in der Nase, leichte Verletzungen beim Spielen, fieberhafte Infekte oder vulnerable Gefäße am Locus Kiesselbachii sein.

> **Rezidivierendes Nasenbluten** kann jedoch auch ein Hinweis auf eine Gerinnungsstörung oder auf einen Bluthochdruck sein. Dies sollte durch weiterführende Diagnostik ausgeschlossen werden.

Als erste Maßnahme sollten die Nasenflügel zusammengepresst sowie ein kaltes Tuch (Eis) in den Nacken gelegt werden. Das Blut darf möglichst nicht verschluckt werden, da es stark **emetisch** wirkt, außerdem kann das Verschlucken von reichlich Blut im Liegen zu Teerstühlen führen. Kommt die Blutung nicht zum Stehen, muss eine Tamponade erfolgen. Weiterhin besteht HNO-ärztlicherseits die Möglichkeit einer Verätzung oder Koagulation der Blutungsquelle.

Fremdkörper

Endonasale Fremdkörper finden sich bei Kindern **häufig.** Diese können dort durchaus länger unbemerkt verbleiben. Lediglich eine erschwerte einseitige **Nasenatmung** und eine übelriechende **Sekretion** deuten auf den Befund hin. Der Fremdkörper kann auch Nasenbluten auslösen. Eltern sollten nicht versuchen, den Fremdkörper selbstständig zu entfernen, sondern hierfür einen Arzt aufsuchen. Besonders kleine quellende Lebensmittel wie Linsen oder Erbsen erschweren die Entfernung. Meist gelingt die Bergung mithilfe eines Häkchens oder einer Zange, evtl. muss hierfür eine Narkose erfolgen. Abschließend sollten immer auch die zweite Nasenöffnung und der Gehörgang inspiziert werden.

Rhinitis acuta

Die akute infektiöse Entzündung der **Nasenschleimhaut,** allgemein auch als Schnupfen bezeichnet, wird v. a. durch Adeno-, Influenza-, Parainfluenza- oder RS-Viren verursacht. Eine bakterielle Superinfektion ist möglich. Die Inkubationszeit beträgt wenige Tage.

Klinik

Es kommt neben evtl. Allgemeinbeschwerden wie leichtem Fieber, Abgeschlagenheit, Kopf- und Gliederschmerzen durch die Entzündung und Schwellung der Nasenschleimhäute zu einer behinderten **Nasenatmung** mit wässriger **Sekretion,** verstärktem **Niesreiz** und Trinkschwierigkeiten. Säuglinge entwickeln oft auch Durchfall und Erbrechen. Bei einer bakteriellen Superinfektion entwickelt sich eitrig-grünliches Sekret. Meist betrifft die Infektion auch den Rachenraum, sodass eine Rhinopharyngitis entsteht. Als Komplikation ist eine akute Sinusitis möglich.

Diagnostik und Therapie

Die Diagnose kann klinisch gestellt werden, meist reicht eine **symptomatische** Therapie mit abschwellenden Nasentropfen oder Salzlösungen aus.

> **Abschwellende Nasentropfen** dürfen nie langfristig zum Einsatz kommen, da sie durch eine schnelle Gewöhnung die Nasenschleimhaut schädigen und deren Schwellung manifestieren. Ihr Gebrauch ist auf höchstens 1 Woche limitiert. Besondere Vorsicht ist beim Einsatz von abschwellenden Nasentropfen bei Neugeborenen und kleinen Säuglingen geboten, da es zu Intoxikationen mit folglichen Apnoen bis zur Bewusstlosigkeit kommen kann.

Bei kleineren Kindern sollte überprüft werden, ob es zu einer Mitreaktion der Schleimhäute von Respirationstrakt und Ohren gekommen ist. Im Fall einer schweren bakteriellen Infektion werden Antibiotika eingesetzt.

Rhinitis chronica

Häufig rezidivierende Infektionen der Nasen- und Rachenschleimhaut, die Rachenmandelhyperplasie und v. a. eine **allergische** Genese können zu einer chronischen Rhinitis führen. Dabei kommt es fast dauerhaft zu Rhinorrhö und einer Hypertrophie der Nasenschleimhäute. Die Therapie erfolgt ursachenspezifisch. Bei ständigen Infekten kommt neben der Stärkung der **Abwehrkräfte** therapeutisch auch eine Adenotomie infrage. Die allergische Genese kann mittels Allergietestung nachgewiesen werden. Linderung erbringen die Meidung der Allergene sowie die Gabe von **Antihistaminika** (topisch und oral) und von **Glukokortikoiden** (topisch). Die Möglichkeit einer Hyposensibilisierung sollte geprüft werden.

Sinusitis

Die Entzündung der **Nasennebenhöhlen** entsteht meist im Rahmen einer Rhinopharyngitis. Die Nasennebenhöhlen sind fast immer in leichter Form mitbetroffen, zum eitrigen Verlauf kommt es seltener.

> Zu beachten ist die **kindliche Anatomie der Nasennebenhöhlen.** Sinus maxillares, Sinus sphenoidalis und Sinus ethmoidales sind bereits bei der Geburt ausgebildet, wenn auch unterschiedlich pneumatisiert. Zur weiteren Ausformung des Sinus frontalis kommt es erst mit der Vollendung des 1. Lebensjahrs.

Dadurch zeigt sich je nach Alter ein unterschiedliches Verteilungsmuster der Sinusitiden (→ Tab. 19.1).

Tab. 19.1 Nasennebenhöhlenbeteiligung bei Sinusitis nach Lebensalter

Nasennebenhöhle	Alter der möglichen entzündlichen Mitbeteiligung
Sinus ethmoidales	Ab dem Säuglingsalter
Sinus maxillares	Ca. ab dem 3. Lebensjahr
Sinus frontalis	Ca. ab dem 9. Lebensjahr
Sinus sphenoidales	Ca. ab dem 8. Lebensjahr

Klinik

Neben den Symptomen der Rhinitis kommt es vermehrt zu Kopfschmerzen. Durch die anatomische Nähe der Nasennebenhöhlen zu Gehirn und Augen kann die weitere **Ausbreitung** einer eitrigen Infektion lebensgefährlich werden. Sie äußert sich durch Schwellungen der Wangen, der Nase oder der Periorbitalregion (→ Abb. 19.1) sowie hohes Fieber. Auch die Entwicklung eines Hirnabszesses ist prinzipiell möglich.

Diagnostik und Therapie

Die betroffenen Höhlen sind klopfschmerzhaft und zeigen sich im Ultraschall, Röntgen oder CT **verschattet** (→ Abb. 19.2). Eine leichte Sinusitis kann **symptomatisch** (abschwellende Nasentropfen, Inhalationen, Rotlicht) behandelt werden und heilt meist problemlos aus. Bei schweren, bakteriellen Verläufen muss sofort eine (intravenöse) **Antibiotikatherapie** (z. B. mit Cephalosporinen oder Aminopenicillinen) erfolgen. Stark ausgeprägte Lokalbefunde müssen drainiert und gespült werden. Die Prognose ist von der Schwere der eingetretenen Komplikationen abhängig.

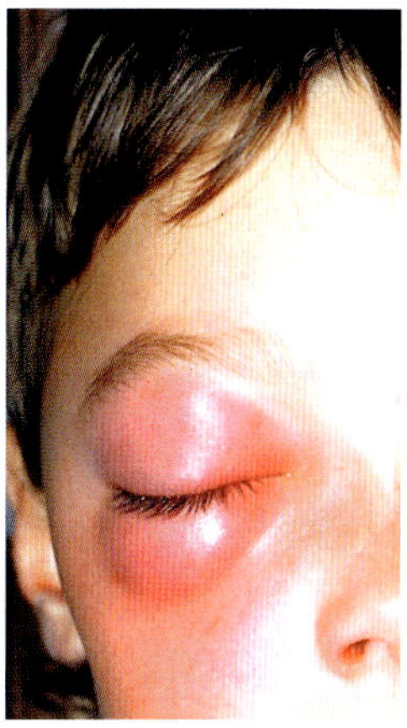

Abb. 19.1 Periorbitalödem bei einer Nasennebenhöhlenentzündung [M117]

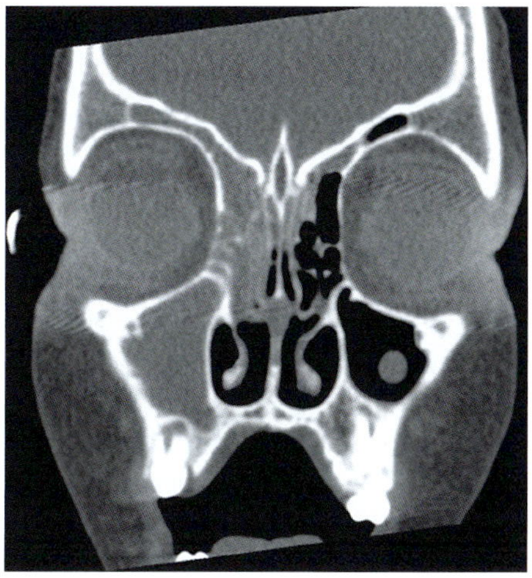

Abb. 19.2 Röntgenaufnahme einer homogen verschatteten rechten Kieferhöhle [F407–001]

Schlafapnoe-Syndrom

Bei Kindern führt am häufigsten die Verlegung der Nasenatmung durch **Adenoide** (→ Kap. 17) zu obstruktiven **Schlafapnoen** (OSA), die Schlafstörungen und eine chronische Sauerstoffminderversorgung nach sich ziehen (→ Abb. 19.3). Zu beachten ist, dass das Krankheitsbild der OSA in seltenen Fällen auch durch die anderen in → Abb. 19.3 genannten Faktoren ausgelöst werden kann.

Klinik

Klinisch äußert sich das Syndrom durch Schnarchen, einen unruhigen Schlaf mit hauptsächlicher Mundatmung und nächtliche Atempausen mit anschließendem plötzlichem Erwachen. Die Folgen sind Ermüdbarkeit, Konzentrationsschwäche, schulische Leistungsminderung und in schweren Fällen auch Gedeihstörungen und ein Entwicklungsknick.

Diagnostik und Therapie

Die Diagnose wird durch eine **Polysomnografie** im Schlaflabor gesichert.

> Besteht die OSA aufgrund von Adenoiden, bessert sich die Symptomatik nach einer Adenotomie, evtl. mit gleichzeitiger Entfernung oder Verkleinerung der Tonsillen.

Liegen andere Ursachen zugrunde, wird meist eine komplexere Therapie benötigt.

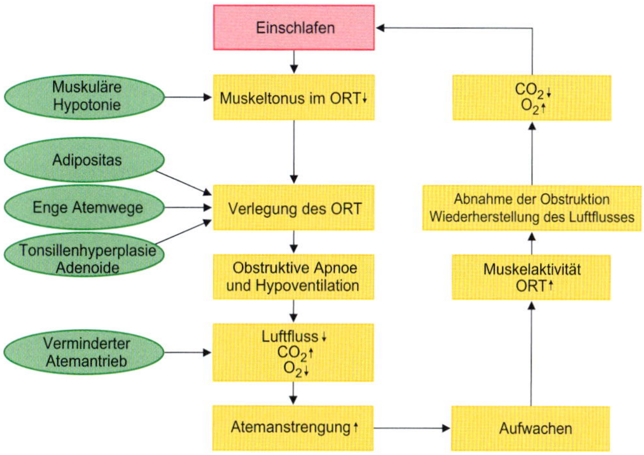

Abb. 19.3 Ursachen und Pathophysiologie des obstruktiven Schlafapnoe-Syndroms [L141]

Zusammenfassung

- Nasenbluten ist ein häufiges, aber meist harmloses Geschehen im Kindesalter, was oft durch Manipulationen oder Fremdkörper in der Nase ausgelöst wird.
- Endonasale Fremdkörper sind ebenfalls häufige Befunde bei Kindern, klinisch können sie sich durch eine einseitig behinderte Nasenatmung, Nasensekretion und Nasenbluten bemerkbar machen.
- Die akute Rhinitis wird viral verursacht und symptomatisch behandelt. Lediglich eine bakterielle Superinfektion kann eine antibiotische Behandlung notwendig machen.
- Die chronische Rhinitis ist bei Kindern meist allergischer Genese.
- Die eitrige Sinusitis kann im Falle einer Ausbreitung schwerwiegende Komplikationen nach sich ziehen.
- Häufigste Ursache des kindlichen obstruktiven Schlafapnoe-Syndroms sind adenoide Vegetationen.

Fremdkörperaspiration

Normalerweise wird der Respirationstrakt durch den **Hustenreflex** vor Fremdpartikeln geschützt. Wenn die eingeatmeten Partikel jedoch eine gewisse Größe überschreiten (typischerweise Erdnüsse [50 %]) oder zu tief sitzen, können sie nicht mehr abgehustet werden. Von einer Fremdkörperaspiration sind meist Kleinkinder betroffen.
Der in den Bronchialbaum aspirierte Fremdkörper fungiert als **Ventil:** Luft kann zwar eingeatmet werden, jedoch bei der Exspiration nicht mehr entweichen; es kommt zur Überblähung der betroffenen Lungenseite.

Klinik und Diagnostik

Klinisch sind ein plötzlicher Hustenanfall, im Anschluss **Husten** und oft auch ein in- und exspiratorischer **Stridor** feststellbar, sonstige Krankheitszeichen fehlen. Auch symptomlose Verläufe sind möglich. Ein Zwerchfelltiefstand der betroffenen Seite und eine Verlagerung des Herzens zur Gegenseite stellen den klassischen Röntgenbefund der Lunge dar (→ Abb. 20.1).

Therapie

Um Komplikationen wie chronische Pneumonien, narbige Stenosenbildung und Bronchiektasen zu verhindern, muss der Fremdkörper schnellstmöglich entfernt werden.

In der akuten Notfallsituation gelingt dies oft durch gezielte Schläge auf den Rücken zwischen die Schulterblätter oder durch den Heimlich-Handgriff (→ Abb. 20.2).
Ist das kräftige Schlagen zwischen die Schulterblätter nicht erfolgreich, umfasst die helfende Person beim **Heimlich-Handgriff** das betroffene Kind von hinten, verschränkt die Hände im Epigastrium und löst dann mit kräftigem Zug einen oder mehrere Stöße aus (→ Abb. 20.2).

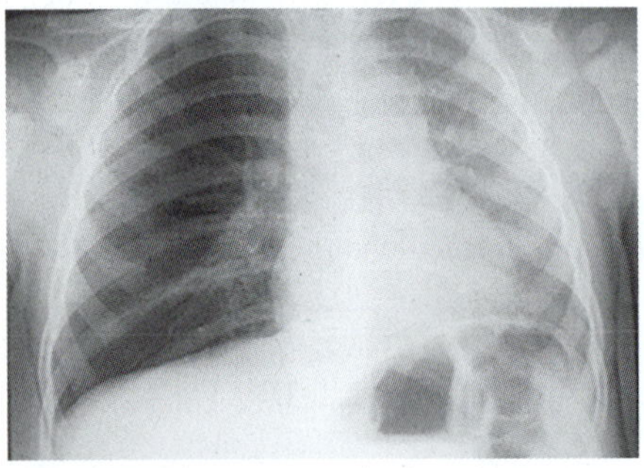

Abb. 20.1 Röntgenaufnahme nach Fremdkörperaspiration einer Mandel in den rechten Hauptbronchus; die rechte Lunge ist überbläht, das Mediastinum nach links verlagert. [O609]

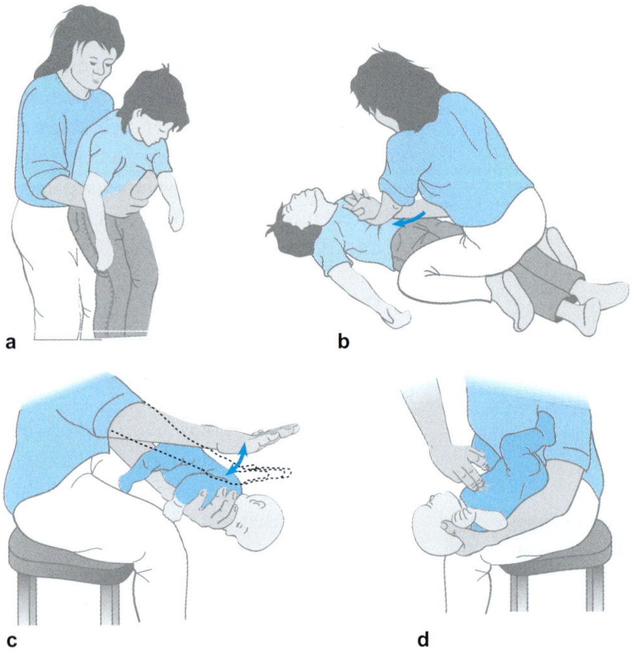

Abb. 20.2 Fremdkörperentfernung.
a) Heimlich-Handgriff zur Entfernung eines aspirierten Fremdkörpers beim stehenden Kind. Kräftiger Zug im Epigastrium führt im Idealfall durch intrathorakale Druckerhöhung zur Ausstoßung eines Fremdkörpers in der Trachea oder im Hauptbronchus.
b) Beim liegenden Kind.
c) Entfernung eines aspirierten Fremdkörpers beim Säugling durch Schläge zwischen die Schulterblätter (Back Thrusts) bzw.
d) Durch Thoraxkompression. [L106]

Durch die so ausgelöste intrathorakale Druckerhöhung kann ein Fremdkörper in der Trachea oder im Hauptbronchus ausgestoßen werden und ggf. lebensrettend sein. Allerdings können bei falscher Anwendung abdominelle Organe geschädigt werden. Anschließend sollte das Kind in jedem Fall stationär untersucht und beobachtet werden. Bei Säuglingen ist die Verletzungsgefahr zu hoch, daher sollte der Heimlich-Handgriff nicht angewandt werden. Unter Klinikbedingungen ist die **bronchoskopische** Fremdkörperentfernung das Mittel der Wahl.

Infekte der oberen Atemwege

Diese sind i. d. R. **viral** bedingt (u. a. Rhino-, Adeno-, Influenza-, Parainfluenza und RS-Viren) und kommen besonders bei Kleinkindern mehrfach im Jahr (6- bis 8-mal) vor. Mit steigendem Alter sinkt die Erkrankungsfrequenz. Die Infektion erfolgt meist absteigend, die kompletten oberen Luftwege sind betroffen.

Klinik

Es kommt zu Rhinitis, Husten und Heiserkeit in Verbindung mit (leichtem) Fieber und Abgeschlagenheit. Nicht selten tritt eine begleitende Konjunktivitis auf.

Therapie

Die Therapie erfolgt **symptomatisch** durch Fiebersenkung (Wadenwickel, Antipyrese), Inhalationen und abschwellende Nasentropfen. Die Antibiotikagabe ist nur bei bakterieller Superinfektion sinnvoll.

Akute Bronchitis

Eine akute Bronchitis entsteht bei Kindern häufig im Zusammenhang mit Infekten der oberen Atemwege (gleiches Erregerspektrum); die relativ kurzen Luftwege prädisponieren zum Übergriff auf die **Bronchialschleimhaut.** Bakterielle Superinfektionen kommen vor.

Klinik

Symptome sind (meist leichtes) Fieber und Husten (zunächst unproduktiv, später produktiv). Auch eine obstruktive pulmonale Symptomatik kann entstehen.

Diagnostik und Therapie

Der typische Auskultationsbefund ist von mittel- oder grobblasigen Rasselgeräuschen und/oder Giemen und Brummen geprägt.

Zum Ausschluss einer Pneumonie kann ein Röntgenbild angefertigt werden. Die Behandlung erfolgt i. d. R. **symptomatisch** durch Fiebersenkung, Flüssigkeitsgabe und Mukolytika. Lediglich bei bakterieller Superinfektion sind Antibiotika indiziert.

Obstruktive Bronchitis und Bronchiolitis

Kommt es im Rahmen einer akuten Infektion der Bronchien oder Bronchiolen mit pneumotropen Viren zu Epithelnekrosen, Schleimhautödemen und einer Hypersekretion der Becherzellen, kann daraus eine **Atemwegsobstruktion** resultieren. Die **obstruktive Bronchitis** ist im Kindesalter relativ häufig.

> Eine besonders bedrohliche Form einer akuten Infektion der Bronchiolen, die fast nur Säuglinge betrifft und hauptsächlich von RS-Viren verursacht wird, ist die **Bronchiolitis**.

Es kommt zu einer massiven Entzündung und Verengung der kleinen (Bronchien) und kleinsten (Bronchiolen) Atemwege.

Klinik und Diagnostik

Leitsymptome der obstruktiven Bronchitis sind das **exspiratorische** Giemen, Brummen oder Pfeifen und das **verlängerte** Exspirium. Im Verlauf tritt eine Tachydyspnoe auf.
Die Bronchiolitis imponiert durch eine schwere **Dyspnoe** (Einziehungen, Nasenflügeln, Zyanose). In der Auskultation fehlt das Giemen, dafür fallen ein oft leises oder abgeschwächtes Atemgeräusch und feinblasige Rasselgeräusche auf. Die Diagnose wird i. d. R. anhand des klinischen Bildes und des typischen Auskultationsbefundes gestellt. Ein Röntgen-Thorax ist primär normalerweise nicht notwendig, kann aber für die Abgrenzung zu einer Pneumonie wichtig sein.
Schwierig ist die differenzialdiagnostische Abgrenzung zum Asthma bronchiale (s. u.), das mit ähnlichen klinischen und radiologischen Befunden einhergeht.

Therapie

Bei Bedarf wird **Sauerstoff** gegeben. Inhalative **β_2-Sympathomimetika** (Salbutamol) dilatieren die Bronchien, inhalative/intravenöse **Steroide** (Budesonid/Prednisolon) hemmen die teilweise schwere Entzündung. Auch die Inhalation von Kochsalzlösung und Flüssigkeitszufuhr kommen zum Einsatz. Der Verlauf ist trotzdem häufig langwierig. Die Behandlung der Bronchiolitis geschieht nach ähnlichen Grundsätzen, hier zeigt sich aber v. a. ein Effekt durch die Sauerstoffgabe und ggf. intravenöse Flüssigkeitszufuhr bei Trinkschwäche, Inhalationen und Steroidgaben spielen eine untergeordnete Rolle.

Pneumonien

Entzündungen des Lungenparenchyms können durch Viren, Bakterien und Pilze ausgelöst werden. Je nach Ausbreitung unterscheidet man:

- **Lobärpneumonie:** Die Entzündung ist auf einen Lungenlappen begrenzt (→ Abb. 20.3).
- **Bronchopneumonie** (→ Abb. 20.4): Atemwege und angrenzende Parenchymanteile sind diffus betroffen. Im Kindesalter treten meist Bronchopneumonien auf, da das Immunsystem noch zu wenig gereift ist, um die Infektion auf einen Lappen zu begrenzen.
- **Interstitielle („atypische") Pneumonien:** Die sonst für Pneumonien typischen klinischen Befunde fehlen meist. Das interstitielle Entzündungsmuster ist häufig bei viralen Pneumonien oder Infektionen durch Mykoplasmen.

Praktische Bedeutung für die empirische Therapie hat auch die Einteilung nach **Lebensalter** und dem dafür typischen Erregerspektrum (→ Tab. 20.1).

Klinik

Die **Leitsymptome** einer Lungenentzündung sind Husten, Tachy-/Dyspnoe (evtl. Nasenflügeln, thorakale Einziehungen), ggf. mit zusätzlichem Sauerstoffbedarf und teils sehr hohem, schlecht senkbarem Fieber.
Cave: Unspezifische Symptome bei Säuglingen/jungen Kleinkindern, daher bei unklarem Fieber an eine Pneumonie denken!

> Von kleinen Kindern wird bei Mitreaktion der abdominalen Lymphknoten oder bei basalen Pneumonien oft auch über Bauchschmerzen geklagt.

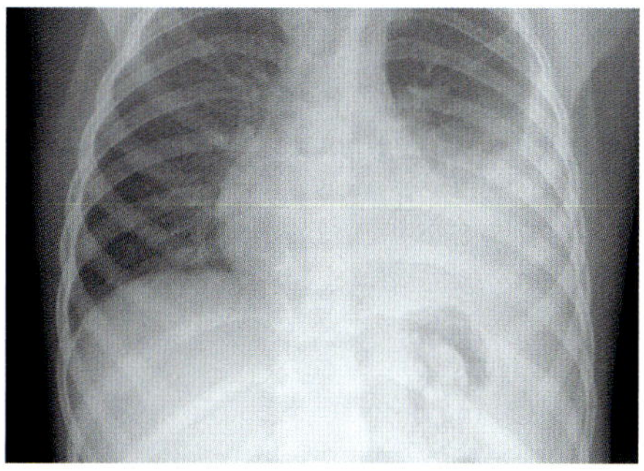

Abb. 20.3 Lobärpneumonie linker Unterlappen: Es zeigt sich eine komplette Verschattung im Bereich des linken Lungenunterlappens. [T824]

Diagnostik

Es lassen sich **fein- bis mittelblasige Rasselgeräusche** auskultieren, ggf. auch Giemen. Bei größeren Infiltraten ist der **Klopfschall** abgeschwächt.

> Bei Kindern ist das normale Atemgeräusch physiologischerweise oft schärfer als das inspiratorische Atemgeräusch des Erwachsenen; man spricht deshalb von **puerilem Atmen**.

Bei bakteriellen Erregern sind die Leukozytose, der CRP-Anstieg und die BSG wesentlich stärker ausgeprägt als bei viralen Pneumonien. Außerdem kann der Erreger manchmal in Blutkulturen nachgewiesen werden. Wesentlich für die Diagnosestellung sind allerdings die meist typischen Röntgenbilder (→ Abb. 20.4).

Therapie

Die Behandlung beinhaltet **symptomatische Maßnahmen** wie Bettruhe, Fiebersenkung, Mukolyse, Inhalationen, Sauerstoffgabe und großzügige Flüssigkeitsgabe. Wird eine bakterielle Infektion vermutet, werden **Antibiotika** eingesetzt; die empirische Therapie richtet sich dabei nach dem erwarteten Keimspektrum und setzt sich oft auch aus einer Kombination verschiedener Wirkstoffe zusammen. Je nach Schwere wird die Therapie stationär oder ambulant durchgeführt.

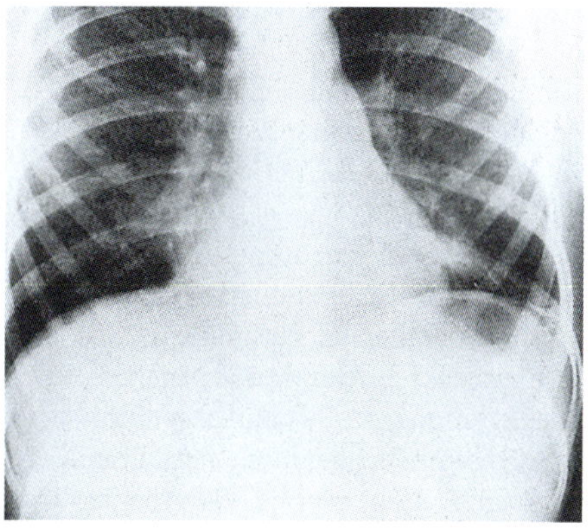

Abb. 20.4 Röntgenbild bei Bronchopneumonie (diffuse hilusnahe Verschattungen) [C113]

Tab. 20.1 Häufigste Pneumonieerreger in den verschiedenen Altersgruppen

Altersgruppe	Häufige Erreger	Beispiel einer empirischen Therapie
Neugeborene	B-Streptokokken, gramnegative Keime wie *E. coli*, *Staphylococcus aureus*, Urea-/Mykoplasmen	Ampicillin + Aminoglykosid + ggf. + Makrolid
Säuglinge und Kleinkinder	Viren (RS- und Adenoviren, Influenza- und Parainfluenzaviren), Pneumokokken, *Haemophilus influenzae*, Chlamydien, *Staphylococcus aureus*	Ampicillin ggf. + β-Laktamaseinhibitor (Sulbactam) oder Cephalosporine der 2./3. Generation
Schulkinder	Mykoplasmen, Chlamydien, Viren, Pneumokokken	Ampicillin oder Makrolide bzw. Doxycyclin (ab 9. Lebensjahr)

Chronische Atemwegserkrankungen

Asthma bronchiale

Das Asthma bronchiale ist die häufigste chronische Erkrankung des Kindesalters. Während im Kindesalter Jungen häufiger betroffen sind, ist die Prävalenz ab dem Pubertäts- bis zum Erwachsenenalter höher beim weiblichen Geschlecht. Die Erstmanifestation zeigt sich in 80 % bei Kindern bis zum Alter von 3 Jahren. Pathognomonisch handelt es sich um eine chronische, nichtinfektiöse Entzündung der Atemwege, der eine **Hyperreagibilität** des Bronchialsystems zugrunde liegt. Auch an sich harmlose Reizungen der Schleimhaut führen zur klassischen **Trias** Bronchospasmus, Ödem der Bronchialschleimhaut und Hypersekretion. Eine vollständige oder teilweise **reversible Obstruktion** der Atemwege ist die Folge. Typischer Asthmaauslöser ist beim **exogen-allergischen Asthma** der Kontakt mit Allergenen wie Pollen, bestimmten Nahrungsmitteln, Tierepithelien oder Hausstaubmilben.
Beim **intrinsischen Asthma** sind die häufigsten Auslöser virale oder bakterielle Infekte, körperliche Anstrengung oder unspezifische Faktoren wie kalte Luft, Rauch (**Cave:** Passivrauchbelastung!), Hyperventilation oder psychische Belastungssituationen. Bei der Mehrzahl aller Asthmaanfälle liegt eine **Mischform** vor. Diese Faktoren und eine eventuelle genetische Prädisposition müssen in einer ausführlichen Anamnese ermittelt werden. Häufig liegt eine positive Familienanamnese für Allergien/Asthma vor oder die Kinder leiden an anderen Erkrankungen des atopischen Formenkreises.

Klinik

Das klinische Erscheinungsbild des Asthma bronchiale ist durch (chronischen) Husten, anfallsartige Dyspnoe mit v. a. inspiratorischer **Atemnot,** Brustenge (Beklemmungsgefühl) und exspiratorischen Atemnebengeräuschen (Brummen, Giemen, Pfeifen) geprägt. Die Anfälle treten gehäuft nachts auf. Bei schweren Anfällen tritt eine zunehmende Zyanose auf; das Atmen gelingt dann nur noch aufrecht sitzend unter Einsatz der Atemhilfsmuskulatur (typischerweise juguläre, interkostale oder epigastrische Einziehungen). Durch die erhöhte Atemarbeit können die Kinder auch dystroph sein (**Cave:** Andere Differentialdiagnosen beachten, wie CF, Immundefekt, ziliäre Dysfunktion!).
Im Symptomfreien Intervall kann der Auskultationsbefund oft unauffällig sein. Beim akuten Asthmaanfall fallen sofort ein **verlängertes** Exspirium und exspiratorische Atemnebengeräusche auf. Das Atemgeräusch kann abgeschwächt bis zur „silent lung" sein. Typische Komorbiditäten auch des kindlichen Asthmas sind pathologischer gastro-ösophagealer Reflux, Adipositas oder auch psychische Erkrankungen.

Diagnostik

Die technische Diagnostik im akuten Anfall umfasst u. a. ein Thoraxröntgen (vermehrte Transparenz, Atelektasen) und eine Blutgasanalyse. Später kommen Spezialuntersuchungen hinzu. Durch unterschiedliche Allergietests (Prick, spezifische IgE-Antikörper) kann die allergische Komponente des Asthmas erfasst werden. Die **Lungenfunktionsprüfung** (LuFu, bei Kindern zuverlässig ab dem 6. Lebensjahr möglich) gibt Aufschluss über den aktuellen Zustand und den Verlauf der Erkrankung. Die wichtigsten Parameter bei der LuFu sind die Einsekundenkapazität (FEV_1) und der exspiratorische Spitzenfluss (PEF), die beim Asthma aufgrund der Obstruktion regelmäßig erniedrigt sind. Außerdem sollte bei nachgewiesener Atemwegsobstruktion zur Bestätigung der Diagnose eine Reversibilitätstestung (i. d. R. mit kurzwirksamen β-Mimetika) erfolgen. Bei typischer Asthmaanamnese, aber unauffälliger LuFu, sollte ein Provokationstest erfolgen, um die bronchiale Hyperreagibilität auszulösen (z. B. durch Laufband bei Jugendlichen oder Free-running-Test bei Kleinkindern).

Einteilung

Die Einteilung des Asthma bronchiale erfolgt nach der Symptomkontrolle (→ Tab. 20.2).

Therapie

Grundpfeiler der Langzeittherapie sind die **Allergenkarenz und Asthmaschulung sowie die regelmäßige Atemphysiotherapie.** Die medikamentöse Therapie unterscheidet Bedarfsmedikamente (Reliever, z. B. kurzwirksame β_2-Sympathomimetika) und Dauertherapeutika (Controller, z. B. Glukokortikoide). Sie kommen nach einem festen Schema in 6 Stufen zum Einsatz, wobei immer dann die nächsthöhere Stufe gewählt wird, wenn die vorherige keine Asthmakontrolle herstellen kann (→ Abb. 20.5). Bevor jedoch eine höhere Therapiestufe erwogen wird, müssen immer die Patientencompliance, Inhalationstechnik und die Exposition gegenüber neuen Allergenen geprüft werden. Für Kinder ab 6 Jahren stehen bei Stufe 6 verschiedene Biologika zur Verfügung (→ Abb. 20.5). Bei Kindern und Jugendlichen, die regelmäßig Kortikosteroide erhalten, muss immer die niedrigste wirksame Dosierung verwendet werden und regelmäßig auf Wachstumsstörungen und Nebennierenrinden-Suppression (Addison-Krise!) geachtet werden.

Akuter Asthmaanfall

Beim Asthma bronchiale können einzelne Anfälle so schwere Formen annehmen, dass eine **Notfalltherapie** erforderlich wird: Eine ausreichende Sauerstoffsättigung wird durch O_2-Gabe sichergestellt; die Bronchokonstriktion wird mit inhalativen β-Mimetika (Salbutamol), Anticholinergika (Ipratropiumbromid) und i. v. Glukokortikoiden behandelt, in sehr schweren Fällen kommen auch i. v.-Gaben von β-Mimetika, Magnesium und Theophyllin zum Einsatz. ICS sollten nicht als Notfalltherapie eingesetzt werden.

Mukoviszidose

Die Mukoviszidose, auch zystische Fibrose (CF), ist in Nord- und Mitteleuropa mit einer Häufigkeit von 1 : 2.000 Geburten die häufigste angeborene Stoffwechselstörung.

Ätiologie und Pathogenese

Der Krankheit liegt ein Defekt der **Chloridkanäle** zugrunde, der auf dem CFTR-Gen

Tab. 20.2 Bestimmung der Asthmakontrolle bei Kindern und Jugendlichen (nach der aktuellen AWMF-Leitlinie 2020) [X315-005]

Grade der Asthmakontrolle		Gut kontrolliert	Teilweise kontrolliert	Unkontrolliert
Symptomkontrolle	**Hatte der Patient in den letzten 4 Wochen:**			
	• Symptome tagsüber • Nächtliches Erwachen durch Asthma • Gebrauch von Bedarfsmedikation • Aktivitätseinschränkung durch Asthma	Keine Kriterien erfüllt	1–2 Kriterien erfüllt	3–4 Kriterien erfüllt
Beurteilung des Risikos für eine zukünftige Verschlechterung des Asthmas	Erhebung von: • Lungenfunktion (Vorliegen einer Atemwegsobstruktion) • Anzahl stattgehabter Exazerbationen (keine/1-mal im Jahr/in der aktuellen Woche)			

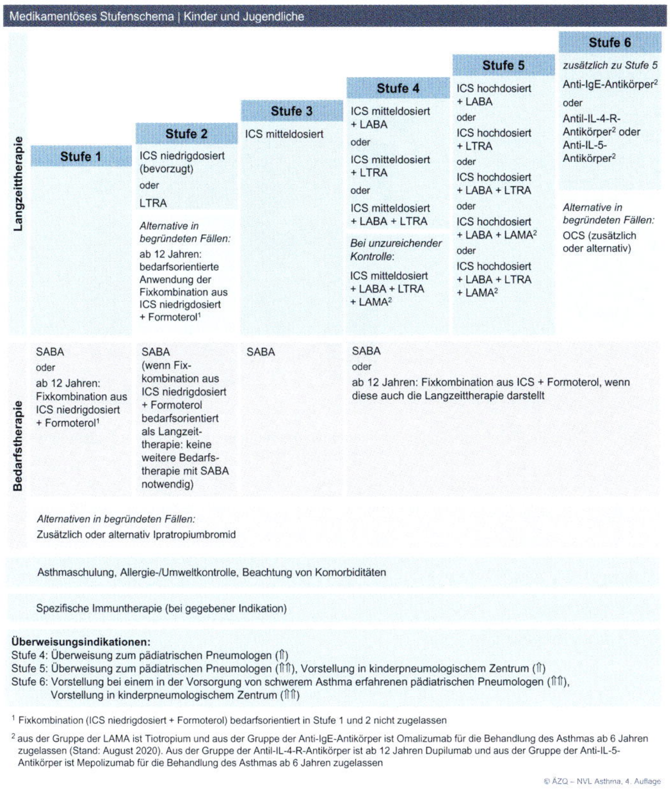

Abb. 20.5 6-Stufenschema der medikamentösen Asthmatherapie. SABA = kurzwirksames β_2-Mimetikum, LABA = langwirksames β_2-Mimetikum, LTRA = Leukotrien Rezeptorantagonist, ICS = inhalatives Kortikosteroid, OCS = orales Kortikosteroid; * = für Kinder ab 6 Jahren ist als LAMA Tiotropium zugelassen, aus der Gruppe der Biologika Omalizumab (Anti-IgE-Antikörper), Dupilumab (Anti-IL-4-R-Antikörper) und Mepolizumab (Anti-IL-5-Antikörper). (Stand: August 2020). [X315-005]

autosomal-rezessiv vererbt wird. Durch den gestörten Fluss der Chloridionen werden die mukösen Sekrete der exokrinen Drüsen eingedickt; Entzündungen, Zerstörung und Funktionsverlust der betroffenen Organe sind die Folge. Die Lunge ist immer betroffen: Die mukoziliäre Clearance ist wegen des zähen Schleims herabgesetzt. Es kommt zu bakteriellen **Infektionen,** häufig mit *Pseudomonas aeruginosa* oder *Staphylococcus aureus.* Langfristig führt das zu chronischen Entzündungsreaktionen und Hypoxie, Untergang des Lungengewebes, einem pulmonalen Hochdruck und schließlich zum **Cor pulmonale.**

Klinik

Die Krankheit tritt meist schon im 1. Lebensjahr mit chronischem **Husten, obstruktiven Bronchitiden oder rezidivierenden Pneumonien** in Erscheinung. Auskultatorisch fallen typischerweise Hinweise für eine chronische **Lungenobstruktion** mit verlängertem Exspirium, Giemen und Brummen auf. Der Thorax ist dauerhaft überbläht, hieraus kann sich ein Fassthorax entwickeln. Pulmonale Komplikationen wie die allergische bronchopulmonale Aspergillose (ABPA), Hämoptysen (blutiger Auswurf beim Husten) oder ein Pneumothorax treten erst im späteren Krankheitsverlauf auf.

Häufig sind auch **Verdauungsprobleme:** Bei 10–20 % aller Neugeborenen mit Mukoviszidose zeigt sich ein Mekoniumileus (bereits in utero möglich). Bei älteren Kindern kann es zum distalen intestinalen Obstruktionssyndrom (DIOS) und evtl. aufgrund der Koprostase zum Rektumprolaps kommen. Wegen der Fehlfunktion des exokrinen Pankreas sind stinkende Fettstühle, chronische Maldigestion und **Gedeihstörungen** klassische Symptome der Mukoviszidose. Weitere betroffene Organe sind die Schweißdrüsen, die intrahepatischen Gallenwege, die Nase, die Nasennebenhöhlen und die männlichen Keimdrüsen (Infertilität). Ein Icterus prolongatus kann ebenfalls ein erster Hinweis im Neugeborenenalter sein.

Diagnostik

Ein positiver **Schweißtest** erhärtet den Verdacht auf CF: Im Schweiß ist Chlorid deutlich erhöht. Der Schweißtest kann aber gerade im Neugeborenenalter aufgrund der geringen Schweißmenge oft nicht aussagekräftig sein. Die Diagnose wird in jedem Fall durch molekulargenetischen Nachweis einer Mutation im **CFTR-Gen** gesichert. Außerdem müssen Störungen aller akut und chronisch betroffenen Organsysteme erfasst werden. Seit 2016 wird die Mukoviszidose auch über das Neugeborenenscreening erfasst. Im Verdachtsfall muss jedoch immer eine weiterführende Diagnostik (Schweißtest, genetische Untersuchung) erfolgen.

Therapie

Die Mukoviszidose kann bis heute **nicht kausal** behandelt werden. Zur Therapie der pulmonalen Symptome gehören Physiotherapie, Inhalationen, O_2-Langzeittherapie und antibiotische/antimykotische Behandlung der Infektionen; die intestinale Symptomatik wird durch hohe Kalorienzufuhr und Substitution von Pankreasenzymen und fettlöslichen Vitaminen behandelt. Neue Therapieansätze durch CFTR-Modulatoren (Ionenkanalregulatoren, Einflussnahme auf die CFTR-Synthese) sind bereits im Einsatz und zeigen sehr gute Therapieerfolge. Neueste Forschungsergebnisse lassen auf einen baldigen Einsatz von Gentherapie hoffen.

Zusammenfassung

- Im Kleinkindalter kommt es häufig zu Fremdkörperaspirationen. Die Extraktion kann durch Schläge auf den Rücken versucht werden. Ansonsten ist die bronchoskopische Entfernung angezeigt.
- Obere Atemwegsinfekte und Bronchitiden werden durch Viren verursacht, i. d. R. reicht eine symptomatische Therapie mit Fiebersenkung, Inhalationen und Flüssigkeitsgabe aus.
- Leitsymptome der obstruktiven Bronchitis sind das exspiratorische Giemen, Brummen oder Pfeiffen und das verlängerte Exspirium.
- Die Bronchiolitis wird meist durch RS-Viren verursacht und betrifft v. a. kleine Säuglinge.
- Pneumonien können als Lobär-, Broncho- oder interstitielle Pneumonien auftreten; das Erregerspektrum verändert sich je nach Erkrankungsalter.
- Asthma bronchiale zeigt die klassische Trias Bronchospasmus, Bronchialschleimhautödem und Hypersekretion. Die Einteilung erfolgt nach der Symptomkontrolle, therapeutisch kommen Schulungen, Allergenkarenz, Reliever, Controller und Biologika zum Einsatz.
- Mukoviszidose ist die häufigste angeborene Stoffwechselstörung und führt u. a. zur chronischen Lungenobstruktion und zu Verdauungsproblemen. Neue Therapieoptionen haben die Lebenserwartung der Betroffenen deutlich gesteigert.

→ 21 Angeborene Herzfehler

Angeborene Herzfehler (Herzvitien) kommen bei knapp 1 % der Neugeborenen vor. Sie können nach verschiedenen Merkmalen klassifiziert werden. → Tab. 21.1 zeigt die Einteilung in **zyanotische** und **azyanotische** Herzfehler bzw. Gefäßfehlbildungen. Die häufigsten Herzfehler sind die Ventrikel- (ca. 30–40 %) und Vorhofseptumdefekte (ca. 10 %).

Zyanose

> Eine **Zyanose,** d. h. ein bläuliches Hautkolorit, entsteht, wenn 100 ml Blut mehr als 5 g desoxygeniertes Hämoglobin enthalten.

Bei der **peripheren** Zyanose kommt dieser Sauerstoffmangel durch eine vermehrte Sauerstoffausschöpfung im Gewebe zustande, z. B. blaue Lippen bei Kälte. Bei der **zentralen** Zyanose, bei der auch die Zunge und die Schleimhäute blau sind, enthält das vom Herzen in die Peripherie transportierte Blut schon von Anfang an zu wenig Sauerstoff. Dies ist zum einen bei einer verminderten Oxygenierung in der Lunge der Fall, zum anderen, wenn dem arteriellen Blutstrom wie bei einigen Herzfehlern größere Mengen venösen Bluts beigemischt werden.

Herzgeräusche

Viele Herzfehler verursachen Geräusche, die bei der **Auskultation** gehört werden können. Die Geräuschphänomene werden einerseits danach eingeteilt, ob sie während der **Systole** oder der **Diastole** auftreten, andererseits in welchem Auskultationsareal sie ihr **Punctum maximum** haben (→ Abb. 21.1). Die **Lautstärke** der Geräusche wird in Grade zwischen 1/6 und 6/6 (zunehmend) eingeteilt. Gerade bei Kindern mit ihrer relativ hohen Herzfrequenz kann die Auskultation leiser Geräusche Schwierigkeiten bereiten und muss daher geübt werden.

> Besondere Probleme bei der Auskultation entstehen dadurch, dass bei 50–80 % aller Kinder zumindest vorübergehend **akzidentelle Herzgeräusche** (→ Kap. 22) auftreten.

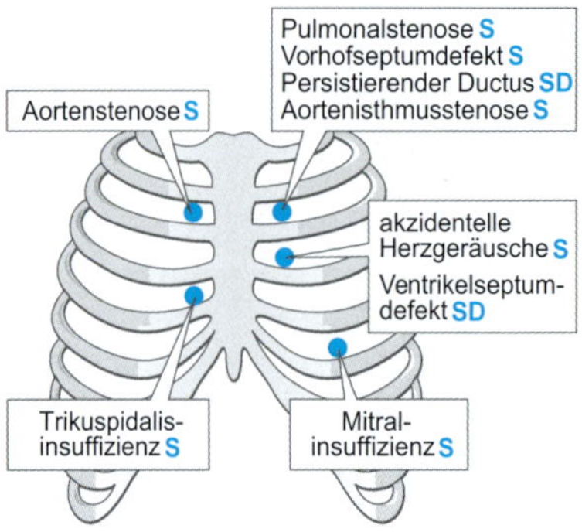

Abb. 21.1 Herzfehler und ihre Auskultationsareale; S = systolisches Geräusch, SD = systolisch-diastolisches Geräusch [L157]

Darüber hinaus müssen auch die **funktionellen** Herzgeräusche, wie sie z. B. bei Fieber, körperlicher Belastung oder einer Anämie auftreten, in die differenzialdiagnostischen Überlegungen eingeschlossen werden.

Azyanotische Krankheitsbilder

Ventrikelseptumdefekt (VSD)

> Der Ventrikelseptumdefekt ist der **häufigste angeborene Herzfehler.**

Dieser Defekt in der Kammerscheidewand kann unterschiedlich lokalisiert sein, in den meisten Fällen liegt er membranös (→ Abb. 21.2). Die Hämodynamik ist durch einen **Links-rechts-Shunt** gekennzeichnet: Blut aus der linken Herzkammer wird durch den relativ höheren Druck über den Defekt in die rechte Kammer transportiert. Bei dauerhafter und hämodynamisch relevanter Volumenbelastung des Lungenkreislaufs erhöht sich der pulmonale Widerstand, es entwickeln sich eine **pulmonale Hypertonie** und in letzter Konsequenz eine irreversible Shuntumkehr (Rechts-links-Shunt), die **Eisenmenger-Reaktion.**

Klinik und Diagnostik

Kleine Defekte sind klinisch unauffällig. Größere Defekte können zur Herzinsuffizienz mit Trinkschwäche, Tachypnoe und Gedeihstörungen führen.

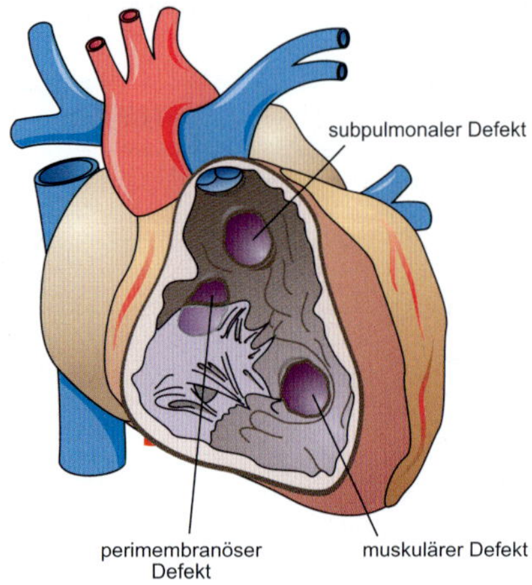

Abb. 21.2 Typische Lokalisationen des VSD [L106]

> Häufige pulmonale Infekte sind ebenfalls verdächtig auf ein **Herzvitium.**

Auskultatorisch imponiert der Defekt als **holosystolisches** Geräusch mit p. m. über dem 3.–4. ICR links parasternal. Allerdings ist das Geräusch umso leiser, je größer der Defekt ist. Im EKG wird manchmal die Überlastung des linken bzw. nach Eisenmenger-Reaktion des rechten Herzens sichtbar. Das Röntgenbild kann einen vergrößerten Herzschatten und eine erhöhte Lungenperfusion zeigen. Schließlich können im **Herzecho** mit Dopplerfunktion Lokalisation und Größe des Defekts sowie die Shuntrichtung und das interventrikuläre Druckgefälle dargestellt werden (→ Abb. 21.3). Optional kann der Shunt durch einen Herzkatheter genauer untersucht werden.

Therapie

Kleinere VSDs schließen sich meist **spontan** innerhalb der ersten Lebensjahre. Hämodynamisch relevante Defekte werden chirurgisch durch einen **Patch-Verschluss** korrigiert, insgesamt ist die Prognose hier gut. Nach stattgefundener Eisenmenger-Reaktion kann die OP jedoch nicht mehr durchgeführt werden. Dann helfen nur noch komplizierte Organtransplantationen, die Lebenserwartung ist deutlich verkürzt.

Vorhofseptumdefekt (ASD)

Auch die Vorhofseptumdefekte lassen sich nach ihrer Lokalisation klassifizieren. Man unterscheidet:

- **ASD I (Septum-primum-Defekt):** Defekt nahe der AV-Klappen
- **ASD II (Ostium-secundum-Defekt):** Defekt zentral im Septum, häufigste Form
- **Sinus-venosus-Defekt:** Defekt nahe der Hohlvenen
- **Offenes Foramen ovale:** recht häufige anatomische Variante, meist ohne Konsequenz

Tab. 21.1 Beispiele zyanotischer und azyanotischer Herzvitien mit ihrer Häufigkeit

Azyanotische Herzvitien	Zyanotische Herzvitien
• Vorhofseptumdefekt (10 %)	• Fallot-Tetralogie (3–6 %)
• Ventrikelseptumdefekt (30–40 %)	• Transposition der großen Gefäße (5 %)
• Atrioventrikulärer Septumdefekt (5 %)	• Pulmonalstenose (8 %)
• Persistierender Ductus arteriosus Botalli (8 %)	• Hypoplastisches Linksherz-Syndrom (1–3 %)
• Aortenstenose (4–5 %)	• Totale Lungenvenenfehlmündung (1 %)
• Aortenisthmusstenose, postduktal (8 %)	• Aortenisthmusstenose, präduktal (8 %)

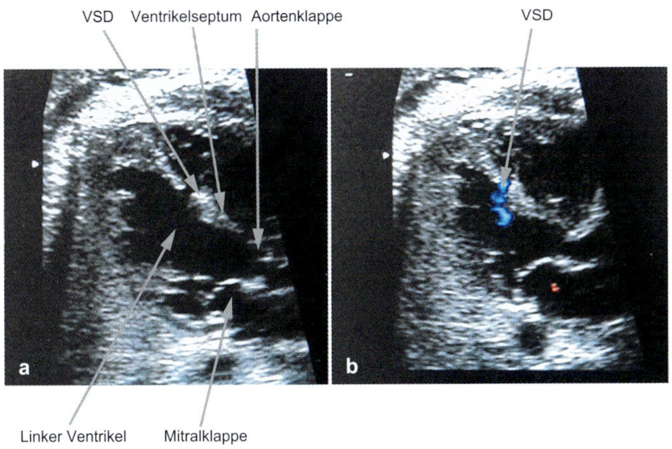

Abb. 21.3 Echokardiografischer Befund eines VSD pränatal: nativ (a), Farbdoppler (b) [T703]

Ein kleiner ASD bleibt meist völlig ohne Konsequenzen. Erst bei größeren Defekten kann sich ein hämodynamisch relevanter **Links-rechts-Shunt** ausbilden. Die Vorhöfe, das rechte Herz und der Lungenkreislauf sind dann dauerhaft verstärkt belastet.

Klinik und Diagnostik

> Der ASD wird meist erst im Schulkindalter oder später durch erhöhte Infektanfälligkeit, Atemnot bei körperlicher Belastung und Palpitationen des Herzens auffällig.

Ist der rechte Vorhof geschädigt, kann es auch zu supraventrikulären Rhythmusstörungen kommen. Auskultatorisch sind ein fixiert und breit **gespaltener** 2. Herzton und manchmal ein leises Systolikum zu hören. Bei der echokardiografischen Untersuchung kann der Herzfehler gut dargestellt werden; die Belastung des rechten Herzens zeigt sich aber auch im EKG und im Röntgenbild.

Therapie

Kleinere ASDs verschließen sich ebenfalls oft spontan. Größere Defekte können interventionell mittels eines **Doppelschirmchens** oder **chirurgisch** mit Patch oder Direktnaht korrigiert werden. Danach ist die Prognose meist sehr gut.

Persistierender Ductus arteriosus (PDA)

Der PDA ist eigentlich kein Herzfehler, sondern eine **Gefäßanomalie,** die jedoch deutliche Auswirkungen auf die Herzfunktion hat. Die Pathologie besteht darin, dass sich der Ductus arteriosus (fetale Verbindung zwischen Aorta und A. pulmonalis) nicht wie üblich innerhalb der ersten Lebenstage verschließt (→ Abb. 21.4).

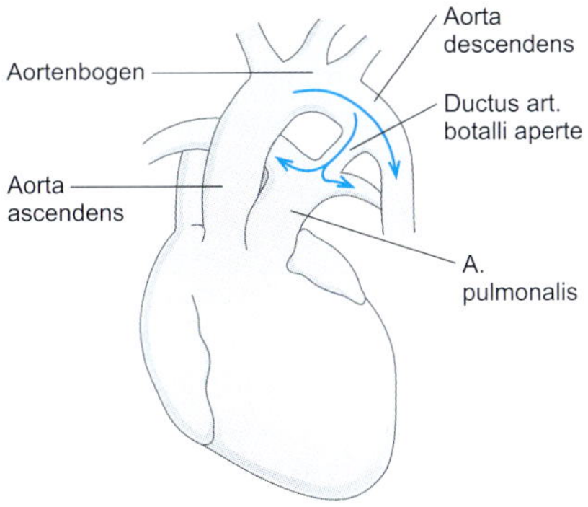

Abb. 21.4 PDA [L157]

Klinik und Diagnostik

Hämodynamisch relevant ist nur ein größerer PDA mit **Links-rechts-Shunt.** Nach Monaten oder Jahren kann dann die verminderte Belastbarkeit der Kinder auffallen. Auf die besondere Problematik der Frühgeborenen mit PDA wurde in → Kap. 8 eingegangen. Der PDA kann mittels Auskultation (systolisch-diastolisches **Maschinengeräusch** im 2. ICR links parasternal, oft mit Schwirren), EKG, Röntgenbild und Echokardiografie diagnostiziert werden.

Therapie

Der **spontane** Verschluss ist v. a. bei kleinem PDA möglich. Ansonsten erfolgt die Korrektur durch einen **interventionellen** Verschluss im Herzkatheterlabor oder seltener durch eine Operation.

Aortenstenose

Die angeborene Verengung der Aorta kann sub-, supra- oder valvulär liegen und verursacht eine Drucksteigerung im linken Ventrikel, die zu **Hypertrophie** führt.

Klinik und Diagnostik

Die kritische Stenose des Säuglings zeigt zum einen Symptome, die durch die systemische **Minderperfusion** verursacht

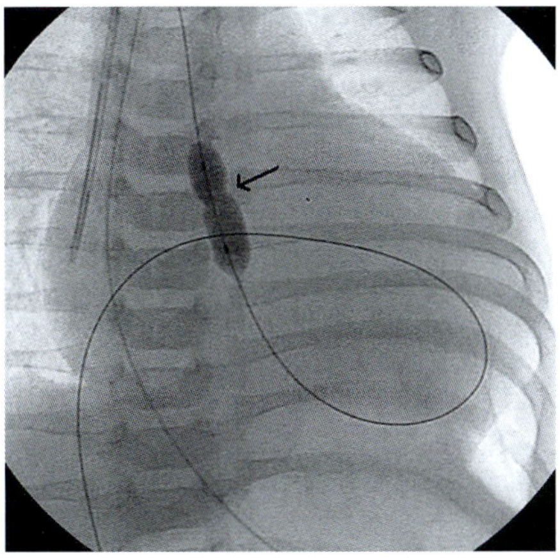

Abb. 21.5 Ballonvalvuloplastie einer Aortenstenose [T703]

werden (z. B. schwache/fehlende Pulse oder eine ausgeprägte Schocksymptomatik). Andererseits kommt es zur **Stauung** im großen und kleinen Kreislauf und somit zu Hepatomegalie, Lungenödem und Tachydyspnoe. Weniger ausgeprägte Stenosen können asymptomatisch sein oder erst im Schulkindalter durch leichte Ermüdbarkeit und v. a. **Synkopen** auffallen. Der typische Auskultationsbefund ist ein spindelförmiges **Systolikum** im 2. ICR rechts parasternal, das in die Karotiden fortgeleitet wird. EKG, Röntgen und Herzecho sichern die Diagnose.

Therapie

> Ist die **Aortenstenose** eines Neugeborenen so stark, dass keine ausreichende Perfusion stattfinden kann, muss diese durch den mit Prostaglandin-Infusionen offen gehaltenen Ductus arteriosus gewährleistet werden.

Im Herzkatheterlabor kann die Klappenstenose durch eine **Ballonvalvuloplastie** (→ Abb. 21.5) gesprengt werden; auch die chirurgische **Kommissurotomie** ist möglich. Meist im Jugendalter erfolgt der Klappenersatz.

Zyanotische Erkrankungen

Aortenisthmusstenose (AIS)

Bei der Aortenisthmusstenose ist die Aorta am Übergang zur Aorta descendens verengt. Je nach **Lokalisation** zum Ductus arteriosus unterscheidet man die präduktale von der postduktalen AIS. Bei symptomatischer Manifestation kurz nach der Geburt handelt es sich meist um die präduktale Form.

Klinik

Präduktale AIS Die Obstruktion befindet sich **vor** dem Ductus arteriosus. Bleibt dieser offen, wird die untere Körperregion durch ihn venös von der A. pulmonalis

versorgt; sie ist **zyanotisch.** Beim Verschluss des Ductus dekompensiert der Kreislauf, es kommt zu lebensgefährlicher Organminderperfusion, Herzinsuffizienz, Anurie, Dyspnoe und Schock.
Postduktale AIS Die AIS **distal** des Ductus führt zur Drucksteigerung im linken Ventrikel und einer Hypertonie in der Aorta ascendens und ihren Abgängen. Distal der AIS hingegen kommt es zu Hypotonie und Minderperfusion, die Versorgung der unteren Körperhälfte erfolgt über **Kollateralgefäße** (A. subclavia, A. mammaria interna, Skapulararterien, Aa. intercostales).

Kollateralgefäße können manchmal durch Rippenusuren im Röntgenbild sichtbar werden.

Klinisch kann diese Variante lange symptomarm bleiben, die Manifestation erfolgt über **Puls-** und **RR-Differenzen** zwischen oberer und unterer Körperhälfte, Nasenbluten, Kopfschmerzen, kalte Füße und eine Claudicatio intermittens.

Diagnostik und Therapie

Auskultatorisch kann zwischen den Schulterblättern ein **Systolikum** hörbar sein. Besonders sorgfältig sollten Puls- und RR-Untersuchung erfolgen. Die Diagnose wird im **Herzecho** gesichert. Außerdem kommen EKG, Röntgen und evtl. MRT und Herzkatheter zum Einsatz.
Präduktale AIS Der Ductus arteriosus muss mittels **Prostaglandinen** bis zur schnellen **operativen Versorgung** (chirurgische Resektion oder Gefäßprothese) offengehalten werden.
Postduktale AIS Die Stenose wird entweder **interventionell** aufgedehnt (Ballondilatation, Stent) oder **chirurgisch** korrigiert. Eine typische Folge der OP ist die „paradoxe Hypertonie". Die Prognose ist vom OP-Zeitpunkt und -Verlauf sowie von weiteren kardialen Fehlbildungen abhängig.

Fallot-Tetralogie

Die Fallot-Tetralogie ist gekennzeichnet durch das gleichzeitige Vorhandensein einer **Pulmonalstenose,** einer **Hypertrophie** des rechten Ventrikels, eines **VSD** und einer über diesem VSD **reitenden Aorta** mit Rechts-links-Shunt (→ Abb. 21.6). Außerdem liegen oft Begleitfehlbildungen (u. a. ASD, Koronarien, Aortenbogen) vor, die von Fallot ursprünglich nicht beschrieben wurden.
Das Erscheinungsbild der Erkrankung basiert im Wesentlichen auf der Hämodynamik des Herzfehlers: Da das Blut aus dem rechten Ventrikel durch die Pulmonalstenose kaum in den Lungenkreislauf gelangen kann, pumpt das reaktiv hypertrophierte Kammermyokard **nichtoxygeniertes** Blut über den Ventrikelseptumdefekt in die Aorta. Es besteht ein mehr oder weniger großer **Rechts-links-Shunt.**

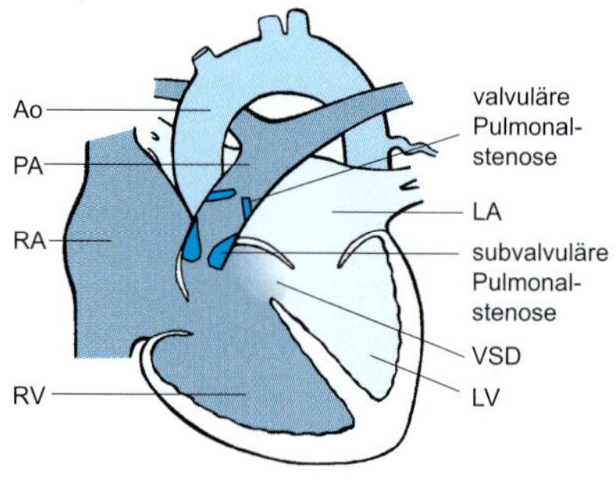

Abb. 21.6 Fallot-Tetralogie: Kombination aus Pulmonalstenose, VSD, reitender Aorta und Rechtsherzhypertrophie [L157]

Klinik

Die Kinder zeigen im Verlauf des 1. Lebensjahrs eine zunehmende **Zyanose,** die sich manchmal anfallartig verschlimmert und v. a. vom Schweregrad der Pulmonalstenose abhängt. Bei diesen **hypoxämischen Anfällen** kann es zum Verlust des Bewusstseins und zu zerebralen Krampfanfällen kommen. Früher konnte man bei unbehandelten Kleinkindern häufig eine Hockstellung beobachten, die zur Verbesserung der Lungenperfusion führt.

Der **chronische Sauerstoffmangel** führt zur Ausbildung von Trommelschlägelfingern und Uhrglasnägeln (→ Abb. 21.7).

Diagnostik und Therapie

Bei der klinischen Untersuchung kann ein lautes, raues **Systolikum** mit p. m. im 3. ICR links parasternal mit Schwirren auskultiert werden. Die **Hypertrophie** des rechten Herzens lässt sich im EKG oder im Röntgenbild (→ Abb. 21.8) nachweisen. Das Echokardiogramm stellt die Kombination der Herzfehler gut dar und lässt dopplersonografisch eine erste Beurteilung der Hämodynamik zu. Das Angiokardiogramm zeigt die exakte Morphologie der Pulmonalarterie.

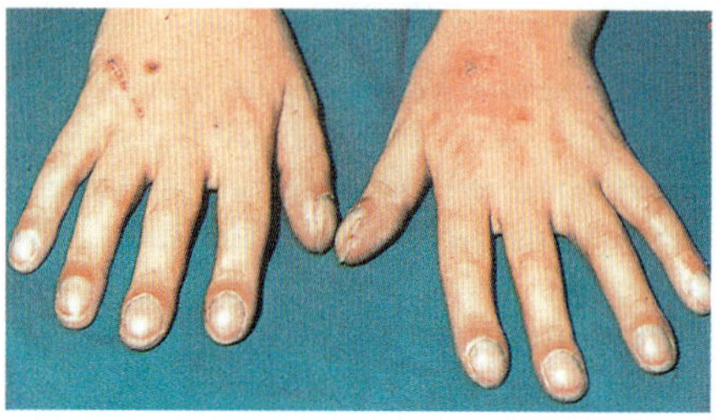

Abb. 21.7 Trommelschlägelfinger und Uhrglasnägel bei Fallot-Tetralogie [E387]

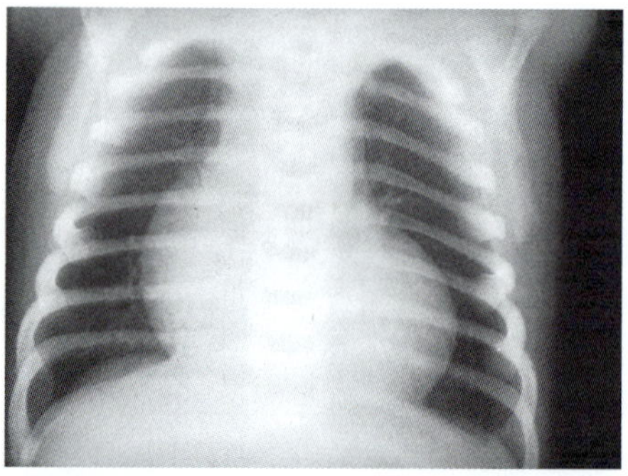

Abb. 21.8 Röntgen-Thorax bei Fallot-Tetralogie: angehobene Herzspitze und fehlendes Pulmonalissegment [R305]

Der Ventrikelseptumdefekt und die Pulmonalstenose werden noch im 1. Lebensjahr **operativ** korrigiert (VSD-Verschluss, Pulmonalerweiterung); bis dahin müssen die hypoxämischen Anfälle notfallmäßig medikamentös behandelt werden.

Pulmonalstenose

Die angeborene Pulmonalstenose kommt in verschiedenen Schweregraden vor und kann supra-, sub-, valvulär oder peripher liegen. Geringgradige Obstruktionen sind asymptomatisch. Bei kritischen valvulären Stenosen kann das Blut jedoch kaum noch in den **Pulmonalkreislauf** gepumpt werden, die Körperperfusion ist abhängig vom Links-Rechts-Shunt über den Ductus arteriosus. Über das Foramen ovale besteht ein Rechts-Links-Shunt. Es kommt zur **Zyanose.**

Diagnostik und Therapie

Bei der Auskultation fällt ein lautes, raues **Systolikum** mit p. m. im 2. ICR links parasternal auf, das in die linke Achsel fortgeleitet wird. Das EKG macht die Druckbelastung des rechten Ventrikels sichtbar, das Röntgenbild zeigt eine Vergrößerung des rechten Herzens und ein poststenotisch vergrößertes Pulmonalissegment.
Leicht- und mittelgradige Stenosen können im Herzkatheterlabor mittels **Ballondilatation** therapiert werden. Zur Perfusionssicherung muss evtl. vorher der Ductus arteriosus mit Prostaglandin offengehalten werden. Die hochgradigen Formen werden unverzüglich katheterinterventionell mit der Ballonvalvuloplastie behandelt, später erfolgt **operativ** die Korrektur mittels Valvulotomie.

Transposition der großen Gefäße (TGA)

Bei der TGA entspringt die Aorta dem rechten, die Pulmonalarterie dem linken Ventrikel (→ Abb. 21.9).
Dies führt zu einer **Trennung** des Körperkreislaufs vom Lungenkreislauf; beide sind in sich geschlossen.

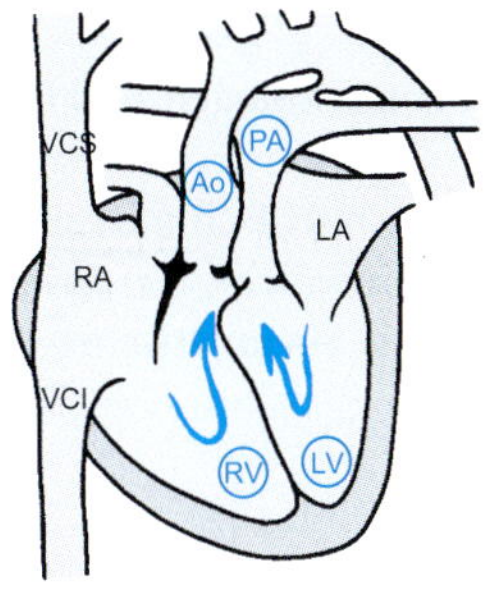

Abb. 21.9 TGA: Der rechte Ventrikel mündet in die Aorta, der linke in die Pulmonalarterie. RA = rechtes Atrium, RV = rechter Ventrikel, LA = linkes Atrium, LV = linker Ventrikel, Ao = Aorta, PA = A. pulmonalis, VCS = V. cava superior, VCI = V. cava inferior [L157]

Ohne **Shuntverbindung** über das Foramen ovale oder den Ductus arteriosus können die Kinder nicht überleben.

Klinik und Diagnostik

Die Neugeborenen sind schon kurz nach der Geburt **zyanotisch.** Im Röntgenbild ist das Herz vergrößert und eiförmig. In der Echokardiografie oder in der Herzkatheteruntersuchung lässt sich die Morphologie gut darstellen.

Therapie

Therapeutisch wird zunächst der Ductus arteriosus durch **Prostaglandingabe** offengehalten, das Foramen ovale wird durch die **Ballonatrioseptostomie** nach **Rashkind** noch vergrößert. Dann muss in den ersten Lebenswochen die arterielle **Switch-Operation** (→ Abb. 21.10) durchgeführt werden.

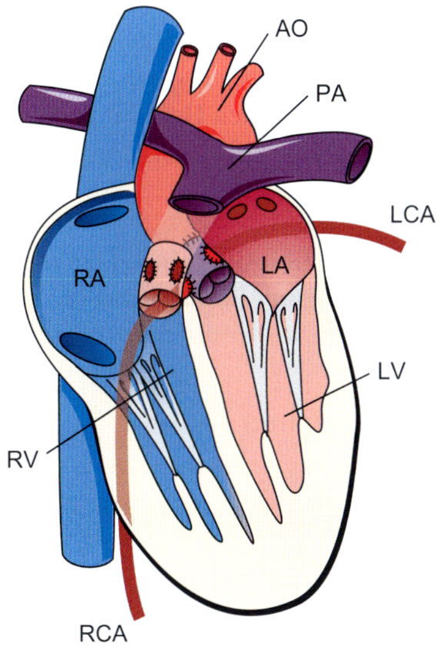

Abb. 21.10 Switch-OP bei der TGA. Nach Anastomosierung der großen Gefäße mit der passenden Herzkammer muss auch die arterielle Versorgung des Herzens sichergestellt werden. Deshalb werden die Koronarien mit dem Stumpf der A. pulmonalis verbunden. RA = rechtes Atrium, RV = rechter Ventrikel, LA = linkes Atrium, LV = linker Ventrikel, Ao = Aorta, PA = A. pulmonalis, LCA = linke Koronararterie, RCA = rechte Koronararterie [L106]

Kritischer Punkt hier ist die Verpflanzung der Koronarien.

Hypoplastisches Linksherz-Syndrom

Bei diesem Herzfehler sind die Strukturen des **linken** Herzens (Mitral- und Aortenklappe, linker Vorhof und Aorta ascendens) nicht oder **kaum ausgebildet.** Da über den linken Ventrikel kein Blut in den Körperkreislauf gelangt, sind die Kinder von einer **Shuntverbindung** auf Vorhofebene und dem **Ductus arteriosus** abhängig: Über den Shunt gelangt sauerstoffreiches Blut aus dem linken Atrium zurück in den rechten Vorhof, von dort über die rechte Kammer, die Pulmonalarterie und den Ductus arteriosus in die Aorta. Nur so können Körper und Koronarien versorgt werden.

Klinik und Diagnostik

Neugeborene mit hypoplastischem Linksherz-Syndrom fallen in den **ersten** Lebenstagen durch ein fahl-graues oder ausgeprägt **zyanotisches** Aussehen auf. Zudem zeigen sie eine Tachydyspnoe und eine Hepatomegalie. Das EKG ist unspezifisch, im Röntgen zeigen sich ein hypertrophiertes rechtes Herz und eine vermehrte Lungendurchblutung. In der Echokardiografie kann der Herzfehler dann dargestellt werden.

Therapie

Auch hier muss akut der Verschluss des Ductus arteriosus durch Prostaglandine verhindert werden. Die **Therapiemöglichkeiten** sind sehr **begrenzt:** Eine Herztransplantation kommt wegen des Mangels an Spenderorganen meist nicht infrage; es können aber **drei** aufeinanderfolgende **Operationen** (nach Norwood und Fontan) versucht werden. Die Prognose ist zwar auch dann nicht gut (50 % Mortalität vor Abschluss der dreistufigen Operation), ohne Behandlung haben die Kinder jedoch eine infauste Prognose.

Zusammenfassung

- Kinder haben eine höhere Herzfrequenz als Erwachsene. Diesbezügliche Schwierigkeiten bei der Auskultation können aber durch Übung überwunden werden.
- Der VSD ist der häufigste angeborene Herzfehler. Größere Defekte werden mit einem Patch operativ verschlossen.
- Der ASD liegt meist zentral im Vorhofseptum. Kleine Defekte benötigen keine Therapie, größere können effektiv interventionell oder chirurgisch verschlossen werden.
- Der offene Ductus arteriosus ist ein häufiges Problem des Frühgeborenen. Es resultiert ein Links-rechts-Shunt, dessen hämodynamische Auswirkungen je nach Defektgröße variieren.
- Eine Aortenstenose führt zur systemischen Minderperfusion und zur Stauung im großen und kleinen Kreislauf, eine Pulmonalstenose zur Minderdurchblutung des Lungenkreislaufs.
- Die AIS kann prä- und postduktal auftreten. Bei der präduktalen AIS ist die Perfusion der unteren Körperhälfte von einem offenen Ductus arteriosus abhängig, bei der postduktalen Form von der Kollateralenbildung.
- Die Fallot-Tetralogie besteht aus VSD, Pulmonalstenose, reitender Aorta und rechter Ventrikelhypertrophie. Auch andere Begleitfehlbildungen sind häufig. Die Klinik und Prognose hängen vom Ausmaß der Pulmonalstenose ab.
- Bei der TGA liegt eine komplette Parallelschaltung des Körper- und Lungenkreislaufs vor, nur eine gleichzeitig vorliegende Shuntverbindung sichert das Überleben. Die Fehlbildung wird mit einer arteriellen Switch-Operation behandelt.
- Das hypoplastische Linksherz-Syndrom hat eine schlechte Prognose. Therapeutisch wird ein komplexes, mehrstufiges Operationsverfahren versucht.

Akzidentelles Herzgeräusch

Bis zu 80 % aller Kinder weisen zumindest zeitweise **akzidentelle** Herzgeräusche auf. Diese haben kein pathologisches Korrelat, geben aber dennoch zur Suche nach krankhaften Veränderungen Anlass. Einige **Merkmale** lassen eher eine akzidentelle als pathologische Ursache eines Herzgeräuschs vermuten:

- Es handelt sich um ein mittelfrequentes Systolikum, Lautstärke < 3/6.
- Herztöne ansonsten normal
- Das Geräusch ist positionsabhängig (typischerweise am lautesten im Liegen, wird beim Aufrichten leiser).
- Keine Geräuschfortleitung
- Unauffällige Entwicklung und Belastbarkeit

Findet sich bei Kindern ein **Diastolikum,** muss immer eine kardiologische Abklärung erfolgen!

Meist kann mit einer guten Anamnese und einer gründlichen Untersuchung und Auskultation beurteilt werden, ob das Herzgeräusch akzidentell ist. Im Zweifel bietet sich eine Echokardiografie an.

Entzündungen

Endokarditis

Eine Entzündung des Endokards und der Herzklappen ist meist **bakteriell** (am häufigsten durch Streptokokken), selten durch Pilzinfektionen bedingt und betrifft v. a. Kinder mit vorgeschädigtem Herzen. Die Erkrankung kann akut oder subakut verlaufen und durch die Herzklappendestruktion schwere Folgen haben.

Klinik

Die **akute** Klinik äußert sich durch einen plötzlich reduzierten Allgemeinzustand mit hohem Fieber, Dyspnoe, Tachykardie und Herzrhythmusstörungen sowie Zeichen einer Herzinsuffizienz. Die **subakute Endocarditis lenta** tritt unspezifisch mit leichtem Fieber, Nachtschweiß und Abgeschlagenheit in Erscheinung. Bei komplizierten Verläufen kann es auch zu Streuung mit Sepsis, Abszessbildung (Gehirn, Niere) und Thromboembolien kommen.

Diagnostik und Therapie

Auskultatorisch findet sich oft ein **neues** Herzgeräusch. Blutbild (Anämie, erhöhte Entzündungszeichen) und v. a. Blutkulturen und die transösophageale Echokardiografie (bakterielle Klappenauflagerungen, → Abb. 22.1) müssen durchgeführt werden. Die Behandlung erfolgt mit Antibiotika (β-Laktam Antibiotika oder Cephalosporin 3. Generation, ggf. + Gentamicin, ggf. + Rifampicin; bei β-Laktam Unverträglichkeit oder Resistenz Vancomycin) über 1–2 Monate und symptomatischen Maßnahmen. Bei Verdacht auf eine Pilzinfektion als Ursache wird mit Antimykotika therapiert. Eventuell wird ein Klappenersatz notwendig. Bei Kindern mit angeborenem Herzvitium sind die Durchführung der **Endokarditisprophylaxe** (→ Tab. 22.1) und die Aufklärung der Eltern essenziell.

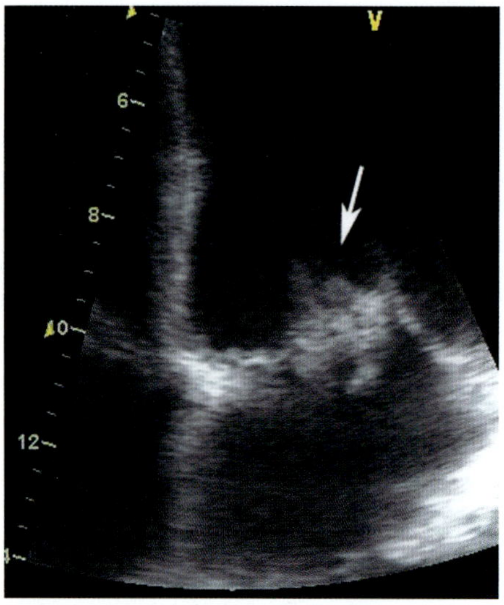

Abb. 22.1 Echokardiografie mit entzündlichen Auflagerungen der Klappen [R233]

Tab. 22.1 Endokarditisprophylaxe [W1082-001]

Wer?	Hochrisikopatienten: • Kinder mit Klappenprothesen oder mit rekonstruierten Klappen unter Verwendung prothetischen Materials • Kinder mit Zustand nach infektiöser Endokarditis • Kinder mit angeborenem Herzfehler • Unkorrigierte zyanotische Vitien oder residuelle Defekte, palliative Shunts oder Conduits • Innerhalb von 6 Monaten nach Korrektur mit Verwendung prothetischen Materials • Persistierende residuelle Defekte von chirurgisch oder interventionell eingebrachtem prothetischem Material • Kinder nach Herztransplantation, die eine Valvulopathie entwickeln
Wann?	• Zahnärztliche Eingriffe, die zu einer Bakteriämie führen können (Manipulation an der Gingiva, der periapikalen Zahnregion oder mit Perforation der oralen Mukosa einhergehende Eingriffe, Entnahme von Biopsien, Platzierung kieferorthopädischer Bänder) • Tonsillektomie, Adenotomie • Eingriffe an infizierter Haut, Hautanhangsgebilden oder muskuloskelettalem Gewebe
Was?	• (Amino-)Penicillin, alternativ Cephalosporin oder Clindamycin

Myokarditis

Herzmuskelentzündungen sind bei Kindern selten, verursacht werden sie meist durch **Viren.** Aber auch toxisch-allergische Ursachen sind möglich (u. a. Kawasaki-Syndrom, Sepsis, rheumatisches Fieber, Diphtherie).

Klinik

Persistiert nach einem Virusinfekt das Krankheitsgefühl mit Tachydyspnoe, sollte dem Verdacht auf eine Myokarditis nachgegangen werden (EKG, Echo, Entzündungswerte und Herzenzyme, Röntgen und Virusserologie).

Therapie

Die Therapie erfolgt **symptomatisch.** Eine Herztransplantation kann notwendig werden. Bis zu 25 % der kindlichen Myokarditiden verlaufen letal.

Perikarditis

Einer Entzündung des Herzbeutels kann eine virale, rheumatoide oder seltener **bakterielle** Genese zugrunde liegen. Eine Spezialform stellt das Postkardiotomie-Syndrom dar (Ergussbildung als verspätete Reaktion auf eine Herz-OP).

Klinik

Thoraxschmerz, Schwäche und Fieber treten auf, später folgen Atemnot und Zeichen der Herzinsuffizienz. Auskultatorisch bietet die trockene Entzündung ein Perikardreiben, die exsudative Form durch einen Erguss kaum hörbare Herztöne. Auch hier dienen EKG, Echo, Röntgen und Labor zur Abklärung. Große Ergüsse können zur lebensgefährlichen **Herztamponade** führen, sie müssen punktiert werden.

Therapie

Neben der **Antibiotikagabe** erfolgt die Behandlung **symptomatisch** mit NSAR und Steroiden.

Rheumatisches Fieber

→ Kap. 35.

Kardiomyopathien

Bei diesen insgesamt seltenen Erkrankungen kommt es zu **Dysfunktionen** des Myokards, wobei keine anderen Ursachen wie angeborenen Herzfehler, Entzündungen etc. als Ursache vorliegen. Im Kindesalter relevant sind v. a. die hypertrophe und die dilatative Kardiomyopathie.

Hypertrophe Kardiomyopathie (HCM)

Klinik

Es kommt zu einer genetisch bedingten Hypertrophie des Herzmuskels. Die Erkrankung ist meist asymptomatisch, ohne Vorwarnung kann es jedoch bei körperlicher Belastung zum **plötzlichen Herztod** kommen.

Therapie

Therapeutisch werden β-Blocker und Kalziumantagonisten sowie die operative Myektomie und das präventive Einsetzen eines ICD (implantierbarer Cardioverter-Defibrillator) versucht. Als Ultima Ratio verbleibt die Herztransplantation.

Dilatative Kardiomyopathie (DCM)

Durch die Erweiterung der Vorhöfe und Kammern kommt es zur systolischen **Herzinsuffizienz.** Die Erkrankung tritt meist nach einer durchgemachten Myokarditis auf und ist bei Kindern der häufigste Grund für eine Herztransplantation. Vorher wird die symptomatisch medikamentöse Therapie der Herzinsuffizienz versucht.

Herzrhythmusstörungen

Die meisten Herzrhythmusstörungen im Kindes- und Jugendalter sind Folge von angeborenen Herzerkrankungen und Operationen am Herzen. Die Einteilung der Arrhythmien erfolgt wie beim Erwachsenen nach Erregungsbildungs- und Erregungsleitungsstörungen (s. Lehrbücher der Kinderkardiologie).

Sinusarrhythmie

Die Sinusarrhythmie ist eine phasenhaft auftretende Schwankung der Herzfrequenz durch vegetative Einflüsse, die häufigste Ursache ist eine **respiratorische Arrhythmie.** Im Kindesalter ist die Sinusarrhythmie physiologisch und kann sehr ausgeprägt sein, mit zunehmendem Alter lässt sie nach. Sie bedarf keiner Therapie und ist asymptomatisch.

Extrasystolen

Sowohl supraventrikuläre als auch ventrikuläre Extrasystolen treten als häufigste Form der Arrhythmien auch bei herzgesunden Kindern auf und sind meist asymptomatisch. In der Regel sind sie idiopathisch und haben keinen Krankheitswert. Sie können bei vermehrtem Auftreten jedoch z. B. auf eine Myokarditis, Elektrolytstörungen oder eine Hyperthyreose hinweisend sein. Auch bei am Herzen voroperierten Kindern sind Extrasystolen gehäuft.

Supraventrikuläre Tachykardien

Die häufigste Form der supraventrikulären Tachykardie (SVT) im Kindesalter ist die **AV-Reentry-Tachykardie mit einer akzessorischen Leitungsbahn.** Hierbei wird die Vorhoferregung über zwei unterschiedlich schnell leitende Bahnen über das Kammermyokard geleitet: Schnell über die akzessorische Leitungsbahn, langsam über den normalen Weg, den AV-Knoten. So können sog. **kreisende Erregungen** (Reentry) entstehen, die wiederum zu Tachykardien führen. Die SVTs treten meist ohne zusätzliche kardiale Anomalien auf und manifestieren sich häufig schon im jungen Säuglingsalter. Typisch ist das plötzliche Auftreten von Blässe, retrosternalem Druck, Dyspnoe oder selten auch Synkopen. Die Akuttherapie besteht aus **vagalen Manövern** (Eisbeutel auf das Gesicht legen, eiskaltes Wasser trinken, Bauchpresse), bei fehlendem Ansprechen wird **Adenosin i. v.** verabreicht (**Cave:** Asystolie oder Kammerflimmern möglich, daher Notfallausrüstung bereithalten!). Bei hämodynamisch instabilen Patienten muss unter Sedierung eine **Kardioversion** (0,5 bis max. 2 J/kg) erfolgen. Bei wiederholtem Auftreten ist eine medikamentöse Dauertherapie z. B. mit β-Blockern notwendig.

Arterieller Hypertonus

Im Vergleich zu Erwachsenen leiden Kinder und Jugendliche wesentlicher seltener an erhöhten Blutdruckwerten. Aufgrund kardiovaskulärer Folgeschäden sollten die Diagnosestellung und Behandlung rechtzeitig erfolgen. Die Definition des arteriellen Hypertonus unterscheidet sich im Kindes- und Jugendalter deutlich von der bei Erwachsenen (arterieller Hypertonus beim Erwachsenen > 140/90 mmHg). Die kindlichen Blutdruckgrenzen sind abhängig von Alter, Größe und Geschlecht und es existieren auch hier entsprechende **Perzentilenkurven.** Von einer arteriellen Hypertonie im Kindes- und Jugendalter spricht man bei einer dauerhaften Erhöhung der systolischen und/oder diastolischen Blutdruckwerte **über der 95. Perzentile** der Altersnorm (Werte unter der 90. Perzentile gelten als normal, zwischen der 90. und 95. Perzentile als hochnormal). Für chronisch-nierenkranke Kinder gelten niedrigere Blutdruckgrenzen! Ab dem Alter von ca. 16 Jahren gehen die Referenzwerte in die von Erwachsenen über.

Pädiatrische Blutdruckmessung

Zur Diagnosestellung eines arteriellen Hypertonus ist die Messung von mindestens drei unabhängig voneinander bestimmten Blutdruckwerten notwendig. Die Messung sollte am entspannten Kind (Säuglinge im Liegen, Klein- und Schulkinder im Sitzen) nach einer ca. 5-minütigen Ruhepause erfolgen, dabei ist auf die richtige Manschettengröße zu achten (Manschette verwenden, die bequem an den Arm passt, Merkregel: Manschettenbreite mind. 40 % des Oberarmumfangs). **Eine zu kleine Manschette führt zu falsch hohen Werten!** Ab dem Alter von 6 Jahren sind regelmäßige Blutdruckmessungen im Rahmen der Vorsorgeuntersuchungen oder bei jedem unklaren Krankheitsbild dringend empfohlen, liegen jedoch **kardiale, renale oder neurologische** Erkrankungen vor, müssen auch schon vorher regelmäßig gezielte Blutdruckmessungen erfolgen, ebenso bei familiärer Belastung für Bluthochdruck, bei Z. n. Frühgeburtlichkeit (v. a. bei Z. n. Nabelarterienkatheter) oder falls eine Dauermedikation eingenommen wird, die den Blutdruck potenziell beeinflussen kann (u. a. Steroide, Immunsuppressiva, Methylphenidat, Antidepressiva).

Ätiologie

→ Tab. 22.2 zeigt die wichtigsten Ursachen für die arterielle Hypertonie im Kindes- und Jugendalter.

Klinik und Diagnostik

Kinder mit arterieller Hypertonie sind oftmals lange beschwerdefrei. Typische Symptome von erhöhten Blutdruckwerten sind Konzentrations- oder Lernschwierigkeiten, Kopfschmerzen, Epistaxis, Sehstörungen oder auch eine Hämaturie. Bei einer hypertensiven Krise kann es auch zu Bewusstseinsstörungen, Schwindel oder zu einem zerebralen Krampfanfall kommen. Die chronischen Folgen des Bluthochdrucks und damit verbundenen Endorganschäden entsprechen denen des Erwachsenenalters (u. a. linksventrikuläre Hypertrophie, Proteinurie, Retinopathie). Bei der Diagnostik spielt die ausführliche Anamnese eine wichtige Rolle, hier sollen die familiäre Vorbelastung für Dyslipidämien, Hypertonus und kardiovaskuläre Ereignisse erfragt werden, außerdem Besonderheiten der Schwangerschaft und Neonatalperiode. In der körperlichen Untersuchung ist auf Blutdruckdifferenzen zwischen oberer und

Tab. 22.2 Ursachen arterieller Hypertonie im Kindes- und Jugendalter

Häufig	Selten
Neugeborene und Säuglinge: • Stenosen der Nierenarterien (Risikofaktor Nabelarterienkatheter) • Aortenisthmusstenose • Kongenitale Nierenerkrankungen und Fehlbildungen der ableitenden Harnwege (Nierenhypoplasie, polyzystische Nierenerkrankungen, Ureterabgangsstenose, Urethralklappen) • Intrauterine Wachstumsretardierung/Small For Gestational Age **Klein- und Schulkinder:** • Akute und chronische Erkrankungen des Nierenparenchyms (u. a. Glomerulonephritis, Refluxnephropathie) • Essenzielle Hypertonie (Ausschlussdiagnose!) • Aortenisthmusstenose • „Weißkittel- oder Praxis-Hypertonie" • Adipositas	• Persistierender Ductus arteriosus Botalli • Bronchopulmonale Dysplasie • Hirnblutung • Medikamentös • Nierenarterienstenose • Neuroendokrine Tumoren • Hyperkalziämie, Hypokaliämie (Cave: Hyperaldosteronismus!) • Enzephalitis • Schlafapnoe • Medikamentös

unterer Extremität (Aortenisthmusstenose) zu achten. Bei wiederholt erhöhten Werten empfiehlt sich eine **24-h-Langzeit-Blutdruckmessung, außerdem sind EKG, eine Echokardiografie, ein Abdomenultraschall und augenärztliche Untersuchung** obligat. Der Urin sollte hinsichtlich einer Proteinurie/Hämaturie untersucht werden, laborchemisch steht die Bestimmung der Nierenfunktion (Kreatinin, Harnstoff, Cystatin C), des Lipidstatus (Cholesterin, LDL-/HDL-Cholesterin), der Elektrolyte und des Blutzuckers im Vordergrund.

Therapie

Zu den wichtigsten **nichtpharmakologischen Maßnahmen** zählen bei adipösen Patienten die Gewichtsreduktion, eine gesunde salzarme Ernährung und regelmäßige körperliche Betätigung in Form von Ausdauertraining. Liegen sekundäre Ursachen zugrunde, ist die Hypertonie symptomatisch oder sind bereits Endorganschäden nachweisbar, muss eine medikamentöse Therapie eingeleitet werden. Zum Einsatz kommen hier **Diuretika, Betablocker, langwirkende Kalziumantagonisten sowie Antihypertensiva, die auf das Renin-Angiotensin-System (ACE-Hemmer, Angiotensin-II-Rezeptor-Antagonisten)** einwirken. Gegebenenfalls ist auch eine Kombinationstherapie notwendig. Die Compliance kann deutlich erhöht werden, indem Medikamente verordnet werden, die nur 1-mal täglich eingenommen werden müssen, gut schmecken und wenige Nebenwirkungen haben. Die Therapie der akuten **hypertensiven Krise** erfolgt bei Kindern primär mit dem Kalziumantagonisten **Nifedipin.**

Zusammenfassung

- Akzidentelle Herzgeräusche sind ein häufiger, aber harmloser Befund bei Kindern, ein Diastolikum hingegen muss immer kardiologisch abgeklärt werden.
- Kardiale Entzündungen können sich als Endokarditis, Myokarditis oder Perikarditis manifestieren.
- Bei Kardiomyopathien im Kindesalter handelt es sich meist um die dilatative oder hypertrophe Form.
- Zu den häufigsten Arrhythmien im Kindesalter gehören Extrasystolen und die supraventrikulären Tachykardien.
- Eine arterielle Hypertonie bei Kindern und Jugendlichen liegt vor bei wiederholt erhöhten Blutdruckwerten über der 95. Blutdruck-Perzentile. Meist liegen renale oder kardiale Erkrankungen zugrunde.

Ösophagusatresie

Es handelt sich um eine Hemmungsfehlbildung, die Kontinuität der Speiseröhre ist unterbrochen. Häufig liegen Verbindungen zur Luftröhre vor. Die Häufigkeit wird mit ca. 1:3.000 Lebendgeburten angegeben, Mädchen und Jungen sind gleich häufig betroffen.

> Vom **VACTERL-Syndrom** spricht man, wenn die Ösophagusatresie (**t**racheo**e**[ö]sophageal) mit Fehlbildungen der Wirbelsäule (**v**ertebral), der **A**norektalregion, des Herzens (**c**[k]ardial), der Nieren (**r**enal) oder der Extremitäten (**l**imbs) vergesellschaftet ist.

Die **Klassifizierung** der Ösophagusatresien erfolgt nach Vogt (→ Abb. 23.1), wobei **Typ IIIb** mit ca. 85 % die mit Abstand häufigste Form darstellt:

- Typ I: Ösophagus fehlt.
- Typ II: Ösophagusatresie ohne Fistel
- Typ IIIa: Ösophagusatresie mit oberer Fistel zur Trachea
- Typ IIIb: Ösophagusatresie mit unterer Fistel zur Trachea
- Typ IIIc: Ösophagusatresie mit oberer und unterer Fistel zur Trachea
- H-Fistel: durchgehender Ösophagus mit Fistel zur Trachea (sehr selten!)

Klinik und Diagnostik

Die betroffenen Neugeborenen können Speichel/Nahrung nicht schlucken, es kommt zu **Aspiration** mit Husten, rasselnder Atmung und Speichel vor dem Mund. Die Diagnose wird meist durch **Sondierung** des Ösophagus gestellt (beim Einführen der Magensonde kommt es nach ca. 10 cm zu einem Stopp oder Aufrollen der Magensonde). Im Röntgenbild kann der Blindsack, bei ösphagotrachealen Fisteln auch vermehrt Luft im Darm dargestellt werden. Pränatal bestehen häufig ein **Polyhydramnion und Begleitfehlbildungen (Herzfehler, Nierenfehlbildungen, Darmatresie).**

Therapie

Es muss schnell operiert und Nahrung wegen der Aspirationsgefahr nur parenteral gegeben werden. Speichel, der nicht geschluckt werden kann, muss kontinuierlich abgesaugt werden (sog. Schlürfsonde). Operativ kommen **End-zu-End-Anastomose, Fistelverschluss** oder eine **Ösophagusersatzplastik** zum Einsatz. Eventuell ist vorübergehend die Anlage einer PEG-Sonde notwendig. Häufig treten später Probleme durch Stenosierungen oder Refluxbeschwerden auf.

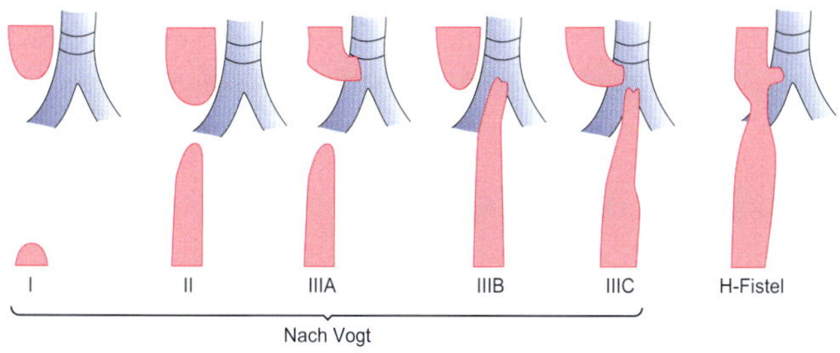

Abb. 23.1 Klassifikation der Ösophagusatresien nach Vogt [L141]

Refluxkrankheit

Gastroösophagaler Reflux kommt bei Neu- und v. a. Frühgeborenen häufig vor und ist in den ersten Lebensmonaten noch physiologisch. Bestehen die Refluxbeschwerden über das erste Lebensjahr hinaus oder sind sehr ausgeprägt, liegt i. d. R. eine Störung beim Verschluss des **unteren Ösophagussphinkters** (z. B. **Kardiainsuffizienz** oder **Gleithernie**) vor. Das Resultat ist in beiden Fällen ein gehäufter, verlängerter Reflux von stark saurem Mageninhalt.

Klinik und Diagnostik

Die Refluxkrankheit äußert sich bei Säuglingen mit **Erbrechen** nach dem Trinken oder in Rückenlage, (Schrei-)Unruhe, Trinkschwäche und Gedeihstörung. Komplikationen sind Aspirationspneumonie oder eine Ösophagitis. Ältere Kinder geben Sodbrennen und Schmerzen im Epigastrium an. Diagnostisch ist die **Röntgenkontrastdarstellung** (Breischluck) in Kombination mit der **Ösophagus-pH-Metrie** aussagekräftig. Läsionen des Ösophagus können allerdings nur im Rahmen einer endoskopischen Untersuchung (**Gastroskopie**) dargestellt werden.

Therapie und Prognose

> Therapeutisch wird zunächst versucht, den Reflux mit konservativen Methoden zu beherrschen, da er mit zunehmendem Alter der Kinder oft spontan sistiert.

Indiziert sind u. a. häufige kleine Mahlzeiten, Oberkörperhochlagerung und die Gabe von **Protonenpumpeninhibitoren.** Bei Säuglingen kann eine spezielle Anti-Refluxnahrung ebenfalls Besserung erbringen. Bei Versagen der konservativen Methoden, Vorliegen einer Gleithernie oder Schädigung der Speiseröhre muss **operiert** werden (u. a. Fundoplikatio).

Ösophagusfremdkörper

Verschlucken Kinder versehentlich einen Gegenstand, so wird dieser normalerweise durch die Peristaltik im Verdauungskanal weiterbefördert. Gelegentlich kann er auch in den physiologischen Engen des Ösophagus stecken bleiben.

Klinik

Ein Ösophagusfremdkörper verursacht meist nur **milde** Symptome wie Schluckstörungen oder retrosternale Schmerzen. Problematisch wird es, wenn der Fremdkörper so groß ist, dass er die Hinterwand der Trachea komprimiert oder wenn es sich um Batterien und Magnete handelt. Dann können zusätzlich **Atemnot,** Stridor oder relevante Gewebsschädigungen auftreten.

Diagnostik

Zur Diagnosestellung werden **Röntgenbilder** angefertigt, die den Verdauungstrakt in der Übersicht zeigen, also Thorax- und Abdomenaufnahmen. Bei röntgenologisch schlecht darstellbaren Gegenständen wird ggf. Kontrastmittel eingesetzt (→ Abb. 23.2).

Therapie

In den häufigen Fällen, in denen der Fremdkörper den Verdauungstrakt problemlos

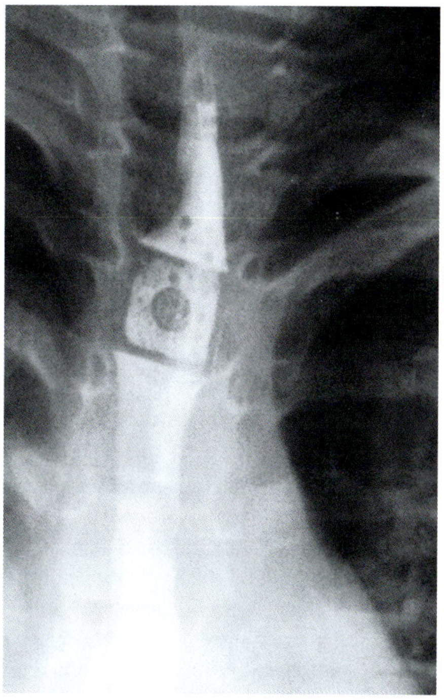

Abb. 23.2 Legostein im Ösophagus; Kontrastmittelaufnahme [T704]

passiert, reicht die **Überwachung** des Kindes; eine Übertherapie ist zu vermeiden. Bereitet der Fremdkörper Probleme, muss er **endoskopisch** entfernt werden. Das ist auch bei allen Gegenständen erforderlich, die die Schleimhaut verletzen oder zu Vergiftungen führen können **(Cave: Magnete, Batterien, spitze Gegenstände!).**

Verätzung des Ösophagus

Säureverätzungen verursachen eine **Koagulationsnekrose,** die in gewissem Maße die Schädigung begrenzt. Schwerwiegender ist die Laugenverätzung, bei der eine **Kolliquationsnekrose** entsteht: Der Ösophagus kann **perforieren.** Außerdem bereiten beide Formen der Verätzung den Weg für lebensbedrohliche **Infektionen** (Mediastinitis).

Klinik

Die Ingestion von ätzenden Stoffen führt zu **Schleimhautschwellung** und **-rötung,** vermehrtem Speichelfluss, Schmerzen und evtl. Hustenanfällen.

> Allein aus der Inspektion des Mundes lassen sich keine Rückschlüsse auf das Ausmaß der Verätzung ziehen, da die Zeichen der Verätzung hier, durch den schnellen Weitertransport der Chemikalien, oft weniger ausgeprägt sind.

Bei ausgedehnten Verätzungen kann sich eine **Schocksymptomatik** entwickeln.

Therapie und Komplikationen

Auf keinen Fall darf in der Notfallsituation Erbrechen ausgelöst werden, da die ätzende Substanz so den Ösophagus ein zweites Mal passieren würde.

> Stattdessen sollte die Substanz so schnell wie möglich mit **großen Mengen von Flüssigkeit** (z. B. Wasser oder Milch) stark verdünnt werden.

Im Krankenhaus wird dann das Ausmaß der Verätzung **endoskopisch** mittels einer Gastroskopie beurteilt. Bei der medikamentösen Therapie kommen starke **Schmerzmittel** und **Steroide** zur Stenoseprophylaxe zum Einsatz. Zur Infektionsprophylaxe (v. a. bei Laugenverätzungen) werden **Antibiotika** gegeben. Das Kind muss bis zur Abheilung parenteral oder ggf. über eine nasogastrale Sonde ernährt werden. Nach Abheilung können Fisteln und Stenosen und als Spätfolge Karzinome im Ösophagus entstehen. Die **Mortalität** der Verätzungen beträgt etwa 10 %.

Gastritis

Die Entzündung der Magenschleimhaut kann akut oder chronisch sein. Bei Kindern ist wie auch im Erwachsenenalter die Infektion mit **Helicobacter pylori** möglich.

Klinik und Diagnostik

Während eine chronische Gastritis oftmals nur milde Beschwerden macht, kann die akute Entzündung Bauchschmerzen, Appetitlosigkeit, (hämatinhaltiges) Erbrechen, Übelkeit und Gewichtsabnahme verursachen. Bei ausgeprägten Ulzerationen sind auch Teerstühle mögliche. Vor allem die Gastritis durch *H. pylori* kann mit einer schweren Eisenmangelanämie einhergehen. Die Gastritis wird endoskopisch per Biopsie bewiesen, der Nachweis von *H. pylori* erfolgt mittels ^{13}C-Atemtest oder aus Magenschleimhautbiopsien oder Stuhl. Der Nachweis spezifischer Antikörper gegen *H. pylori* im Blut wird zur Diagnosestellung nicht empfohlen.

Therapie

Die *H.-pylori*-Infektion wird nur bei **symptomatischen** Kindern oder dem Auftreten von Komplikationen (z. B. Erosionen, Ulkus, therapierefraktäre Eisenmangelanämie) eradiziert. Es kommt eine **Dreifachkombination** aus Protonenpumpenhemmern und zwei Antibiotika zum Einsatz, wobei Letztere am besten nach Antibiogramm ausgewählt werden (i. d. R. Amoxicillin + Clarithromycin bzw. Amoxicillin + Metronidazol). Die Behandlungsdauer muss mind. 2 Wochen betragen. Der Behandlungserfolg ist nach 1–2 Monaten mittels eines Stuhl- oder Atemtests zu überprüfen. Die nicht *H.-pylori*-Gastritis kann mit Protonenpumpeninhibitoren behandelt werden.

Hypertrophische Pylorusstenose

Bei dieser Erkrankung ist der **Pyloruskanal** stark eingeengt und verlängert. Der Weitertransport von Mageninhalt ist dadurch be- oder verhindert. Die schwere Krankheit tritt mit einer Häufigkeit von 1:800 und häufiger bei Jungen (80 %) auf.

Klinik und Diagnostik

Die Symptomatik beginnt etwa 2–8 Wochen postnatal mit **explosionsartigem** saurem Erbrechen (Erbrechen im Schwall) einige Zeit nach der Nahrungsaufnahme. Die verstärkte **Magenperistaltik** kann nach außen sichtbar sein (→ Abb. 23.3). Oft kann der Pylorus sogar als Tumor im rechten Oberbauch palpiert werden. Die Kinder sind dystroph und exsikkiert.

> Durch das Erbrechen entstehen eine **hypochlorämische Alkalose** und eine **Hypokaliämie.**

Mittel der Wahl ist die Sonografie: Im **Ultraschall** kann der hypertrophische, stark eingeengte und verlängerte Pyloruskanal oft gut gesehen werden. Alternativ kann eine Röntgenkontrastuntersuchung durchgeführt werden.

Therapie und Prognose

Flüssigkeits- und Elektrolythaushalt müssen ausgeglichen werden. Danach ist die operative Korrektur, die **Pyloromyotomie** nach Weber-Ramstedt die Methode der Wahl. Sie hat eine gute Prognose.

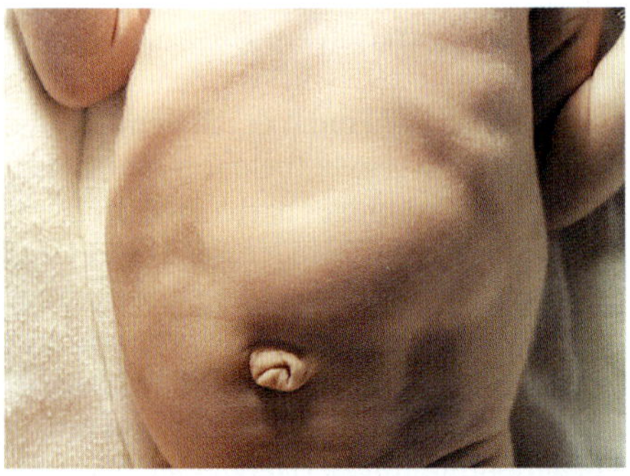

Abb. 23.3 Sichtbare Peristaltik bei hypertrophischer Pylorusstenose [T409]

Zusammenfassung

- Die Ösophagusatresie muss in den ersten Lebenstagen operativ korrigiert werden.
- Der kindliche Reflux kommt häufig vor. Er wird zunächst konservativ behandelt, da er in vielen Fällen von allein sistiert.
- Kinder verschlucken vielfach Gegenstände. Bei Komplikationen und gefährlichen Fremdkörpern (Batterien, Magneten) muss die endoskopische Bergung vorgenommen werden.
- Ösophagusverätzungen gehen mit einer hohen Mortalität einher. Das Auslösen von Erbrechen ist kontraindiziert.
- Die Gastritis im Kindesalter kann durch *Helicobacter pylori* bedingt sein.
- Leitsymptom der hypertrophen Pylorusstenose ist das schwallartige Erbrechen.

Typische Symptome

Bauchschmerzen

Bauchschmerz ist in der Kinderheilkunde ein **häufiges,** aber auch recht **unspezifisches** Symptom. Zum einen können bei Kindern auch topografisch entlegene Krankheiten Bauchschmerzen verursachen, zum anderen kann nur in rund 5 % d. F. überhaupt eine organische Ursache für die Schmerzen gefunden werden.

> Je weiter die Schmerzen **vom Bauchnabel entfernt** sind, desto sicherer kann eine organische Ursache angenommen werden. Periumbilikale Bauchschmerzen sind bei Kindern nicht selten funktioneller Genese.

Akute Bauchschmerzen müssen immer ernst genommen werden, da viele der differenzialdiagnostisch infrage kommenden Krankheiten ein schnelles chirurgisches Eingreifen erfordern. Neben der Appendizitis muss aber immer auch an eine Gastroenteritis, an eine Invagination, einen Harnwegsinfekt, eine Pneumonie, eine Lymphadenitis mesenterialis oder einfach an eine Obstipation oder Meteorismus gedacht werden. Außerdem kommen bei Jungen eine Hodentorsion und bei Mädchen eine Ovarialtorsion oder eine torquierte Ovarialzyste infrage (DD akutes Abdomen → Kap. 53). Einen möglichen Handlungsleitfaden bei akuten und chronisch-rezidivierenden Bauchschmerzen geben die Flussdiagramme im → Anhang (→ Kap. 55).

Erbrechen

Auch das Erbrechen ist als pädiatrisches Symptom zwar häufig, aber **unspezifisch:** Erkrankungen der verschiedensten Organsysteme können sich durch Erbrechen äußern (DD → Kap. 53 bis → Kap. 55). Das liegt daran, dass das **Brechzentrum** in der Medulla oblongata über mehrere Achsen stimuliert werden kann. Therapeutisch bedeutsam ist neben der ursächlichen Erkrankung der zunehmende **Flüssigkeits-, Elektrolyt-** und **Nährstoffverlust.** Diese Verluste können gerade bei Säuglingen und Kleinkindern innerhalb weniger Stunden lebensbedrohliche Ausmaße annehmen.

Durchfall

Die Vorstellungen darüber, was Durchfall ist, sind individuell sehr verschieden. Stuhlfrequenz, Konsistenz und Menge variieren von Mensch zu Mensch. Diarrhö ist ein sehr häufiger Vorstellungsgrund in der Kinderarztpraxis und ist i. d. R. ein akutes Problem (meist im Rahmen einer infektiösen, banalan Enteritis).

> In der Medizin spricht man nur dann von Diarrhö, wenn die **Stuhlfrequenz** auf über 3-mal pro Tag ansteigt und der Stuhl **konsistenzgemindert** ist (breiig-flüssig). Wichtig ist bei Kindern v. a. die Veränderung zum Normalzustand, da die Stuhlgewohnheiten insbesondere bei jüngeren Kindern sehr variabel sind.

Die **akute,** also plötzlich einsetzende Diarrhö wird meist durch Infektionen oder Lebensmittelvergiftungen hervorgerufen. Von einer **chronischen Diarrhö** spricht man ab einer Dauer von 2–4 Wochen, dies kann Ausdruck verschiedenster Grunderkrankungen sein (→ Tab. 24.1).

Tab. 24.1 Ursachen der chronischen Diarrhö

Syndrom	Pathomechanismus	Krankheiten
Maldigestion	Gestörte Aufspaltung der Nahrung im Darmlumen, z. B. aufgrund eines Enzymmangels	Mukoviszidose (exokrine Pankreasinsuffizienz), Cholestase und Gallensäuremangel (z. B. nach Ileumresektion), Laktasemangel
Malabsorption	Gestörte Resorption der aufgespaltenen Nahrung infolge veränderter Darmschleimhaut	Infektiöse Enteritiden, Zöliakie, chronisch-entzündliche Darmerkrankung mit Dünndarmbeteiligung bei Morbus Crohn
Malassimilation	Maldigestion und Malabsorption bestehen gleichzeitig	

Obstipation (Verstopfung)

Probleme bei der Beurteilung einer Obstipation bereitet dabei zunächst einmal die normale **Variabilität** im Stuhlverhalten verschiedener Kinder und Altersgruppen (z. B. gestillte Kinder 1- bis 10-mal/Tag bis zu 1-mal/10 Tage, Kleinkinder 1- bis 3-mal/Tag).

> Schlagwortartig kann man sagen: **Obstipation** bedeutet „zu wenig, zu hart, zu selten, unvollständig, mühsam oder schmerzhaft".

Die Ursachen der Obstipation sind vielfältig. Krankheiten, die mit einer **mechanischen** Behinderung der Darmpassage einhergehen, sind z. B. Stenosen des Darms oder der Mekoniumileus bei der zystischen Fibrose (→ Kap. 20). **Motilitätsstörungen** treten beim Morbus Hirschsprung, bei Intoxikationen (z. B. mit Opiaten), aber auch bei der funktionellen Obstipation auf (s. u.). Der Defäkationsmechanismus ist u. a. bei einer Myelomeningozele (→ Kap. 7) oder bei psychogenen Erkrankungen gestört.

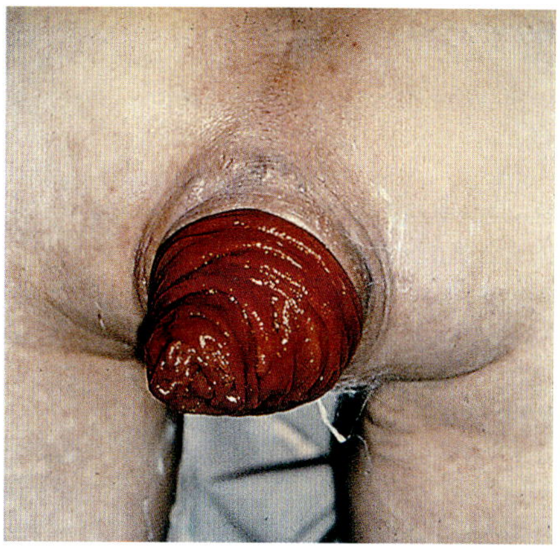

Abb. 24.1 Rektumprolaps bei Mukoviszidose [T473]

Als Resultat einer chronischen Obstipation können **Folgesymptome** entstehen:

Paradoxe Diarrhö Proximal von verhärteten Stuhlmassen wird der Darminhalt bakteriell zersetzt und verflüssigt. Der flüssige Stuhl schießt plötzlich in die Ampulle ein und kann nicht mehr zurückgehalten werden. Es entsteht das Bild einer Durchfallerkrankung.

Überlaufenkopresis Ist der Darm dauerhaft mit Volumen überlastet, müssen kompensatorisch immerzu kleine Mengen abgegeben werden. Man spricht von Kotschmieren oder Überlaufenkopresis.

Rektumprolaps Durch das wiederholte mühsame „Drücken" wird der Halteapparat des Darms geschädigt. Es entsteht ein Rektumprolaps (→ Abb. 24.1). Diese Komplikation ist sehr selten und kann im Kindesalter auf eine Mukoviszidose hinweisen.

Krankheitsbilder

Duodenalstenose bzw. -atresie

Diese **angeborene** Behinderung der Darmpassage kommt mit einer Häufigkeit von 1:4.000 Neugeborenen vor.

> Bei **Trisomie 21** tritt die Duodenalatresie häufiger auf.

Auch Begleitfehlbildungen wie Ösophagus- und Analatresie oder Herzfehler kommen vor.

Klinik und Diagnostik

Bald nach der Geburt kommt es zu schwallartigem Erbrechen; liegt der Verschluss distal der Papilla Vateri, ist das **Erbrochene**

gallig. Die Kinder haben einen geblähten Oberbauch. Bei der Dünndarmatresie wird kein Mekonium abgesetzt, es entwickelt sich ein hoher **Ileus.** Die Abdomenübersichtsaufnahme zeigt typischerweise das **Double-Bubble-Phänomen** (→ Abb. 24.2). Meist wurde bei diesen Kindern schon bei den Vorsorgeuntersuchungen in der Schwangerschaft ein **Polyhydramnion** festgestellt. Außerdem kann die Fehlbildung im pränatalen Ultraschall gesehen werden.

Therapie und Prognose

Die Duodenalstenose bzw. -atresie wird **operiert,** meist schon am 1. Lebenstag. Nach Operation ist die Prognose i. d. R. gut.

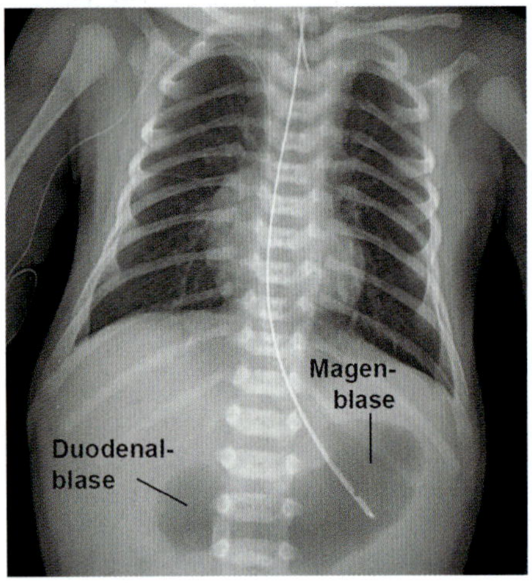

Abb. 24.2 Double-Bubble-Phänomen. Das Röntgenbild zeigt einen stark geblähten Magen („Magenblase"), sowie ein massiv geblähtes Duodenum („Duodenalblase"). Typischerweise findet man keine weiteren luftgefüllten Darmanteile. [T824]

Morbus Hirschsprung

Dem Morbus Hirschsprung liegt eine **Aganglionose** (anlagebedingtes Fehlen von Ganglien- und Nervenzellen) in der Darmwand zugrunde. Die Krankheit hat eine Inzidenz von 1:5.000. Jungen sind deutlich häufiger betroffen. Im aganglionären Darmabschnitt ist die Muskulatur dauerhaft kontrahiert; es bildet sich eine (relative) **Stenose.** Proximal der Stenose ist das Darmlumen kompensatorisch stark erweitert **(Megacolon congenitum).** Am häufigsten ist der **rektosigmoidale Abschnitt** betroffen.

Klinik

Zuerst fällt die chronische **Verstopfung** auf (Beginn typischerweise schon in den ersten Lebensmonaten), manchmal treten auch eine paradoxe Diarrhö oder explosionsartige Stuhlentleerungen auf. Neugeborenen haben oftmals einen **deutlich verzögerten Mekoniumabgang.** Entsteht durch die fehlende Stuhlentleerung eine **Subileus-Symptomatik,** können die Kinder auch ein stark geblähtes (akutes) Abdomen haben und wiederholt erbrechen.

Diagnostik

> Bei der **Palpation des Abdomens** sind die Kotmassen im Darm tastbar; bei der digitalen rektalen Untersuchung ist die Ampulle jedoch leer.

Im **Kolonkontrasteinlauf** wird dann das Megakolon sichtbar gemacht; außerdem fällt ein **Kalibersprung** beim Übergang zum aganglionären Segment auf (→ Abb. 24.3).

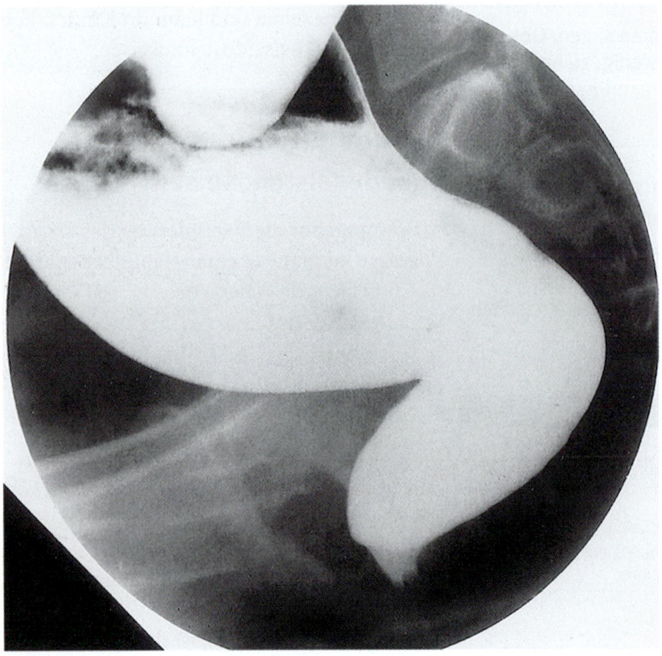

Abb. 24.3 Kontrastmittelaufnahme bei Morbus Hirschsprung; Megakolon und Kalibersprung [T705]

Eine zur Diagnosesicherung durchgeführte **Rektumbiopsie** zeigt das Fehlen der Ganglienzellen und eine erhöhte Acetylcholinesteraseaktivität.

> Bei bis zu 10 % der Neugeborenen fällt (zunächst) kein Kalibersprung im Kolonkontrasteinlauf auf, bei bestehendem Verdacht muss daher immer eine Rektumbiopsie erfolgen.

Therapie

Die **chirurgische** Therapie erfolgt i. d. R. zweizeitig: In einem ersten Schritt wird proximal des betroffenen Segments ein **Stoma** angelegt, sodass sich der dilatierte Darm wieder erholen kann. Im zweiten Schritt wird das aganglionäre Segment entfernt und die **Darmkontinuität** wiederhergestellt. Die Prognose ist dank moderner kinderchirurgischer Techniken recht gut, hängt aber u. a. auch von der Länge des betroffenen aganglionären Darmanteils ab.

Analatresie

→ Kap. 7.

Akute Appendizitis

Die Appendizitis ist eine zunächst lokale bakterielle Entzündung des **Wurmfortsatzes.** Am häufigsten trifft sie Kinder zwischen dem 4. und 12. Lebensjahr.

Klinik

Die Erkrankung beginnt meist mit Übelkeit, Erbrechen und einem diffusen Bauchschmerz. Im Verlauf **wandert** der Schmerz vom Mittel- in den rechten Unterbauch. Weil Bewegungen und Hüpfen starke **peritoneale** Schmerzen verursachen, verhalten sich die Kinder meist ruhig oder zeigen ein Schonhinken, bei dem das rechte Bein angezogen wird.

Diagnostik und Therapie

Wichtige Hinweiszeichen auf eine Appendizitis sind die Erhöhung der Entzündungsparameter im Blut oder eine rekto-axilläre **Temperaturdifferenz** von mehr als 1 °C. Gerade bei Kleinkindern können diese Zeichen fehlen (hier ist die Perforationsrate aufgrund unspezifischer Symptome am höchsten!). Deshalb müssen in jedem Fall auch die speziellen **Schmerzpunkte** getestet werden (→ Abb. 24.4). Schmerz am **McBurney-Punkt** im rechten Unterbauch und **Loslassschmerz** nach Druck in den linken Unterbauch sind nahezu pathognomonisch. Nach Perforation des Wurmfort-

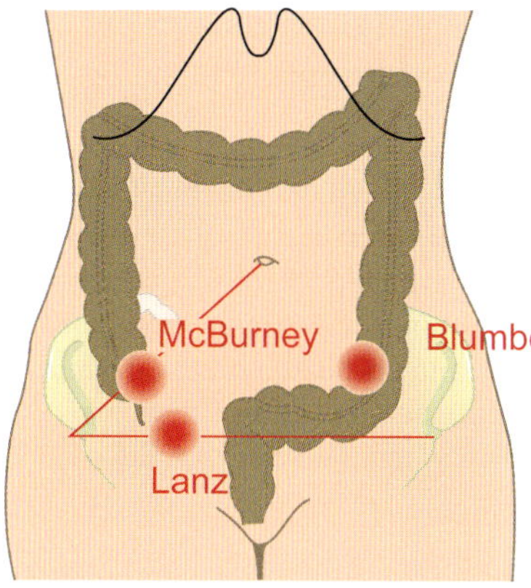

Abb. 24.4 Schmerzpunkte und schmerzauslösende Manöver bei Appendizitis [L138]

satzes ist häufig auch ein **Douglas-Schmerz** bei der obligatorischen rektalen Untersuchung auslösbar. Die Sonografie ist neben der körperlichen und laborchemischen Untersuchung bildgebendes Mittel der Wahl. Die wichtigsten Differenzialdiagnosen zeigt → Tab. 24.2.

> Insgesamt ist das Bild der **akuten Appendizitis** sehr **variabel** und einzelne oder alle der oben genannten Befunde können fehlen.

Deshalb ist schon bei begründetem Verdacht auf eine akute Appendizitis wegen der drohenden **Komplikationen** (Perforation, Abszessbildung, Peritonitis) eine rasche Laparoskopie und **Appendektomie** zu veranlassen.

Meckel-Divertikel

Beim Meckel-Divertikel handelt es sich um ein **Restgebilde** des Dottergangs; es liegt im Bereich des distalen Ileums und ist häufig mit Magenschleimhaut ausgekleidet. Etwa 2 % der Bevölkerung tragen ein solches Divertikel. Symptome treten aber erst bei **Komplikationen** wie Entzündung, Invagination oder Torsion des Divertikels auf.

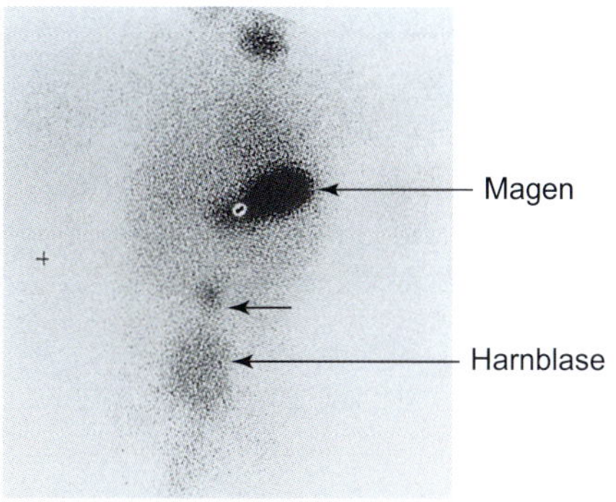

Abb. 24.5 Szintigramm beim Meckel-Divertikel (mittlerer Pfeil); deutlich sichtbar sind außerdem der Magen und die Blase. [C113]

Klinik

Die Komplikationen des Meckel-Divertikels rufen oft starke **Bauchschmerzen** mit **Abwehrspannung** hervor und können deshalb oft nicht von den Symptomen einer akuten Appendizitis unterschieden werden. Bei einer Laparotomie aufgrund des Verdachts auf Appendizitis wird intraoperativ immer auch nach einem Meckel-Divertikel gesucht.

Diagnostik und Therapie

Prinzipiell kann ein Meckel-Divertikel aber **szintigrafisch** mit Technetium-Pertechnetat dargestellt werden, da sich diese radioaktive Substanz vermehrt in der Magenschleimhaut anreichert (→ Abb. 24.5).
Die Szintigrafie wird z. B. erforderlich, wenn bei schmerzlosem analen Blutabgang oder Teerstühlen ein blutendes Ulkus in der Magenschleimhaut des Divertikels vermutet wird.

> Ein Divertikel, das durch Komplikationen symptomatisch wird, muss reseziert werden.

Invagination

Bei der Invagination **stülpen** sich proximale Darmanteile in distal gelegene Anteile ein. Ursächlich können Polypen, Meckel-Divertikel, vergrößerte Lymphknoten, aber auch Gastroenteritiden oder Kotsteine bei Obstipation sein. Am häufigsten (ca. 80 % der Fälle) liegen ileokolische oder ileozökale Invaginationen vor. Das Invaginat verursacht im Verlauf einen **mechanischen Ileus,** eine Peritonitis und septische Komplikationen. Die Krankheit hat eine Häufigkeit von 1:1.000; meist sind Säuglinge oder junge Kleinkinder betroffen (Altersgipfel um den 10. Lebensmonat).

Klinik und Diagnostik

Die Erkrankung beginnt plötzlich aus voller Gesundheit heraus: Die Kinder schreien vor Schmerzen und erbrechen **schwallartig** (reflektorisch durch Schmerzen ausgelöst). Die **kolikartigen** Schmerzattacken wiederholen sich. Später kann ein peritonitisches oder septisches Krankheitsbild entstehen. Eine Nekrose des betroffenen Darmabschnitts äußert sich manchmal durch Blutauflagerungen auf dem Stuhl. Die Abgrenzung zu einer Appendizitis kann schwierig sein.

> Im Ultraschall kann die Invagination am typischen Kokardenphänomen (→ Abb. 24.6) erkannt werden.

Therapie

In frühen Stadien kann versucht werden, das Invaginat mithilfe von Luft (pneumatische Lösung) oder Flüssigkeit (hydrostatische Lösung, z. B. mit vorgewärmtem NaCl 0,9 %) unter songrafischer Kontrolle zu lösen. Anschließend sollten die Kinder aufgrund der hohen Rezidivrate für mindestens 24 h in der Klinik überwacht werden. Kann das Invaginat nicht gelöst werden, muss **operiert** werden (i. d. R. laparoskopisch).

Tab. 24.2 Wichtige Differenzialdiagnosen der akuten Appendizitis

Akute Gastroenteritis	Sehr viel häufiger! Erbrechen/Diarrhö zusammen mit Bauchschmerzen
Lymphadenitis mesenterialis	Häufig begleitend bei oder nach Gastroenteritis oder viralem Luftwegsinfekt
Meckel-Divertikel	Klinische Unterscheidung sehr schwierig!
Obstipation	Meist längere Anamnese, i. d. R. kein Fieber oder Laborauffälligkeiten
Invagination	Heftigste, kolikartige Schmerzen, typisches Alter, Kokarde in der Sonografie
Harnwegsinfekt/Nephrolithiasis	Urinbefund und Sonografie
Adnexitis/(torquierte) Ovarialzyste	Schmerz oftmals sehr tief im Unterbauch, Sonografie
Chronisch-entzündliche Darmerkrankungen	Meist längere Anamnese, Stuhlauffälligkeiten, Gedeihstörungen

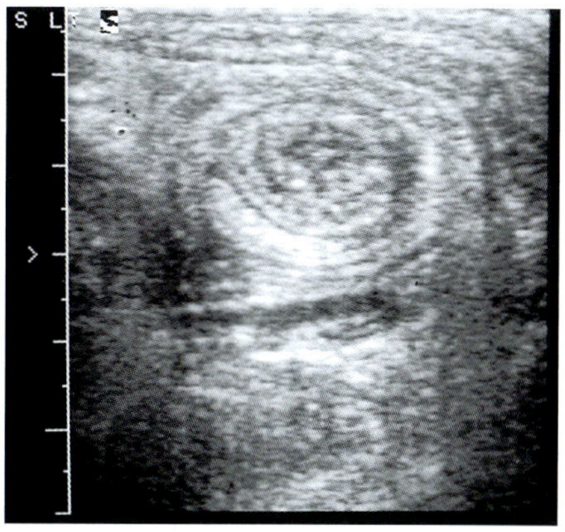

Abb. 24.6 Sonografisches Kokardenphänomen bei Invagination [R305]

Gastroenteritis

Akute **infektiöse** Durchfallerkrankungen können durch **Bakterien** oder **Viren** verursacht werden. Die wichtigsten Erreger sind Rota-, Adeno- und Noro-Viren (→ Kap. 15), Salmonellen, Shigellen, Campylobacter und pathogene Stämme von *E. coli.*

> Bei Kindern kommen die **viralen Infektionen** deutlich häufiger vor.

Etliche Infektionen, z. B. mit Rotaviren oder Salmonellen, sind bereits bei Verdacht meldepflichtig.

Klinik

Die Durchfälle unterscheiden sich bei den einzelnen Erregern in **Art** und **Ausmaß:** Viren und einige Bakterien wie z. B. ETEC verursachen großvolumige wässrige Durchfälle ohne Fieber. Andere Bakterien wie z. B. Salmonellen und Shigellen verursachen eher blutige Durchfälle mit Bauchkrämpfen und Fieber. Auch Erbrechen kann hinzukommen. Das Hauptproblem ist die **Dehydratation** durch den Wasser- und Elektrolytverlust. Sie kann in schweren Fällen lebensbedrohlich sein.

Diagnostik und Therapie

Meist ist die Erkrankung selbstlimitierend. Bei schweren Verläufen müssen **Blut-** und **Stuhluntersuchungen** erfolgen. Das therapeutische Vorgehen ist vornehmlich vom Grad der Exsikkose abhängig:

- **Keine Dehydratation:** < 3 % Gewichtsverlust, keine Zeichen der Dehydratation
- **Leichte bis mittlere Dehydratation:** 3–8 % Gewichtsverlust, trockene Schleimhäute, Hautturgor ↓, eingesunkene Augen, normaler Puls
- **Schwere Dehydratation:** > 9 % Gewichtsverlust, zusätzlich zu den Zeichen der mittleren Dehydratation blassgraue Haut, stehende Hautfalten (→ Abb. 24.7), Tachykardie, kühle Akren, Bewusstseinstrübung, Oligurie bis Anurie, evtl. Schockzeichen

Bei milden Formen reicht die orale **Flüssigkeitssubstitution** mit einer speziellen Glukose-Elektrolyt-Lösung. Eine stationäre Aufnahme sollte ab einer mittleren Dehydratation erfolgen. Bei schweren Formen der Exsikkose muss eine **intravenöse Rehydratation** erfolgen. Antibiotika kommen auch bei bakteriellen Infektionen wegen des selbstlimitierenden Verlaufs der Erkrankung meist nur dann zum Einsatz, wenn septische Komplikationen auftreten.

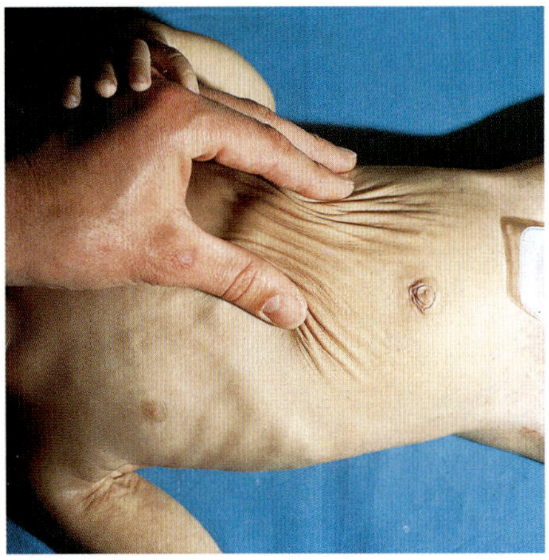

Abb. 24.7 Gastroenteritis – Exsikkose mit stehenden Falten [T409]

Oxyuriasis

Vor allem Klein- und Schulkinder sind von einer Infektion mit den Maden- oder Fadenwürmern (Oxyuren) betroffen.
Es handelt sich um ca. 5–10 mm große Würmer, die die häufigste Parasitose in Deutschland darstellen. Über **fäkal-orale Übertragungswege** bei gleichzeitig altersentsprechend eher schlechterer Händehygiene sind hartnäckige und teils wiederkehrende Infektionen keine Seltenheit. Bis zu 30 % der infizierten Kinder sind asymptomatisch, häufig führt ein ausgeprägter **analer und vornehmlich nächtlicher Juckreiz,** ggf. in Kombination mit Bauchschmerzen, zur Vorstellung in der Notaufnahme. Möglich sind auch eine Vulvovaginitis oder selten eine Appendizitis.

Diagnostik und Therapie

Der Goldstandard ist der direkte Wurmeinachweis mit einem Tesaklebestreifen (sog. **Klebestreifentest**). Hierfür wird die Analregion idealerweise morgens mit einem Tesastreifen gründlich abgetupft, das Klebeband wird dann auf einen Objektträger geklebt und kann vom Kinderarzt/von der Kinderärztin mikroskopiert werden. Nachgewiesen werden hierüber die Eier der adulten weiblichen Oxyuren. Der Wurmeiernachweis in einer Stuhlprobe ist nicht ausreichend verlässlich. Zur Therapie stehen verschiedene Antihelminthika zur Verfügung, bei rezidivierenden Infektionen ist ggf. eine Therapie aller Familienmitglieder zu erwägen. Eine gute **Hände- und Genitalhygiene** sowie Aufklärung und Information der Eltern über das Krankheitsbild und Übertragungswege sind essenziell für die Verhinderung ständiger Reinfektionen.

Chronisch entzündliche Darmerkrankungen (CED)

Zu den chronisch entzündlichen Darmerkrankungen zählen der **Morbus Crohn** und die **Colitis ulcerosa**. Etwa ein Drittel der Erkrankungsfälle macht sich bereits in Kindheit und Jugend erstmals bemerkbar. In Deutschland erkranken ca. 1.000 Kinder und Jugendliche/Jahr. Häufig liegt eine positive Familienanamnese für CED vor.

Klinik

Morbus Crohn

Der Morbus Crohn kann den **gesamten** Gastrointestinaltrakt befallen, wobei terminales Ileum und Kolon am häufigsten betroffen sind. Außerdem entwickelt sich die Entzündung **segmental** und betrifft alle Schichten der Darmwand (transmural). Histologisch typisch sind epitheloidzellige Granulome und Lymphozyteninfiltrate. Häufig bilden sich Fisteln, Abszesse, Stenosen und extraintestinale Befunde wie Arthritiden, Pyoderma gangraenosum (→ Abb. 24.8) oder Iridozyklitiden. Leitbeschwerden sind Bauchschmerzen, schleimige Durchfälle, Gewichtsverlust und damit einhergehende Gedeihstörungen.

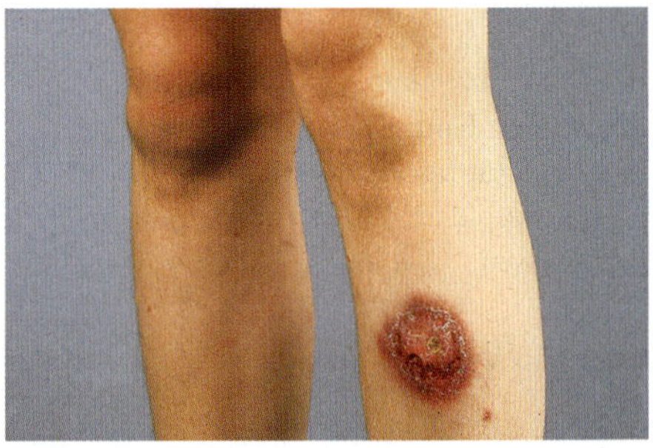

Abb. 24.8 Pyoderma gangraenosum bei Morbus Crohn [T409]

Colitis ulcerosa

Diese chronische Entzündung befällt nur die **Mukosa** von Kolon und Rektum, dies aber **kontinuierlich.** Bei einer ausgeprägten Entzündung im Coecum, kann auch das terminale Ileum betroffen sein (sog. Backwash-Ileitis). Histologisch charakteristisch sind Kryptenabszesse. Symptomatisch kommt es zu blutigen Durchfällen (auch nachts) und Tenesmen. Auch hier sind extraintestinale Beteiligungen bekannt (Arthritiden, Cholangitis, Iridozyklitiden). Mögliche Komplikationen sind u. a. das toxische Megakolon, Sepsis und Karzinome in der Spätfolge.

Diagnostik und Therapie

Im Blut finden sich erhöhte Entzündungsparameter, Hypalbuminämie und ein Mangel von Eisen, Magnesium, Zink, Folsäure und fettlöslichen Vitaminen. Im Stuhl ist **Calprotectin** als intestinaler Entzündungsmarker erhöht. Weiterhin erbringen die Abdomensonografie, die (Videokapsel-) Endoskopie oder das MRT sowie ggf. die ophthalmologische Untersuchung wichtige Hinweise zur Erkrankung.

Morbus Crohn
Anti-*Saccharomyces-cerevisiae*-Antikörper (ASCA) sind oftmals nachweisbar.

> Anders als Erwachsene erhalten Kinder initial über mehrere Wochen eine **rein enterale und ausschließlich flüssige Spezialnahrung (sog. exklusive Ernährungstherapie).**

Mangelstoffe werden substituiert. Je nach Krankheitsaktivität werden zusätzlich oder im Verlauf TNFα-Blocker (Adalimumab, Infliximab) eingesetzt, ggf. auch Methotrexat oder Antibiotika. Komplikationen wie Fisteln oder Abszesse müssen operativ behandelt werden.

Colitis ulcerosa
Anti-neutrophile zytoplasmatische Antikörper (ANCA) finden sich häufig im Serum. Neben Substitution der Mangelstoffe kommen auch hier je nach Entzündungsaktivität Mesalazin, Steroide, Azathioprin oder TNFα-Blocker zum Einsatz. Außerdem existieren neuere Biologika (z. B. Vedolizumab, ein Anti-Integrin-Antikörper), die auch bei Kindern bereits vielversprechende Wirkung zeigen. Eine Ernährungstherapie allein ist bei der Colitis ulcerosa nicht erfolgreich. Das toxische Megakolon und schwerste Verläufe benötigen chirurgische und intensivmedizinische Maßnahmen bis hin zur Kolektomie.

> Die Erkrankung ist chronisch und stark belastend für die Betroffenen, daher sollten **Kinderpsychologen** in die Therapie einbezogen werden und eine langfristige Betreuung in pädiatrisch-gastroenterologischen Zentren erfolgen.
> Da Glukokortikoide einen wachstumshemmenden Effekt haben, sollte eine längerfristige Gabe unbedingt vermieden werden!

Zöliakie (glutensensitive Enteropathie)

Die Zöliakie ist eine immunologische Multiorganerkrankung bei genetisch prädispositionierten Individuen, bedingt durch die Aufnahme des Klebereiweißes **Gluten,** das v. a. in Weizen, Dinkel, Roggen und Gerste vorkommt. Die Krankheit tritt bei Mädchen häufiger als bei Jungen auf. Die Prävalenz beträgt ca. 1 %. Damit ist die Zöliakie in Deutschland keine seltene Erkrankung. Bei Erwachsenen wird die Zöliakie auch Sprue genannt. Da fast alle Betroffenen einen bestimmten HLA-Typ (HLA-DQ2 und/ oder HLA-DQ8) aufweisen, scheinen der Krankheit genetische Ursachen zugrunde zu liegen. Erstgradig Verwandte habe ein Risiko von 10 %, ebenfalls an einer Zöliakie zu erkranken.

Klinik und Diagnostik

Gluten bzw. dessen gelöste Form **Gliadin** lösen einen **Autoimmunprozess** aus, durch den es zu einer chronischen Entzündung und zunehmenden Zerstörung der Dünndarmmukosa und letztlich zu einem schweren **Malassimilationssyndrom** mit Enteropathie kommt. Das klassische klinische Bild besteht aus Bauchschmerzen, **Durchfällen (oder Obstipation), Gedeihstörung und ausladendem Abdomen** (→ Abb. 24.9), viel häufiger sind jedoch oligosymptomatische oder auch silente Verlaufsformen, was die oftmals verzögerte Diagnosestellung erklärt. Aufgrund des heterogenen Erscheinungsbildes wird die Zöliakie gerne als Chamäleon der Darmerkrankungen bezeichnet.
Zu den **extraintestinalen** Symptomen der Zöliakie zählen u. a. eine unklare Transaminasenerhöhung, Misslaunigkeit, Entwicklungsretardierung, Arthralgien, Muskelschmerzen, Blutbildauffälligkeiten, Pupertas tarda oder auch seltene Ausprägungen wie die Dermatitis herpetiformis. Circa 10 % der betroffenen Patienten haben zusätzlich einen selektiven IgA-Mangel. Außerdem kommt die Zöliakie gehäuft bei Kindern mit Down-Syndrom oder Turner-Syndrom vor und ist assoziiert mit anderen Autoimmunerkrankungen (u. a. Autoimmunthyreoiditis oder - hepatitis, Diabetes mellitus Typ 1, IgA-Nephropathie, Morbus Addison).

In der endoskopisch entnommenen Dünndarmbiopsie zeigen sich eine **Zottenatrophie** und eine intraepitheliale Lymphozytenvermehrung. Außerdem können verschiedene **Antikörper** (v. a. Anti-Endomysium- und Anti-Gewebetransglutaminase-Typ2-Antikörper) im Blut nachgewiesen werden. Als gesichert gilt die Diagnose bei Vorliegen eines positiven Antikörpernachweises (zweimalig erhöhte Anti-Gewebetransglutaminase-Typ-2-IgA-Antikörper über das 10-Fache der Norm und mind. einmalig Nachweis von Anti-Endomysium-IgA-Antikörpern, einmalig Bestimmung von Gesamt-IgA) in zwei unabhängig voneinander abgenommen Blutproben. Sollte dies nicht der Fall sein, sind die Durchführung einer Endoskopie und die Entnahme von Dünndarmbiopsien notwendig. Bei Patienten mit selektivem IgA-Mangel ist in jedem Fall eine Biopsie notwendig, da die IgG-basierten Tests eine niedrigere Spezifität aufweisen.

Therapie und Prognose

> Die Behandlung besteht aus einer **lebenslangen glutenfreien Diät** (kein Weizen, Dinkel, Roggen, Gerste, Grünkern, Kamut, Emmer, Einkorn). Erlaubt sind z. B. Reis, Mais, Sesam, Buchweizen, Hirse, Soja und Kartoffeln. Manche Patienten vertragen auch sog. glutenfreien Hafer, ohne dass es wieder zu einem Anstieg der Antikörper oder zu Zöliakie-Symptomen kommt. Die Diät ist nebenwirkungsfrei, auch bei langer Dauer entstehen insbesondere bei Kleinkindern keine Mangelzustände.

Initial müssen oftmals Vitamine und Eisen **substituiert** werden. Die klinischen Symptome bessern sich meist innerhalb weniger Wochen, die Mucosaregeneration und Normalisierung der Autoantikörper dauert 1–3 Jahre. Die Prognose ist bei strenger Diät sehr gut. Bei mangelnder Diät-Compliance

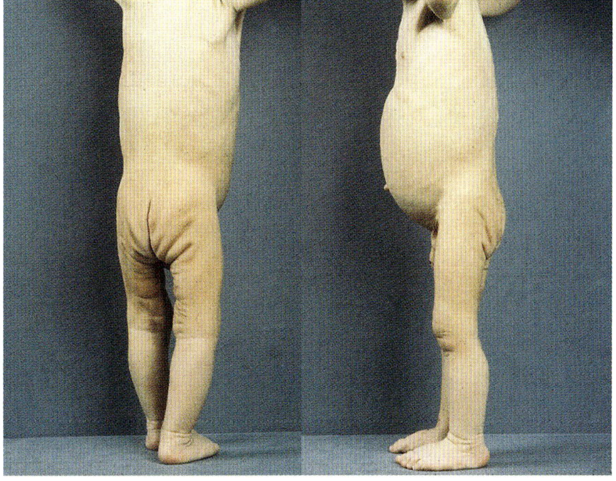

Abb. 24.9 Dystrophie und auffällig großes Abdomen bei Zöliakie [T409]

können Langzeitfolgen (u. a. **maligne Lymphome,** Osteoporose, Infertilität) auftreten.

Kuhmilchproteinintoleranz (KPI)

Zirka 10 % der Säuglinge sind schätzungsweise von einer Unverträglichkeit gegenüber Kuhmilch betroffen. Als Ursachen kommen ein erhöhtes genetisches Atopierisiko, fehlendes Stillen, frühes Zufüttern und gastrointestinale Infekte infrage. Ist die Schleimhautbarriere nicht mehr intakt, können Kuhmilchproteine als bis dahin fremde Antigene diese überwinden. Das löst eine lokale Immunantwort aus, die Schleimhaut des Dünndarms wird zerstört und es entsteht ein **Malabsorptionssyndrom.**

Klinik

Die betroffenen Säuglinge entwickeln rezidivierende schleimig-blutige **Durchfälle,** Bauchschmerzen und Erbrechen. In schweren Fällen kann es zu **Dystrophie** und Exsikkose kommen. Auch anaphylaktische Reaktionen sind möglich.

Diagnostik und Therapie

Eine ausführliche Anamnese zu Stillen, Formulanahrung und Beikost ist essenziell. Die Therapie besteht dann aus der Vermeidung von kuhmilchhaltiger Nahrung i. d. R. für wenige Wochen, in Ausnahmefällen länger. Entweder ernährt sich die stillende Mutter frei von Kuhmilchprodukten oder es wird auf eine spezielle Semielementarnahrung (SEM) umgestellt. Bei längerer Elimination sollte sicherheitshalber aufgrund eines potenziellen Anaphylaxierisikos eine **Reprovokation** unter ärztlicher Aufsicht erfolgen.

Enzymdefekte der Darmschleimhaut

Diese Krankheitsgruppe ist durch einen **Funktionsmangel** von Verdauungs- oder Transportenzymen in der Darmmukosa gekennzeichnet, z. B. der Laktase bei der Laktoseintoleranz oder des Glukose-Transporters 5 (GLUT5) bei der Fruktosemalabsorption.

Pathogenese und Klinik

Bei der Darmpassage können aufgrund des **Enzymdefekts** die entsprechenden Zucker nicht enzymatisch gespalten oder aus dem Darmlumen aufgenommen werden. Dies führt zu einer erhöhten Osmolarität des Nahrungsbreis und vermehrten Einstrom von Wasser in das Darmlumen. Im Dickdarm werden die nicht verdauten Zucker von **Bakterien** zersetzt. Flüssige, meist säuerlich riechende Stühle und Meteorismus sind die Folge.

Diagnostik und Therapie

In Laboruntersuchungen des Stuhls können der niedrige pH-Wert und die nicht aufgespaltenen Zucker nachgewiesen werden. Je nach Enzymdefekt existieren spezifische H_2-Atemtests. Die kausale Therapie dieser Krankheiten basiert auf einer strikten **Meidung** der entsprechenden Zucker in der Nahrung.

Chronische Obstipation

> Die chronische Obstipation im Kindesalter ist eines der häufigsten kinderärztlichen Vorstellungsgründe und stellt für die betroffenen Familien oftmals ein schwerwiegendes Problem dar.

Man schätzt, dass weltweit bis zu 15 % aller Kinder unter chronischer Obstipation leiden.
Von einer chronischen Obstipation spricht man, wenn mindestens zwei der folgenden fünf Kriterien für die Dauer von mindestens 1 Monat bei Kindern > 4 Jahren vorliegen (sog. ROM-IV-Kriterien von 2016):

- Weniger als 3 Stuhlentleerungen/Woche
- Mehr als 1 Episode von Stuhlschmieren/Woche
- Stuhlmassen im Rektum oder Abdomen palpabel
- Rückhaltemanöver von Stuhlgang
- Schmerzhafter oder harter Stuhlgang

In den allermeisten Fällen handelt es sich um sog. funktionelle Beschwerden und der Obstipation liegen nur selten organische Erkrankungen zugrunde. → Tab. 24.3 gibt eine Übersicht über die wichtigsten Warnsignale und somatischen Krankheitsbilder, die **selten** ursächlich für eine Obstipation sein können.
Psychische Stressoren (Umzug, Trennung der Eltern, Probleme im Kindergarten), übertriebenes Sauberkeitstraining, wiederholte rektale Manipulationen oder vereinzelt auch Infekte können bei der Entwicklung einer chronischen Obstipation eine Rolle spielen.

Klinik

Typischerweise liegt der Chronifizierung ein **Teufelskreis** zugrunde: Verhärtete Stuhlmassen bereiten bei der Defäkation Schmerzen. Zu deren Vermeidung wird der Defäkationsreflex unterdrückt und es kommt zum Tonusverlust im Enddarm. Der normale Regelkreis (Stuhlgang in Rektumampulle – Signal an Gehirn – Stuhldrang – Stuhlentleerung) funktioniert nicht mehr, der Stuhldrang wird ignoriert, es kommt zum Anstau und weiteren Verhärtung des Stuhlgangs. In der Folge treten die typischen Symptome u. a. übelriechende Flatulenzen, kolikartige Bauchschmerzen, Einkoten oder Stuhlschmieren auf.

Diagnostik und Therapie

Zur Diagnostik gehört eine ausführliche **Anamnese,** die alle ursächlichen Faktoren erfasst. Bei der körperlichen Untersuchung muss in jedem Fall die Anogenitalregion inspiziert werden, eine rektale Manipulation ist jedem Fall zu unterlassen. Achten sollte man auf Fissuren oder Verletzungen im Analbereich. Nur bei Hinweisen für somatische Ursachen oder bei erfolgloser Basistherapie sollten laborchemische und weiterführende Untersuchungen (u. a. Rektumsaugbiopsien, Rektummanometrie, Kontrastmitteldarstellung des Kolons) in die Wege geleitet werden.

> Auch **sexueller Missbrauch** kann zu einer reflektorischen Störung der Darmentleerung führen. Entsprechende Hinweiszeichen dürfen nicht übersehen werden.

Die Behandlung zielt auf konsequente Durchbrechung der Obstipation. Erst wenn ein schmerzloser, unkomplizierter Stuhlgang gewährleistet ist, können sich normale Defäkationsgewohnheiten einstellen. Die medikamentöse Therapie der Wahl stellen **Macrogolpräparate** dar, zunächst muss über wenige Tage eine hohe Dosis verabreicht werden, um eine Desimpaktation (vollständige Stuhlentleerung des Darms)

Tab. 24.3 Warnsignale und organische Ursachen der chronischen Obstipation

Warnsignale
Symptombeginn bei Geburt oder in den ersten Lebenswochen, Mekoniumabgang > 48 h postpartal, Bleistiftartige Stühle, neu diagnostizierte Schwäche der unteren Extremität oder motorische Entwicklungsverzögerung, rezidivierendes Erbrechen, Gedeihstörung, Hinweise für Kindsvernachlässigung oder -misshandlung
Organische Ursachen
Zöliakie (10 % haben als primäres Symptom eine chronische Obstipation!), Hypothyreose, Diabetes mellitus, Zystische Fibrose, Morbus Hirschsprung, anatomische Anomalien (z. B. Analatresie, Wirbelsäulenfehlbildungen, abnormale abdominelle Muskulatur), Tethered Cord, Malignome (z. B. Sakralteratom)

zu ermöglichen, im Anschluss erhalten die Kinder dann eine niedrigere Erhaltungstherapie. Oftmals ist diese über Monate notwendig. Initial sind ggf. zusätzlich rektale Abführmaßnahmen notwendig. Außerdem werden eine ausgewogene kindgerechte Ernährung, altersentsprechende **Trinkmengen** und regelmäßige **Bewegung** empfohlen. Ein **Stuhltraining** kann auf verhaltenstherapeutischem Weg den Erwerb neuer Stuhlgangsgewohnheiten unterstützen (Stichwort gastro-kolischer Reflex). Zur Enttabuisierung des Themas gibt es hilfreiches Anschauungsmaterial und kindgerechte Informationsvideos, die in den ärztlichen Aufklärungsgesprächen verwendet werden sollten (z. B. Erklärvideo „The Poo in you").

Dreimonatskoliken

Im Alter von 2–12 Wochen können die Dreimonatskoliken auftreten. Jungen sind häufiger betroffen als Mädchen. Sie sind **harmlos** (keine Gedeihstörungen) und benötigen keine Therapie. Das viele Schreien kann für die Eltern jedoch sehr belastend sein. Wichtig ist es, seltenere Differentialdiagnosen (u. a. Invagination, Volvulus) nicht zu übersehen!

Zusammenfassung

- Typische Symptome gastrointestinaler Erkrankungen sind Erbrechen, Bauchschmerzen, Durchfälle und Obstipation.
- Bei der Duodenalatresie handelt es sich um eine angeborene Behinderung der Dünndarmpassage. Typisches Zeichen in der Röntgenaufnahme ist das Double-Bubble-Phänomen.
- Das klinische Bild der Appendizitis erschwert durch seine Variabilität die Diagnose. Das Meckel-Divertikel stellt eine wichtige Differenzialdiagnose dar.
- Die Invagination verursacht stärkste kolikartige Schmerzen und wird hydrostatisch oder chirurgisch therapiert.
- Leitsymptom des Morbus Hirschsprung ist die chronische Obstipation im Säuglingsalter; in der Bildgebung imponiert ein stark dilatierter Darm (Megacolon congenitum).
- Eine akute Gastroenteritis klingt meist innerhalb weniger Tage von selbst ab; der hohe Flüssigkeitsverlust kann dennoch problematisch werden und einer parenteralen Flüssigkeitszufuhr bedürfen.
- Das Leitsymptom der Oxyuriasis ist der v. a. nächtliche anale Juckreiz.
- Die chronisch-entzündlichen Darmerkrankungen führen zu Durchfällen und Bauchschmerzen.
- Bei der Zöliakie verursacht eine pathologische Glutensensitivität eine schwere Enteropathie, extraintestinale Manifestationen sind häufig; die Therapie besteht in lebenslanger glutenfreier Diät.
- Die Kuhmilchproteinintoleranz kann zu einer schweren Gedeihstörung führen.
- Enzymdefekte wie die Laktoseintoleranz verursachen gastrointestinale Beschwerden und übelriechenden Stuhlgang.
- Die chronische Obstipation ist ein sehr häufiger Konsultationsgrund in der Pädiatrie. Entscheidend ist eine gute Aufklärung über das Krankheitsbild und ein rasches Durchbrechen des Teufelskreises mit Toilettentraining, Ernährungsumstellung, Förderung von Bewegung und die Verordnung von Macrogolpräparaten.

Symptom Ikterus

Ein typisches Symptom der Leber- und Gallenerkrankungen ist der Ikterus mit einer **Gelbfärbung** von Haut und Skleren. Grund dafür ist die Erhöhung des **Bilirubins.** Bilirubin ist ein Abbauprodukt des Hämoglobins, das an Eiweiße gebunden zur Leber transportiert wird **(indirektes, unkonjugiertes Bilirubin).** Dort wird es in den Hepatozyten glukuronidiert **(direktes, konjugiertes Bilirubin)** und dann über die Gallenwege ausgeschieden.

Prähepatischer Ikterus Vor allem bei Hämolyse, aber auch beim Abbau großer Hämatome steigt die Gesamtmenge des **indirekten Bilirubins,** sodass die Leber nicht mehr in der Lage ist, das anfallende Bilirubin an Glukuronsäure zu koppeln.

Intrahepatischer Ikterus Geschädigte Hepatozyten können das Bilirubin nicht mehr konjugieren, so kommt es zu einem Anstieg des indirekten Bilirubins. Ist der Transportmechanismus aus den Leberzellen in die Gallengangscanaliculi gestört, findet sich primär ein Anstieg des direkten Bilirubins.

Posthepatischer Ikterus Abflussstörungen des Gallensekrets (Cholestase) in den Gallenwegen gehen v. a. mit einer Erhöhung des **direkten Bilirubins** einher.

Hepatitis

Toxine, z. B. Pilzgifte oder Medikamente, eine Autoimmunhepatitis, Speichererkrankungen (z. B. Morbus Wilson) oder **Infektionen** kommen als Auslöser einer Hepatitis infrage.
Im Labor sind die **Transaminasen** und die Cholestaseparameter erhöht. Durch serologische Untersuchungen können Antikörper, virale Antigene und DNA nachgewiesen werden.

> Typische **Begleitsymptome** sind Oberbauchschmerzen, Übelkeit, Erbrechen, Appetitlosigkeit, Abgeschlagenheit und Fieber.

Virale Hepatitis

Haupterreger der viralen Hepatitis sind die **Hepatitisviren A, B, C und seltener D (nur in Ko-Existenz mit Hepatitis B möglich) und E,** aber auch Adenoviren, HHV6, EBV und CMV. Die akute Hepatitis A ist eine fäkal-oral übertragbare Krankheit und in Ländern mit niedrigem hygienischem Standard häufig. Sie verläuft v. a. unter 6 Jahren in über 70 % asymptomatisch oder mit nur wenigen Ssymptomen ab. Eine chronische Verlaufsform ist bisher nicht bekannt. Hepatitis B und C werden auf dem Blutweg übertragen und kommen deshalb v. a. nach perinataler Infektion durch die Mutter oder bei sexuell aktiven Jugendlichen und Drogenkonsum vor.
Beide Krankheiten haben bei Kindern eine hohe Chronifizierungstendenz (Hepatitis B abhängig vom Alter des Kindes in 40–90 % der Fälle, Hepatitis C in mind. 60 % der Fälle) mit der Gefahr einer Leberzirrhose oder später auch eines hepatozellulären Karzinoms.

Therapie und Prophylaxe

Eine akute Hepatitis wird i. d. R. rein symptomatisch behandelt (wichtig dabei: Meiden von hepatotoxischen Medikamenten!). Die seltenen fulminanten Verläufe mit **Coma hepaticum** haben eine hohe Morbidität und Letalität (bis zu 80 %). Die chronische Hepatitis B kann bisher nicht definitiv geheilt werden. Ziel der Behandlung ist eine Reduktion der Viruslast und damit Kontrolle der Infektion. Zur Verfügung stehen hierfür α-Interferon und Nukleosid-/Nukleotidanaloga (z. B. Entecavir, Tenofovir). Durch neue Behandlungsoptionen hat sich die Prognose der Hepatitis C hingegen in den letzten Jahren dramatisch gebessert und eine Heilung ist in fast allen Fällen möglich. Üblich ist eine Kombinationstherapie aus zwei verschiedenen Präparaten (z. B. Ribavarin und Sofosbuvir) über eine Dauer von 8–24 Wochen (Dauer abhängig vom Wirkstoff und Virusgenotyp). Bei bekannter Hepatitis B der Mutter muss eine sofortige aktive und passive Immunisierung des Neugeborenen erfolgen (innerhalb der ersten 12 Lebensstunden). Aktive und passive Impfstoffe existieren für Hepatitis A und B (Hepatitis B als Bestandteil der Sechsfach-Impfung und Kombinationsimpfstoffe gegen Hepatitis A und B).

Metabolische Lebererkrankungen

Hyperbilirubinämie-Syndrome

Angeborene **Bilirubinstoffwechselstörungen** können zu konjugierten und unkonjugierten Hyperbilirubinämien führen. Diagnostisch helfen die Bestimmung des direkten und indirekten Bilirubins und anderer Cholestaseparameter weiter. Eventuell wird eine Leberbiopsie benötigt.

Dubin-Johnson-Syndrom Der Galletransport in die Gallekanälchen ist gestört, es kommt zum Anstieg des Gesamtbilirubins und einer Schwarzfärbung der Leber.

Rotor-Syndrom Durch eine Störung der Bilirubinspeicherung in den Zellen kommt es zum Anstieg des Gesamtbilirubins.

Morbus Meulengracht Durch eine weniger leistungsstarke UDP-GT kann die Bilirubinglukuronidierung bei Anfall von großen Mengen Bilirubin nicht ausreichend durchgeführt werden, das indirekte Bilirubin steigt an. Vor allem bei Krankheits- oder Fastenperioden werden ein Sklerenikterus oder Inappetenz beobachtet.
Alle drei Krankheitsbilder zeigen nur selten klinische Symptome. Eine Therapie ist meist nicht notwendig.

Crigler-Najjar-Syndrom Die UDP-GT fehlt ganz oder ist massiv erniedrigt, das indirekte Bilirubin steigt an. Bereits kurz nach der Geburt kann es zu einem lebensbedrohlichen Kernikterus kommen. Durch viele genetische Varianten sind die Krankheitsverläufe variabel. Therapeutisch werden Austauschtransfusionen und die Fototherapie eingesetzt. Später wird eine Lebertransplantation notwendig.

α_1-Antitrypsin-Mangel (α_1-AT-Mangel)

Klinik und Diagnostik

Der Proteaseinhibitor α_1-Antitrypsin neutralisiert die gewebedestruktiven Proteasen aus Neutrophilen und ist zudem ein Akute-Phase-Protein. Der Mangel führt zur **Leberzirrhose** und zum **Lungenemphysem.** Je nach genetischer Variante sind die Verläufe leicht oder schwerwiegend. Die ersten Symptome können bereits im Neugeborenenalter auftreten. Eine ausgeprägte Cholestase, Hepatosplenomegalie, Pruritus, Vitamin-K-Mangel-Blutungen, Gedeihstörungen und später Zeichen der Leberzirrhose sind möglich. Die pulmonale Symptomatik steht im Kindes- und Jugendalter im Hintergrund. Die Messung von α_1-Antitrypsin im Serum und genetische Untersuchungen erbringen die Diagnose. Der α_1-AT-Mangel ist die häufigste Ursache genetisch bedingter Leberkrankheiten im Kindesalter und sollte bei jeder Transaminasenerhöhung als mögliche Differenzialdiagnose abgeklärt werden.

Therapie

Eine kausale Therapie ist nicht möglich, daher wird v. a. symptomatisch therapiert. In schweren Fällen bleibt nur die Lebertransplantation (Überlebensraten ca. 90 %). Eltern/nahe Verwandte müssen darüber aufgeklärt werden, dass Zigarettenrauch die

Entwicklung des Lungenemphysems deutlich beschleunigt.

Morbus Wilson

Bei der autosomal-rezessiven Erkrankung ist der **Kupferstoffwechsel** gestört. Kupfer wird vermehrt in Leber, Gehirn, Nieren und Kornea abgelagert.

Klinik

Lange zeigen sich keine Symptome, etwa ab dem Schulalter macht sich der chronische **Leberschaden** bemerkbar. Im Jugendalter kommen **neurologische Beschwerden** (Tremor, Leistungsstörungen) hinzu. Ein akutes Leberversagen als Erstmanifestation ist möglich, aber selten.

Diagnostik und Therapie

Im Blut finden sich erhöhte Transaminasen, evtl. erhöhtes freies **Kupfer** und ein erniedrigtes **Coeruloplasmin** (kupferbindendes Protein). Im Urin wird vermehrt Kupfer ausgeschieden, im Leberbiopsat lassen sich Kupferablagerungen nachweisen. Eventuell zeigen sich Kupferablagerungen in der Kornea als **Kayser-Fleischer-Ring** (→ Abb. 25.1).

Der **Kupferbinder** D-Penicillamin, Trientine oder Zink werden zur Therapie eingesetzt. Wird die Diagnose zu spät gestellt, kann sich schon eine Leberzirrhose entwickelt haben. Bei schwerer progressiver Leberinsuffizienz muss eine Lebertransplantation erfolgen.

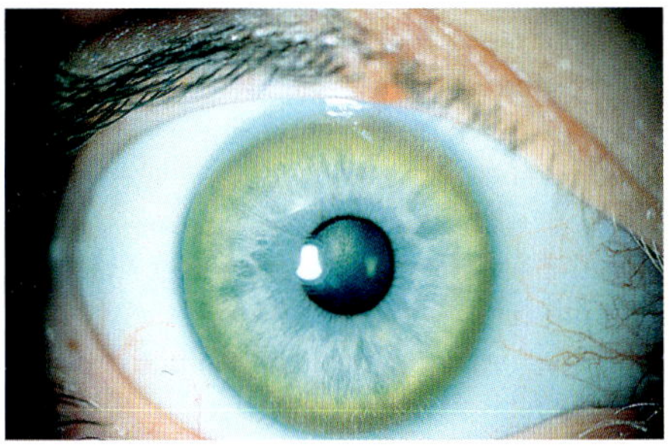

Abb. 25.1 Kayser-Fleischer-Kornealring [E438]

Fehlbildungen der Gallenwege

Morphologische **Fehlbildungen** der Gallenwege führen zu einer Abflussstörung der Galle **(Cholestase).** Staut sich bei der intrahepatischen Gallenwegshypoplasie, der extrahepatischen Gallengangatresie oder einer Choledochuszyste die Galle bis in die kleinen Gallengänge und die Hepatozyten zurück, führen die toxischen Gallebestandteile zu einer Zerstörung der Leber. Später kommt es zur **Zirrhose.**

Klinik und Diagnostik

> Hauptsymptome sind Ikterus und Juckreiz sowie die für den intra- oder posthepatischen Ikterus typische Entfärbung des Stuhls (→ Abb. 25.2).

Später können Zeichen der **Leberfunktionsstörung/Leberzirrhose** wie portale Hypertension, Aszites, Spider-Nävi, Ösophagusvarizenblutung oder eine Ammoniak-Enzephalopathie beobachtet werden. Laboruntersuchungen der Leberfunktion, die Sonografie des Abdomens, das MRT und letztlich Endoskopie (bzw. ERCP) und Leberbiopsie sichern die Diagnose und stellen das Ausmaß der Schädigung dar.

Therapie

Choledochuszysten können chirurgisch entfernt werden. Bei der **Gallengangatresie** kann eine Palliation durch Anlage einer **biliodigestiven** Anastomose (Portoenterostomi nach Kasai), d. h. einer Verbindung des Ductus hepaticus oder der Leberpforte mit dem Jejunum, erreicht werden; eine spätere Lebertransplantation ist meist unumgänglich. Die intrahepatischen **Gallenwegshypoplasien** sind einer operativen Therapie nicht zugänglich; die zirrhotische Regeneration der Leber kann aber durch Gabe von **Ursodesoxycholsäure** verlangsamt werden. Bei Gedeihstörungen sind oftmals eine hochkalorische Spezialnahrung sowie eine Vitaminsubstitution (A, D, E, K) notwendig. Dem starken Juckreiz kann u. a. mithilfe von leichter Kleidung, Ursodesoxycholsäure oder Antihistaminika entgegengewirkt werden.

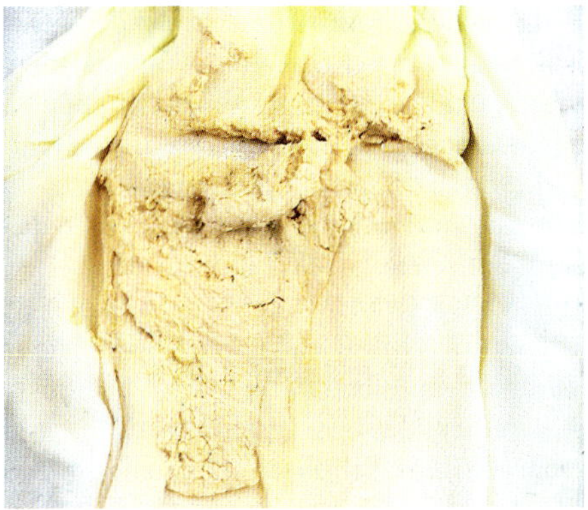

Abb. 25.2 Windel mit entfärbtem Stuhl bei Gallengangatresie [T409]

Pankreatitis

Auch bei Kindern treten selten **akute** und **chronische Pankreatitiden** auf. Ursachen der akuten kindlichen Pankreatitis können Virusinfektionen, Medikamente, Verengungen im Pankreasgang oder auch eine chronisch-entzündliche Darmerkrankung sein. Die chronische Form wird eher durch Erkrankungen wie die Mukoviszidose oder die sehr seltene Autoimmunpankreatitis bedingt.

Klinik

Akute Pankreatitis Es kommt zu plötzlichen epigastrischen, auch gürtelförmigen Bauchschmerzen, Übelkeit, Erbrechen und akutem Abdomen. Auch Aszites und Fieber sind möglich.

Chronische Pankreatitis Rezidivierende Bauchschmerzen und Zeichen der exo- und endokrinen Pankreasinsuffizienz (z. B. Steatorrhö, Hypoproteinämie, Ödeme, Insulinmangel) bestehen.

Diagnostik und Therapie

Labor (Lipase erhöht, Amylase wenig spezifisch), Sonografie und CT/MRT/ERCP führen zur Diagnose. Die Pankreaselastase im Stuhl gibt Auskunft über eine exokrine Pankreasinsuffizienz. Es muss gezielt nach den Ursachen der Entzündung gesucht werden (u. a. Infektiologie, Schweißtest, Calprotectin im Stuhl, Stoffwechseldiagnostik, HbA1c) und ggf. auch eine genetische Diagnostik eingeleitet werden. Eine fettreduzierte, leichte Kost, Flüssigkeitsgabe und Schmerzmittel werden eingesetzt.

Eine schwere nekrotisierende Pankreatitis kann lebensgefährlich sein und benötigt häufig eine vorübergehende parenterale Ernährung, antibiotische Therapie über mehrere Wochen und intensivmedizinische Überwachung. Soweit möglich, sollte die Ursache kausal behandelt werden.

Zusammenfassung

- Typisches Symptom von Leber- und Gallenerkrankungen ist der Ikterus.
- Hepatitiden werden durch Infektionen, Medikamente oder autoimmun verursacht.
- Fehlbildungen der Gallenwege verursachen eine Cholestase, sie können schnell lebensgefährlich werden.
- Die akute Pankreatitis im Kindesalter wird v. a. durch Infektionen, Medikamente oder eine Obstruktion des Pankreasganges hervorgerufen.

→ 26 Nephrologische und urologische Fehlbildungen

Die embryologische Entwicklung der Nieren und des Urogenitalsystems ist ein äußerst komplexer, störanfälliger Prozess.

> Meist fallen die Fehlbildungen schon in der **vorgeburtlichen Sonografie** auf.

Fehlbildungen der Nieren

Nierenagenesie Eine oder beide Nieren sind nicht angelegt. Das **einseitige** Fehlen ist meist asymptomatisch, solange die zweite Niere kompensatorisch alle Aufgaben übernimmt. Kinder, denen **beide** Nieren fehlen, sind hingegen nicht lebensfähig. Schon intrauterin wird ein Oligohydramnion auffällig. Besteht das **Potter-Syndrom,** handelt es sich um eine Kombination von Missbildungen, die bei schweren bilateralen Nierenfehlbildungen entsteht (Gesichtsdysmorphien, Lungenhypoplasie etc.). Meist tritt der Tod schon kurz nach der Geburt ein.

Nierenhypoplasie Die betroffene Niere ist normal angelegt, aber **kleiner.** Sind beide betroffen, können schon in der Kindheit Symptome einer chronischen Niereninsuffizienz auftreten.

Nierendysplasie Ist das Nierengewebe fehlerhaft **differenziert,** spricht man von einer Nierendysplasie. Auch hier führt der beidseitige Befall zur frühzeitigen Niereninsuffizienz. Eine Sonderform ist die unilaterale, multizystisch-dysplastische Niere (s. u.).

Lage und Fusionsanomalien der Nieren
Die **Beckenniere** aszendiert nicht an ihren korrekten anatomischen Platz, sondern verbleibt im kleinen Becken. Kommt es zur Verschmelzung beider Nieren, können sich die **Kuchenniere** (verbleibt ebenfalls im Becken) oder **Hufeisenniere** (nur die unteren Pole sind verschmolzen) bilden. Meist sind die Befunde symptomlos oder zufällig.

Zystische Nierenerkrankungen

- **Polyzystische Nierendegeneration:** Sie kommt bei Kindern fast immer in der autosomal-rezessiv vererbten Form vor. Beide Nieren sind von linsengroßen **Zysten** durchsetzt („Zystennieren"). Häufig zeigt sich als erste Auffälligkeit ein pränatales Oligohydramnion und evtl. eine begleitende Lungenhypoplasie. Beim Neugeborenen wird oft eine abdominelle Raumforderung festgestellt. Später kommen Bluthochdruck, Zeichen der Niereninsuffizienz und eine Leberfibrose (keine Leberzysten!) hinzu. Im Ultraschall fällt das typische **„Pfeffer-und-Salz-Muster"** auf (inhomogenes, echoreiches Nierenparenchym). Therapie und Prognose richten sich nach dem Ausmaß der Niereninsuffizienz, Ultima Ratio ist die Nieren- und ggf. Lebertransplantation.
- **Multizystische Nierendysplasie:** Sie basiert auf einer embryonalen Entwicklungsstörung und betrifft ca. 1:4.500 Neugeborene. Da i. d. R. nur **eine** Niere mit Zysten durchsetzt ist, entsteht keine Niereninsuffizienz. Die Therapie richtet sich nach den Komplikationen (HWI, Harnstau, Bluthochdruck). Es besteht ein leicht erhöhtes Risiko für den **Wilms-Tumor.**

Urogenitale Fehlbildungen

Verschiedene urogenitale Fehlbildungen führen zu **Harnabflussstörungen.**

> Durch den **Harnstau** kommt es zu rezidivierenden Harnwegsinfekten, zur Aufweitung des Nierenbeckens (Hydronephrose) und bei fehlender Therapie zu Druckatrophien des Nierenparenchyms.

Vesikoureteraler Reflux (VUR) Urin, der aus der Blase in die Ureteren zurückfließt, führt zu Harnstau. Mit der Miktionszystourethrografie können die morphologischen bzw. funktionellen Verhältnisse dargestellt und nach dem Schweregrad klassifiziert werden (→ Abb. 26.1). Der VUR ist die häufigste angeborene Fehlbildung des Harntrakts und betrifft ca. 1 % aller Neugeborenen.
Einige häufigere Ursachen des VUR sind:

- **Ureterostiuminsuffizienz:** Bei der Miktion verschließt die Blasenkontraktion die oberen Harnwege nur unzureichend, es entsteht ein VUR. Ein VUR Grad I–III verliert sich oft mit der Zeit, sodass lediglich eine antibiotische Prophylaxe gegen die sonst auftretenden HWI indiziert ist. Bei einem VUR Grad IV oder V müssen die Ureterostien i. d. R. chirurgisch korrigiert werden (Antirefluxplastik).
- **Urethralklappen:** Persistierende embryonale Schleimhautfalten in der Harnröhre behindern die Blasenentleerung und können zu einem VUR, schweren Nierenschäden und Komplikationen bis hin zur Urosepsis führen. Die Klappen werden operativ entfernt.
- **Neurogene Blasenentleerungsstörungen:** Nervenläsionen, meist aufgrund einer Meningomyelozele, führen zu Störungen der Blasenentleerung: Es kommen sowohl Bilder einer Inkontinenz als auch Verläufe mit VUR vor.

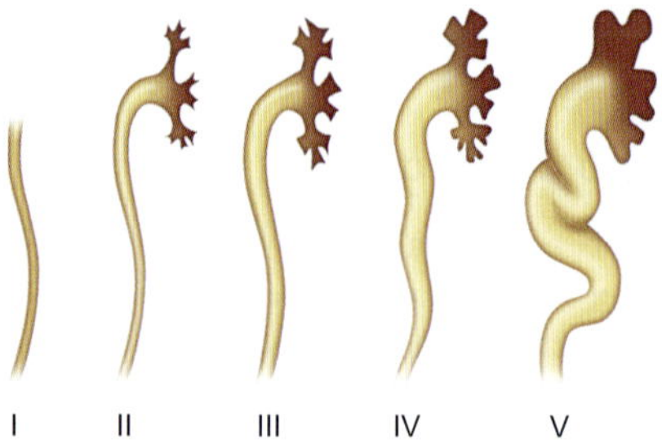

Abb. 26.1 Klassifikationsschema des VUR [L238]

Ureterstenose Eine **Ureterverengung** findet sich typischerweise als Ureterabgangs- oder Uretermündungsstenose und führt ebenfalls zu Harnstau. Die Diagnostik erfolgt per Sonografie und Funktionsszintigrafie. Das Nierenbecken muss ggf. akut per **Nephrostomie** entlastet werden. Kausal wird die Ureterstenose **reseziert.**

Doppelanlage der Ureteren Die häufigste Fehlbildung der ableitenden Harnwege ist die einseitige **Dopplung** von Ureteren und Nierenbecken. Der Harnleiter kann komplett (**Ureter duplex**) oder teilweise (**Ureter fissus,** fusioniert vor Eintritt in die Blase) doppelt vorliegen. Oft bleiben die Fehlbildungen ohne Symptome.

Primärer Megaureter Durch eine gestörte Ureterperistaltik kommt es zur Aufweitung des Harnleiters. Die Diagnosestellung erfolgt meist nach rezidivierenden Harnwegsinfekten, Jungen sind häufiger betroffen als Mädchen. Sonografie, Miktionszystourethrografie und Nierenszintigrafie geben Aufschluss über bestehende Begleitfehlbildungen oder einen VUR.

Zusammenfassung

- Die komplexe embryologische Entwicklung der Nieren und des Urogenitalsystems ist äußerst störanfällig.
- Fehlbildungen der Niere sind u. a. die Nierenagenesie, -hypoplasie oder -dysplasie sowie zystische Nierenerkrankungen.
- Verschiedene urogenitale Fehlbildungen führen zu einem Harnstau, der die Nieren im schlimmsten Fall komplett zerstören kann.
- Beim VUR kommt es zum Rückfluss von Harn in die Ureteren, was mit einem erhöhten Risiko für Harnwegsinfektionen einhergeht.

27 Erkrankungen der äußeren Genitalien

Weibliches Genitale

Schamlippensynechie

Die Vaginalöffnung ist verengt. Meist führt die lokale **Östrogentherapie** zur Besserung.

Hymenal- oder Scheidenatresie

Die Scheide ist verschlossen, es kommt zur Sekret- und im Pubertätsalter zum Blutstau (**Hämatokolpos**) bei ausbleibender Regelblutung. Die chirurgische Inzision ist nötig.

Männliches Genitale

Phimose und Paraphimose

Die Vorhautenge (Phimose, → Abb. 27.1) kann angeboren oder erworben sein.

> Eine physiologische Phimose besteht ca. bis zum Ende des 3. Lebensjahres.

Die chirurgische **Zirkumzision** sollte erst nach diesem Zeitraum oder bei Komplikationen (Miktionsstörungen, vermehrte Balanitiden und Harnwegsinfektionen) erwogen werden. Kann die Vorhaut nicht mehr reponiert werden, nachdem sie zurückgeschoben wurde, entsteht eine **Paraphimose** mit schmerzhafter Schwellung. Sie muss aufgrund der abgedrückten Durchblutung schnell behoben werden (manuell oder operativ).

Hypo- und Epispadie

Hypospadie Die Harnröhre mündet **ventral** am Penisschaft oder im Skrotalbereich, der Penis ist gekrümmt. Oft bestehen weitere Fehlbildungen. Der Urinstrahl ist abgelenkt, zudem kann eine Verengung der Harnröhre vorliegen, die zu Miktionsproblemen führen kann. Die chirurgische Korrektur ist v. a. bei Miktionsproblemen und Peniskrümmung frühzeitig möglich.

Epispadie Die Urethra ist **dorsal** gespalten, die Mündung variiert. In der Extremform liegt auch eine Blasenekstrophie (eine nach außen hin offenliegende Harnblase) vor. Es besteht Inkontinenz, der Penis ist klein und gekrümmt. Auch hier sollen mehrschrittige Operationen eine möglichst physiologische Situation schaffen.

Maldescensus testis (Hodenhochstand)

Der Hoden ist (noch) nicht in das Skrotum deszendiert. Jedes 10. männliche Neugeborene weist diesen Befund auf. Damit ist der Hodenhochstand die häufigste angeborene Anomalie des Urogenitaltrakts.

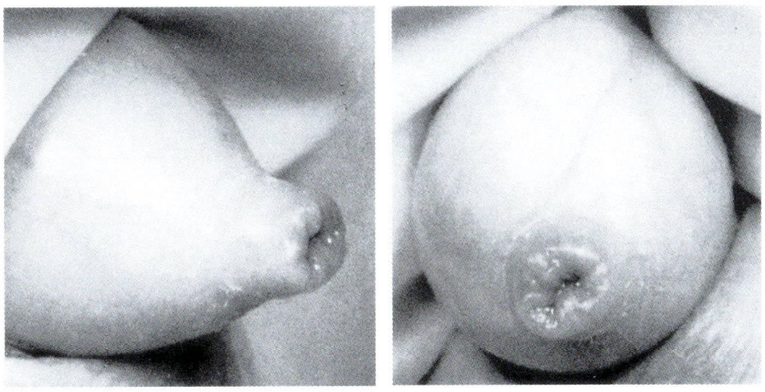

Abb. 27.1 Phimose bei einem 3-jährigen Jungen [T407]

Klassifikation

> Befindet sich der Hoden noch auf dem anatomisch „richtigen Weg“, spricht man von **Retentio oder Maldescensus testis,** liegt er außerhalb, von Hodenektopie.

Weitere Befunde stellen der **Gleithoden** (Hoden lässt sich in das Skrotum ziehen, verbleibt dort aber nicht) und der **Pendelhoden** (Hoden befindet sich vorwiegend im Skrotum [ca. 80 % der Zeit]) dar.

Diagnose und Therapie

Die Diagnose wird i. d. R. durch Palpation und Ultraschall gestellt. Am Ende des 1. Lebensjahres sollten beide Hoden vollständig deszendiert sein. Der spontane Descensus testis kann bis zum 6. Lebensmonat abgewartet werden. Danach kommen therapeutisch die Gabe von **HCG** i. m. und **GnRH** als Nasenspray (bei Retentio testis) infrage. Zeigt die Therapie keinen Erfolg, muss die **chirurgische** Korrektur folgen. Bei einer Korrektur um das 1. Lebensjahr ist mit einer später normalen Fertilität zu rechnen, bei fehlender Therapie besteht ein 5- bis 10-fach erhöhtes Entartungsrisiko, außerdem ist die Rate der Hodentorsionen deutlich erhöht.

Hodentorsion

Unter Torsion versteht man die Achsendrehung von Hoden und Samenstrang. Dafür gibt es einen Häufigkeitsgipfel im Säuglingsalter und einen in der Pubertät.

Klinik

Da durch die Torsion die **arterielle** und **venöse** Versorgung des Hodens schlagartig unterbrochen wird, ist die Klinik von stärksten, plötzlich einsetzenden **Schmerzen** in Skrotum, Unterbauch und Leiste (akutes Abdomen) geprägt. Bei der Inspektion ist der Hoden derb livid geschwollen und teils leicht nach kranial verlagert.

> Bei unklaren Unterbauch- und Leistenschmerzen muss beim männlichen Patienten in jedem Fall das Genitale mit untersucht werden!

Diagnostik und Therapie

Die Diagnose wird durch eine **Ultraschall-Doppler-Untersuchung** der Hodenperfusion gesichert. Wichtig ist das zügige operative Vorgehen, da der Hoden ohne Durchblutung innerhalb von 6 h abstirbt. Bei der **Operation** (→ Abb. 27.2) werden nach Detorsion des betroffenen Hodens fast immer beide Hoden fixiert, um einer Torsion auf der Gegenseite vorzubeugen. Bei Bauchschmerzen im Kindesalter ist eine Untersuchung des äußeren Genitales v. a. bei Jungen obligat!

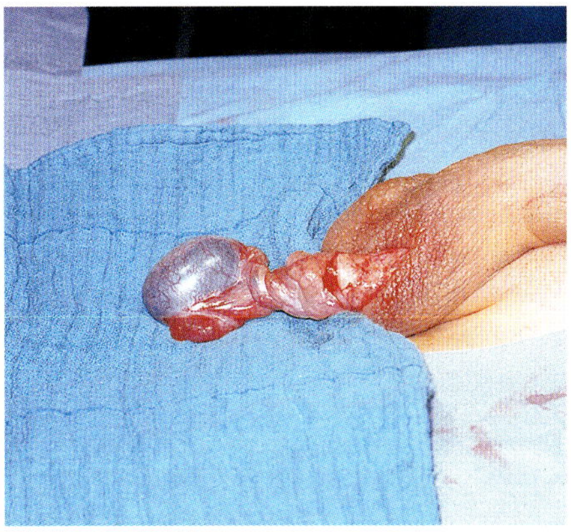

Abb. 27.2 Operationssitus bei Hodentorsion [T707]

Zusammenfassung

- Fehlbildungen des äußeren weiblichen Genitales sind u. a. die Labiensynechie, die Hymenal- und Scheidenatresie.
- Nach dem 1. Lebensjahr sollten beiden Hoden im Skrotum liegen, ansonsten ist therapeutisches Eingreifen indiziert.
- Die Hodentorsion kann ein akutes Abdomen verursachen und muss schnellstmöglich diagnostiziert und operiert werden, um den betroffenen Hoden zu retten.

Harnwegsinfekt (HWI)

Akute **bakterielle Harnwegsinfekte** kommen relativ häufig vor, mit Häufigkeitsgipfel im Säuglingsalter. Später sind v. a. Mädchen betroffen.

Ätiologie

Im Säuglingsalter wird ein HWI meist durch **hämatogene Infektion,** bei älteren Kindern durch **Keimaszension** verursacht. Das Erregerspektrum setzt sich hauptsächlich aus Fäkalkeimen (*E. coli,* auch *Proteus mirabilis,* Enterokokken, Pseudomonaden und Klebsiellen) zusammen.

Einteilung und Klinik

Nach Lokalisation und Klinik werden zwei Formen des HWI unterschieden (→ Tab. 28.1).

> Die **typische Symptomatik** ist bei Säuglingen und Kleinkindern i. d. R. nicht feststellbar. Hier stehen unspezifische Allgemeinsymptome wie hohes Fieber, Erbrechen, Bauchschmerzen, blasse Hautfarbe und evtl. sogar ZNS-Symptome im Vordergrund. **Bei jedem unklaren Fieber muss daher im Säuglingsalter eine Urinuntersuchung erfolgen!**

Die Erkrankung kann bis zur Urosepsis mit Kreislaufversagen führen.

Diagnostik

Ein HWI wird mittels **Urinanalyse** diagnostiziert. Der Mittelstrahlurin sollte möglichst steril abgenommen und zügig verarbeitet werden, um eine Kontamination zu vermeiden. Dies gelingt jedoch meist nur bei älteren Kindern ab ca. 3 Jahren. Bei kleinen Kindern und Säuglingen steht eher Spontanurin zur Verfügung (sog. Clean-Catch-Urin), der notfalls mithilfe eines Klebebeutels aufgefangen werden muss. Kann kein Spontanurin gewonnen werden, sollte **steriler Einmalkatheterurin** oder **Blasenpunktionsurin** gewonnen werden. Aus Klebebeutelurin darf keine Urinkultur angelegt werden, da eine hohe Kontaminationsrate besteht.

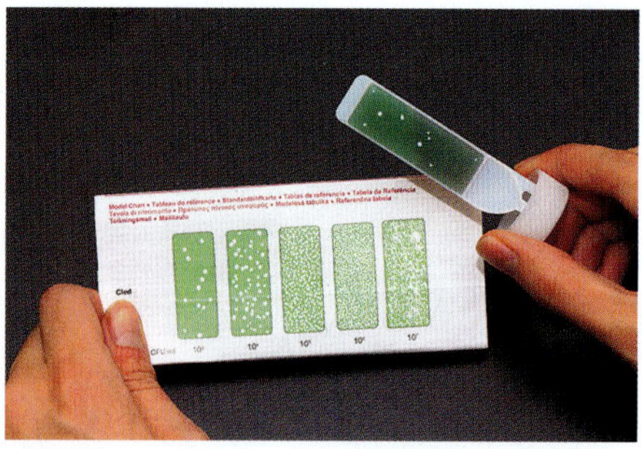

Abb. 28.1 Eintauchkultur; durch Vergleich mit der Zeichnung kann die ungefähre Keimzahl festgestellt werden. [O910]

Für einen HWI spricht eine **signifikante Leukozyturie** (beim Säugling > 50 Leukos/µl, ab 1. Lebensjahr > 10 Leukos/µl beim Jungen bzw. > 50 Leukos/µl beim Mädchen) sowie signifikante Bakteriurie (Keimzahlen von mehr als 10^5 koloniebildenden Einheiten/ml Urin). Die Keimzahl kann unkompliziert mit einer Eintauchkultur ermittelt werden (→ Abb. 28.1).
Zu den weiteren **Laborparametern** → Tab. 28.1. Bei jedem HWI sind prädisponierende Harnabflussstörungen und Fehlbildungen durch **sonografische** Darstellung der Harnwege und Nieren auszuschließen. Bei Säuglingen, Jungen und rezidivierenden HWI werden darüber hinaus die sensitivere Miktionszystourografie und evtl. weitere diagnostische Maßnahmen durchgeführt (Algorithmus → Abb. 28.2).

Therapie

Die Zystourethritis hat eine große Selbstheilungstendenz. Trotzdem sollte zur Verhütung von Schädigungen des Nierenparenchyms **antibiotisch** und ggf. additiv phytotherapeutisch behandelt werden. Liegen schwere Harnwegsanomalien vor oder tritt eine **Urosepsis** auf, ist die intravenöse Antibiotikatherapie mit u. a. Cephalosporinen, Aminopenicillinen und Aminoglykosiden indiziert.
Bei häufigen Rezidiven oder vesikoureteralem Reflux wird darüber hinaus eine niedrig dosierte, antibiotische **Reinfektionsprophylaxe** (z. B. mit Trimethoprim, Nitrofurantoin oder Cephalosporinen) über mindestens ein halbes Jahr durchgeführt.

Urolithiasis

Die Bildung von **Konkrementen** in den ableitenden Harnwegen kommt bei Kindern v. a. aufgrund rezidivierender HWI vor. In ca. 60 % handelt es sich um Phosphatsteine. In 10 % der Fälle liegt eine Zystinurie vor, auch verschiedene Medikamente oder zu geringe Trinkmengen können zur Steinbildung führen.

Klinik und Diagnostik

Säuglinge weisen eine **unspezifische** Klinik (Fieber, Bauchschmerzen, Unruhe, Erbrechen, etc.) auf, bei älteren Kindern zeigen sich die charakteristischen **Nierenkoliken** und die **Makrohämaturie** (sichtbares Blut im Urin). Die Diagnose erfolgt mittels Sonografie, kleinere Steine können mithilfe der low-enhanced CT dargestellt werden. Goldstandard ist zudem der 24-h-Sammelurin (bei jungen Kindern auch Spontanurin) auf lithogene Substanzen.

Tab. 28.1 Zystourethritis und Pyelonephritis

	Zystourethritis	Pyelonephritis
Lokalisation	Blase und Harnröhre	Obere Harnwege und Nierenbecken
Symptome	Dysurie, Pollakisurie, sekundäres Einnässen	Hohes Fieber, Schüttelfrost, Schmerzen in der Nierengegend
Laborparameter	Bakteriurie, Leukozyturie	Bakteriurie, Leukozyturie, leichte Proteinurie, Leukozytenzylinder im Urin, Entzündungszeichen im Blut (CRP, Procalcitonin, Leukozyten)

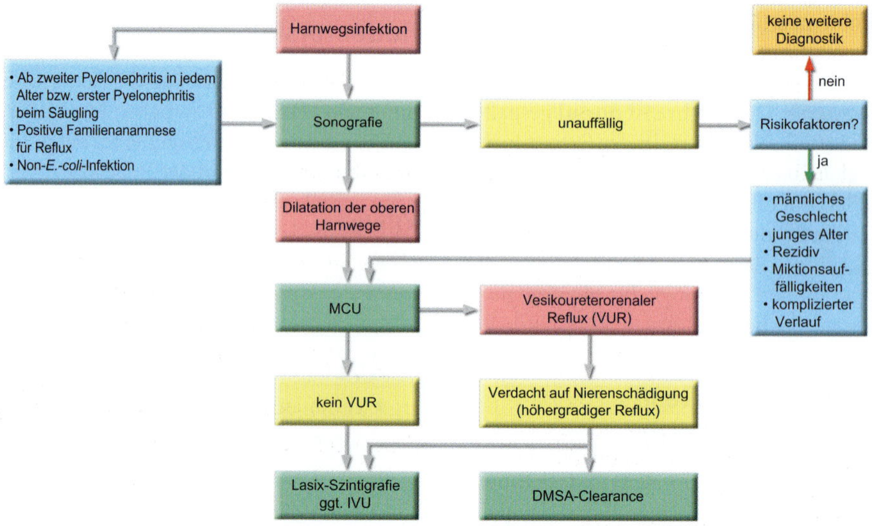

Abb. 28.2 Vorgehen bei symptomatischer Harnwegsinfektion im Kindesalter. MCU = Miktionszystouretrografie; IVU = i. v.-Urografie, VUR = vesikoureteraler Reflux, DMSA Clearance = Nierenszintigrafie unter Verwendung des Radionuklids Tc99 m-DMSA [L238]

Therapie

Die Koliken werden mit Schmerzmitteln und Spasmolytika (Buscopan) behandelt. Kleine Konkremente können durch viel Flüssigkeit (Trinkmenge 2–3 l/Tag) und Bewegung **spontan** ausgeschieden werden. Schlagen diese Maßnahmen fehl oder liegen größere Steine vor, ist die **extrakorporale Stoßwellenlithotripsie** Mittel der Wahl. Eventuell muss eine vorübergehende Nephrostomaanlage erfolgen, um eine weitere Nierenschädigung zu verhindern. Prophylaktische Maßnahmen (große Trinkmengen, Therapie von HWIs, Harnalkalisierung etc.) sind anzuraten.

Glomeruläre Nierenschäden

Grundsätzlich lassen sich bei den **glomerulären Schädigungen** der Niere zwei Formen unterscheiden (→ Tab. 28.2): Das **nephritische Syndrom** mit dem Leitsymptom **Hämaturie** entsteht bei Krankheiten mit starker entzündlicher Komponente wie etwa der akuten postinfektiösen Glomerulonephritis, das **nephrotische Syndrom** ist hingegen durch eine erhöhte Permeabilität

Tab. 28.2 Nephritisches und nephrotisches Syndrom

Nephritisches Syndrom	Oligurie, arterieller Hypertonus, periorbitale Ödeme, Hämaturie, Erythrozytenzylinder, Anstieg der Retentionswerte: Kreatinin, Harnstoff, Ammoniak, Harnsäure, Proteinurie < 3,0 g/24 h
Nephrotisches Syndrom	Ödeme, Proteinurie > 3,0 g/24 h, Hypoproteinämie, Hyperlipidämie

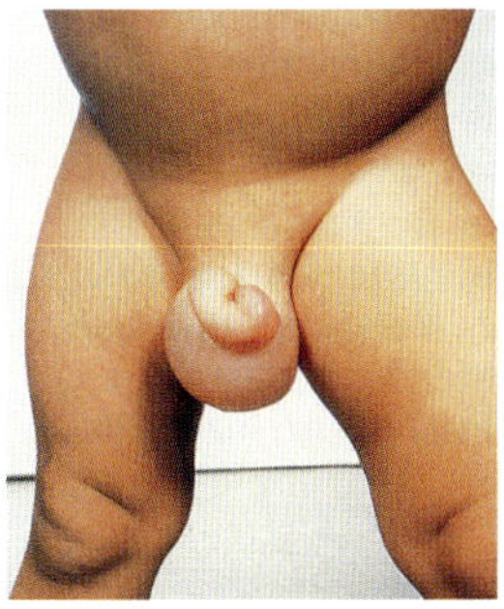

Abb. 28.3 Massive Ödeme im Bereich von Beinen und Skrotum bei nephrotischem Syndrom [E1139]

der glomerulären Basalmembran gekennzeichnet. Der renale Eiweißverlust mit den Symptomen **Proteinurie, Hypalbuminämie** und **Hyperlipidämie** steht im Vordergrund. Bei fortschreitender Erkrankung entstehen generalisierte Ödeme (→ Abb. 28.3).

Tab. 28.3 Häufige Ursachen des idiopathischen nephrotischen Syndroms

	Minimal-Change-GN (Lipoidnephrose)	Fokal-segmentale Glomerulosklerose	Membranoproliferative Glomerulonephritis
Pathologie	Glomeruli minimal verändert (nur im Elektronenmikroskop sichtbar)	Segmentale Narbenbildung in einigen Glomeruli (→ Abb. 28.4)	Verdickte Basalmembran, Vermehrung des Mesangiums, Nachweis von C3-Nephritis-Faktor
Ansprechen auf Steroidtherapie	Etwa 90 %	Etwa 10–20 %	Therapieversuch möglich
Prognose	Langzeitprognose auch bei häufigen Rezidiven gut	Etwa 50 % der Patienten entwickeln eine terminale Niereninsuffizienz.	Rasche Progression zur terminalen Niereninsuffizienz

Nephrotisches Syndrom

Einteilung

Man unterscheidet **drei Formen** des nephrotischen Syndroms: die kongenitale, die symptomatische und die idiopathische Form.

> In der Kinderheilkunde trifft man fast nur auf **idiopathische Formen** (> 90 % d. F.!).

Die **Minimal-Change-Glomerulonephritis** (Lipoidnephrose) macht etwa 70 % d. F. aus, die fokal-segmentale Glomerulosklerose und die membranoproliferative Glomerulonephritis jeweils etwa 7 %. Weiterhin existieren seltenere idiopathische Glomerulonephritiden. Betroffen sind meist Kleinkinder. Einen Überblick über diese Krankheiten gibt → Tab. 28.3.

Klinik

Die Klinik des nephrotischen Syndroms ist durch den großen **Eiweißverlust** geprägt: Frühsymptome sind Lidödeme, Gewichtszunahme und Durst. Der renale Verlust von γ-Globulinen führt zu einer erhöhten Infektanfälligkeit. Thrombosen können als Folge des renalen AT-III-Verlusts auftreten. Bei der membranoproliferativen Glomerulonephritis treten als Zeichen des gleichzeitig bestehenden nephritischen Syndroms auch Hämaturie und arterieller Hypertonus auf.

Diagnostik

In der Labordiagnostik zeigen sich Proteinurie und Hypoalbuminämie. Cholesterin und Triglyzeride im Serum sind aus noch nicht ganz geklärten Gründen erhöht. Die **Proteinelektrophorese** weist ein typisches Verteilungsmuster mit niedriger Albumin- und γ-Globulin-Fraktion auf, die α_2- und β-Globuline sind relativ erhöht (α_2-β-Typ). Eine Hämaturie zeigt sich hauptsächlich bei der membranoproliferativen GN.

Therapie

Therapeutisch werden beim nephrotischen Syndrom zunächst **Steroide** (Prednison) eingesetzt. Schlägt diese Therapie nicht an, muss der histologische Typ (→ Tab. 28.3) durch eine Nierenbiopsie gesichert werden. Bei diesen **Non-Respondern** werden dann Immunsuppressiva (u. a. Cyclophosphamid, Ciclosporin A, Tacrolimus, Rituximab) eingesetzt. Rezidive treten relativ häufig auf. Nach der Pubertät kann die Krankheit dauerhaft in Remission gehen.

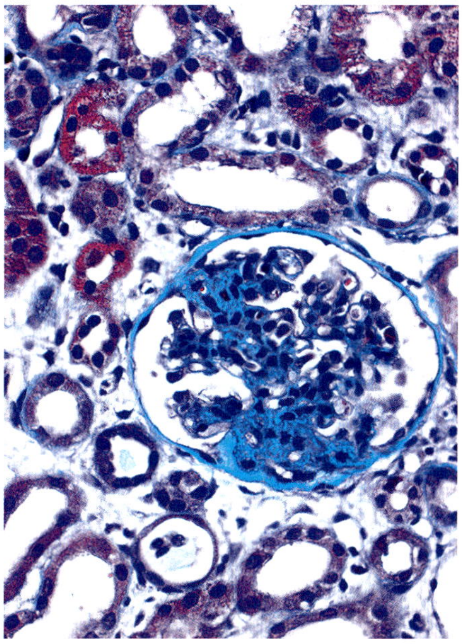

Abb. 28.4 Fokale Glomerulosklerose mit segmentaler Sklerose der Kapillarschlingen und Kapseladhäsionen [O608]

Nephritisches Syndrom

Mögliche **Ursachen** eines nephritischen Syndroms sind die benigne familiäre Hämaturie, das Alport-Syndrom, die IgA-Nephritis, die rapid progressive Glomerulonephritis oder die Nierenbeteiligung bei Purpura Schönlein-Henoch, Lupus erythematodes (→ Kap. 35) oder Goodpasture-Syndrom.

Akute postinfektiöse Glomerulonephritis

Die akute postinfektiöse Glomerulonephritis tritt bevorzugt bei Kindern im Alter zwischen 7 und 9 Jahren auf.

Die Krankheit entwickelt sich auf dem Boden einer **Infektion mit β-hämolysierenden Streptokokken der Gruppe A.**

1–3 Wochen nach der akuten Infektion lagern sich **Immunkomplexe** eines **spezifischen Streptokokkenantigens** im Glomerulus ab und lösen unter Komplementverbrauch eine schwer nierenschädigende Entzündung aus.

Klinik

Klinisch zeigt sich etwa 2 Wochen nach einer Angina eine **Hämaturie,** oft Makrohämaturie. Die schwere Nierenschädigung führt zu Oligurie, Lid- und Unterschenkelödemen und einem schweren arteriellen Hypertonus. Auch Allgemeinsymptome wie Fieber und Abgeschlagenheit kommen vor. Nur selten entwickelt sich eine dialysepflichtige akute Niereninsuffizienz.

Diagnostik

Die **Urinuntersuchung** zeigt die Zeichen des nephritischen Syndroms (→ Tab. 28.2): Hämaturie, leichte Proteinurie und Erythrozytenzylinder (→ Abb. 28.5).
In der **Blutuntersuchung** finden sich eine Anämie, eine leichte Leukozytose mit Linksverschiebung und eine erhöhte BSG. Außerdem sind Kreatinin und Harnstoff erhöht. Spezielle Befunde beweisen die Diagnose: Ein erhöhter **Antistreptolysin-Titer** zeigt den Kontakt mit dem Erreger und ein **erniedrigter C3-Spiegel** den Komplementverbrauch an.

Therapie

Die bakterielle Infektion wird mit **Penicillin** behandelt, die Ödeme werden mit **Furosemid** ausgeschwemmt. Um eine Linksherzinsuffizienz mit Lungenödem oder eine hypertensive Enzephalopathie zu verhindern, muss der Blutdruck effektiv gesenkt werden. Außerdem ist oft Bettruhe indiziert. Fast immer heilt die Krankheit dann innerhalb von 2 Monaten ab.

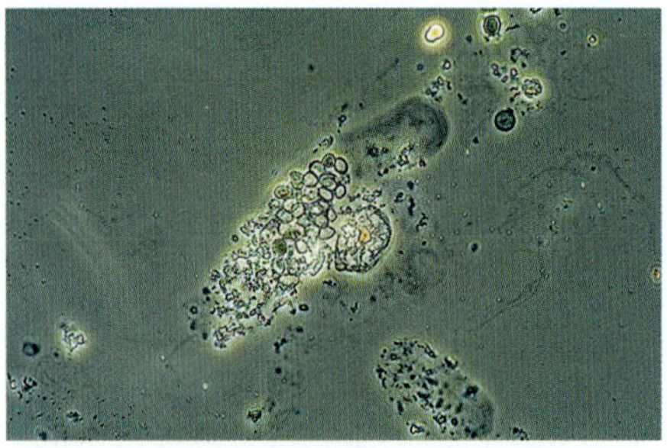

Abb. 28.5 Akute postinfektiöse Glomerulonephritis; Erythrozytenzylinder im Urinsediment [R102]

IgA-Nephritis

Bei dieser Erkrankung kommt es nach einem banalen Infekt des Respirationstrakts zur massiven Bildung von **IgA-Antikörper,** die sich mesangial in der Niere ablagern. Es erkranken eher ältere, männliche Kinder.

Klinik und Diagnostik

Es kommt zur dauerhaften **Mikrohämaturie** (Blut im Urin nur per Test nachweisbar, nicht sichtbar) und mäßigen **Proteinämie,** schubweise zeigt sich auch eine Makrohämaturie. Der endgültige Krankheitsbeweis kann nur per Biopsie (IgA-Ablagerungen) erbracht werden.

Therapie

Die Therapie wird mit ACE-Hemmern und Steroiden (Prednison) und in schweren Fällen mit Cyclophosphamid versucht. Chronische Verläufe können in terminalem Nierenversagen enden.

Benigne familiäre Hämaturie

Durch eine **genetisch** bedingte Störung (autosomal-dominant) der glomerulären **Basalmembran** kommt es zu einer isolierten **Hämaturie,** die dauerhaft oder rezidivierend auftreten kann. Infekte und körperliche Belastung können auch Schübe einer Makrohämaturie verursachen. Meist sind mehrere Familienmitglieder betroffen. Zur differenzialdiagnostischen Abgrenzung wird im Verlauf eine Nierenbiospie durchgeführt. Eine Therapie ist nicht nötig, die Niere wird durch die Erkrankung nicht in ihrer Funktion beeinträchtigt.

Alport-Syndrom (progressive hereditäre Nephritis)

Auch hier liegt eine genetisch bedingte Störung der **Basalmembran** vor. Neben einer persistierenden **Hämaturie** treten im Krankheitsverlauf eine Proteinurie, eine **Innenohrschwerhörigkeit** und evtl. Augenerkrankungen auf. Langfristig kommt es zu **chronischem Nierenversagen.** Die Kombination aus Schwerhörigkeit und Hämaturie lässt an die Erkrankung denken. Erst eine Nierenbiopsie bringt aber Gewissheit. Die Erkrankung kann nicht geheilt werden, die Gabe von **ACE-Hemmern** und AT-1-Antagonisten kann das Eintreten der Niereninsuffizienz hinauszögern. Bei terminaler Niereninsuffizienz ist eine Hämodialyse bzw. Nierentransplantation notwendig.

Tubulopathien

Es handelt sich um Störungen der tubulären Transportfunktionen, die angeboren oder erworben sein können:

- **Primäre Tubulopathien:** durch Genmutation verursacht
- **Sekundäre Tubulopathien:** durch toxische Schäden (z. B. bei angeborenen Stoffwechselerkrankungen, Intoxikationen oder Entzündungen) bedingt

Diabetes insipidus renalis

→ Kap. 12.

Debré-de-Toni-Fanconi-Syndrom

Dieses Syndrom entsteht durch Schädigung des **proximalen Tubulus.**

Resorptionsdefekte führen zum renalen Verlust von Aminosäuren, Phosphat, Glukose und Bikarbonat und in deren Folge auch von Wasser und Kalium.

Ätiologie und Klinik

Das Syndrom kann idiopathisch oder sekundär als Folge einer Grunderkrankung (→ Tab. 28.4) auftreten. Man unterscheidet einen infantilen von einem adulten Typ mit späterem Beginn und leichterem Verlauf. Die Symptome des Fanconi-Syndroms sind u. a. **Polyurie,** Dehydratation, Gedeihstörungen und Rachitis.

Die häufigste Ursache des Syndroms ist die **Zystinose.** Bei dieser autosomal-rezessiv vererbten Störung des Zystinstoffwechsels reichert sich Zystin in den Lysosomen an. Hauptsächlich betroffen sind die Nieren mit Symptomen des Fanconi-Syndroms und die Augen mit Kristallablagerungen in der Kornea und einer Retinopathie. Die Krankheit ist selten und kann nur symptomatisch behandelt werden. Meistens entwickelt sich schon im späten Kindesalter eine terminale Niereninsuffizienz. Inzwischen ist eine frühzeitige Erkennung mit dem Neugeborenenstoffwechselscreening (→ Kap. 6) möglich.

Tab. 28.4 Ursachen des sekundären Fanconi-Syndroms

Angeborene Stoffwechselkrankheiten	Intoxikationen	Erworbene Krankheiten
• Zystinose • Glykogenose • Galaktosämie • Fruktoseintoleranz	• Schwermetalle • Tetrazykline • Lysol	• Nephrotisches Syndrom • Nierentransplantation • Myelom, Amyloidose etc.

Diagnostik und Therapie

Durch eine umfassende Labordiagnostik können die einzelnen Transportdefekte des proximalen Tubulus nachgewiesen werden. Wird das Fanconi-Syndrom durch eine **Grunderkrankung** verursacht, muss diese nach Möglichkeit kausal behandelt werden. Darüber hinaus müssen **symptomatisch** Phosphat, Kalium, Bikarbonat und Wasser ersetzt werden. Die Rachitis wird mit Calcitriol therapiert.

Interstitielle Nephritis

Ist das Niereninterstitium entzündet, spricht man von einer interstitiellen Nephritis. Die **tubuläre** Funktion ist beeinträchtigt. Ursachen können **Medikamente, übergreifende Infektionen** oder **immunologische** Erkrankungen sein.

Klinik und Diagnostik

Klinisch ist neben unspezifischen Symptomen die **Polyurie** das Leitsymptom. Es kann sich auch ein akutes Nierenversagen einstellen. Diagnostisch helfen Urin- und Blutuntersuchung sowie Sonografie und in unklaren Fällen auch eine Nierenbiopsie weiter.

Therapie

Neben der **symptomatischen** Behandlung der Flüssigkeits- und Elektrolytstörung muss die Ursache behoben werden. Umstritten ist die Gabe von Glukokortikoiden. Meist kommt es zur Restitutio ad integrum.

Zusammenfassung

- Der Harnwegsinfekt kann sich in Form der Zystourethritis oder Pyelonephritis äußern und sich bis zur Urosepsis entwickeln.
- Leitsymptome des nephrotischen Syndroms sind Proteinurie, Hypalbuminämie, Hyperlipidämie und Ödeme.
- Bei Kindern ist die häufigste Ursache eines nephrotischen Syndroms die Minimal-Change-Glumerulonephritis; sie spricht fast immer auf Steroide an und hat eine gute Prognose.
- Das nephritische Syndrom ist durch eine Hämaturie gekennzeichnet.
- Die akute postinfektiöse Glomerulonephritis ist meist eine Komplikation einer unbehandelten Streptokokkenangina.
- Die IgA-Nephritis entsteht nach einem einfachen Infekt der oberen Atemwege. Es kommt zur persistierenden Hämaturie und mäßiger Proteinurie.
- Bei Tubulopathien kommt es zur Störung der tubulären Transportfunktionen. Ein Beispiel ist das Debré-de-Toni-Fanconi-Syndrom, dessen häufigste Ursache die Zystinose ist.
- Zu einer Entzündung des Niereninterstitiums kann es durch Medikamente, Infektionen oder immunologische Prozesse kommen.

Akutes Nierenversagen (ANV)

Durch den akuten (und potenziell reversiblen) Funktionsverlust der Nieren kommt es zum Anstieg harnpflichtiger Stoffe im Blut. Am häufigsten sind unter allen Kindern Früh- und Neugeborene betroffen. Je nach Lokalisation der ursächlichen Schädigung lassen sich **drei Formen** des ANV unterscheiden (→ Tab. 29.1).

Klinik

Das klassische Leitsymptom für das ANV ist eine akute Verminderung der Urinproduktion mit Oligurie oder Anurie.

> Unter dem Begriff **Oligurie** versteht man einen Abfall der Urinausscheidung unter 300 ml/m² Körperoberfläche (KOF) pro Tag. Sinkt die Urinausscheidung unter 100 ml/m² KOF pro Tag, spricht man von **Anurie.**

Die Klinik des ANV ist grundsätzlich abhängig von der Grunderkrankung. Primär können unspezifische Symptome auftreten, wie z. B. Abdominalschmerzen oder „Nierenschmerzen" bei obstruktiven oder infektiösen Ursachen für das ANV, aber auch Müdigkeit oder Kopfschmerzen. Im oligurischen Stadium und bei fortgeschrittenem ANV treten Zeichen der **Überwässerung** (Ödeme, Aszites), Zeichen der Retention harnpflichtiger Substanzen, also **urämische Symptome** wie Übelkeit, Erbrechen und Durchfall, Bewusstseinstrübung oder Krampfanfälle, und Zeichen der arteriellen **Hypertonie** bis hin zur Linksherzinsuffizienz mit Lungen- oder Hirnödem auf.

Diagnostik

Die Diagnostik beim ANV muss die möglichen ursächlichen Erkrankungen (→ Tab. 29.1) ebenso erfassen wie den Schweregrad des Versagens und dessen Auswirkungen auf andere Organe. Wichtige Elemente sind Anamnese und klinische Untersuchung, Laboranalysen von Blut (u. a. Kreatinin, Harnstoff, Elektrolyte) und Urin sowie die Sonografie. Die Urindiagnostik kann orientierend schon mit einem einfachen Urinstreifentest (→ Abb. 29.1) durchgeführt werden. Typischerweise zeigen sich eine Hyponaträmie (durch die Überwässerung), eine Hyperkaliämie, Hyperphosphatämie und eine metabolische Azidose. Als grobe Richtwerte können gelten:

- Eine Urinosmolalität > 500 mosm/l weist auf ein **prärenales Nierenversagen** hin.
- Eine Urinosmolalität < 350 mosm/l weist auf ein **renales Nierenversagen** hin.
- Pathologische Erythrozyten- und Leukozytenzahlen finden sich oft beim **postrenalen Nierenversagen.**

Tab. 29.1 Formen und Ursachen des akuten Nierenversagens

Prärenales Nierenversagen (häufigste Ursache, 75 %)	Renales Nierenversagen (25 %)	Postrenales Nierenversagen (5 %)
• Sepsis • Verbrennungen oder schweres Trauma • Massive Blutungen • Schwere Dehydratation, z. B. bei ausgeprägter Gastroenteritis • Hypoproteinämie, nephrotisches Syndrom • Andere Erkrankungen, die mit Schock und Kreislaufversagen einhergehen	• Intoxikation mit Schwermetallen, Medikamenten oder Vitamin D • Glomerulonephritis • Hämolytisch-urämisches Syndrom (häufigste Ursache des renalen Nierenversagens im Kindesalter) • Interstitielle Nephritis • Nierenvenenthrombose	• Urethralklappen • Urolithiasis • Tumoren • Andere Ursachen einer Obstruktion der ableitenden Harnwege (u. a. Verletzungen, Hämatom)

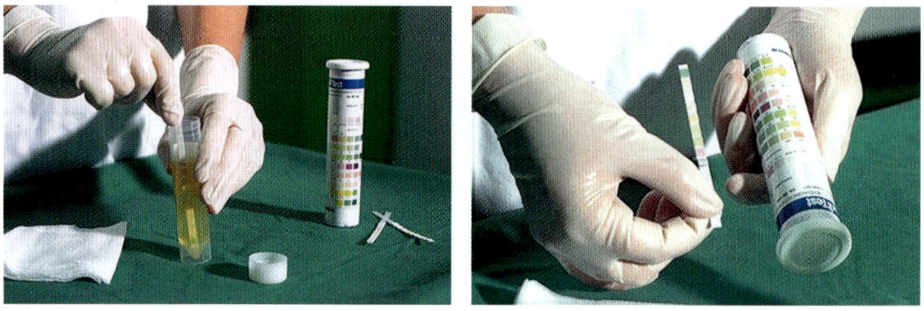

Abb. 29.1 Verwendung des Urinteststreifens [K183]

Therapie

Therapeutisch muss beim ANV zweigleisig gefahren werden: Zum einen muss – sofern möglich – die zugrunde liegende Krankheit zügig und adäquat behandelt werden. Zum anderen müssen ein irreversibler Verlust der Nierenfunktion und Komplikationen des Nierenversagens durch einen **Ausgleich** des **Flüssigkeits-** und **Elektrolythaushalts,** Steigerung der Diurese und ggf. durch frühzeitige Dialyse angegangen werden. Die Kalium- und Phosphatzufuhr müssen deutlich reduziert und bei arterieller Hypertonie eine medikamentöse Therapie eingeleitet werden. Nephrotoxische Medikamente in jedem Fall absetzen, ggf. andere Medikamente (z. B. auch antibiotische Therapien) entsprechend dosisreduziert an die Nierenfunktion anpassen. Oftmals ist eine Stabilisierung der Kinder auf einer Intensiv- oder Überwachungsstation notwendig. Als Dialyseverfahren kommen Hämodialyse, Peritonealdialyse sowie kontinuierliche Hämofiltrationsverfahren zum Einsatz, allerdings erlaubt die aktuelle Studienlage keinen Vergleich zwischen diesen drei Verfahren. Bei größeren Kindern erfolgt meist die Hämodialyse, bei kleinen Kindern die Peritonealdialyse.

Hämolytisch-urämisches Syndrom (HUS)

Das HUS ist eine seltene schwere Erkrankung, bei der es typischerweise zur Trias hämolytische **Anämie, Thrombozytopenie** und **akute Niereninsuffizienz** kommt.

Am häufigsten wird das HUS durch das **Verotoxin** von enterohämorrhagischen *E.-coli*-Stämmen verursacht. Aber auch Endotoxine anderer Gastroenteritiserreger kommen als Auslöser infrage (Shigellen, Salmonellen, Yersinien, Campylobacter). Die erkrankten Kinder sind meist jünger als 5 Jahre. Das bakterielle Toxin schädigt v. a. das renale **Gefäßendothel,** es kommt zur intravasalen Gerinnung, Thrombozytenverbrauch und durch die resultierende Gefäßokklusion zur Hämolyse. Die fortschreitende Nierenschädigung hat ein **akutes Nierenversagen** zur Folge.

Klinik

Die Klinik beginnt typischerweise einige Tage nach einer Enteritis mit einer zunehmenden **Oligurie.** Die Kinder sind sehr blass und ikterisch. Bei **ZNS-Beteiligung** oder schwerer Urämie können auch Krampfanfälle auftreten. Ein arterieller Hypertonus entwickelt sich bei Säuglingen seltener als bei älteren Kindern.

Diagnostik

> Die Blutuntersuchung zeigt alle Zeichen der **Hämolyse:** Anämie, freies Hb, erhöhte LDH-Werte.

Die Thrombozytenzahlen sind stark erniedrigt. Im Blutausstrich zeigen sich die hämolysierten Erythrozyten als **Fragmentozyten** (→ Abb. 29.2). Außerdem ist der Kreatininspiegel je nach Ausmaß der

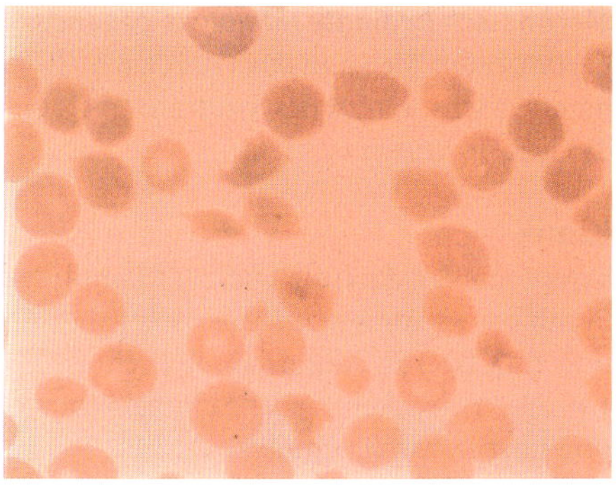

Abb. 29.2 Fragmentozyten im Blutausstrich bei HUS [O608]

Nierenschädigung erhöht. Die Urinuntersuchung zeigt eine Hämaturie, Hämoglobinurie und Proteinurie.

Therapie
Die Behandlung ist **symptomatisch** und richtet sich nach dem Ausmaß der Niereninsuffizienz: in leichten Fällen Infusionstherapie und Gabe von Furosemid, in schweren Fällen frühzeitige Dialyse. Die Mortalität des HUS liegt trotz Dialysemöglichkeit noch bei etwa 5 %. Nach überstandener Erkrankung ist die Prognose recht gut, gerade im Säuglingsalter kommt es meist wieder zur Restitutio ad integrum.

Chronische Niereninsuffizienz (CNI)

Ätiologie
Der CNI liegt ein fortschreitender **irreversibler Ausfall** der Nierenfunktion zugrunde. Die glomeruläre Filtrationsrate (GFR) sinkt kontinuierlich, bis die Restfunktion nicht mehr ausreicht, um die harnpflichtigen Substanzen aus dem Blut zu eliminieren. Der Zustand der CNI wird im Kindesalter selten erreicht. Wichtige Ursachen sind kongenitale Nierenfehlbildungen, Harnwegsobstruktionen, Glomerulonephritiden und das HUS. Einen Überblick über die wichtigsten Nierenfunktionen und Symptome, die bei deren Ausfall entstehen, gibt → Tab. 29.2.

Tab. 29.2 Funktionen der Niere und ihre Störungen

Funktion	Zustand nach Funktionsverlust
Filtration	Neurologische Störungen durch Intoxikation mit harnpflichtigen Substanzen, Hyperkaliämie, arterielle Hypertonie
Harnkonzentration	Osmotische Diurese, Polyurie, Azidose
Erythropoetinsynthese	Renale Anämie
Synthese von 1,25-Dihydroxycholecalciferol	Renale Osteopathie, Rachitis, sekundärer Hyperparathyreoidismus, Ostitis fibrosa, Spontanfrakturen, Epiphysenlösungen

Klinik
Die komplexe Symptomatik einer CNI zeigt sich meist erst spät im Verlauf, da noch funktionstüchtige Nephrone über lange Zeit die Funktion bereits untergegangenen Nierengewebes kompensieren. Früh treten Polyurie, Polydipsie, Minderwuchs und blasse Haut auf. Später zeigt sich die renale **Osteopathie,** z. B. mit rachitischen Knochendeformierungen (→ Abb. 29.3).
Sinkt die GFR weiter ab, entwickeln die Kinder aufgrund der Wasser- und Salzretention einen arteriellen **Hypertonus,** später eine Herzinsuffizienz mit Lungenödem. Die Retention urämischer Substanzen führt zu **neurologischen** Störungen bis hin zum Coma uraemicum.

Diagnostik

> Bei einer manifesten chronischen Niereninsuffizienz zeigen sich in den Laboranalysen folgende Veränderungen: Hypernatriämie, Hyperkaliämie, Hyperphosphatämie und Hypokalziämie, erhöhte Kreatinin- und Harnstoffkonzentrationen im Blut, eine normochrome Anämie, erhöhte Parathormonspiegel und eine metabolische Azidose.

Die weitere Diagnostik sollte alle Ursachen und Folgen der CNI erfassen: Die Auswirkungen einer renalen Osteopathie können etwa im Röntgenbild sichtbar gemacht werden.

Therapie
Die Behandlung muss einerseits die vielfältigen Auswirkungen der Erkrankung berücksichtigen und andererseits eine **Nierenersatztherapie,** d. h. Dialyse

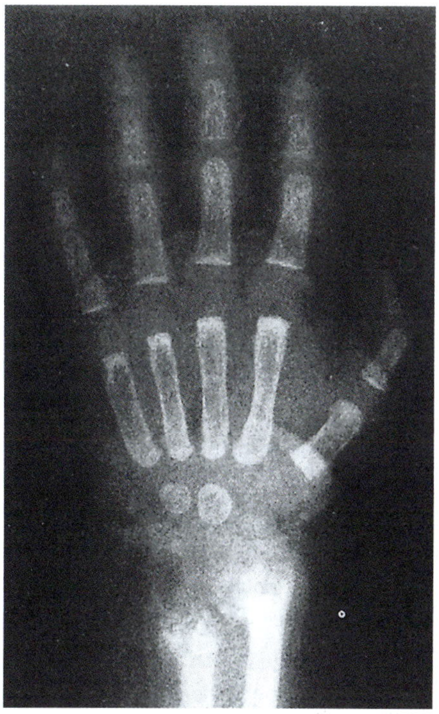

Abb. 29.3 Urämische Osteopathie im Röntgenbild; Auftreibungen bei verminderter Verknöcherung der distalen Unterarmknochen, Resorption der phalangealen Knochen [C113]

und Transplantation, so lange wie möglich hinauszögern: eiweißarme, hochkalorische Diät, Ausgleich von Azidose, Flüssigkeits- und Elektrolytstörungen, Therapie der Osteopathie mit Kalzium und 1,25-Dihydroxycholecalciferol, Behandlung der Anämie mit Gabe von Erythropoetin und des Hypertonus mit blutdrucksenkenden Medikamenten. Im Terminalstadium ist die Dialyse unumgänglich. Eine **Nierentransplantation** sollte dann schnellstmöglich angestrebt werden.

Zusammenfassung
- Das akute Nierenversagen (ANV) ist bei Kindern v. a. prärenal verursacht.
- Das chronische Nierenversagen ist im Kindesalter eher selten zu finden; Ursachen sind v. a. Nierenfehlbildungen, Glomerulonephritiden, Harnwegsobstruktionen und das HUS.
- Das hämolytisch-urämische Syndrom wird meist durch enterohämorrhagische *E. coli*-Bakterien verursacht, es kommt zu ANV, Thrombozytopenie und Hämolyse.

→ 30 Erkrankungen der Erythrozyten und des Blutgerinnungs-

Anämien

Von einer Anämie spricht man bei einer unter die Altersnorm verminderten Hb-Konzentration im Blut (→ Tab. 30.1).

Klinik

Neben **Blässe** treten häufig Abgeschlagenheit, Kopfschmerzen, Appetitmangel und Leistungsminderung auf. Bei stärkerer Ausprägung kommen Tachykardie und Tachydyspnoe hinzu.

Diagnostik

Die Diagnostik umfasst bei den Anämien immer ein **Blutbild** mit Bestimmung des Erythrozytenvolumens (MCV) sowie des erythrozytären Hb-Gehalts (MCH), Retikulozytenanzahl, Eisenstatus und ggf. auch einen Blutausstrich (Erythrozytenmorphologie) sowie Hämolyseparameter (→ Abb. 30.1).

> Nach dem MCV können die Anämien in mikro-, normo- und makrozytär unterteilt werden, nach dem MCH in hypo-, normo- und hyperchrom.

Eisenmangelanämie

Bei dieser **häufigsten** Anämieform sind die Erythrozyten blass und klein (**hypochrom-mikrozytäre** Anämie). Typische Ursachen sind erhöhter Bedarf, Minderversorgung, Blutverlust oder Infektionen.

Diagnostik und Therapie

Im Blut sind MCH und MCV erniedrigt, die Retikulozytenzahl erhöht. Im **Eisenstoffwechsel** ist der Transferrinspiegel erhöht, Serum-Eisen-, Ferritinspiegel und Transferrinsättigung sind erniedrigt. Neben der Ursachenbekämpfung wird der Mangel durch **orale Substitution** von zweiwertigem Eisen i. d. R. über mehrere Monate behoben.

Hämolytische Anämien

Werden Erythrozyten beschleunigt abgebaut, können die Verluste durch eine Steigerung der Produktion im Knochenmark zunächst kompensiert werden; nach Ausschöpfung der Produktionskapazität kommt es zur **normochromen, normozytären** Anämie.

Ätiologie und Formen

Kugelzellanämie (Sphärozytose) Es handelt sich um einen autosomal-dominant vererbten Defekt der Erythrozytenmembran. Die herabgesetzte osmotische Resistenz der Erythrozyten führt zu einer kugeligen Verformung mit vermehrtem Abbau in der Milz. So kommt es zu einer teilweise krisenhaften Anämie, die dauerhaft nur durch eine Splenektomie therapiert werden kann.

β-Thalassämie Es werden zu wenig β-Ketten gebildet, um ausreichend Hb herzustellen. Die heterozygote Form kann asymptomatisch sein oder kaum Symptome zeigen (Thalassaemia minor), die homozygote Form geht mit Blässe, Ikterus, Hepatosplenomegalie und Skelettveränderungen (Thalassaemia major) einher. Die Majorform wird durch lebenslange Transfusionen und Eisenchelattherapie oder eine kausale Stammzelltransplantation therapiert.

Sichelzellanämie Die Erythrozyten nehmen im deoxygenierten Zustand eine Sichelform ein, wodurch sie in der Milz zerstört werden und schmerzhafte Gefäßverschlüsse verursachen. Nur eine Stammzelltransplantation hilft kausal. Ansonsten werden Hydroxyharnstoff, Schmerzmittel und Infusionen eingesetzt.

Glukose-6-phosphat-Dehydrogenase-Mangel Beim X-chromosomal-rezessiv vererbten Glukose-6-phosphat-Dehydrogenase-Mangel vertragen die Erythrozyten weniger oxidativen Stress. Nach Einnahme von Medikamenten wie ASS oder Sulfonamiden, Infektionen oder dem Genuss von Fava-Bohnen können schwere hämolytische Krisen auftreten. Die auslösenden Noxen sind zu meiden.

Autoimmunhämolytische Anämien Nach Infektionen, Tumorerkrankungen, rheumatischen Erkrankungen oder Medikamenteneinnahme werden Autoantikörper gebildet, die die Erythrozyten zerstören. Sie werden mit dem Coombs-Test nachgewiesen. Therapeutisch werden Glukokortikoide und Rituximab (Anti-CD20-Antikörper) eingesetzt.

Tab. 30.1 Hb-Wert in Abhängigkeit vom Lebensalter (ca. Angaben)

Alter	1 Tag	3 Monate	5 Jahre	11 Jahre
Hb (g/dl)	19	11	13	14

Mechanisch bedingte Hämolyse gesunder Erythrozyten Sie kann etwa durch ein hämolytisch-urämisches Syndrom (→ Kap. 29) hervorgerufen werden.

Klinik

Symptome der **Anämie** und der **Hämolyse** liegen vor, es kommt zur Splenomegalie und zum Ikterus. Akute hämolytische Krisen verursachen Fieber, Schüttelfrost und unspezifische Schmerzen.

Megaloblastäre Anämien

Vitamin-B$_{12}$- oder **Folsäuremangel** führen zu einer makrozytären Anämie. Der Mangel wird am häufigsten durch extrem einseitige Ernährung oder Malabsorption hervorgerufen. Therapeutisch müssen die fehlenden Nährstoffe substituiert werden.

Andere Anämien

Andere seltene Ursachen einer Anämie sind die kongenitale Diamond-Blackfan-Anämie oder die idiopathische Panzytopenie.

Störungen des Blutgerinnungssystems

Pathogenese

Hauteinblutungen können grundsätzlich auf **drei Pathomechanismen** zurückgeführt werden:

- Störungen der primären Hämostase: **Thrombozytopenie** oder **Thrombozytopathie.** Es kommt zu Petechien, Schleimhautblutungen, Eckchymosen und Hämatomen.
- Störungen der sekundären Hämostase (Blutgerinnung) durch Mangel an Gerinnungsfaktoren: **Koagulopathien.** Klinisch zeigen sich flächenhafte Blutungen, Hämatome und Einblutungen in Gelenke und Muskeln. Zu den erworbenen Koagulopathien gehört z. B. die herabgesetzte

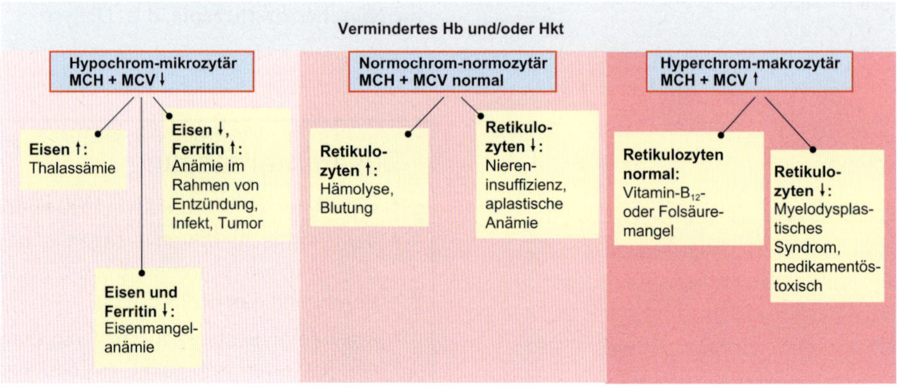

Abb. 30.1 Differenzialdiagnose der Anämie durch MCV, MCH, Eisen, Ferritin und Retikulozyten [L157/P521]

Produktion von Gerinnungsfaktoren bei Leberparenchymschädigungen oder Vitamin-K-Mangel.

- Blutungsleiden durch Gefäßveränderungen: **Vasopathien.** Es treten sowohl Petechien und Schleimhautblutungen als auch großflächige Blutungen auf.

Diagnostik

Klinik und **Labordiagnostik** (Blutbild mit Thrombozytenzahl, partielle Thromboplastinzeit [PTT], Prothrombinzeit [PT] oder Quick und Blutungszeit) sind entscheidend.

Idiopathische thrombozytopenische Purpura (ITP)

Bei der ITP werden nach Sensibilisierung durch einen Virusinfekt **Antikörper** gegen Thrombozyten gebildet.

Klinik und Diagnostik

> Die Krankheit trifft v. a. **Klein- und junge Schulkinder.**

Nach Bagatelltraumata entstehen Petechien und Hämatome am ganzen Körper, später kommen Nasen- und Zahnfleischbluten hinzu. Hirnblutungen sind selten. Im Blutbild zeigt sich eine meist sehr ausgeprägte Thrombozytopenie, die **Blutungszeit** ist verlängert.

Therapie

Die Behandlung ist in aller Regel **symptomatisch:** Akute Blutungen werden gestillt (z. B. Tamponade bei Nasenbluten), weitere Traumata vermieden. Nur bei schweren Blutungszeichen (z. B. Hirnblutungen) erfolgen Transfusionen, Immunglobulingaben oder die Applikation von Glukokortikoiden. Innerhalb von Wochen bis Monaten normalisiert sich die Thrombozytenzahl meist. In 15 % d. F. entsteht eine chronische Verlaufsform.

Willebrand-Jürgens-Syndrom (WJS)

Beim WJS, der häufigsten angeborenen Blutungskrankheit, liegt ein Mangel oder Defekt des **Von-Willebrand-Faktors** vor. Dieser initiiert die Plättchenadhäsion und -aggregation. Zu Blutungen, meist Schleimhautblutungen, kommt es beim WJS nur selten. Bei kleineren Blutungen wird DDAVP (Desmopressin) gegeben, das die Serumkonzentration des Faktors erhöht. Bei schweren Blutungen muss der Faktor mit Plasmaprodukten substituiert werden.

Hämophilie A/B

Die Hämophilie A und B sind hereditäre Koagulopathien und werden X-chromosomal-rezessiv vererbt (betrifft daher nur das männliche Geschlecht). Die Hämophilie A ist durch einen **Mangel** an **Faktor VIII** gekennzeichnet.

> Bei Verletzungen kommt es zwar zur primären Blutstillung durch Thrombozyten, die Blutgerinnung ist aber aufgrund des Faktormangels gestört.

Bei der deutlich selteneren **Hämophilie B** ist **Faktor IX erniedrigt.**

Klinik und Diagnostik

Die Symptome der Krankheit richten sich nach der **Restaktivität des Faktors VIII bzw. IX** und reichen von einer Neigung zu großflächigen blauen Flecken bis zu schweren Muskel-, Weichteil- (→ Abb. 30.2) und Gelenkblutungen mit gelenkzerstörender Arthropathie.
Im Labor ist die **PTT verlängert.** Thrombozytenzahl, Quick und Blutungszeit sind normal. Die Diagnose wird durch quantitative Bestimmung des Faktors VIII oder IX gesichert.

Therapie

Die notwendige therapeutische Substitution des fehlenden Faktors birgt als besondere Komplikation die **Hemmkörperhämophilie:** Nach der Substitution können Antikörper gegen den Faktor VIII oder IX gebildet werden, welche die Gerinnungssituation weiter verschlechtern.

> Gegen die Gelenkschmerzen dürfen **keine Salicylate** eingesetzt werden, da sie die Blutungsneigung verstärken. Keine i. m. Injektionen!

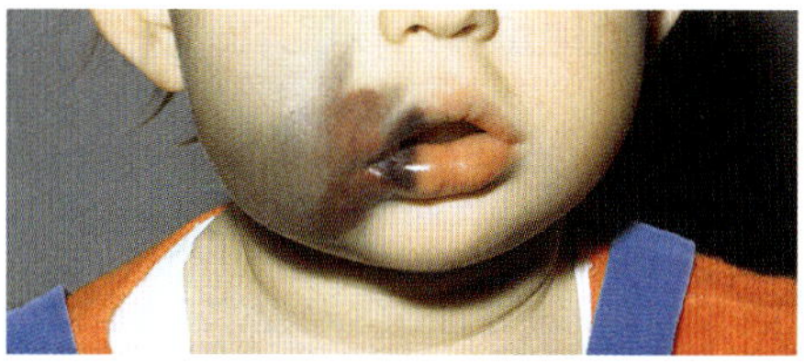

Abb. 30.2 Weichteilblutungen bei Hämophilie A [T409]

Verbrauchskoagulopathien

Verschiedene Krankheiten können zu einer **lebensbedrohlichen** intravasalen Aktivierung von Gerinnungsfaktoren führen. Sind die Vorräte erschöpft, entsteht eine schwere Koagulopathie.

> Die überschießende Gerinnungsreaktion verbraucht in der Folge sowohl Gerinnungsfaktoren als auch Thrombozyten.

Therapie

Die fehlenden Faktoren können durch **FFP** substituiert werden. Im Vordergrund steht allerdings die rasche Behandlung der Grundkrankheit.

Zusammenfassung

- Der Hb-Wert kann nur im Zusammenhang mit dem Alter des Kindes interpretiert werden.
- Häufigste Anämie ist die Eisenmangelanämie; die Eisensubstitution erfolgt i. d. R. oral.
- Weitere Anämieformen sind u. a. die hämolytischen, megaloblastären, Blutungs- und Infektanämien.
- Störungen der Blutgerinnung können in Form von Thrombopenien, Thrombopathien, Koagulopathien und Vaskulopathien vorliegen.

Leukämien und maligne Lymphome

Leukämien

Leukämien sind die **häufigsten malignen Erkrankungen bei Kindern** und zeichnen sich durch krankhaft proliferierende Zellen des **hämatopoetischen Systems** aus.

> Zu den **klassischen Symptomen** gehören Blässe, Fieber, Blutungsneigung, Hepatosplenomegalie und Abwehrschwäche.

Klinik

Diese Symptomtrias ergibt sich durch die **Verdrängung der normalen Hämatopoese** im Knochenmark durch leukämische Blasten. Erythrozyten, Thrombozyten und funktionsfähige Leukozyten können nicht mehr in ausreichendem Maß gebildet werden **(Knochenmarkinsuffizienz).** Im Verlauf kommt es auch zu **Organinfiltrationen.** Symptome wie Knochenschmerzen, Hepatosplenomegalie, Lymphknotenschwellungen, Kopfschmerzen oder Krampfanfälle (ZNS-Befall!), Nachtschweiß und Gewichtsabnahme können entstehen. Kinder mit Trisomie 21 oder angeborener Immunschwäche (z. B. Wiskott-Aldrich-Syndrom, Ataxia teleangiectasia) haben ein erhöhtes Risiko für die Entwicklung von Leukämien.

Einteilung

Allgemein werden Leukämien in **vier Haupttypen** eingeteilt:

- Akute lymphoblastische Leukämie (ALL)
- Akute myeloische Leukämie (AML)
- Chronisch-myeloische Leukämie (CML)
- Chronisch-lymphatische Leukämie (CLL)

Die Kriterien für die Typenklassifikation sind u. a. morphologischer, immunologischer, zytochemischer und molekulargenetischer Natur.

> Circa 98 % aller Leukämien im Kindesalter verlaufen **akut.** Sehr selten gibt es bei Kindern Fälle von CML, die CLL hingegen existiert bei Kindern praktisch nicht.

Diagnostik

Entscheidend für die Diagnose sind das Blutbild, Differenzialblutbild und v. a. der **Knochenmarksausstrich.** Letzterer ergibt ein monomorphes Zellbild mit leukämischen Blasten (→ Abb. 31.1). Im Blut können die Lymphozyten normal oder sogar erniedrigt sein, was die Diagnosestellung zunächst erschweren oder verzögern kann. Bei akuten Leukämien machen diese mehr als 25 % der Gesamtzellzahl im Knochenmark aus. Die Zwischenstufen der Myelopoese fehlen **(„Hiatus leucaemicus“).** Um eine ZNS-Beteiligung **(Meningeosis leucaemica)** auszuschließen, sollte in jedem Fall auch eine Lumbalpunktion (und ggf. Bildgebung) mit zytologischer Untersuchung des Liquors durchgeführt werden. Außerdem kann es durch vermehrtes Zellsterben zum **Tumorlyse-Syndrom** mit Anstieg von LDH, Harnsäure, Kreatinin (Nierenversagen!) Kalium und Phosphat und Abfall von Kalzium kommen. Gegebenenfalls sind weitere radiologische Untersuchungen (z. B. Rö-Thorax, MRT Abdomen) je nach Einzelfall notwendig.

Differenzialdiagnose

Es sollten sowohl andere hämatologische Erkrankungen (z. B. Panzytopenie) als auch andere maligne, knochenmarksinfiltrierende Erkrankungen (z. B. Ewing-Sarkom), Mononukleose, rheumatische Erkrankungen und die Osteomyelitis in Erwägung gezogen werden.

Therapie

Die **zytostatische Therapie** zielt auf die Vernichtung der gesamten Leukämiezellpopulation. Elektrolythaushalt und Harnsäurespiegel müssen kontrolliert werden, außerdem erfolgt während der Chemotherapie eine ausreichende intravenöse Flüssigkeitszufuhr.
Bei den **akuten Leukämien** lässt sich die Behandlung in **vier Phasen** unterteilen: Die initiale Induktionsphase soll die leukämischen Blasten eliminieren, die folgenden drei Phasen (Konsolidierungsphase, Reintensivierungsphase und Erhaltungsphase) sollen den dauerhaften Therapieerfolg sichern. Die verwendeten Zytostatika (u. a. Methotrexat, Vincristin, Doxorubicin, Etoposid) und Steroide haben teilweise sehr schwere Nebenwirkungen. Auch eine spezifische **Therapie des ZNS** (intrathekale Methotrexat-Gabe oder Bestrahlung) ist notwendig. Die hämatopoetische **Stammzelltransplantation** wird v. a. bei Rezidiven und Hochrisikoerkrankungen eingesetzt. Neue Therapieansätze mit **monoklonalen Antikörpern** oder **gentechnisch veränderten T-Zellen** (sog. Chimeric-Antigen-Rezeptor-T-Zellen [CAR-T]-Therapien) zeigen bereits v. a. bei Hochrisikopatienten oder bei Rezidiven vielversprechende Resultate.

Akute lymphoblastische Leukämie (ALL)

Die Erkrankung wird durch unreife **lymphatische Zellen** verursacht und hat meist einen schleichenden Verlauf. Die ALL ist die häufigste Leukämieform im Kindesalter.

> Das Blutbild zeigt in vielen Fällen **Leukozytenzahlen im Normbereich** statt einer Leukozytose.

Insgesamt ist der Heilungserfolg bei der ALL gut: 95 % gehen in Remission, die 5-Jahres-Überlebensrate liegt bei 80 %.

Akute myeloische Leukämie (AML)

Sie ist die zweithäufigste Leukämieform bei Kindern (ca. 15 % der Fälle) und durch die Proliferation unreifer **myeloischer Vorläuferzellen** bedingt. Bei Neugeborenen ist die AML die häufigste Leukämieform. Neben den allgemeinen Symptomen, die sich von der ALL nicht wesentlich unterscheiden, können eine **Gingivahyperplasie oder eine Parotisschwellung** wichtige klinische Hinweise für das Vorliegen einer AML sein. Ein Befall des ZNS kommt häufiger vor als bei der ALL, außerdem sind die Lymphknotenschwellungen ausgeprägter. Meist liegt eine starke Leukozytose vor, im Knochenmarksausstrich zeigen sich bei einigen Formen der AML charakteristische **Auer-Stäbchen** in den Blasten (→ Abb. 31.2).
Bei der AML ist die Prognose ungünstiger, in knapp 60 % d. F. kann die Krankheit geheilt werden.

Chronisch-myeloische Leukämie (CML)

Diese Erkrankungsform findet sich selten in der Pädiatrie (nur ca. 2 % aller Leukämien im Kindesalter) und ist aufgrund der oftmals schleichenden Symptomatik häufig eine Zufallsdiagnose. Der Verlauf erfolgt in **drei Phasen:**

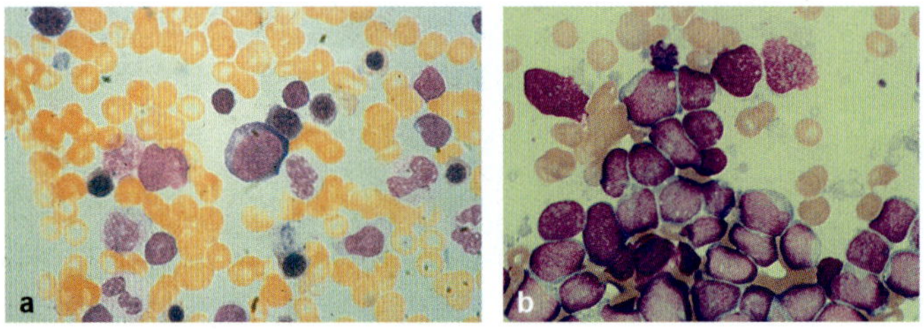

Abb. 31.1 ALL mit Blasteninfiltration (Knochenmarksausstrichpräparat) [T457]

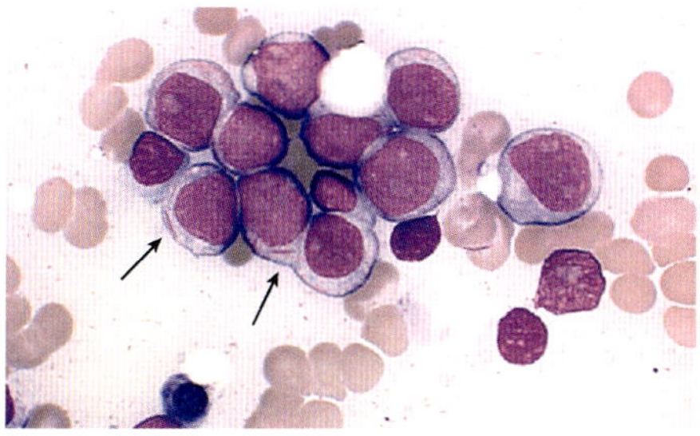

Abb. 31.2 AML mit Auer-Stäbchen (Knochenmarksausstrichpräparat) [E435]

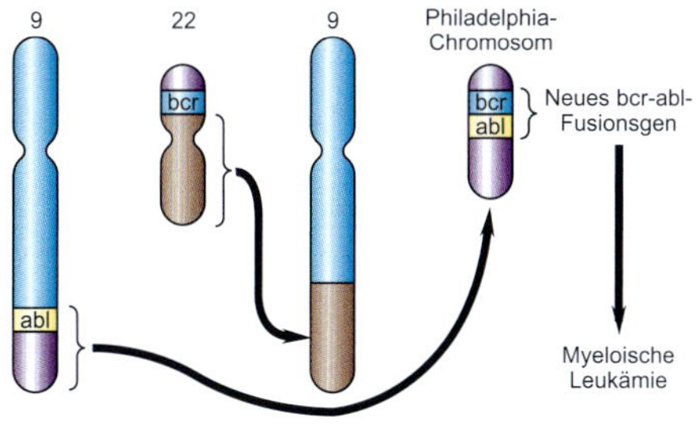

Abb. 31.3 Entstehung des Fusionsgens BCR-ABL (Philadelphia-Chromsom) [E1140]

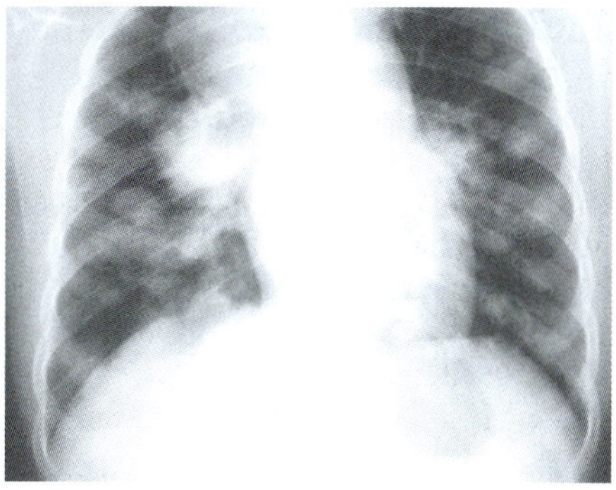

Abb. 31.4 Mediastinale Lymphome und multiple intrapulmonale Rundherde bei Morbus Hodgkin [O609]

- Chronische Phase (unspezifische Symptome, wie z. B. Fieber, Knochenschmerzen, Splenomegalie)
- Akzelerierte Phase
- Blastenkrise (klinisch wie ALL und AML, kann explosionsartig oder langsam schleichend eintreten)

Sowohl lymphatische als auch myeloische Stammzellen proliferieren. Die Anzahl der **Leukozyten** im Blutbild nimmt meist extrem hohe Ausmaße an (sog. **Hyperleukozytose** mit Leukozyten > 100.000/µl). Ursächlich für die Entstehung der CML ist u. a. eine chromosomale Translokation zwischen Chromosom 22 und Chromosom 9 in der hämatopoetischen Stammzelle, die zur Entstehung des sog. **Philadelphia-Chromosoms** führt (→ Abb. 31.3). Das sich so entwickelnde **Fusionsgen BCR-ABL** hat eine unkontrollierte Tyrosinkinaseaktivität im Stammzellklon zur Folge, was zu einer überschießenden Zellproliferation führt. Indem weitere Chromosomenveränderungen hinzukommen, entwickelt sich eine zunehmende Dissoziation zwischen Proliferation und Differenzierung und so entstehen schließlich unreife Blasen, was wiederum zum Blastenschub führt. Der Nachweis des Philadelphia-Chromosoms ist pathognomonisch für die CML, kann aber auch bei der ALL in den Blasen nachgewiesen werden.

Eine **erniedrigte alkalische Leukozytenphosphatase** ist pathognomonisch für die CML.

Die Therapie erfolgt analog zu der im Erwachsenenalter und wurde durch die Entwicklung des **Tyrosinkinaseinhibitors Imatinib** (kann oral verabreicht werden) revolutioniert. Fast alle Kinder erreichen eine Remission. Eine **Stammzelltransplantation** ist seit Einführung von Imatinib nur noch selten notwendig und die Prognose ist seither exzellent.

Maligne Lymphome

Aus entarteten Zellen des **lymphatischen Gewebes** entstehen maligne Lymphome. Diese werden in Non-Hodgkin- und Hodgkin-Lymphome eingeteilt.

Klinik und Diagnostik

Es kommt zu derben, schmerzlosen **Lymphknotenschwellungen.** Je nach Lokalisation des Lymphoms können verschiedenste Symptome wie Husten, Kompressionsbeschwerden, Abdominalschmerzen und ZNS-Symptome auftreten. Außerdem fällt eine Immunschwäche auf. Nur die **Lymphknotenbiopsie** kann die Diagnose beweisen. Außerdem muss die genaue Ausbreitung des Lymphoms erfasst werden **(Staging),** dies geschieht mittels Sonografie, Röntgen (→ Abb. 31.4), CT, MRT, Knochenmark- und Liquorpunktion.

Differenzialdiagnose

Als Differenzialdiagnosen des Morbus Hodgkin und der NHL kommen z. B. Mononukleose, Lymphadenitis colli, Infektionen mit CMV oder Toxoplasmose oder Leukämien infrage.

Non-Hodgkin-Lymphome

Die Erkrankung trifft doppelt so viele Jungen wie Mädchen.

Kinder leiden fast immer an hochmalignen Formen, die sich nur durch die Blastenzahl im Knochenmark (< 25 %) von den Leukämien unterscheiden.

Histologisch können **drei Typen** differenziert werden:

- Reife B-Zell-Lymphome
- Reife T-Zell-Lymphome
- Vorläufer-Zell-Lymphome

Therapie

Die Therapie erfolgt **chemotherapeutisch** nach Subtyp, Ansprechen und ZNS-Befall. Der Subtyp beeinflusst auch die Prognose, sie ist insgesamt aber gut.

Morbus Hodgkin

Hodgkin-Lymphome treten eher im Jugendalter auf. Charakteristikum dieser Erkrankung sind die **Sternberg-Reed-Zellen**. Die Erkrankungsstadien werden nach der **Ann-Arbor-Klassifikation** eingeteilt.

Therapie

Therapeutisch wird eine kombinierte **Radio-Chemotherapie** eingesetzt, die nach Stadium und Ansprechen individuell angepasst wird. Die Prognose ist unter Therapie sehr gut. Wichtig ist eine lange Nachsorge zur Früherkennung von Rezidiven und Spätfolgen.

Zusammenfassung

- Die häufigsten malignen Erkrankungen des Kindesalters sind Leukämien; klassische Symptome sind Blässe, Blutungsneigung und Abwehrschwäche.
- Die ALL ist dabei die häufigste Unterform; die Prognose ist i. d. R. gut.
- Charakteristisches Merkmal der AML sind die Auer-Stäbchen.
- Die CML verläuft in drei Stadien: chronische Phase, akzelerierte Phase, Blastenkrise.
- Die Knochenmarksbiopsie ist die wichtigste Untersuchung zur Sicherung einer Leukämiediagnose.
- Maligne Lymphome werden in Hodgkin- und Non-Hodgkin-Lymphome eingeteilt.

Tumoren des ZNS

Die **Hirntumoren** zählen zu den zweithäufigsten kindlichen Malignomen, im Mittel entstehen sie um das beginnende Schulalter herum. Die häufigsten Arten sind dabei das Astrozytom und das Medulloblastom.

Diagnostik

> Eine **ausführliche Anamnese** ist unerlässlich, v. a. Nüchternerbrechen, Kopfschmerzen und progrediente allgemeine und neurologische Beschwerden sollten hellhörig werden lassen.

Wichtigste Diagnostik ist die (Kontrastmittel-)MRT. Weitere Untersuchungen wie EEG, Liquorpunktion, Angiografie und Tumormarkerbestimmung werden genutzt. Unerlässlich sind **Tumorbiopsie** und histopathologische Untersuchung.

Astrozytom

Astrozytome können gut- oder bösartig sein. Weiterhin unterscheidet man sie nach ihrer Lage:

- **Supratentoriell:** Hirndruckzeichen, Krampfanfälle, fokale neurologische Symptome
- **Infratentoriell:** Hirndruckzeichen, Kleinhirnsymptome

Wenn möglich, wird der Tumor radikal **entfernt.** Lokale Radiotherapie, Brachytherapie und Chemotherapie haben hier verschiedene Indikationen. Die Prognose ist bei infratentorieller Lage sehr gut, bei supratentorieller Lokalisation hängt sie von Größe, Ort, Grading und Kindesalter ab.

Medulloblastom

Das Medulloblastom ist ein embryonaler, neuroepithelialer **Kleinhirntumor** und stellt den häufigsten malignen Hirntumor im Kindesalter dar.

> Er wächst schnell und setzt **Abtropfmetastasen** in den Liquor.

Die Klinik ähnelt der Klinik infratentorieller Astrozytome. Auch hier sollte der Tumor möglichst radikal **entfernt** werden und postoperativ eine Radiotherapie von ZNS und Rückenmark erfolgen. Auch eine Chemotherapie kann eingesetzt werden. Die Prognose hängt v. a. von der Tumorgröße, aber auch von der Lokalisation, vom Ausmaß der Metastasierung, vom Ansprechen auf die Chemotherapie und vom Kindesalter ab.

Neuroblastom

Das Neuroblastom ist ebenfalls ein sehr häufiger maligner Tumor bei Kindern. Es geht von Zellen der **Neuralleiste** (Nebennierenmark oder sympathischer Grenzstrang, → Abb. 32.1) aus.
Im Mittel sind die Kinder 1,5 Jahre alt, wenn der Tumor entdeckt wird. Oft hat er dann schon **Metastasen,** typischerweise in Knochen, Knochenmark, Leber, Lymphknoten und Orbita, gesetzt. Wächst das Neuroblastom nach intraspinal ein, spricht man vom **Sanduhrtumor**.

Klinik

Die Symptomatik ist von der Tumor- und Metastasenlokalisation abhängig. So fallen bei abdominalen Tumoren das **vorgewölbte** Abdomen auf, bei zervikalen Tumoren ein **Horner-Syndrom,** bei Knochenmetastasen die **Knochenschmerzen** und bei Orbitametastasen die **Lidekchymosen.** Da das Neuroblastom meist **Katecholamine** produziert, können Bluthochdruck und Diarrhö auftreten. Uncharakteristische Tumorsymptome sind Gewichtsverlust, Anämie oder Fieber.

Diagnostik

Die Diagnose kann mit erhöhten Urinkonzentrationen von **Vanillinmandelsäure** und **Homovanillinsäure** (Abbauprodukte der Katecholamine) bewiesen werden.

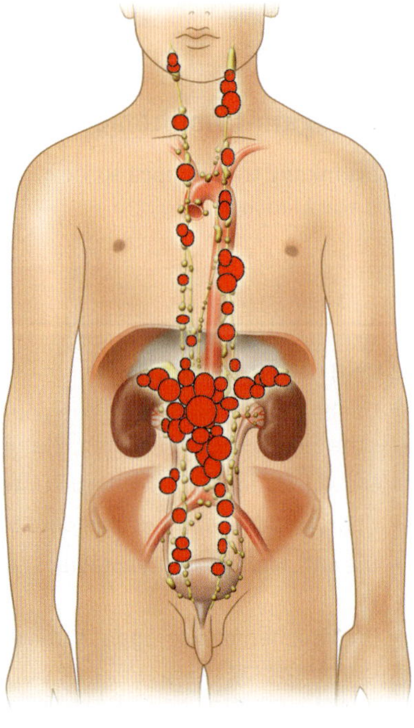

Abb. 32.1 Lokalisation von Neuroblastomen (rot) [L238]

> Im Serum ist die Konzentration von LDH, Ferritin und neuronspezifischer Enolase (NSE) erhöht.

Zum **Staging** werden Ultraschall, Röntgen, MRT, CT, MIBG-Szintigrafie, Knochenmark- und Tumorpunktion eingesetzt. Dabei unterscheidet man nach INSS (International Neuroblastoma Staging System) die **Stadien I–IV.** In Stadium I–III ist der Tumor auf das Ursprungsorgan begrenzt, in Stadium 4 sind Metastasen nachweisbar. Das Stadium 4-S ist Säuglingen mit Haut-, Leber- oder Knochenmarkmetastasen vorbehalten und hat eine recht gute Prognose.

Therapie

Die Behandlung erfolgt i. d. R. **chirurgisch,** je nach Stadium mit (neo-)adjuvanter **Chemo-** oder **Strahlentherapie.** Im Stadium IV-S kann die Regression allein mit einer Chemotherapie induziert werden. Die Prognose ist stark vom Stadium abhängig; die durchschnittliche Heilungsrate beträgt etwa 70 %.

Nephroblastom (Wilms-Tumor)

Das Nephroblastom ist der häufigste maligne **Nierentumor** im Kindesalter. Begleitfehlbildungen kommen öfter vor. Im Mittel sind die Kinder 3¼ Jahre alt, wenn der Tumor entdeckt wird. Er metastasiert vorwiegend in regionale Lymphknoten und die Lunge.

Klinik

> Da der Tumor initial häufig keine Beschwerden verursacht, wird er meist erst bei der routinemäßigen Abdomenpalpation, oder wenn der Tumor solche Ausmaße angenommen hat, dass sich die Bauchdecke sichtbar nach vorn wölbt, entdeckt.

Schmerzen, Hämaturie oder Allgemeinsymptome können auftreten.

Diagnostik

Bei der Diagnostik stehen die **bildgebenden** Verfahren Sonografie, CT (→ Abb. 32.2), MRT und Ausscheidungsurogramm im Vordergrund. Beim Staging werden **fünf Stadien** unterschieden: In Stadium I ist der Tumor auf eine Niere begrenzt, im Stadium IV liegen Fernmetastasen vor, das Stadium V ist durch beidseitigen Nierenbefall charakterisiert.

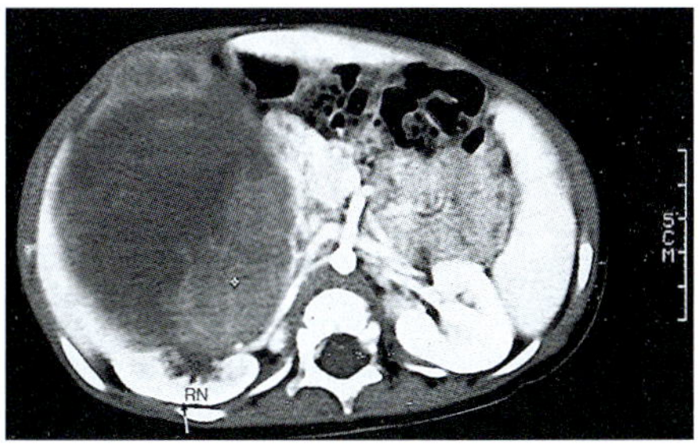

Abb. 32.2 Kontrastmittel-CT bei Wilms-Tumor; große Geschwulst ventral der Restniere (RN) [S008-2]

Therapie

Die Behandlung richtet sich nach dem Alter des Kindes, dem Grading und Staging des Tumors. Typische Elemente der Behandlung sind **Operation,** neoadjuvante **Chemotherapie** und adjuvante **Bestrahlung.** Die Prognose ist gut; 80 % aller Kinder haben auch nach 5 Jahren noch kein Rezidiv.

Retinoblastom

Das Retinoblastom ist ein bösartiger Tumor der **Netzhaut,** der meist im 1. Lebensjahr auftritt und multifokal und biokulär auftreten kann. Es wächst in Glaskörper und Gehirn ein und setzt Metastasen in Knochen, Knochenmark und Lymphknoten.

Klinik und Diagnostik

Leitsymptom ist die **Leukokorie**. Weitere Symptome sind ein gerötetes, schmerzhaftes Auge, Sehverschlechterung und Schielen. Die Diagnostik erfolgt durch die Funduskopie und Orbitasonografie.

> Retinoblastome dürfen **niemals biopsiert** werden!

Das Staging erfolgt mittels CT, MRT, Liquor- und Knochenmarkspunktion und Skelettszintigrafie.

Therapie

Tumore < **3 mm** werden per Fotokoagulation oder Kryotherapie behandelt. Weiterhin werden Radio- und Chemotherapie eingesetzt; u. U. muss das Auge enukleiert werden.

Knochentumoren

Etwa 65 % aller primären Knochentumoren treten im Kindes- oder Jugendalter auf. Die Mehrzahl davon ist **gutartig,** z. B. das Osteochondrom, das Enchondrom oder das histiozytäre Fibrom. Einige dieser Tumoren haben im Röntgenbild eine nahezu pathognomonische Erscheinung.

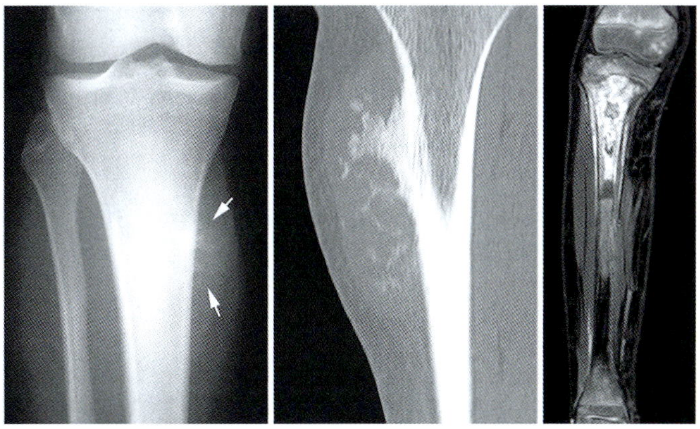

Abb. 32.3 Osteosarkom; Verkalkungen im umliegenden Gewebe (Spiculae) [E640/E393]

> Trotzdem sollte zur Diagnosesicherung eine **Biopsie** entnommen werden.

Eine Therapie ist bei den gutartigen Tumoren nur dann erforderlich, wenn Schmerzen auftreten oder die Stabilität des Knochens gefährdet ist. Unter den **malignen** Knochentumoren im Kindesalter sind die wichtigsten das **Osteosarkom** und der **Ewing-Tumor.** Typische Symptome sind Schmerzen, Bewegungseinschränkung, Schwellungen und reduzierter Allgemeinzustand. Auch bei maximaler Therapie ist die Prognose **nicht** günstig: Die 5-Jahres-Überlebensrate beträgt bei beiden nur etwa 65 %.

Osteosarkom

Dieser knochenbildende, schnell wachsende Tumor ist **metaphysär** vorwiegend in den langen Röhrenknochen und meist in Knienähe lokalisiert. Metastasen siedeln sich in der Lunge ab. Im Röntgenbild zeigen sich osteolytische und osteoblastische Knochendefekte, Periostreaktionen, **Codman-Dreiecke** und **Spiculae** (→ Abb. 32.3). Die Behandlung erfolgt durch **Radikaloperation** mit **Chemotherapie.**

Ewing-Tumor

Der Ewing-Tumor, fast immer ein Sarkom, ist in den **Diaphysen** der langen Röhrenknochen oder platten Knochen lokalisiert. Typischerweise befällt er Femur oder Beckengürtel. Der Tumor wächst schnell und metastasiert früh in andere Knochen und die Lunge. Im Röntgenbild zeigen sich **mottenfraßartige** Osteolysen und Periostreaktionen. Er wird durch **Polychemotherapie, Tumorresektion** und **Bestrahlung** therapiert.

Rhabdomyosarkom

Dieser hochmaligne **Weichteiltumor** hat zwei Erkrankungsgipfel: im Alter von 1–5 Jahren und von 15–19 Jahren.

Klinik und Diagnostik

Die Symptome variieren je nach Lokalisation, es kann z. B. zur **schmerzlosen Weichteilschwellung** oder zur Protrusio bulbi kommen. Der Tumor metastasiert früh, v. a. in Lunge, Knochenmark, Leber und Gehirn. Zum Diagnostikspektrum gehören Labor, Röntgen-Thorax, Ultraschall, MRT, PET, Knochenmark- und Lumbalpunktion sowie die Biopsie.

Therapie

Die Behandlung erfolgt je nach Stadium durch **Operation** oder **Chemotherapie.** Damit gelingt nur bei ca. 65 % der Betroffenen eine Heilung.

Zusammenfassung

- Die häufigsten Hirntumoren des Kindesalters sind Astrozytome und Medulloblastome.
- Das Neuroblastom ist ein Tumor des Kleinkinds; es geht von Zellen der Neuralleiste aus und produziert meist Katecholamine.
- Obwohl das Nephroblastom oft erst spät entdeckt wird, hat es eine gute Prognose.
- Das Leitsymptom des Retinoblastoms ist die Leukokorie.
- Die häufigsten primären malignen Knochentumoren im Kindesalter sind das Osteosarkom und das Ewing-Sarkom.
- Das Rhabdomyosarkom ist ein hochmaligner Weichteiltumor mit je einem Häufigkeitsgipfel im Kleinkind- und Pubertätsalter.

Angeborene und erworbene Immundefekte

Ursachen der Immunschwäche

Die Ursachen einer Immunschwäche im Kindesalter können **angeboren** oder **erworben** sein (→ Tab. 33.1), wobei häufiger erworbene Defekte vorliegen. Unter dem Akronym **ELVIS** sind die wichtigsten Parameter zur Beschreibung einer **pathologischen Infektionsanfälligkeit** zusammengefasst, die wiederum das führende Symptom einer Immunschwäche darstellt.

ELVIS
- **E**rreger: ungewöhnliche Erreger, wie z. B. CMV, nichttuberkulöse Mykobakterien, Cryptosporidien
- **L**okalisation: atypischer Organbefall, z. B. Leber- oder Hirnabszesse
- **V**erlauf: protrahierter Verlauf oder geringes Ansprechen auf Antibiotika, typisch auch Infektionskomplikationen nach Lebensimpfungen wie Rotaviren oder MMRV
- **I**ntensität: z. B. vorwiegendes Auftreten von Majorinfektionen, wie Pneumonien, Meningitiden oder Sepsis
- **S**umme: Bis zu 12 (banale) Infekte/Jahr sind im Kleinkindalter normal!

Aber auch chronische Diarrhöen, eine unklare Gedeihstörung, schwere ekzematöse Hauterscheinungen, rekurrierendes unklares Fieber oder Autoimmunerkrankungen können erste Hinweise für das Vorliegen eines Immundefekts sein.

Angeborene Immundefekte

Komplementdefekte

Defekte im Komplementsystem können durch Mangel oder Funktionsverlust der **Komplementfaktoren** oder des **C1-Inhibitors** entstehen.

C1-Inhibitor-Mangel

Der autosomal-dominant vererbte **C1-Inhibitor-Mangel** verursacht das hereditäre angioneurotische Angioödem (→ Abb. 33.1).

Tab. 33.1 Ursachen kindlicher Immunschwäche

Angeborene Immunschwäche	• Komplementdefekte • Granulozytendefekte • B-Zell-Defekte • T-Zell-Defekte • Kombinierte Immundefekte
Erworbene Immunschwäche	• Mangelernährung • Proteinverlust (renal, enteral) • Infektionen (z. B. CMV, HIV) • Verbrennungen • Maligne Erkrankungen (z. B. Leukämien) • Autoimmunerkrankungen • Medikamente (z. B. Zytostatika, Steroide) • Asplenie

Haut und Schleimhäute schwellen immer wieder an, bei **Befall des Larynx** kann das lebensgefährlich werden. Dann muss C1-Inhibitor substituiert werden.

Granulozytendefekte

Auch die Granulozyten können quantitativ oder qualitativ beeinträchtigt sein.

Septische Granulomatose

Klinik Durch eine genetisch bedingte Reduktion der **H_2O_2-Produktion** (Wasserstoffperoxid) ist es den Phagozyten nicht mehr möglich, katalasepositive Erreger wie *S. aureus* zu eliminieren. Es kommt zu wiederkehrenden, häufig abszedierenden und teils lebensbedrohlichen bakteriellen und mykotischen Infektionen.

Therapie Kausal hilft nur die Stammzelltransplantation. Ansonsten muss eine gründliche Infektionsprophylaxe betrieben werden.

T-Zell-Defekte

Die Anfälligkeit für Infektionen mit Viren, intrazellulären Bakterien, Pilzen und Parasiten ist erhöht.

DiGeorge-Syndrom

Das Syndrom ist durch einen **T-Zell-Defekt** bei gleichzeitiger **Thymushypo-** oder **-aplasie** gekennzeichnet. Fast immer liegt eine Mikrodeletion des Chromosoms 22 zugrunde. Die Häufigkeit liegt bei 1:4.000, Mädchen und Jungen sind gleich häufig betroffen.

Klinik Gesichtsdysmorphien (u. a. Epikanthus, kurzes Philtrum, runde Ohrmuscheln), Herzfehler und ein Hypoparathyreoidismus treten auf.

Das Akronym „CATCH22" ist der Überbegriff für das DiGeorge-Syndrom mit seinen komplexen Begleitsymptomen: **C**ardiac abnormality, **A**bnormal facies, **T**hymic hypoplasia, **C**left palate, **H**ypocalcemia, **22**nd chromosome deletion.

Diagnostik und Therapie Das Ausmaß des Immundefekts **variiert** stark. Diagnostisch finden sich eine Hypokalzämie und erniedrigte T-Zellen. Schwere Krankheitsverläufe benötigen eine Knochenmarktransplantation. Ansonsten stehen die Infektionsbekämpfung und der Kalziumausgleich im Vordergrund.

B-Zell-Defekte

Die betroffenen Kinder leiden rezidivierend unter **bakteriellen Infektionen** v. a. durch bekapselte Bakterien (Staphylo-, Strepto-, Pneumo-, Meningokokken). Die Lokalisation wechselt dabei häufig, besonders Kleinkinder erkranken auch häufig systemisch. Außerdem treten vermehrt Autoimmunerkrankungen und Malignome auf.

Selektiver IgA-Mangel

Dies ist der **häufigste** angeborene Immundefekt. Die Häufigkeit beträgt ca. 1:500 in der Bevölkerung, bei Zöliakiepatienten sind ca. 3–4 % von einem selektiven IgA-Mangel betroffen.

Klinik und Therapie Der IgA-Mangel bleibt meist klinisch stumm, da andere Antikörper deren Funktionen übernehmen. Eventuell treten vermehrt Infektionen der Atemwege, des Magen-Darm- oder Urogenitaltrakts sowie Autoimmunerkrankungen auf. Eine Antikörpersubstitution ist i. d. R. nur nötig, wenn weitere Störungen des Immunsystems, z. B. ein IgG-Mangel, bestehen.

Kombinierte Defekte

Kombinierte Defekte gehen mit Störungen in der **humoralen** und **zellulären** Immunantwort einer.

Schwerer kombinierter Immundefekt (SCID)

Es handelt sich um den **schwersten** Immundefekt, der durch eine Fehlfunktion oder einen kompletten Mangel an T- und B-Zellen charakterisiert ist. Das lymphatische Gewebe ist hypoplastisch. Seit Kurzem können betroffene Kinder in den ersten Lebenstagen durch ein auffälliges Neugeborenenscreening frühzeitig diagnostiziert werden.

Klinik und Therapie Schon kurz nach der Geburt kommt es zu Gedeihstörungen und schwersten generalisierten Infektionen. Ohne Knochenmarktransplantation endet die Erkrankung im Säuglingsalter rasch letal.

Zusammenfassung

- Immundefekte können angeboren oder erworben auftreten.
- Das klassische Symptom des C1-Inhibitor-Mangels ist das angioneurotische Ödem.
- Das DiGeorge-Syndrom geht mit Thymushypoplasie, T-Zell-Defekt, fazialen Dysmorphien und Herzfehler einher.
- Der schwerste Immundefekt ist der SCID, bei dem T- und B-Zellen fehlen.

34 Allergien

Allergien sind **Überempfindlichkeitsreaktionen** des Immunsystems gegen eigentlich ungefährliche Stoffe (Allergene). Nach der initialen **Sensibilisierung** kann es beim nächsten Allergenkontakt zur allergischen Reaktion kommen. Hierzu reichen schon kleinste Mengen des entsprechenden Allergens aus.

> Sensibilisierung ist häufig (bis zu 50 % der Kinder in Deutschland sind gegenüber Allergenen sensibilisiert), eine wirkliche Allergie ist selten!

Allergietypen

Nach Coombs und Gell werden die Überempfindlichkeitsreaktionen in **vier Typen** eingeteilt (→ Tab. 34.1).

> Die meisten Allergien im Kindesalter sind **Typ-I-Allergien.**

Diagnostik

Neben einer ausführlichen Anamnese kommen v. a. spezifische Allergiediagnostikmaßnahmen zum Einsatz.

- **Hauttests:** Der **Prick-Test** (→ Abb. 34.1) ist die Standardmethode zum Nachweis von Typ-I-Allergien. Er ist in jedem Alter möglich und kann schnell und Kosten günstig durchgeführt werden. Allerdings kann es bei Säuglingen oder Kleinkindern zu falsch negativen Ergebnissen kommen. Der teurere und aufwändigere **Intrakutantest** wird nur noch selten angewandt und ist meist nur bei Schimmelpilzen, Medikamenten oder Insektengiftallergien sinnvoll. Der **Epikutantest** wird für die Abklärung von Typ-IV-Allergien eingesetzt.
- **Labortests:** Die Bestimmung des Gesamt-IgE spielt heute kaum mehr eine Rolle. Der Nachweis von **spezifischen IgE-Antikörpern** gegen Allergene und Allergeneinzelkomponenten hingegen stellt inzwischen eine weit verbreitete und aussagekräftige Methode dar. Hierdurch kann zum einen der Hauttest bestätigt werden, zum anderen ist auch dann eine genaue Diagnose möglich, wenn die Hauttests nicht durchführbar sind (z. B. bei Hautveränderungen oder bei Einnahme von Antihistaminika). Ein fehlender IgE-Nachweis schließt eine Allergie jedoch nicht aus, gerade bei Kleinkindern sollte bei weiterbestehendem Verdacht in jedem Fall noch ein Pricktest erfolgen. Außerdem steht die Höhe der spezifischen IgE-Antikörper nicht automatisch in direktem Zusammenhang mit der Schwere der Allergie.
- **Provokationstests:** Mithilfe eines Provokationstestes können allergischen Symptome einem bestimmten Organ zugeordnet werden. Im Kindes- und Jungendalter wird am häufigsten die nasale (bei Verdacht auf Hausstaubmilben-, Schimmelpilz- und Pollenallergien) oder orale Provokation (Verdacht auf Nahrungsmittelallergien) durchgeführt. Provokationstests sind meist zeitaufwändig und bergen die Gefahr eines anaphylaktischen Schocks! Daher sollte bei Kindern die Indikation streng gestellt werden.

> Nicht jede positive Allergietestung ist auch klinisch relevant.

Differenzialdiagnose

Die **pseudoallergischen Reaktionen** gleichen klinisch den Typ-I-Allergien. Sie sind ebenfalls IgE-vermittelt, jedoch geschieht hier die IgE-Reaktion ohne vorherige Sensibilisierung. Auch die **Intoleranz-Beschwerden** müssen differenziert werden. Hier führt ein Enzymmangel (z. B. Laktoseintoleranz) zur Unverträglichkeitssymptomatik.

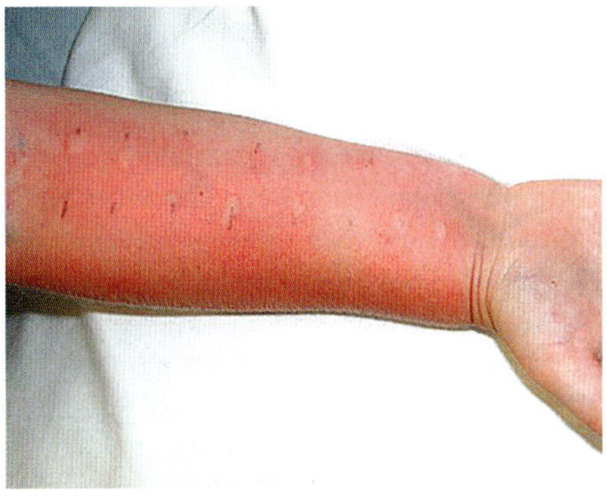

Abb. 34.1 Prick-Test. Verschiedene allergenhaltige Lösungen (ca. 15–20 Stück) werden auf die Haut aufgebracht (i. d. R. am Unterarm). Anschließend wird die Haut oberflächlich mit einer Prick-Lanzette angeritzt. Liegt eine Sensibilisierung gegen das Antigen aus der Lösung vor, kommt es zu Juckreiz und Quaddelbildung. [E331-002]

Tab. 34.1 Überempfindlichkeitsreaktionen nach Coombs und Gell

Typ	Mechanismus	Beispiele
Typ I (Soforttyp)	IgE-vermittelt	Allergische Rhinitis/Konjunktivitis, allergisches Asthma, anaphylaktischer Schock, allergisch bedingte Urtikaria, Insektengiftallergie, Nahrungsmittelallergien
Typ II (zytotoxischer Typ)	IgG- oder IgM-vermittelt	Transfusionsreaktion, allergische Thrombozytopenie
Typ III (Immunkomplextyp)	IgG- oder IgM-vermittelte Antigen-Antikörper-Komplexbildung mit Komplementaktivierung	Serumkrankheit, Purpura Schönlein-Henoch, exogen-allergische Alveolitis
Typ IV (Spättyp)	T-Zellen-vermittelt	Tuberkulintest, Transplantatabstoßung, Kontaktekzem

Atopie

Unter Atopie versteht man die genetische Disposition für die Ausbildung einer allergischen Erkrankung. Atopische Krankheitsbilder sind polygene Erkrankungen mit komplexem Vererbungsmuster, neben genetischen und epigenetischen Mechanismen spielen Umwelt- und Triggerfaktoren eine wichtige Rolle.
Zu den atopischen Krankheitsbildern gehören:

- Allergische Rhinitis (→ Kap. 19)
- Atopisches Ekzem/Neurodermitis (→ Kap. 47)
- Asthma bronchiale (→ Kap. 20)
- Insektengiftallergie
- Nahrungsmittelallergie
- Arzneimittelallergie
- Urtikaria (→ Kap. 47)

> Je nach Manifestation entwickeln sich **verschiedene Symptome:** Juckreiz, Hautrötung, Schnupfen, tränende Augen, Atemnot, Urtikaria (Nesselsucht), Bauchschmerzen, Durchfall, Allgemeinsymptome.

Verlauf

Die verschiedenen atopischen Krankheitsbilder entwickeln sich im Verlauf der Kindheit und haben unterschiedliche **Häufigkeitsgipfel** (→ Abb. 34.2).

Therapie

> Der wichtigste therapeutische Grundsatz ist die **Allergenkarenz!**

Außerdem lindern Medikamente die Symptome: **Antihistaminika, Glukokortikoide** und **Antileukotriene.** Bei besonders schweren Verläufen können auch Biologika (Anti-IgE-Antikörper, Omalizumab®) zum Einsatz kommen. Die einzige kausale Therapie ist die **Hyposensibilisierung** (spezifische Immuntherapie = SIT), die v. a. bei Pollen-, Hausstaub- und Insektengiftallergien gut wirksam ist. Eine Sonderform der Hyposensibilisierung stellt die für die schwere Erdnussallergie zugelassene orale Immuntherapie (kurz OIT) dar: Dabei bekommt der Patient über mehrere Jahre (3–5 Jahre, selten auch länger) Allergen in steigender Dosis appliziert, um den

Körper daran „gewöhnen" und somit eine Toleranz zu induzieren. Die am häufigsten angewandte und wirksamste Form ist die subkutane Verabreichung. In Form von Tropfen oder Tabletten ist auch eine sublinguale Applikation möglich. Seit Kurzem ist eine epikutane Allergenapplikation möglich (z. B. mittels spezieller Plaster, die Ernussproteine enthalten). Je früher die SIT begonnen wird (frühestens ab einem Alter von 3[–5] Jahren), desto besser ist die Wirksamkeit. Anaphylaktische Reaktionen treten selten auf. Bei Hausstaubmilbenallergie nimmt das **Encasing** einen hohen Stellenwert ein (Verwendung spezieller milbenundurchlässiger Matratzenüberzüge). Bei Tierhaarallergie sollten Eltern darüber aufgeklärt werden, dass Katzenhaare eine deutlich höhere Allergenität als übrige Tierhaare aufweisen. Felltragende Haustiere per se sind kein Risikofaktor für die Entstehung von Allergien oder Asthma. Für einen guten Therapieerfolg bei jeder Allergieform müssen Kinder und Eltern frühzeitig geschult und aktiv in die Behandlung involviert werden. Um Allergien von vornherein vorzubeugen, gibt es **präventive Grundsätze:** Stillen bis zum 4. Monat bzw. die Verwendung einer hypoallergenen (HA-)Formulanahrung bei erhöhtem familiären Allergierisiko sowie die Vermeidung von aktivem und passivem Tabakrauch und Schimmel in der kindlichen Umgebung sind die wichtigsten Maßnahmen. Eine ausgewogene Ernährung im 1. Lebensjahr, Vermeidung von Übergewicht und Durchführung der empfohlenen Schutzimpfungen laut STIKO-Empfehlungen stellen weitere unerlässliche Präventionsmaßnahmen dar. Inzwischen geht man davon aus, dass sich eine übertrieben saubere Umgebung fördernd auf die Entstehung von Allergien bei Kindern auswirkt, da die verminderte Exposition gegenüber verschiedenen mikrobiologischen Stimuli die Toleranzentwicklung des Immunsystems stört.

Nahrungsmittelallergien

Die Einteilung erfolgt in IgE- und Nicht-IgE-vermittelte Nahrungsmittelallergien. Eine Allergie gegenüber Milch und Hühnerei verschwindet mit großer Wahrscheinlichkeit in den ersten Lebensjahren und die Kinder entwickeln eine dauerhafte Toleranz, eine Allergie gegenüber Nüssen und Erdnüssen bleibt bei rund 80 % der Kinder bestehen. Einen Überblick über die typischen Allergene nach Alter gibt → Tab. 34.2. Ein wichtiger Risikofaktor für die Entstehung einer Nahrungsmittelallergie ist **das atopische Ekzem im Säuglingsalter,** da durch den Hautbarrieredefekt eine Sensibilisierung über die Haut erleichtert wird. Die Diagnostik von Nahrungsmittelallergien ist oft mühsam, eine umfassende Anamnese ist zur Vermeidung unnötiger Untersuchungen daher sehr wichtig!

Tab. 34.2 Häufigste relevante Nahrungsmittelallergene nach Alter (grob nach Häufigkeit sortiert)

• **Säuglinge und Kleinkinder:** Kuhmilch, Hühnerei, Erdnuss, andere Nüsse, Weizen, Soja, Fisch, Kiwi, Hülsenfrüchte, Sesam
• **Schulkinder/Jugendalter:** Nüsse, Fisch, Krustenniere, Ei, (Birken-)Pollen-assoziiert (Kreuzallergene!) auch Steinobst, Sellerie, Apfel, Kiwi

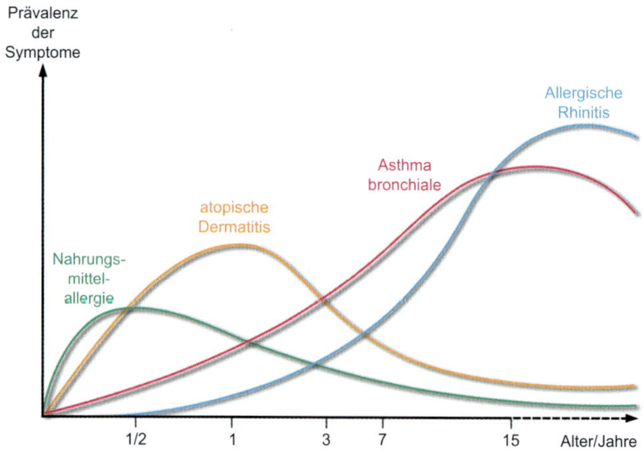

Abb. 34.2 Verlauf der Häufigkeit atopischer Erkrankungen im Kindesalter [L238]

> Eine zu späte Einführung gewisser Nahrungsmittel mit der Beikost fördert eine Allergie- und nicht etwa Toleranzentwicklung.

Eine spezielle Unterform der Nicht-IgE-vermittelten Nahrungsmittelallergie ist das sog. **FPIES** (**F**ood **P**rotein **I**nduced **E**nterocolitis **S**yndrome), das v. a. Säuglinge betrifft. 1–4 h nach dem Verzehr von bestimmten Nahrungsmitteln (v. a. Kuhmilch, Soja, Hafer, Reis) kommt es zu typischen Symptomen wie **repetitivem Erbrechen, Diarrhöen, Lethargie und Blässe,** in schweren Fällen ist auch ein Kreislaufkollaps mit Schocksymptomatik möglich. Die Akuttherapie besteht aus einer Flüssigkeitssubstitution und ggf. antiemetischer Medikation. Die konsequente Meidung des auslösenden Allergens ist die langfristige Therapie.

Anaphylaxie und anaphylaktischer Schock

Die **generalisierte** allergische Typ-I-Reaktion kann in Form des anaphylaktischen Schocks lebensgefährlich werden. Die Symptomatik wird in **vier Schweregrade** eingeteilt:

- Stadium I: Erythem, Juckreiz, Urtikaria
- Stadium II: + Übelkeit, Blutdrucksenkung, Tachykardie
- Stadium III: + Atemnot, Erbrechen, Zyanose, Schock
- Stadium IV: + Atem-, Herz- und Kreislaufstillstand

Ab zwei betroffenen Organsystemen (also ab Stadium II) spricht man von Anaphylaxie. Therapeutisch müssen neben der sofortigen Allergenkarenz spätestens ab Stadium II **Glukokortikoide, Antihistaminika** und v. a. **Adrenalin i. m.** verabreicht werden, bei bronchialer Obstruktion ist eine Inhalation mit Salbutamol oder ggf. Adrenalin hilfreich. Im schlimmsten Fall wird eine Reanimation notwendig. Je älter die Kinder, desto häufiger kommt es zu einer Kreislaufbeteiligung, jüngere Kinder reagieren häufiger mit Symptomen der Haut/Schleimhäute und der Lunge.

Zusammenfassung

- Die Überempfindlichkeitsreaktionen werden in vier Untergruppen eingeteilt.
- Im Kindesalter liegen am häufigsten Krankheitsbilder vom Allergie-Typ I vor.
- Wenn möglich, sollte die Allergenkarenz eingehalten werden. Weiterhin stehen medikamentöse Optionen und die Hyposensibilisierung (SIT) zur Verfügung.
- Zum atopischen Formenkreis gehören klassischerweise das allergische Asthma bronchiale, die allergische Rhinokonjunktivitis und das atopische Ekzem.
- Nahrungsmittelallergien werden in Nicht-IgE- und IgE-vermittelte Formen unterteilt. Eine spezielle Form einer Nahrungsmittelallergie ist das sog. FPIES.
- Als generalisierte allergische Reaktion tritt der anaphylaktische Schock auf.

Infektassoziierte (reaktive) Arthritis

Die **häufigste** rheumatische Erkrankung bei Kindern ist die infektassoziierte Arthritis. Diese akute Gelenkentzündung tritt Tage bis Wochen **nach** einer **Infektion** (meist des Gastrointestinaltrakts, der Atem- oder Harnwege) auf. T-Zellen gegen Erregerantigene greifen auch körpereigene Gelenkstrukturen an. Die meisten Fälle finden sich bei Jungen zwischen 8–12 Jahren.

Klinik

Neben den **Gelenkbeschwerden** (Mono-, Oligo- oder Polyarthritis, meist der großen Gelenke der unteren Extremitäten) können auch Fieber, Abgeschlagenheit und Hautveränderungen auftreten.

> Bei Klein- und jungen Schulkindern tritt die Erkrankung am häufigsten nach einem Infekt der oberen Atemwege als **Coxitis fugax (Hüftschnupfen)** mit Knie- und Hüftschmerzen auf.

Das **Reiter-Syndrom** ist eine Sonderform des Krankheitsbilds, es kommt zur Trias aus Arthritis, Konjunktivitis und Urethritis.

Diagnostik und Differenzialdiagnosen

Diagnostisch müssen eine ausführliche Anamnese und Untersuchung durchgeführt werden. Entzündungsparameter, gezielte Erregersuche, Gelenksonografie und -punktion komplettieren die Maßnahmen. In mehr als der Hälfte der Fälle findet sich ein positives **HLA-B27.** Auszuschließende Diagnosen sind JIA, die Lyme-Arthritis, die eitrige Arthritis, aseptische Knochennekrosen und Tumoren.

Therapie

Die Erkrankung ist in den meisten Fällen **selbstlimitierend.** Symptomatisch werden NSAR, Kühlung, Entlastung und Physiotherapie angewandt. Fast immer heilt die Erkrankung ohne bleibende Schäden ab.

Rheumatisches Fieber

Eine Sonderstellung nimmt wegen der schwerwiegenden **kardialen** Komplikationen das rheumatische Fieber ein. Es kann als Folge einer Infektion der oberen Luftwege (meist Angina tonsillaris) durch β-hämolysierende A-Streptokokken auftreten. Betroffen sind v.a. Kinder um das 10. Lebensjahr.

Klinik

Anti-Streptokokken-Antikörper kreuzreagieren mit körpereigenen Bindegewebsstrukturen **(Molecular Mimicry),** hauptsächlich der Gelenke und des Endo- bzw. Myokards. Typischerweise 2–3 Wochen nach der Streptokokkeninfektion treten Abgeschlagenheit, Fieber, Blässe und Bauchschmerzen auf. Die **Arthritis** manifestiert sich meist asymmetrisch in den großen Gelenken (Knie-, Ellenbogen-, Sprung-, Handgelenk) und zeigt saltatorischen Charakter (d.h., sie „springt" von Gelenk zu Gelenk). Bei Tachykardie muss an eine **Endo- oder Myokarditis** (seltener Pankarditis) gedacht werden. Später kann ein **Erythema marginatum anulare** (→ Abb. 35.1) hinzukommen. Selten treten im Verlauf auch die **Chorea minor Sydenham** (Hyperkinesie, Grimassieren, Sprach- und Schluckstörungen) und Rheumaknötchen auf.

> Die Gelenksymptomatik heilt normalerweise ohne Folgen ab, die Endokarditis aber prädisponiert für die spätere Entstehung von **Herzklappenfehlern** (v. a. Mitral- und Aortenklappe).

Diagnostik und Differenzialdiagnosen

Bei gesicherter Streptokokkeninfektion wird die Diagnose mithilfe der **Jones-Kriterien** (→ Tab. 35.1) gestellt. Zwei Hauptkriterien oder ein Hauptkriterium und zwei Nebenkriterien sprechen für ein rheumatisches Fieber. Im Labor lassen sich erhöhte Entzündungsparameter feststellen. Eine normale BSG schließt ein rheumatisches Fieber weitgehend aus.

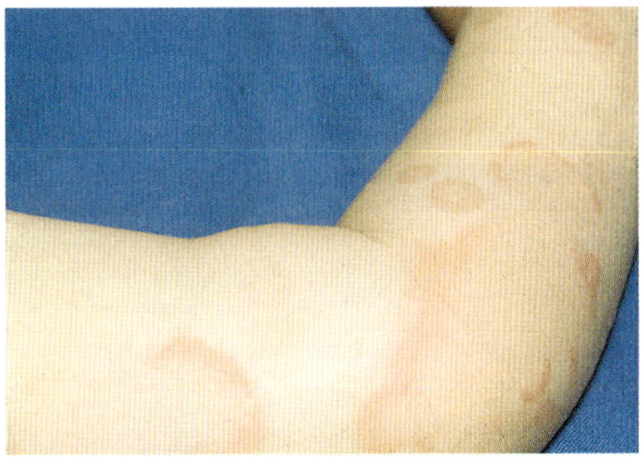

Abb. 35.1 Erythema marginatum anulare [T409]

Tab. 35.1 Jones-Kriterien des rheumatischen Fiebers

Hauptkriterien	Nebenkriterien
• Polyarthritis • Endo- oder Myokarditis • Chorea minor • Erythema marginatum anulare • Rheumaknötchen	• Fieber • Gelenkschmerzen • EKG-Veränderungen (z. B. verlängerte PQ-Zeit) • BSG-Beschleunigung und Leukozytose • Rheumatisches Fieber in der Vorgeschichte

> Der **Nachweis der Streptokokkeninfektion** gelingt mittels Rachenabstrich oder durch die mind. 2-fache Erhöhung der Anti-DNAse, des Antistreptolysintiters und der Antihyaluronidase.

Differenzialdiagnosen sind reaktive Arthritis, JIA, Kollagenosen, Lyme-Borreliose und infektiöse Endokarditis.

Therapie

Die Behandlung erfolgt mehrgleisig: **Penicillin** gegen die Streptokokken (bei Allergie Makrolid oder Cephalosporin), hochdosierte **NSARs** (i. d. R. Ibuprofen) und **Glukokortikoide** gegen die Myo- oder Endokarditis. Bei Auftreten der Chorea minor Sydenham kann die Gabe von Benzodiazepinen oder Haloperidol erfolgen. Nach der Heilung ist eine langjährige Prophylaxe mit Benzathinpenicillin (i. m. oder oral) wichtig, da jedes Rezidiv die Herzproblematik deutlich verschärft. Operative Eingriffe sind nur unter Penicillinschutz durchführen! Eventuell ist eine Endokarditisprophylaxe notwendig.

Juvenile idiopathische Arthritis (JIA)

Als juvenile idiopathische Arthritis wird eine **Gelenkentzündung** (Synovitis) bezeichnet, die vor dem 16. Lebensjahr auftritt, mindestens 6 Wochen andauert und für die keine andere Ursache gefunden wird.

> Die besondere Problematik dieser Krankheitsgruppe liegt in der zunehmenden Bewegungseinschränkung und den Wachstumsstörungen, die das Kind in seiner motorischen und psychosozialen Entwicklung stark hemmen.

Klassifikation und Klinik

Man unterscheidet Subgruppen nach klinischem Bild und Laborbefunden. → Tab. 35.2 zeigt die Einteilung der JIA in ihre Untergruppen.
Zur Symptomatik gehören immer **Gelenkschmerzen** mit Überwärmung, Rötung und Schwellung, evtl. Gelenkerguss. Bei

der polyarthritischen Verlaufsform zeigt sich ein symmetrischer Befall kleiner und großer Gelenke inklusive Kiefergelenk und HWS. Bei der oligoarthritischen Form (max. 4 Gelenke) kommt es zum asymmetrischen Befall (meist Knie-, Sprung- und kleine Gelenke der Hand), wobei Hüft- und Schultergelenk sehr selten betroffen sind, in 40 % zeigt sich zusätzlich eine Iridozyklitis, der Beginn ist ebenfalls oft schleichend. Schwierigkeiten bereitet der **Morbus Still** (systemische Verlaufsform), bei dem den Gelenkbeschwerden (v. a. Knie-, Sprung- und Handgelenke) andere Symptome wie sepsisähnliches, rekurrierendes Fieber oder Exantheme um Monate vorausgehen können.

Diagnostik

Neben Symptomatik, Alter und Geschlecht des Kindes, werden wichtige **Laborwerte** herangezogen: Entzündungsparameter, Rheumafaktor (RF), antinukleäre Antikörper (ANA) und HLA-B27. Eine Arthrosonografie macht die Gelenkveränderungen sichtbar. Es handelt sich um eine **Ausschlussdiagnose** (DD: reaktive Arthritis, eitrige Arthritis, rheumatisches Fieber, Lyme-Borreliose etc.).

> Da es im Rahmen der JIA auch zu **Iridozyklitiden** kommen kann, sind regelmäßige augenärztliche Untersuchungen sehr wichtig!

Therapie

Bei der Behandlung spielt die **Physiotherapie** zur Verhinderung bzw. Verzögerung von Gelenkfehlstellungen eine wichtige Rolle. Für die **medikamentöse Therapie** gibt es ein **Stufenkonzept:** Leichtere Beschwerden (Stufe 1) werden mit NSAR und evtl. mit Basistherapeutika wie Sulfasalazin behandelt. Bei stärkeren Entzündungsschüben (Stufe 2) werden bei der Oligoarthritis zusätzlich Steroide in das Gelenk injiziert; bei der Polyarthritis wird zusätzlich systemisch Methotrexat gegeben. Bei schweren akuten Entzündungen (Stufe 3) erfolgt die systemische Glukokortikoidgabe. Für schwerste Verläufe stehen auch Biologika zur Verfügung. Psychologische Betreuung und Schulung von Kindern und Eltern sind weitere wichtige Elemente der Therapie.

Kindliche Kollagenosen

Zu den als Kollagenosen bezeichneten **entzündlichen Systemerkrankungen** gehören: Systemischer Lupus erythematodes, juvenile Dermatomyositis, Sklerodermie, Sjögren-Syndrom, Mischkollagenosen, undifferenzierte Kollagenosen. Von der Entzündung sind Bindegewebe, Gefäße, Muskeln und innere Organe betroffen. Insgesamt erkranken Mädchen häufiger.

Systemischer Lupus erythematodes (SLE)

Autoantikörper führen zur Entzündung von Bewegungsapparat, Haut, Organen und zentralem Nervensystem. Die genaue Ursache ist bisher nicht geklärt, es sind aber verschiedene exogene (z. B. Infektionen, Medikamente) und endogene (z. B. hormonelle Veränderungen) Faktoren bekannt, die den Ausbruch triggern.
Es erkranken v. a. Mädchen im Schul- und Jugendalter.

Klinik

Die Klinik ist sehr variabel. Bei Kindern treten meist **Gelenkbeschwerden** und **Hautveränderungen** auf. Auch die **Niere** ist oft betroffen. Die Manifestation der Erkrankung kann akut (Fieber, Gewichtsverlust, Abgeschlagenheit) oder schleichend (Muskelschmerzen, Leistungsminderung) verlaufen. Die vom American College of Rheumatology (ACR) erarbeiteten **Kriterien** (→ Tab. 35.3) können zur Diagnosestellung genutzt werden (SLE ab > 4 der 11 Kriterien).

Diagnostik

Im Urin finden sich bei Nierenbeteiligung Proteine und Blut. Laborchemisch zeigen sich eine eventuelle Panzytopenie, verminderte Komplementfaktoren (C3/C4), sowie fast immer ANA und häufig Anti-Sm- und Anti-ds-DNA-Antikörper.

Therapie

> Wichtigste Maßnahme ist die **Immunsuppression.**

Schwere Verläufe werden u. a. mit Azathioprin, MTX oder Cyclosporin behandelt. Gegen die Hautveränderungen kann Hydroxychloroquin helfen. Gegen Fieber

Tab. 35.2 Einteilung der JIA

JIA-Subtyp	Klinische Merkmale	Häufigkeit
Systemische Arthritis (Morbus Still) 2.–4. Lebensjahr	• Täglich Fieber während mind. 2 Wochen • Arthritis • Mindestens eines der folgenden Symptome: flüchtiges Exanthem, generalisierte Lymphadenopathie, Hepato-/Splenomegalie, Serositis	7 %
Oligoarthritis 2.–4. Lebensjahr	1–4 Gelenke während den ersten 6 Monaten • Persistierend: nie mehr als 4 Gelenke betroffen • Erweitert: > 4 Gelenke betroffen nach den ersten 6 Monaten	53 % Häufigste Form!
Polyarthritis Ab Schulalter	5 oder mehr Gelenke betroffen während der ersten 6 Monate • Rheumafaktor negativ (14 %) • Rheumafaktor 2× positiv (2 %, v. a. Mädchen > 12 Jahre)	16 %
Arthritis mit Enthesitis 9.–12. Lebensjahr	Arthritis und Enthesitis	14 %
Psoriasisarthritis 7.–10. Lebensjahr	Arthritis und Psoriasis	2 %
Undifferenzierte Arthritis	Arthritis, die keiner oder mehr als einer Kategorie zugeordnet werden kann	8 %

Tab. 35.3 SLE-Diagnosekriterien des American College of Rheumatology (ACR)

Organ	Klinik
Haut	• Gerötete, hyperkeratotische, atrophische Plaques (diskoider Lupus) • Schmetterlingserythem im Gesicht (→ Abb. 35.2) • Erhöhte Fotosensibilität
Schleimhaut	• Schmerzlose, orale Ulzera
Seröse Häute	• Pleuritis • Perikarditis
Gelenke	• Arthritis (> 2 Gelenke, nicht destruktiv)
Niere	• Glomerulonephritis
ZNS	• Krampfanfälle • Psychosen • Neuropathie
Blutbildung	• Hämolytische Anämie • Leukopenie < 4.000/μl • Thrombopenie < 100.000/μl
Immunologische Befunde	• ANA • Anti-ds-DNA-Antikörper • Anti-Sm-Antikörper

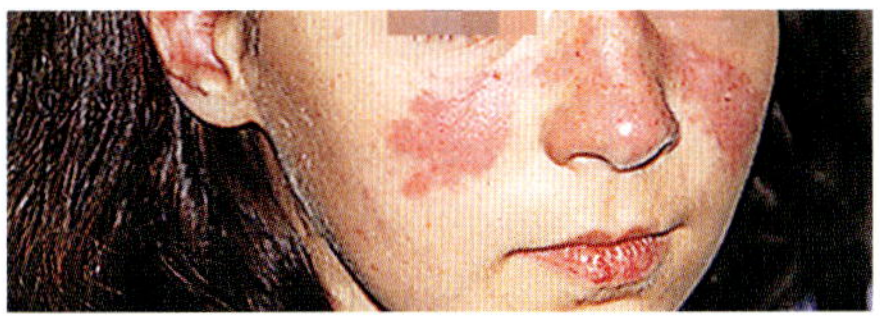

Abb. 35.2 Schmetterlingserythem [M649]

und Schmerzen kommen **NSARs** zum Einsatz. Besonders entscheidend für die Prognose ist die Nierenbeteiligung. Insgesamt haben die Therapiestrategien der letzten Jahre zu einer Prognoseverbesserung beigetragen.

Vaskulitiden

Bei diesen chronischen-systemischen Entzündungen stehen die **Gefäßbeteiligung** und die damit einhergehende Schädigung der von diesen Gefäßen versorgten Organe im Vordergrund. Die Purpura Schönlein-Henoch und das Kawasaki-Syndrom sind bei Kindern am häufigsten.

Purpura Schönlein-Henoch (PSH)

Die PSH ist eine systemische Vaskulitis (die häufigste in der Pädiatrie): Nach einem banalen Infekt der oberen Luftwege führt die Ablagerung von Immunkomplexen in den Kapillaren zu einer Endothelschädigung. Betroffen sind v. a. männliche Klein- und Schulkinder.

Klinik

Vor allem am **Gesäß** und an den **Streckseiten** der Beine treten Petechien auf. Gelenk-, Darm- und Nierenbeteiligungen sind möglich. (**Cave:** Bauchschmerzen, Invaginationen, Hämaturie, Gelenkschwellungen!)

Diagnostik

Die Laborwerte sind, außer bei Auftreten eines nephritischen Syndroms, in vielen Fällen normal (keine Thrombopenie!). Bei Nierenbeteiligung zeigen sich eine Erythrozyturie und Proteinurie. Abdomensonografisch fallen bei Darmbeteiligung deutlich verdickte Darmwände auf.

Therapie und Prognose

Die PSH ist meist ein **selbstlimitierender Prozess**. Gelenkbeschwerden werden mit NSAR gelindert. Darmblutungen und -koliken und schwere, chronische renale Verlaufsformen werden eine Immunsuppression (u. a. Kortikoide, Ciclosporin, Azathioprin, Cyclophosamid) notwendig machen. Es kommt nicht selten zu wiederholten Schüben innerhalb von 6–8 Monaten. Die Prognose ist bei den meisten Kindern gut.

Kawasaki-Syndrom

Das Kawasaki- bzw. **mukokutane Lymphknoten-Syndrom** ist eine generalisierte Vaskulitis der mittleren und kleinen Gefäße bei Kleinkindern (80 % < 5 Jahren), Jungen sind häufiger betroffen als Mädchen. Die Ätiologie ist nicht abschließend geklärt und multifaktoriell, diskutiert wird die Überstimulation von T-Zellen durch infektiöse Triggermechanismen.

Klinik und Komplikationen

Die Diagnose wird klinisch anhand der **Hauptsymptome** gestellt: Bei Vorliegen von **5** der 6 **Hauptsymptome** ist von einem Kawasaki-Syndrom auszugehen. Ausreichend sind auch vier Hauptsymptome, wenn bereits ein **Koronaraneurysma** diagnostiziert wurde. Die Hauptsymptome sind:

- (Antibiotikaresistentes, oft schlecht senkbares) hohes Fieber über 5 Tage
- Schwellung der Halslymphknoten (zervikale Lymphadenopathie, nicht abszedierend)
- Beidseitige nicht eitrige (oftmals flüchtige) Konjunktivitis
- Veränderungen der Mundschleimhaut und Lippen (rissige Lacklippen mit Erdbeerzunge)
- Polymorphes makulo-papulöses (nie vesikuläres) Exanthem am Körper
- Hautveränderungen an den Extremitäten, d. h. im akuten Stadium Palmar- oder Plantarerytheme, danach Schuppung der Finger- oder Zehenspitzen

Gefürchtet sind die **schweren Komplikationen:** Koronaraneurysmen können bis zum Herzinfarkt und plötzlichen Herztod führen, die periphere Gefäßschädigung bis zum Absterben einzelner Finger.

Säuglinge haben häufig begleitend Durchfall. Eine sterile Meningitis oder ein Gallenblasenhydrops sind in allen Altersgruppen möglich. Insbesondere bei Kindern < 12 Monaten finden sich nicht immer alle Hauptsymptome (sog. **inkomplettes Kawasaki-Syndrom**), trotzdem muss bei begründetem Verdacht gehandelt werden, um schwere Komplikationen zu verhindern.

Diagnostik

Im Blut finden sich erhöhte Entzündungszeichen (BSG, CRP, Leukozytose mit Linksverschiebung). Außerdem bestehen häufig eine Anämie und eine Thrombozytose. Typisch sind auch Erhöhung von Leberwerten. Der Antistreptolysintiter ist negativ. Der Urinstatus zeigt eine aseptische Leukozyturie. Bei der Diagnostik ist eine Beurteilung der kardialen Situation obligat (EKG, Echokardiografie). Gegebenenfalls sollten auch eine Abdomensonografie und Lumbalpunktion erfolgen. Differenzialdiagnostisch muss an andere hochfieberhafte Systemerkrankungen gedacht werden: Masern, Scharlach, Stevens-Johnson-Syndrom, Toxic-shock-Syndrom, systemischer Verlauf der juvenilen idiopathischen Arthritis, Makrophagen-aktivierungssyndrome, Staphylokokken-induziertes Scaled-skin-Syndrom.

Therapie

Therapiert wird mit **Immunglobulinen** und **ASS.** In bestimmten Fällen ist auch der Einsatz von Steroiden (z. B. bei initialer Koronarbeteiligung oder bei Kindern < 1 Jahr) oder selten Biologika wie Infliximab notwendig. Eine kardiologische Nachsorge ist dringend notwendig. Die Mortalität liegt bei etwa 1 % (häufigste Todesursache ist der Myokardinfarkt).

Zusammenfassung

- Die häufigste rheumatische Erkrankung bei Kindern ist die reaktive Arthritis.
- Rheumatisches Fieber entsteht nach einer Streptokokkeninfektion. Die Diagnose erfolgt nach den Jones-Kriterien.
- Die juvenile idiopathische Arthritis verläuft chronisch und führt zu Bewegungseinschränkungen.
- Der SLE geht u. a. mit erhöhter Lichtempfindlichkeit und Schmetterlingserythem einher. Die Nierenbeteiligung ist ein wichtiger prognostischer Faktor.
- Bei der Purpura Schönlein-Henoch kommt es nach einem einfachen Infekt zur Ablagerung von Immunkomplexen in den Kapillaren und der Entstehung von Petechien. Die Erkrankung ist i. d. R. selbstlimitierend.
- Das Kawasaki-Syndrom geht mit Fieber, Lymphknotenschwellungen und Haut- und Schleimhautveränderungen einher. Die gefürchtetste Komplikation ist die Entstehung von Koronaraneurysmen.

Angeborene Anomalien von Skelett und Bindegewebe

Angeborene Anomalien des Skeletts und Bindegewebes können sich **lokalisiert** oder **generalisiert** ausprägen.

> Die Erkrankungen sind zwar pränatal angelegt, manifestieren sich aber nicht immer sofort nach der Geburt.

Ätiologisch liegen genetische Faktoren oder Schädigungen während der Schwangerschaft zugrunde.

Angeborene Anomalien des Skeletts

Skelettdysplasien

Es liegen Defekte im **Knorpel**- und **Knochengewebe** vor. Die Erkrankungen sind vielfältig, aber selten. Röntgenaufnahmen dienen der Diagnosestellung.

Achondrodysplasie

Die Achondroplasie ist die häufigste Skelettdysplasie und wird autosomal-dominant vererbt. Die Betroffenen sind **kleinwüchsig** (ca. um 1,20 m), haben kurze Gliedmaßen und einen nur wenig verkürzten Rumpf (→ Abb. 36.1). Weitere Auffälligkeiten sind ein im Vergleich zur Körpergröße großer Kopf, Crura vara, eine einfallende Nasenwurzel sowie eine verstärkte Lendenlordose. Der Spinalkanal ist häufig verengt, was später eine Operation nötig machen kann. Die Therapie ist ansonsten **symptomatisch.** In einigen Fällen kann über eine operative Beinverlängerung nachgedacht werden.

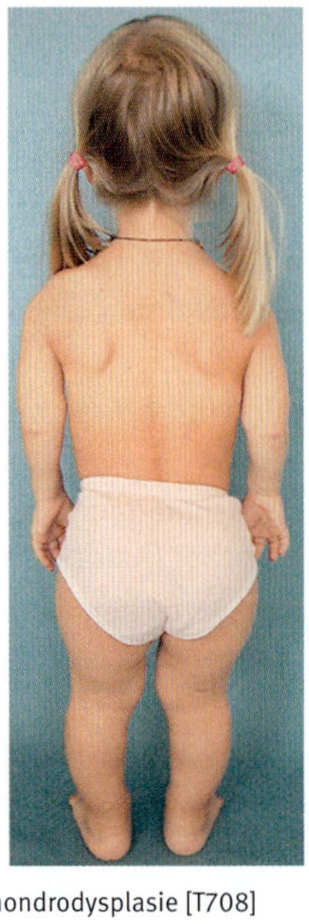

Abb. 36.1 Achondrodysplasie [T708]

Osteogenesis imperfecta (Glasknochenkrankheit)

Die Erkrankung wird je nach Typ autosomal-dominant oder -rezessiv vererbt und geht mit extremer **Knochenbrüchigkeit** und Kleinwuchs einher. Teilweise kommt es schon intrauterin zu Frakturen. Es sind sieben Krankheitstypen bekannt, die teilweise auch mit blauen Skleren, Hörstörungen und Zahnproblemen einhergehen. Insgesamt variieren Frakturhäufigkeit, -zeitpunkt und Prognose abhängig vom Krankheitstyp stark. Durch Brüche und instabile Knochen kommt es zu Verbiegungen und Fehlstellungen. Eine kausale Therapie existiert nicht. **Bisphosphonate** erhöhen die Knochenfestigkeit, orthopädische Maßnahmen lindern **symptomatisch.**

Dysostosen

Es handelt sich um Entwicklungsstörungen **einzelner** Knochen. Sie lassen sich z. B. nach ihrer Lokalisation einteilen:

- Kranial und fazial (z. B. Kraniosynostose bei vorzeitigem Verschluss der Schädelnähte)
- Axial (z. B. zervikothorakale Wirbelfehlbildung bei Klippel-Feil-Syndrom)
- Extremitäten (z. B. Polydaktylien)

Angeborene Anomalien des Bindegewebes

Angeborene Bindegewebsstörungen beruhen auf Defekten der **Kollagensynthese.**

Marfan-Syndrom

Durch einen autosomal-dominant vererbten Defekt oder Neumutation (ca. 30 % der Fälle) im Fibrillin-1 Gen (FBN-1) kommt es zu einer gestörten Synthese der Mikrofibrillen. Das Marfan-Syndrom tritt ähnlich häufig auf wie die Mukoviszidose. Klinisch betroffen sind vor allem drei Organsysteme:

- **Auge:** Linsen(sub)luxation (fehlt allerdings in bis zu 40 %)
- **Muskuloskelettalsystem:** Olichostenomelie (Langschmalgliedrigkeit), Arachnodaktylie (Spinnenfingrigkeit), überstreckbare Gelenke, Skoliose, Trichterbrust
- **Herz/Aorta:** Aortenaneurysmen/-dissektionen, Mitralklappenprolaps/-insuffizienz

Außerdem können spontane Pneumothoraces und Leistenhernien auftreten. Klinisch zeigt sich eine hohe Variabilität und altersabhängige Entwicklung. Bisher gibt es keine Kausaltherapie, bei Aortenerweiterung werden Kinder mit Betablockern therapiert, eine sichere und effektive Methode, um die Aortenerweiterung zur verlangsamen. Aufgrund der kardialen Komplikationen sind regelmäßige Kontrollen (Echo, MRT), die rechtzeitige Entscheidung zur Aortenchirurgie und eine Endokarditisprophylaxe notwendig. Außerdem sollten augenärztliche und orthopädische Untersuchungen erfolgen. Wegen der frühzeitigen Erkennung und professionellen Betreuung erreichen Patienten mit Marfan-Syndrom heute eine nahezu normale Lebenserwartung.

Ehlers-Danlos-Syndrom

Diese Gruppe von Bindegewebserkrankungen zeichnet sich durch eine **hyperelastische** Haut (→ Abb. 36.2), **hyperbewegliche Gelenke** und eine hohe **Vulnerabilität** von Haut und Gefäßen (Blutungsneigung!) aus. Es existieren verschiedene Formen. Auch hier gibt es bisher keine kausale Behandlung.

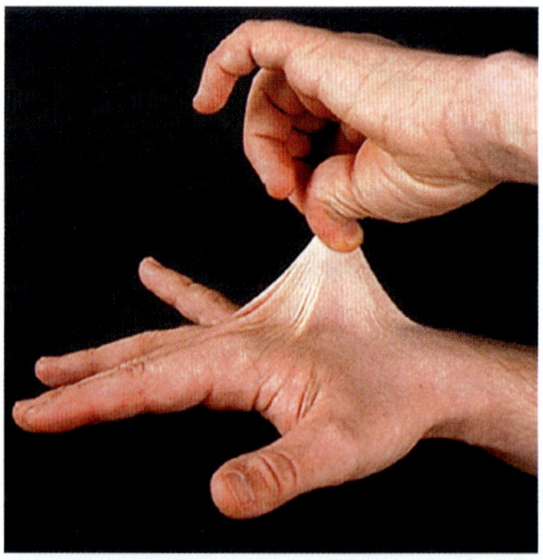

Abb. 36.2 Ehlers-Danlos-Syndrom [T706]

> **Zusammenfassung**
> - Zu den Skelettdysplasien gehören u. a. die Glasknochenkrankheit und die Achondroplasie.
> - Entwicklungsstörungen einzelner Knochen werden als Dysostosen bezeichnet.
> - Das Marfan-Syndrom und das Ehlers-Danlos-Syndrom gehören zu den angeborenen Bindegewebsstörungen; ihnen liegt ein Defekt der Kollagenbildung zugrunde.

Kindliche Frakturen

Das kindliche Skelett ist noch wesentlich **elastischer** als das erwachsene. Da das Periost eine höhere osteogene Potenz besitzt, heilen Frakturen im Kindesalter auch deutlich schneller. Die Verletzungsmechanismen sind meist andere als im späteren Lebensalter. Dadurch kommt es bei Kindern in verschiedenen Altersstufen zu unterschiedlichen traumatischen Verletzungen.

Frakturtypen und Einteilungen kindlicher Frakturen

Die anatomischen Merkmale kindlicher Knochen bedingen weitere Besonderheiten:

- Es kommt wesentlich häufiger zu **Schaft**- als zu Gelenkfrakturen.
- Das kindliche Periost ist besonders stabil. Bleibt es bei einem Bruch des Knochens intakt, entsteht eine **Grünholzfraktur**. Dabei kann das Periost an einer Seite durchtrennt und an der anderen intakt sein und durch den so ausgeübten Zug eine Reposition der Knochenfragmente erschweren.
- Durch die kindlichen **Epiphysenfugen** kommt es vor dem Wachstumsabschluss häufiger zu knöchernen Ausrissen an der Fuge oder den Apophysen als zu herkömmlichen Frakturen.
- Frakturen der Epiphysenfugen werden nach **Salter** und **Harris** bzw. nach **Aitken** klassifiziert (→ Tab. 37.1, → Abb. 37.1)

Diagnostik- und Therapieprinzipien kindlicher Frakturen

Um den Kindern keine unnötigen Schmerzen zuzufügen, sollte das Auslösen der sicheren Frakturzeichen vermieden werden. Die Fraktur wird **vorsichtig** abgetastet und **Motorik, Sensibilität** und **Durchblutung** werden überprüft. Dabei sind immer die **angrenzenden Gelenke** mitzuinspizieren. Zur bildgebenden Diagnostik kommen Röntgen in 2 Ebenen, Sonografie und ggf. MRT infrage, die knorpeligen Wachstumsfugen können im Röntgen nicht dargestellt werden. Frakturen im Kindesalter können viel häufiger konservativ im Gips ausheilen als bei Erwachsenen. Im Falle einer Osteosynthese werden für Kinder meist Kirschner-Drähte, Zugschrauben oder elastisch stabile intramedulläre Nägel (ESIN) verwendet.

Verletzungen der Epiphysenfugen können **(asymmetrische) Wachstumsstörungen** nach sich ziehen. Kinder mit solchen Verletzungen müssen dahingehend bis zum Wachstumsabschluss regelmäßig untersucht werden.

Tab. 37.1 Klassifikation der Frakturen im Epiphysenbereich nach Salter/Harris und nach Aitken

Typ	Aitken	Merkmale der Fraktur
SH 1	Aitken 0	Lösung der Epiphysenfuge ohne Fraktur
SH 2	Aitken I	Fugenlösung mit metaphysärem Fragment
SH 3	Aitken II	Fugenverletzung mit epiphysärem Fragment
SH 4	Aitken III	Fugenverletzung mit metaepiphysärem Frakturverlauf
SH 5	Aitken IV	Kompression der Epiphysenfuge

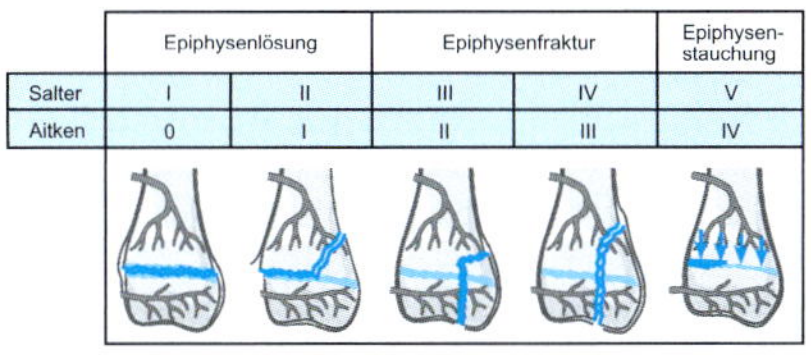

Abb. 37.1 Darstellung der Frakturen im Epiphysenbereich nach Salter/Harris und nach Aitken [L106]

Chassaignac-Luxation (Pronatio dolorosa)

Wegen der kindlichen Anatomie kommt es oft zur **Subluxation** des **Radiusköpfchens** (Chassaignac-Luxation, → Abb. 37.2). Sie wird durch kräftigen Zug am Arm des Kleinkinds verursacht. Oft geschieht dies, wenn Eltern das Kind von einer Gefahrenquelle, z. B. einer Straße, fernhalten wollen. Der Radius wird unter das Ringband geschoben und das Ellenbogengelenk wird in **Pronationsstellung** schmerzhaft fixiert. Meist ist die Klinik eindeutig, ein **Repositionsmanöver** (→ Abb. 37.2) beendet die Subluxation schnell und ohne bleibende Schäden.

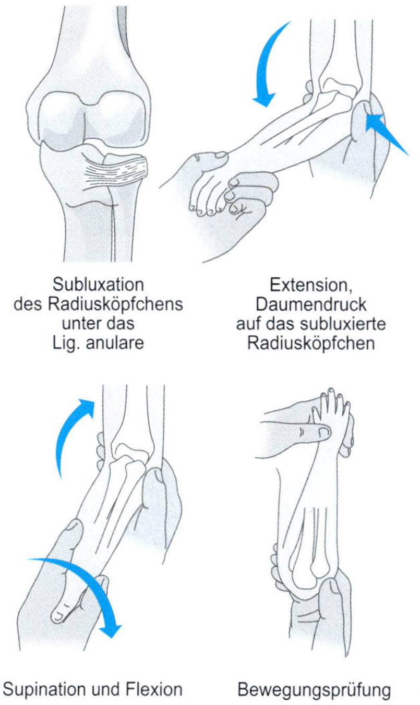

Abb. 37.2 Reposition der Chassaignac-Luxation [L106]

Radiusköpfchen- und -halsfraktur

Der **distale Radius** bricht meist beim Sturz auf die Hand. Es kann zu einer Einstauchung, einer Grünholzfraktur oder einer kompletten Fraktur kommen, welche v. a. im Kleinkindalter vorkommen. Häufig kommt es hierbei auch zur Epiphysenlösung. In der Regel wird konservativ behandelt. Dislozierte Frakturen müssen reponiert und ggf. operativ stabilisiert werden.

Suprakondyläre Humerusfraktur

Diese Fraktur zählt zu den **häufigsten** Brüchen und tritt vermehrt im Einschulalter auf. Sie verläuft oberhalb der **Humeruskondylen.** Das Ellenbogengelenk ist schmerzhaft und teilweise stark deformiert. Um die komplexe Mechanik des Gelenks exakt wiederherzustellen, müssen dislozierte Frakturen operativ versorgt werden. Sind die Bruchstücke nicht verschoben, kann die Therapie konservativ erfolgen.

Zusammenfassung

- Kindliche Frakturen unterscheiden sich von denen Erwachsener durch Verletzungsmechanismen, anatomische Besonderheiten sowie Diagnostik- und Therapiestrategien.
- Bei einer Grünholzfraktur ist zwar die Kontinuität des Knochens unterbrochen, das Periost darüber ist aber noch (teilweise) intakt.
- Frakturen im Bereich der Wachstumsfugen werden nach Salter und Harris bzw. nach Aitken klassifiziert.
- Die Chassaignac-Luxation ist ein häufiger Befund im Kleinkindalter; durch Zug am Arm subluxiert das Radiusköpfchen unter das Ringband.

Knochen- und Gelenkinfektionen

Kinder erkranken häufiger als Erwachsene an einer **Osteomyelitis**. Die Infektion erfolgt **hämatogen,** seltener posttraumatisch oder von einer benachbarten Infektion ausgehend.

> Ernst zu nehmende Folge der Infektion können **Wachstumsstörungen** und die **Einsteifung** betroffener Gelenke sein.

Klinik und Diagnostik

Eine Osteomyelitis wird bei älteren Kindern meist durch **Staphylococcus aureus** verursacht, die Säuglingsosteomyelitis kann auch durch Streptokokken, *Haemophilus influenzae, E. coli* oder Pneumokokken bedingt sein.

> Symptome sind Fieber, Schüttelfrost, lokale Rötung, Schwellung, Schmerzen und geschwollene Lymphknoten, oftmals können Schmerzen oder ein Schonen der betroffenen Extremität ohne Allgemeinsymptome die einzigen Symptome sein.

Je nach Alter gestaltet sich die Infektionsausbreitung unterschiedlich:

- Bei Kindern **unter 2 Jahren** sind die Epiphysenfugen noch von Gefäßen überbrückt. Dadurch breitet sich eine Infektion leicht in angrenzende Gelenke aus, eitriger Gelenkerguss oder eitrige Arthritis sind die Folge.
- **Kleinkinder** und **Jugendliche bis zum 17. Lebensjahr** haben eine weitgehend nicht vaskularisierte Epiphysenfuge, die Infektion kann nicht bis ins Gelenk vordringen.
- **Ab dem ca. 17. Lebensjahr** bestehen nach Schluss der Epiphysenfuge erneut Blutgefäßanastomosen. Es existiert keine Barriere mehr und eine Infektion kann sich ungehindert in die Epiphyse und in die Nähe des Gelenks ausbreiten.

Diagnostik

Die Entzündungsparameter sind erhöht. **Blutkulturabnahme** und **Knochen-** oder **Gelenkpunktion** sind bei Osteomyelitisverdacht obligat. Die Röntgenbilder zeigen in den ersten Wochen keine knöchernen Auffälligkeiten, lediglich diffuse Weichteilveränderungen. Deshalb müssen **Ultraschall** oder **MRT** (→ Abb. 38.1) eingesetzt werden, um die Erkrankung frühzeitig zu identifizieren.

> Die rechtzeitige Diagnose und Behandlung der Osteomyelitis ist prognoseentscheidend.

Das Röntgenbild zeigt später Aufhellungen und Periostabhebungen (→ Abb. 38.2). Die Abgrenzung zum Ewing-Sarkom ist dementsprechend oft schwierig.

Therapie

Die Behandlung besteht aus **Ruhigstellung,** intravenöser und später oraler Gabe von

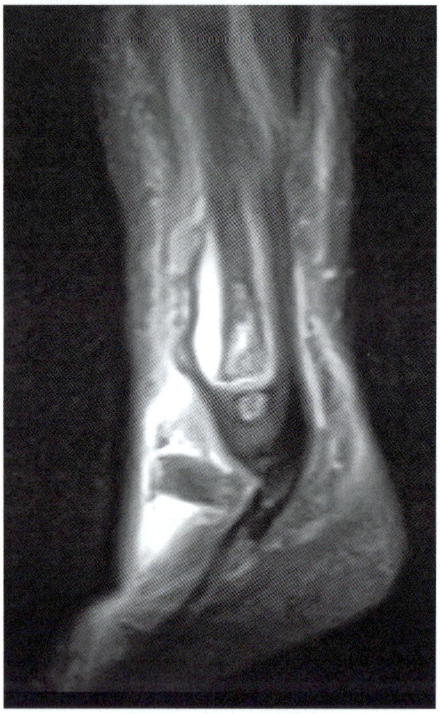

Abb. 38.1 MRT des distalen Unterschenkels: Osteomyelitis der distalen Fibula mit subperiostalem Abszess [R232]

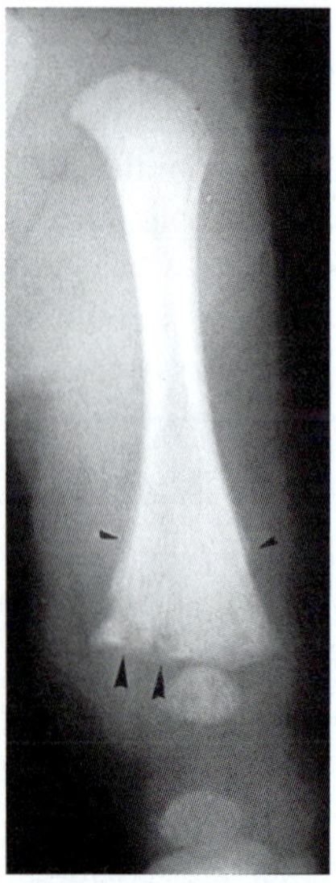

Abb. 38.2 Oberschenkel eines Säuglings mit einer Osteomyelitis 6 Wochen nach Beginn der Beschwerden. Es sind metaphysäre Osteolyse (↑) und eine Periostreaktion (→) zu sehen. [M500]

Antibiotika über ca. 2 Monate und Spülung evtl. betroffener Gelenke. Breitet sich die Infektion phlegmonös im Markraum aus oder bilden sich Abszesse, muss **chirurgisch** vorgegangen werden.

Komplikationen und Prognose

Bei rechtzeitiger Behandlung ist die Prognose gut. Wird die akute Osteomyelitis zu spät erkannt und therapiert, kann sie **Defekte** (Fisteln und Sequester) hinterlassen oder **chronifizieren.** Hier bleibt nur die **Operation** mit radikaler Entfernung von totem und infiziertem Knochen und intraoperativer Antibiotikagabe.

Aseptische Knochennekrosen

Es handelt sich um **Osteonekrosen,** die durch **Durchblutungsstörungen** v. a. im Bereich der Epi- und Metaphysen ausgelöst werden. Die genaue Genese ist nicht bekannt, vermutlich spielen Überlastung und damit einhergehende Mikrotraumen eine Rolle. Sie treten meist im Wachstumsalter auf, die betroffenen Stellen sind **druckschmerzhaft** und nur eingeschränkt belastbar.

Einteilung

Die Nekrosen können an verschiedenen Orten auftreten (→ Tab. 38.1). Der Morbus Scheuermann (→ Kap. 39) wurde früher auch zu den aseptischen Knochennekrosen gezählt. Inzwischen weiß man, dass es sich hierbei um eine ungeklärte Wachstumsstörung der Wachstumszone der Wirbelkörper handelt, die zu einer verstärkten Kyphosierung der Brustwirbelsäule und Hyperlordosierung der Lendenwirbelsäule führt.

Diagnostik, Differenzialdiagnose und Therapie

Neben der klinischen Untersuchung sind beidseitige **Röntgenaufnahmen** erforderlich. Dadurch soll auch die Abgrenzung zu möglichen Differenzialdiagnosen gelingen: Knochentumoren, Ermüdungsfrakturen und Knocheninfektionen. Die Behandlung erfolgt **symptomatisch** durch Schonung, Sportkarenz und Physiotherapie, eine Operation ist meist nicht angezeigt (Ausnahme: Morbus Perthes, s. u.).

Morbus Perthes

Von dieser aseptischen Knochennekrose des **Hüftkopfs** sind in erster Linie Jungen im Alter zwischen 5 und 7 Jahren betroffen. Vermutlich ist bei den Betroffenen in Zeiten verstärkten Knochenwachstums

Tab. 38.1 Aseptische Knochennekrosen und ihre Lokalisation

Erkrankung	Ort der aseptischen Knochennekrose	Alter
Morbus Panner	Capitulum humeri	6–10 Jahre
Morbus Perthes	Hüftkopf	4–8 Jahre
Morbus Osgood-Schlatter	Tuberositas tibiae (extraartikulär!)	9–13 Jahre
Morbus Köhler I	Os naviculare	2–12 Jahre
Morbus Köhler II	Caput os metatarsale II	10–18 Jahre
Morbus Sever-Haglund	Fersenbeinapophyse	5–12 Jahre
Morbus Sinding-Larsen-Johansson	Patellaspitze	10–14 Jahre
Osteochondrosis dissecans	Patellar- und/oder Femurgelenkfläche	9–16 Jahre

die Femurkopfepiphyse nicht ausreichend vaskularisiert. In ca. 15 % d. F. kommt es zum Befall beider Hüftgelenke.

Verlauf

Die Krankheit verläuft in **vier Stadien,** die jeweils etwa 1 Jahr dauern:

- Im **Initialstadium** bleibt der Hüftkopf im Wachstum zurück, was im Röntgenbild zu einer scheinbaren Vergrößerung des Gelenkspalts führt.
- Im **Kondensationsstadium** verdichtet sich der nekrotische Hüftkopfkern.
- Im **Fragmentationsstadium** wird der Hüftkopf langsam abgebaut; dies zeigt sich als schollige Fragmentierung im Röntgenbild.
- In der letzten Phase der Erkrankung wird der Hüftkopf langsam wieder aufgebaut (**Reparationsstadium**).

Klinik und Diagnostik

Als Symptome treten **Bewegungseinschränkungen** der Rotation, Extension und Abduktion im Hüftgelenk auf. Schmerzen werden meist nicht in der Hüfte, sondern im Knie wahrgenommen. Bei fortgeschrittener Krankheit kommt **Hinken** hinzu. In der klinischen Untersuchung zeigen sich die eingeschränkte Abduktion und Außenrotation durch ein **positives Viererzeichen.** Hierbei muss das Kniegelenk der betroffenen Seite gebeugt und bei abduzierter Hüfte auf dem gegenseitigen Knie abgelegt werden. Ist die Hüftbeweglichkeit intakt, entsteht eine „Vier", beim Morbus Perthes kann das gebeugte Knie nicht abgelegt werden und steht deshalb nach vorne. Die Diagnose wird bei manifester Krankheit mit dem **Röntgenbild** (Seitenvergleich!) gestellt (→ Abb. 38.3). In Frühstadien kann eine MRT-Untersuchung indiziert sein. Die Sonografie kann eine Ergussbildung nachweisen. Differenzialdiagnostisch kann bei identischer Symptomatik auch eine Coxitis fugax (→ Kap. 35) infrage kommen.

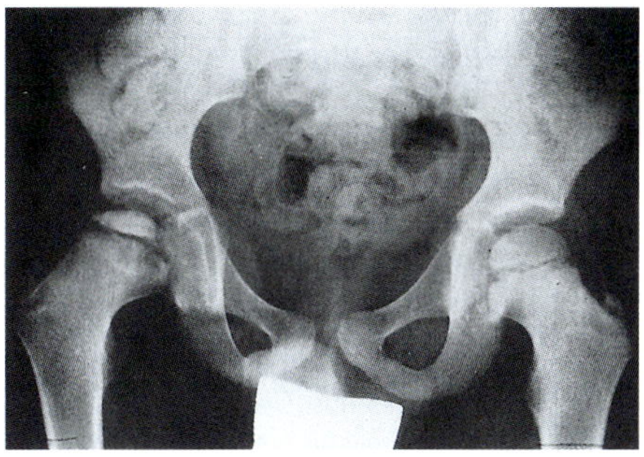

Abb. 38.3 Morbus Perthes; rechte Hüftkopfepiphyse im Kondensationsstadium, Gelenkspalt verbreitert [C113]

Therapie und Prognose

Die Behandlung des Morbus Perthes im Frühstadium und bei jungen Kindern beinhaltet v. a. die **Entlastung** des Gelenks und die regelmäßige **Kontrolle.** Sind Bewegungseinschränkungen entstanden, wird Physiotherapie eingesetzt. Ältere Kinder und Kinder mit stärkeren Deformierungen des Hüftkopfs müssen operiert werden, um den Hüftkopf wieder zu zentrieren. Methoden der Wahl sind kombinierte **Beckenosteotomie** und **intertrochantäre Varisierungsosteotomien.** Die Prognose ist bei Kleinkindern < 6 Jahren sehr gut. Ansonsten verbleibt nach der Abheilung meist eine präarthrotische Deformität. Bei sehr schweren Verläufen können bereits frühzeitig Arthrodesen oder Endoprothesen notwendig sein.

Osteochondrosis dissecans

Kommt es im subchondralen Bereich v. a. der **Femur-** oder **Patellagelenkfläche** zu Durchblutungsstörungen, entsteht eine Osteochondronekrose. Prinzipiell kann aber auch jedes andere Gelenk betroffen sein. Das tote Gewebe kann sich ablösen und **frei** ins Gelenk gelangen („Gelenkmaus"). Betroffen sind v. a. Jungen zwischen 5 und 15 Jahren, in einem Viertel der Fälle liegt ein beidseitiger Befall vor.

Klinik und Diagnostik

Es treten früh **Schmerzen** bei Belastung/beim Sport, später z. T. mit Gelenkerguss auf. Der freie Gelenkkörper kann sich außerdem einklemmen und das Gelenk blockieren. Im Frühstadium ist die **MRT** der Röntgenaufnahme überlegen.

Therapie

Kinder **unter 10 Jahren** haben noch ein hohes Wachstumspotenzial. Kann man im Knorpelgewebe eine ausreichende Durchblutung nachweisen, reicht eine **konservative** Therapie mit Entlastung und Sportverbot (keine Ruhigstellung!). Bei Kindern < 12 Jahren ist oft eine spontane Rückbildung zu beobachten. Ist das Gewebe nicht durchblutet und/oder ist das betroffene Kind älter, muss **operiert** werden: Anbohrung, Spongiosaumkehrplastik und Entfernung oder Replantation des freien Gelenkkörpers.

Zusammenfassung

- Kindliche Knocheninfektionen werden am häufigsten durch *Staphylococcus aureus* verursacht.
- Bei Kindern ab 2 Jahren bis zum frühen Jugendalter bildet die Epiphysenfuge eine Barriere, die eine Ausbreitung der Infektion in das Gelenk verhindert.
- Die Erkrankung kann nur bei frühzeitiger Diagnose und Therapie folgenlos zur Ausheilung gebracht werden. Im Röntgen wird die Erkrankung jedoch zu spät sichtbar, sodass Sonografie und MRT notwendig sind.
- Aseptische Knochennekrosen werden vermutlich durch Durchblutungsstörungen verursacht und gehen mit Schmerzen einher.
- Der Morbus Perthes, eine aseptische Knochennekrose, trifft hauptsächlich Jungen im Vorschulalter und verläuft in vier Stadien.
- Jüngere Kinder und Frühstadien des Morbus Perthes können konservativ behandelt werden, starke Deformierungen benötigen die operative Korrektur.
- Bei der Osteochondrosis dissecans führt eine Durchblutungsstörung zur Osteochondronekrose v. a. im Bereich der Femur- oder Patellargelenkfläche.

Erkrankungen der Wirbelsäule

Die kindliche Wirbelsäule wächst und entwickelt sich über Zwischenformen, bis sie ihre eigentliche Form mit **vier Krümmungen** aufweist:

- Nach der Geburt ist die Wirbelsäule kyphotisch **C-förmig.**
- Durch Krabbeln und Kopfheben entwickelt sich eine **zweibogige** Form mit Halslordose.
- Mit dem Beginn des Stehens und Laufens kommt es zur Ausbildung der endgültigen Form mit **Hals-** und **Lendenlordose** sowie **Brust-** und **Sakralkyphose.**

Das größte Wachstum verzeichnet die Wirbelsäule im Säuglings- und im Pubertätsalter. Besonders die Pubertät ist daher eine kritische Zeit für die Entwicklung von Deformitäten.

Fehlhaltungen

Bei Fehlhaltungen weicht die Wirbelsäule **funktionell** bedingt von ihrer Idealform ab. Zu den Fehlhaltungen gehören z. B. der Rundrücken, der Flachrücken und der Hohlrundrücken. Im Gegenteil zu den Fehlformen (Skoliose, Kyphose) können Fehlhaltungen **ausgeglichen** werden. Meist helfen regelmäßiger Sport oder spezifische Physiotherapieübungen.

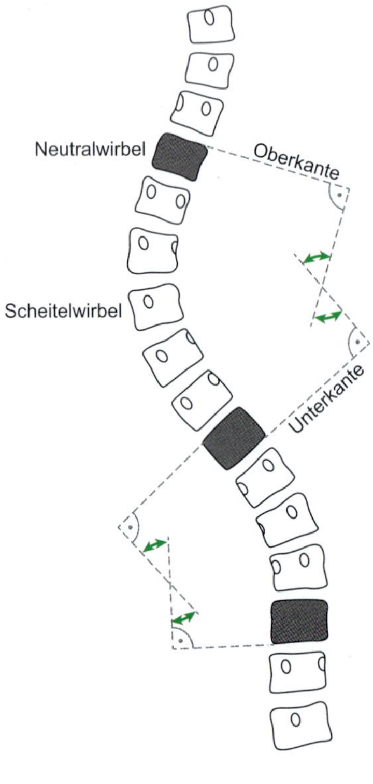

Abb. 39.1 Cobb-Winkel (grüner Pfeil) [L231]

Werden **Fehlhaltungen** nicht rechtzeitig entdeckt und behandelt, können sie in eine **Fehlform** übergehen.

Fehlformen

Die Deformität der Wirbelsäule ist bei diesen Krankheitsbildern **nicht** mehr passiv **auszugleichen,** denn die Wirbelsäulendeformität ist nicht mehr nur funktionell bedingt, sondern durch strukturelle Veränderungen **fixiert.** Zur Untersuchung dienen folgende Test:

- **Haltungstest nach Mathiass (Armvorhaltetest):** Das Kind soll mit vorgestreckten Armen aufrecht stehen. Kann es in dieser Position nicht für über 30 s eine normale Wirbelsäulenform aufrechterhalten, bestätigt dies eine Haltungsschwäche.
- **Vorschiebeversuch:** Das Kind sitzt auf den Fersen und legt die Hände flach auf den Boden. Kann es den Rücken nicht durchdrücken oder begradigen, so deutet dies auf eine Fehlform hin.

Der **Haltungstest nach Mathiass** deckt Fehlhaltungen und -formen auf, der **Vorschiebeversuch** differenziert zwischen den beiden Gruppen.

Skoliose

Die Deformität der Wirbelsäule prägt sich als **seitliche Krümmung** und **Torsion** aus, es kommt zum Rippenbuckel. In der Mehrzahl der Fälle sind Mädchen betroffen, die Ätiologie bleibt fast immer unklar:

- Idiopathisch (85 %)
- Neurologische Störungen
- Myopathische Erkrankungen
- Veränderungen der Wirbelkörper

Skoliosen werden nach dem Manifestationsalter eingeteilt. Die **infantilen Skoliosen** werden bis zum 4. Lebensjahr auffällig, die **juvenilen** bis zum 10. Lebensjahr. Später entstehende Formen nennt man **adoleszente Skoliosen.** Im Säuglingsalter kann es durch einseitige Lagerung zur Skoliose kommen, diese hat eine gute Prognose. Die idiopathische Form tritt meist als juvenile Skoliose auf. Sie kann am vorgebeugten Patienten besonders gut beurteilt werden (Vorbeugetest). In der Röntgenaufnahme wird der Skoliosewinkel (**Cobb-Winkel,** → Abb. 39.1) bestimmt.
Die Therapie hängt von Ursache, Erkrankungsalter und Ausmaß ab. **Idiopathische Skoliosen** bis 10° werden kontrolliert, bei 10°–20° wird Physiotherapie eingesetzt. Zunehmende Verläufe werden mit **Orthesen** und **operativ** behandelt (→ Abb. 39.2). Liegen der Skoliose Muskel- oder Nervenerkrankungen zugrunde, wird meist schon früh chirurgisch eingegriffen.

Kyphose

Die Wirbelsäule bildet eine übermäßige **Konvexität** aus. Klinisch findet sich entweder eine Brustwirbelsäulenhyperkyphose mit kompensatorischer Hyperlordose der Hals- und Lendenwirbelsäule oder eine zu geringe Lordose der Hals- und Lendenwirbelsäule in Form eines Flachrückens. Mögliche Ursachen sind:

- Neurologische Störungen (z. B. infantile Zerebralparese, [→ Kap. 42])
- Muskelschwäche (z. B. aus einer Fehlhaltung entstanden)
- Veränderungen der Wirbelkörper (z. B. Tumoren oder Morbus Scheuermann)

Die Ausprägung der Kyphose kann so extrem sein, dass die Organe in Thorax und Abdomen gedrängt und in ihrer Funktion beeinträchtigt werden. Eine Röntgenauf-

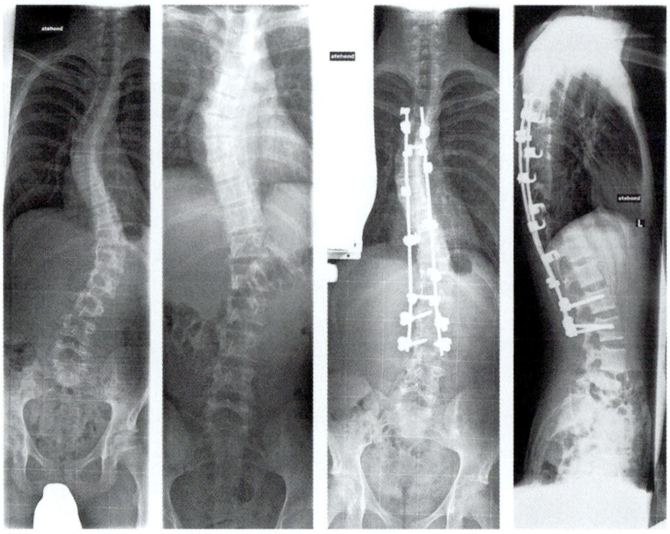

Abb. 39.2 Prä- und postoperative Röntgenaufnahmen einer Skoliose [O602]

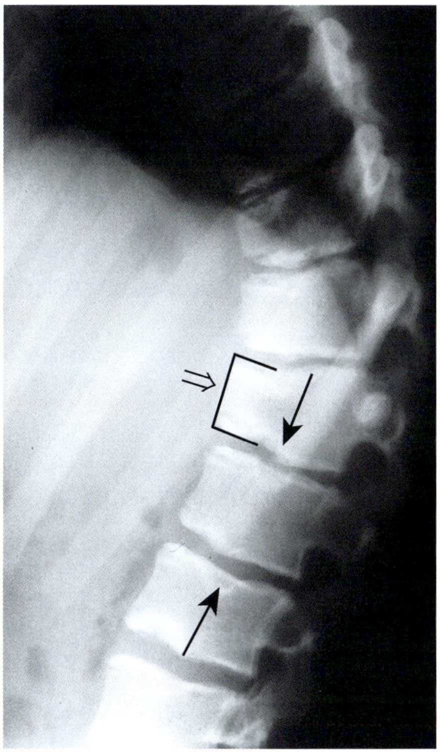

Abb. 39.3 Brustkyphose am thorakolumbalen Übergang; Schmörl-Knötchen (Pfeile) und Minderung der ventralen Wirbelkörperhöhe (Doppelpfeil) [M614]

nahme dient der Messung des **Krümmungswinkels** und der Ursachensuche. Winkel > **40°** sind **behandlungsbedürftig,** je nach Ausmaß kommt das Tragen von **Orthesen** oder die **operative Behandlung** in Betracht.

Morbus Scheuermann

Der Morbus Scheuermann ist eine häufige Ursache für eine **Kyphose** im Jugendalter. Vermutlich durch Überbelastung aufgrund von Fehlhaltungen oder exzessivem Sport entstehen Wachstumsstörungen der **Wirbelkörpergrund-** und **-deckplatten.** Dringt Bandscheibenmaterial in die Wirbelkörper ein, bilden sich Dellen (Schmörl-Knötchen, → Abb. 39.3) und Keilwirbel, die wiederum die Kyphose bedingen.
Klinisch macht sich dies außerdem durch **Bewegungseinschränkungen** und **Schmerzen** bemerkbar. Die bis dahin gesunden Wirbelsäulenabschnitte werden nun überbelastet und sind ebenfalls erkrankungsgefährdet. Die Diagnose kann anhand von Anamnese, Untersuchung und v.a. Röntgenaufnahme gestellt werden. Die Therapie reicht je nach Ausprägung von rückenfreundlichem Sport bis zu spezieller **Physiotherapie** und **Orthesenbehandlung.**

Erkrankungen der Hüfte

Das **Hüftgelenk** hat in der Kinderorthopädie einen besonderen Stellenwert. Die sich hier abspielenden Krankheiten prädisponieren nämlich bei verspäteter Behandlung zur Arthrose im Erwachsenenalter (s. a. Morbus Perthes).

Andererseits können sie mit relativ einfachen Mitteln diagnostiziert werden und haben zumindest im **Frühstadium** auch ohne operativen Eingriff i. d. R. gute Heilungschancen. Differenzialdiagnostisch muss bei Bewegungseinschränkungen des Hüftgelenks, besonders wenn sie mit Schmerzen einhergehen, immer auch an rheumatische Erkrankungen (→ Kap. 35), Tumoren (→ Kap. 32) oder eine Osteomyelitis (→ Kap. 38) gedacht werden.

Frühkindliche Hüftgelenkdysplasie

Die frühkindliche **Hüftgelenkdysplasie** ist eine Entwicklungsstörung der Hüftgelenkpfanne. Sie ist mit einer Inzidenz von 2–4 % die häufigste angeborene Skelettfehlbildung und betrifft häufiger **Mädchen.** Die Ätiologie der Erkrankung ist nicht abschließend geklärt. Genetische Ursachen (familiäre Häufung!) scheinen ebenso eine Rolle zu spielen wie das hormonelle Milieu und die Lage des Kindes in utero (Beckenendlage). Bei der Hüftgelenksdysplasie ist das Pfannendach **flach** und **steil** gestellt. Daraus resultieren zwei Komplikationen: Zum einen kann der Femurkopf leichter aus der Pfanne herausgleiten; dann spricht man von einer **Hüftgelenkluxation.** Zum anderen wird dem Femurkopf nicht genügend Widerlager und damit Wachstumsreiz geboten. Der betroffene Hüftkopf und die Gelenkpfanne bleiben deshalb im **Wachstum** zurück. Außerdem kann es sekundär zu Deformierungen des Schenkelhalses kommen.

Klinik

In einer ausführlichen Anamnese sollte auch nach Auffälligkeiten in der Schwangerschaft und weiteren Fehlbildungen gefragt werden. Die **Instabilität** des Hüftgelenks wird in den ersten Lebenstagen und -wochen ohne Durchführung klinischer Tests nicht auffällig. Erst im Alter von einigen Wochen zeigt sich eine zunehmende **Abspreizhemmung** des betroffenen Beins, evtl. auch eine Asymmetrie der Leisten- und Oberschenkelfalten. Nach Luxation des Femurs erscheint der Oberschenkel verkürzt.

Diagnostik und Einteilung

Früher wurde zur Diagnose der Hüftgelenkdysplasie das **Ortolani-Zeichen** geprüft, das allerdings nur bis zum Ende der 1. Lebenswoche auslösbar ist. Bei subluxiertem Hüftgelenk kann mit diesem Test ein **Schnapp-Phänomen** ausgelöst werden. Da der Test beim ungeübten Untersucher jedoch mit einem relativ hohen Verletzungsrisiko behaftet ist, sollte er nicht mehr routinemäßig durchgeführt werden. Heute wird die Diagnose i. d. R. bereits in den ersten Lebenstagen, spätestens in der 4.–6. Lebenswoche zur U3 mit dem **Ultraschall** gestellt (→ Abb. 39.4).

Bei allen Kindern wird im Rahmen der U3 ein Hüftscreening vorgenommen, bei Kindern mit positiver Familienanamnese oder Geburt aus Steißlage schon bei der U2.

Nach **Graf** kann die Dysplasie bei der Ultraschalluntersuchung dann entsprechend der Morphologie klassifiziert werden:

- **Typ I:** Hüftgelenk reif, Pfannenerker eckig
- **Typ II:** Hüftgelenk unreif, Pfannenerker rund

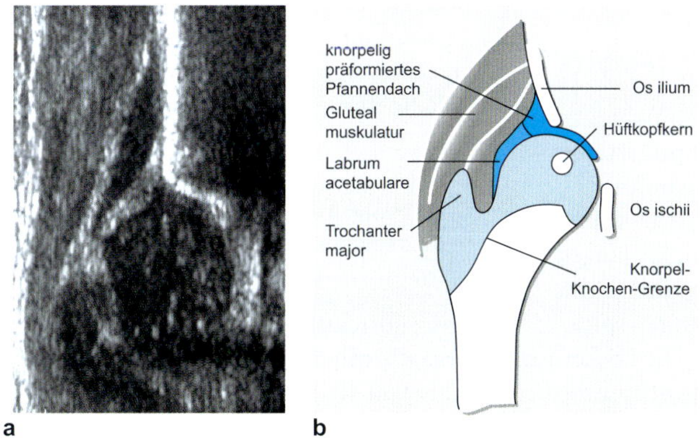

a b

Abb. 39.4 Ultraschall der Hüfte; Typ Ia nach Graf [a: R306, b: L157]

- **Typ III:** knöcherne Form ungenügend ausgeprägt, Pfannenerker flach
- **Typ IV:** Hüftgelenksluxation bei flachem Pfannenerker

Ein Röntgenbild wird bei fehlender sonografischer Beurteilbarkeit und/oder im Verlauf gemacht, um Störungen des Knochenwachstums aufzudecken.

Therapie und Prognose

Die Therapie sollte so schnell wie möglich eingeleitet werden. Ist das Gelenk **luxiert,** erfolgt zunächst die **Reposition** mittels Spreizhose oder Overhead-Extension.
Es folgt die Retentionstherapie, die bei stabilem Hüftgelenk ebenfalls mit einer **Spreizhose** (→ Abb. 39.5) durchgeführt werden kann: Strampelt der Säugling in dieser Hose mit den Beinen, so werden die dysplastischen Knochenanteile zum Wachstum angeregt. Instabile Gelenke werden im **Sitz-Hock-Gipsverband nach Fettweis** (→ Abb. 39.5) in Position gehalten.
Versagt die konservative Therapie, muss **operiert** werden.

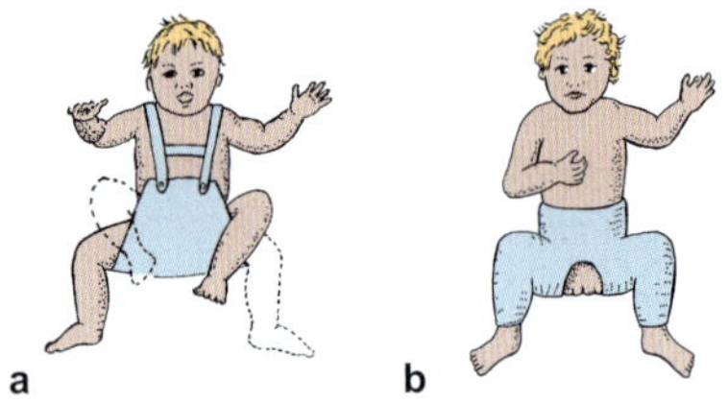

Abb. 39.5 a) Spreizhose, b) Sitz-Hock-Gipsverband nach Fettweis [L190]

> Im Kleinkindalter hat die konservative Behandlung grundsätzlich keinen Erfolg mehr – ein **chirurgisches Vorgehen** ist angezeigt (Korrekturosteotomien am Becken und proximalen Femur).

Bei frühzeitiger Behandlung ist die Prognose gut; allerdings ist die frühkindliche Hüftdysplasie immer noch die häufigste Ursache einer späteren Coxarthrose bei Frauen.

Epiphysiolysis capitis femoris

Die **Epiphysenlösung** des Hüftkopfs tritt während des **prä- und frühpubertären** Wachstumsschubs auf, also im Alter zwischen 10 und 14 Jahren (Altersgipfel für Mädchen 12. Lebensjahr, für Jungen 14. Lebensjahr). Ätiologisch werden hormonelle und mechanische Faktoren sowie toxische Schädigungen für eine Lockerung des Epiphysenfugengewebes verantwortlich gemacht. Jungen mit einem eunuchoiden Hochwuchs oder einer Dystrophia adiposogenitalis sind deutlich häufiger betroffen. Außerdem liegt eine familiäre Häufung vor.

Klassifikation

Nach dem **Grad** und Verlaufsform der **Dislokation** werden verschiedene Formen unterschieden: die **Epiphysiolysis incipiens** mit lediglich aufgelockerter Epiphysenfuge, die **Epiphysiolysis acuta** mit traumatisch disloziertem Hüftkopf und die **Epiphysiolysis lenta,** bei der der Hüftkopf nur langsam abrutscht.

Klinik und Diagnostik

Klinisch bestehen **Hüft-** und **Knieschmerzen** sowie ein **Hinken.** Die Beweglichkeit der betroffenen Hüfte ist eingeschränkt. Das kann mit dem Drehmann-Test festgestellt werden.

> **Positiver Drehmann-Test:** Bei passiver Beugung im Hüftgelenk wird das Bein in Außenrotation und Abduktion gebracht.

Bei der **Akutform** entspricht die Klinik der einer Schenkelhalsfraktur: Es bestehen starke Schmerzen, eine Beinverkürzung und Außenrotation. Es müssen stets beide Hüftgelenke in zwei Ebenen geröntgt werden. Dabei erfolgt eine Ebene als **Lauenstein-Aufnahme,** da die Epiphysiolysis meist nur in dieser Spezialaufnahme sichtbar gemacht werden kann. Als Differenzialdiagnosen kommen entzündliche Gelenkerkrankungen (Coxitis fugax, septische Coxitis), Tumorerkrankungen, schwere Verlaufsformen des Morbus Perthes und eine traumatische Epiphysenlösung infrage.

Therapie und Prognose

Es besteht immer chirurgischer Therapiebedarf, die Maßnahmen hängen vom Dislokationsausmaß ab. Geringe Verschiebungen unter 30° werden operativ mit **Kirschner-Drähten** oder **Schrauben** (→ Abb. 39.6) in der korrekten Stellung fixiert.
Stärkere Dislokationen über 50° benötigen eine **Korrekturosteotomie (intertrochantäre Imhäuser-Osteotomie).** Beträgt die Dislokation 30–50°, muss von Fall zu Fall entschieden werden. Häufig tritt als Komplikation eine **Hüftkopfnekrose** auf.

> Die Gegenseite wird prophylaktisch ebenfalls fixiert, da die Epiphysiolyse oft beidseitig auftritt.

Trotz korrekter Therapie bilden sich häufig **präarthrotische Deformitäten,** die im Alter von 40–50 Jahren zur Sekundärarthrose führen.

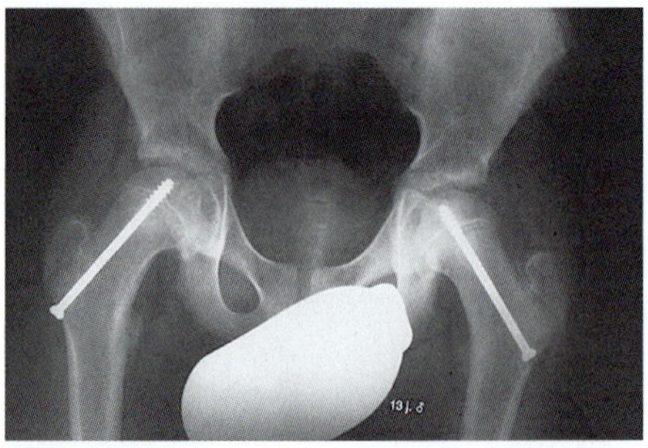

Abb. 39.6 Epiphysiolysis capitis femoris, Zustand nach operativer Versorgung mit Schraube [T709]

Erkrankungen der Kniegelenke

Osteochondrosis dissecans

→ Kap. 38.

Fußerkrankungen

Fußerkrankungen können erworben oder angeboren auftreten. Häufig sind sie idiopathisch oder Folge systemischer oder neurologischer Grunderkrankungen (z. B. der infantilen Zerebralparese).

> Es ist wichtig, die Deformitäten rechtzeitig zu erkennen und zu behandeln, da Füße schon im 2. Lebensjahr zur Hälfte ausgewachsen sind.

Klinik und Röntgenaufnahmen führen zur Diagnose. Therapieziel ist die Herstellung der physiologischen **Fußform** mit ihren Gewölben und der normalen **Funktion** und **Beweglichkeit.**

Klumpfuß

Die Deformität ist komplex und durch die **Verkürzung** der Strukturen des **Innenfußes** bedingt. Es bestehen eine Adduktion des Vorfußes, eine Varusstellung des Rückfußes sowie ein Hohl- und Spitzfuß. Zusätzlich ist die Wadenmuskulatur unterentwickelt. In 50 % der Fälle sind beide Füße betroffen (→ Abb. 39.7).
Die Diagnose tritt bei männlichen Kindern häufiger auf, meist ist sie idiopathisch. Der klinische Aspekt der Füße ist **charakteristisch** und fällt direkt nach der Geburt auf.

> Die Therapie erfolgt durch **Redressionsbehandlung** (Redression im Gips, → Abb. 39.8), operative Durchtrennung der verkürzten Achillessehne und anschließende Schienenbehandlung.

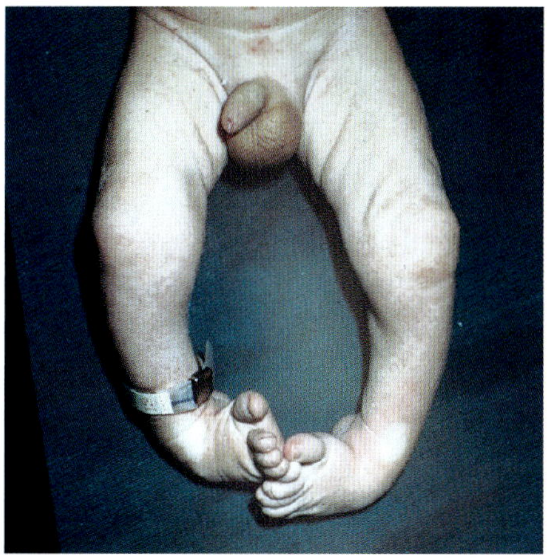

Abb. 39.7 Klumpfuß beidseits [E284]

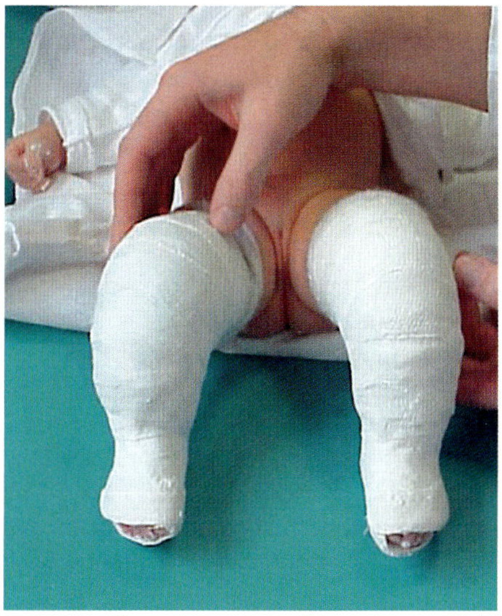

Abb. 39.8 Redressionsgipsverband beidseits [M332]

Kindlicher Knick-Plattfuß (syn. Knick-Senkfuß)

Der kindliche Knick-Plattfuß resultiert aus einer verstärkten **Valgusstellung** der Ferse (Knickfuß) und einer abgeflachten medialen **Fußlängswölbung** (Senkfuß). Häufig finden sich begleitend eine Pronation und Abduktion des Vorfußes. Wichtig ist die Unterscheidung zwischen einer flexiblen und kontrakten (rigiden) Form. Die mediale Fußlängswölbung bildet sich erst im Verlauf des Kindesalters aus. Daher ist der flexible Knick-Plattfuß beim gesunden Kind bis zu einem Alter von 6 Jahren völlig physiologisch (betrifft altersabhängig bis zu 97 % der Kinder). Ein ernstzunehmender Risikofaktor für das Persistieren eines Knick-Senkfußes stellt das Übergewicht im Kindesalter dar. Häufig treten dann im Verlauf belastungsabhängige **Fußschmerzen** auf.

Therapeutisch kommen propriozeptive Einlagen, Orthesen und Physiotherapie zum Einsatz. Liegen neuromuskuläre Grunderkrankungen (z. B. Zerebralparese, Tethered Cord, Muskeldystrophie, Kollagenerkrankungen, Trisomie 21) oder knöcherne Fehlbildungen vor, muss beim Vorliegen eines Knick-Senkfußes sehr frühzeitig eine Therapie eingeleitet werden. Eventuell sind dann auch Korrektur-OPs notwendig.

Hackenfuß

Beim Hackenfuß ist die **Ferse** steil und tief gestellt. Diese Deformität liegt recht häufig vor, da sie durch eine **Zwangslage** des Kindes im Uterus ausgelöst werden kann. Teilweise kann der Fußrücken die ventrale Unterschenkelfläche berühren. Therapeutisch ist eine manuelle **Redressionsbehandlung** erfolgreich (Physiotherapie), die von den Eltern zu Hause durchgeführt werden kann. Eine weniger gute Prognose hat der Hackenfuß, wenn er neuromuskulär bedingt ist und eine Kontraktur vorliegt. Das Behandlungsspektrum umfasst hier die Korrektur mittels Schienen und Schuhwerk und evtl. operative Eingriffe.

Zusammenfassung

- Die Form der Wirbelsäule durchläuft verschiedene Entwicklungsstadien, ehe sie ihre vier physiologischen Krümmungen erhält.
- Fehlhaltungen sind funktionelle Abweichungen der Wirbelsäulenform vom physiologischen Ideal, sie sind passiv ausgleichbar.
- Fehlformen der Wirbelsäule sind hingegen fixiert.
- Die seitliche Fehlform der Wirbelsäule (Skoliose) tritt meist idiopathisch auf.
- Ursache einer Kyphose ist im Jugendalter häufig der Morbus Scheuermann, bei dem es zu Einbrüchen der Wirbelkörpergrund- und -deckplatten kommt.
- Kindliche Hüftgelenkserkrankungen müssen frühzeitig diagnostiziert und therapiert werden, um eine Arthrose im Erwachsenenalter zu verhindern.
- Jedes Kind sollte spätestens bei der U3 einem sonografischen Screening auf eine Hüftgelenksdysplasie unterzogen werden, da in diesem Alter die konservative Behandlung meist noch ausreichend und erfolgreich ist.
- Bei der Epiphysiolysis capitis femoris kommt es zur Ablösung der Epiphysenfuge des Hüftkopfes, es ist immer eine chirurgische Fixierung notwendig.
- Zu den häufigsten Fußdeformitäten gehören u. a. der Klumpfuß, der Plattfuß und der Hackenfuß.

Meningitis und Enzephalitis

Allgemeines

Die Meningitis ist eine Entzündung der **Hirnhäute.** Ist das Hirnparenchym betroffen, spricht man von einer **Enzephalitis.** Sind beide Strukturen gemeinsam infiziert, liegt eine **Meningoenzephalitis** vor.

Meningitis

> Sie kommt am häufigsten bei Säuglingen und Kleinkindern vor, mit steigendem Alter nimmt ihre Inzidenz ab, nimmt jedoch im jungen Erwachsenenalter wieder zu.

Meistens werden Hirnhautentzündungen durch Bakterien oder Viren verursacht, seltener durch Pilze oder Parasiten.
Typische Erreger der relativ milden **viralen Meningitis** sind ECHO-, Entero-, Coxsackie- und Mumpsviren. Sie tritt eher im späteren Kindes- und frühen Jugendalter auf, häufig geht ein Infekt der Atemwege oder des Gastrointestinaltrakts voraus.
Eine besonders schwerwiegende Form der viralen Meningitis wird durch Herpes-simplex-Viren verursacht (→ Kap. 15).
Nach einem Zeckenbiss kann es in seltenen Fällen zu einer Infektion mit FSME-Viren kommen, die nach wenigen Wochen zur Frühsommermeningoenzephalitis führen kann (→ Kap. 15).
Die **bakterielle Meningitis** entsteht überwiegend hämatogen und ist meist lebensbedrohlich. Das **Erregerspektrum** variiert je nach Altersgruppe (→ Tab. 40.1). Bei Neugeborenen finden sich überwiegend Keime aus der mütterlichen Vaginal- und Darmflora, bei Kleinkindern Erreger von Atemwegserkrankungen. Die Häufigkeit von *Haemophilus-influenzae*-Infektionen ist seit Einführung der Schutzimpfung (→ Kap. 6) deutlich zurückgegangen.

Klinik und Diagnostik

Die Klinik ist abhängig vom Erregertyp und vom Alter des Kindes: **Virale** Meningitiden haben meist einen **milderen** Verlauf. Bei Säuglingen und Kleinkindern können die Symptome sehr unspezifisch sein. Typische **Symptome** sind:

- Hohes Fieber
- Reduzierter Allgemeinzustand
- Kopfschmerzen
- Erbrechen
- Berührungs- und Lichtempfindlichkeit
- Meningismus (Nackensteifigkeit) und Opisthotonus (extreme Schonhaltung bei Nackensteifigkeit mit dorsal durchgebogener Wirbelsäule)
- Bewusstseinsstörungen
- Krampfanfälle

Der Meningismus ist jedoch nicht pathognomonisch für Meningitiden, er tritt auch bei Subarachnoidalblutungen, Nervenwurzel-Syndromen und anderen Reizungen der Hirn- und Rückenmarkshäute auf. Er kann mit den **Meningismuszeichen** geprüft werden:

- **Kernig-Zeichen:** Der Untersucher beugt die gestreckten Beine des Kindes in der Hüfte. Da dieses Manöver bei gestreckten Beinen Zug auf die Meningen ausübt, winkelt das Kind die Beine zur Schmerzerleichterung an.
- **Brudzinski-Zeichen:** Der Untersucher beugt den Kopf des Kindes im Nacken gegen die Brust. Um die Spannung der Hirnhäute zu vermindern, werden reflektorisch die Beine angezogen (→ Abb. 40.1).
- **Kniekuss-Probe:** Das Kind wird aufgefordert, seine Knie mit dem Mund zu berühren; bei Meningitis ist dies nicht möglich oder sehr schmerzhaft.
- **Lasègue-Zeichen:** Wenn das Anheben des gestreckten Beins bis 90° Schmerzen in Rücken, Bein oder Gesäß auslöst, ist dieser Test positiv.

> Im Neugeborenen- und Säuglingsalter fehlen die **Meningismuszeichen** meist ganz. Dann müssen auch Fieber, Apathie, Unruhe oder eine vorgewölbte Fontanelle als verdächtig angesehen werden.

Die wichtigste diagnostische Maßnahme ist die **Lumbalpunktion** (→ Abb. 40.2). Außerdem werden **Blutkulturen** abgenommen und die Entzündungsparameter im Blut bestimmt. Besteht der Verdacht auf Hirndruck, muss vor der Lumbalpunktion eine Schädel-Bildgebung erfolgen.
Bei der bakteriellen Meningitis hat der **Liquor** ein eitrig-trübes Aussehen (ab 200–400 Zellen/μl); bei der viralen Meningitis dagegen ist er eher klar. Weitere typische Befundkonstellationen zeigt → Tab. 40.2. Zur Erregeridentifikation bei viraler Infektion sind die Virusisolation sowie der PCR-Nachweis von Virus-RNA oder Antikörpern möglich.

Therapie

Nach Anlegen der Blut- und Liquorkulturen muss bei Verdacht auf eine bakterielle Entzündung sofort eine **kalkulierte Antibiotikatherapie** mit Cefotaxim oder Ceftriaxon begonnen werden, ggf. + Ampicillin oder + Carbapenem. Bei Neugeborenen wird eine Kombination aus Ampicillin und einem Aminoglykosid eingesetzt (ggf. + Cefotaxim). Nach Eintreffen der mikrobiologischen Befunde wird die Therapie dann gezielt weitergeführt. Zusätzlich ist eine **Steroidgabe** abzuwägen, was zu einer verbesserten Hirndurchblutung führen kann und die Entwicklung eines Hirnödems vermindert. Die Kinder sollten zu Beginn isoliert werden; bei der Meningokokken- oder Haemophilus-Meningitis ist für die Kontaktpersonen außerdem eine Prophylaxe mit Rifampicin indiziert. Bei viralen Meningitiden wird symptomatisch bzw. antiviral behandelt. Bei Verdacht auf eine Herpesmeningitis muss unverzüglich mit einer Aciclovirtherapie begonnen werden.

> **Meningokokken-Meningitiden** sind meldepflichtig.

Tab. 40.1 Erregerspektrum der bakteriellen Meningitis

Neugeborene	Säuglinge und Kleinkinder	Schulkinder
• B-Streptokokken • *E. coli* • Listerien	• *Neisseria meningitidis* (Meningokokken) • *Streptococcus pneumoniae* (Pneumokokken) • *Haemophilus influenzae*	• *Neisseria meningitidis* • *Streptococcus pneumoniae* • *Mycoplasma pneumoniae*

Tab. 40.2 Befunde bei bakterieller und viraler Meningitis

	Zellzahl	Eiweiß	Glukose	Laktat
Bakteriell	> 1.000/μl; > 70 % Granulozyten	Erhöht	Erniedrigt	Erhöht
Viral	11–500/μl; > 70 % Lymphozyten	Normal	Normal	Normal

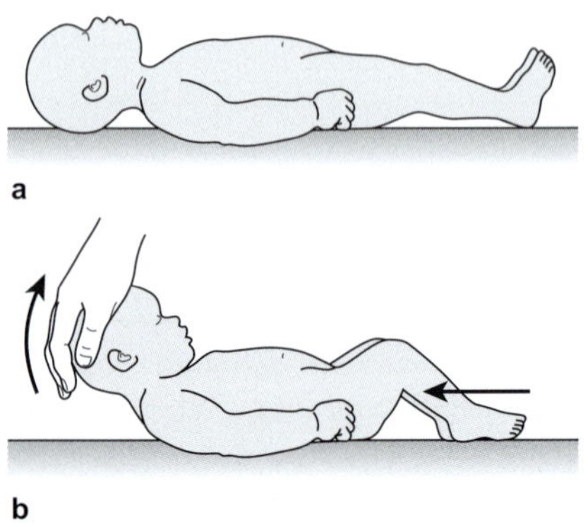

Abb. 40.1 Brudzinski-Zeichen [L106]

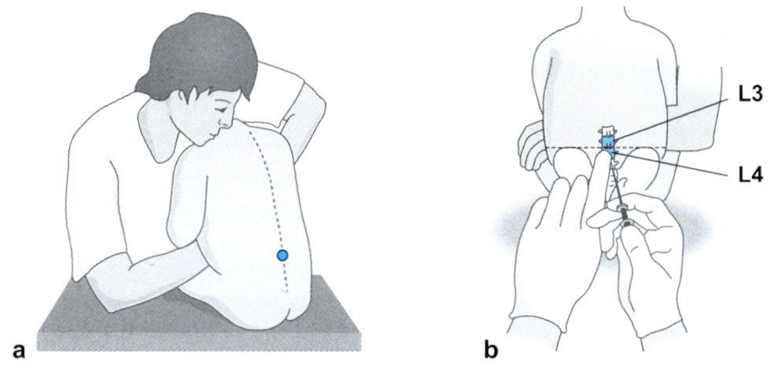

Abb. 40.2 Technik der Lumbalpunktion. Ein Helfer hält das Kind (a). L3/L4 liegt in der Verbindungslinie der Darmbeinkämme, Einstichstelle zwischen L4/L5 (b) [L157]

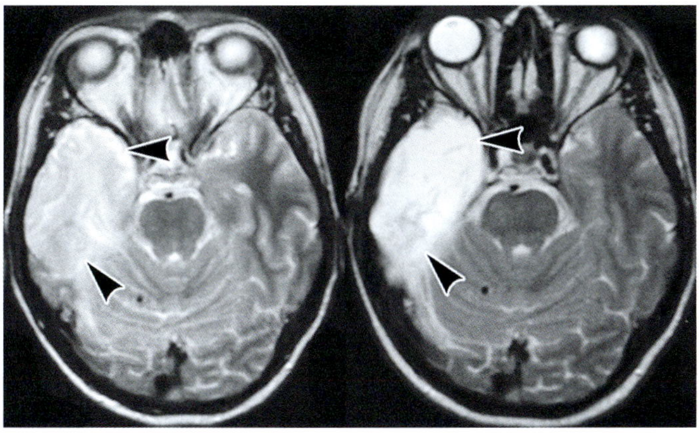

Abb. 40.3 Herpes-‑Enzephalitis mit typischer Signalanhebung im rechten Temporallappen (→) in der axialen MRT [E314]

Prognose

Der Verlauf einer viralen Meningitis ist meist milder; die Prognose ist sehr gut. Die bakterielle Meningitis verläuft demgegenüber gelegentlich sogar tödlich, s. a. Waterhouse-Friderichsen-Syndrom (→ Kap. 16). Im Neugeborenenalter ist die Defektheilung relativ häufig. **Residuen** wie Hörschäden, Hirnnervenläsionen, Krampfanfälle oder Hydrozephalus kommen in bis zu 30 % der Fälle vor.

Enzephalitis

Meist ist die Entzündung des Hirnparenchyms **viral** bedingt, mögliche Erreger sind Mumps-, Masern-, Herpes-simplex-, Varizella-Zoster-, Influenza-, Zytomegalie-, Entero- oder FSME-Viren. Sind **Bakterien** die Ursache, muss v. a. an Staphylokokken, Streptokokken und Pneumokokken gedacht werden. Die Erreger können direkt eindringen oder hämatogen streuen.

Klinik

Die Klinik kann symptomarm verlaufen oder sich **akut** mit Erbrechen, Fieber, Kopfschmerzen, Krämpfen und Bewusstseinsveränderungen bis zum Koma manifestieren. Oft ist die sofortige Unterscheidung zur Meningitis schwierig. Verschiedene neurologische Störungen wie Lähmungen oder Inkontinenz können auftreten. Eine diagnostische Herausforderung stellen **schleichende Verläufe** dar.

Diagnostik und Differenzialdiagnosen

Da meist ein erhöhter Hirndruck vorliegt, muss die Indikation zur **Liquorpunktion** bedacht gestellt werden. Im Liquor finden sich eine Pleozytose und vermehrt Eiweiß. Weitere diagnostische Hinweise liefern das evtl. verlangsamte **EEG** und v. a. das **MRT oder die Computertomografie.** Hier werden entzündliche Herde sichtbar (→ Abb. 40.3).
Ist schon ein Hirnödem eingetreten, kann u. U. ein Papillenödem zu sehen sein.

Differenzialdiagnostisch muss je nach Verlauf auch an folgende Krankheitsbilder gedacht werden: intrakranielle Blutung, Sinusvenenthrombose, Meningiosis leucaemica im Rahmen einer Leukämie, Stoffwechselerkrankungen (Mitochondriopathien, Harnstoffzyklusdefekte), Autoimmunerkrankungen (Multiple Sklerose, akute disseminierte Enzephalomyelitis [→ Kap. 43], Intoxikationen.

Therapie und Prognose

Die kalkulierte antibiotische (wie bei Meningitis) und/oder antivirale Therapie muss rasch begonnen werden. Bei der HSV-Enzephalitis wird **Aciclovir** eingesetzt, bei CMV **Ganciclovir.**

> Solange nicht ausgeschlossen werden kann, dass die Enzephalitis durch HSV verursacht wird, muss mit **Aciclovir** therapiert werden!

Meist hilft die Gabe von **Steroiden,** weitere supportive Maßnahmen sind rasch zu ergreifen. Bei Abszessbildung ist ggf. ein chirurgisches Vorgehen notwendig.
Häufig ist die Erholung langwierig und von psychomotorischen Störungen begleitet. Bei vielen Patienten bleiben nach der Ausheilung lebenslänglich **Defekte** (Lähmungen, Verhaltensstörungen, Epilepsien etc.) bestehen.

Zusammenfassung

- Meningitiden werden meist durch Bakterien oder Viren verursacht. Sie finden sich am häufigsten bei Kleinkindern und treten mit steigendem Alter seltener auf.
- Das klinische Bild der Meningitis variiert je nach Erreger und Alter. Besonders bei Neugeborenen ist die Symptomatik sehr unspezifisch.
- Klinisch müssen die Meningismuszeichen geprüft werden. Die Lumbalpunktion ist die wichtigste diagnostische Maßnahme.
- Bei Verdacht auf eine bakterielle Genese muss schnellstmöglich mit einer kalkulierten antibiotischen Therapie begonnen werden.
- Enzephalitiden sind meist viraler Genese und können sich akut oder schleichend bemerkbar machen.
- Bis zum Ausschluss einer HSV-Enzephalitis muss immer Aciclovir verabreicht werden.
- Nicht selten bleiben nach Meningoezephaliden Residuen wie Hörstörungen, Hirnnervenschäden oder Krampfanfälle zurück.

Kopfschmerzen

Kopfschmerzen sind im Kindes- und Jugendalter sehr häufig und führen zu regelmäßigen Vorstellungen beim Kinderarzt. Die Einteilung erfolgt gemäß der International Headache Society (IHS) (→ Tab. 41.1).
Die gründliche Anamnese und sorgfältige körperliche Untersuchung sind bei jedem Kopfschmerzpatienten wichtige Pfeiler der Diagnostik.

Tab. 41.1 Einteilung der Kopfschmerzen nach IHS (www.ihs-classification.org) [F1013-001]

Primäre Kopfschmerzen	Sekundäre Kopfschmerzen	Neuralgien
• Migräne • Spannungskopfschmerz • Clusterkopfschmerz • Andere	z. B. nach HWS-/Kopftrauma, bei Hirndruck, bei Drogenabusus/-entzug, im Rahmen einer Infektion/Meningitis, bei psychischen Krankheitsbildern, fortgeleitet bei Sinusitis etc.	z. B. Trigeminusneuralgie

Tab. 41.2 Leitfaden zur Unterscheidung Kopfschmerzen bei Migräne und Hirntumor [F1013-001]

	Hirntumor	Migräne
Schmerzanamnese	Monate	Jahre
Schmerzcharakter	Ständig, dumpf, Intensität variabel	Pulsierend
Scherzverlauf	Progressiv	Intermittierend
Schmerzlokalisation	Unilateral	Variabel
Erbrechen	Spontan, ohne Nausea, Nüchternerbrechen, keine Besserung	Mit Nausea, Besserung der Kopfschmerzen
Auftreten der Symptome	Weckt Patienten auf	Meist tagsüber
Neurologische Ausfälle	+++ im Intervall	Keine, evtl. während Attacke (Aura!)

Migräne

Die Migräne ist auf eine bisher noch nicht abschließend geklärte funktionelle Störung der **Hirngefäße** zurückzuführen. Die Krankheit tritt familiär gehäuft auf und beginnt selten vor dem Schulkindalter. In dieser Altersgruppe sind etwa 9 % aller Kinder betroffen, bei den Jugendlichen ca. 20 %, wobei den Großteil Mädchen ausmachen. Mögliche Auslöser sind Schlafmangel, Menstruation, Stress und Nahrungsmittel.

Klinik

Die Migräne ist durch heftige, pulsierende, **ein- oder beidseitige Kopfschmerzen** (v. a. im Kindesalter beidseitig) gekennzeichnet, die mit Übelkeit, Erbrechen und Licht- und Lärmscheu einhergehen und sich durch körperliche Aktivität verstärken. Man unterscheidet Migräne ohne oder mit **Aura** (15–30 % der Kinder). Hierbei handelt es sich um neurologische Ausfallerscheinungen wie Lähmungen, Missempfindungen, Gesichtsfeldausfälle oder Sprachstörungen, die vor den Kopfschmerzen auftreten und sich typischerweise schleichend entwickeln. Im Normalfall bilden sich diese **Ausfallerscheinungen** innerhalb der ersten Stunde wieder vollständig zurück. Bei komplizierten Formen können sie manchmal tagelang andauern. Die diagnostisch wichtigste Unterscheidung bildet die Differenzierung zwischen Kopfschmerzen bei Migräne und Hirntumoren. Hierzu zeigt → Tab. 41.2 die wichtigsten Unterscheidungskriterien.

Diagnostik und Therapie

Die Diagnose wird **klinisch** gestellt. Hilfreich ist hier die typische Anamnese, optimalerweise ergänzt durch einen Kopfschmerzkalender.

> Besonders bei Auftreten einer **Aura** müssen andere Erkrankungen wie Hirntumoren, -blutungen oder entzündliche Hirnerkrankungen ausgeschlossen werden. Daher ist häufig eine MRT Teil der Abklärung.

Zur medikamentösen Therapie des akuten Anfalls wird **Ibuprofen** eingesetzt; ist dies nicht ausreichend, werden auch im Kindes- und Jugendalter Triptane verwendet (i. d. R. nasal). Treten die Anfälle häufiger als 1-mal pro Woche auf, kann eine **Prophylaxe** mit β-Rezeptorblockern, trizyklischen Antidepressiva (Amitriptylin), Kalziumkanalblockern (Flunarizin) oder hochdosiertem Magnesium indiziert sein. Außerdem sollten auslösende Faktoren wie Schlafmangel oder Stress vermieden werden. Häufig verschwindet oder bessert sich die Migräne während der Pubertät; etwa zwei Drittel der Patienten leiden allerdings lebenslang an der Krankheit.

Hydrozephalus

Unter Hydrozephalus versteht man eine **Erweiterung** der **Liquorräume.** Je nach vorliegendem Pathomechanismus werden folgende Formen unterschieden:

- **Hydrocephalus occlusus:** Der Liquorabfluss ist blockiert. Diese häufigste Form des Hydrozephalus entsteht z. B. nach Hirnblutungen, bei angeborenen ZNS-Fehlbildungen (z. B. Aquäduktstenose) oder Tumoren.
- **Hydrocephalus nonresorptivus:** Der Liquor wird nicht in ausreichender Menge an den Arachnoidalzotten resorbiert, z. B. bei oder nach einer eitrigen bakteriellen Meningitis.
- **Hydrocephalus hypersecretorius:** Es wird vermehrt Liquor produziert. Diese Form ist insgesamt relativ selten.

Klinik

Zu **Kopfschmerzen, Stauungszeichen** und im schlimmsten Fall zur **Einklemmung** von Hirngewebe kommt es überwiegend bei älteren Kindern mit bereits geschlossenen Schädelnähten. Bei Säuglingen weicht der Schädel dem Druck i. d. R. aus: Der Kopf ist groß (Kreuzen der Perzentilen), die **Fontanelle** vorgewölbt, die Schädelvenen sind gestaut, an den Augen ist das **Sonnenuntergangsphänomen** (→ Abb. 41.1) zu beobachten.

Diagnostik und Therapie

Ein Hydrozephalus wird mit **bildgebenden** Verfahren wie Ultraschall, CT oder MRT gesichert. Die Therapie sollte möglichst die Ursache beseitigen. Ist dadurch keine Drucksenkung zu erreichen, muss chirurgisch ein **ventrikuloperitonealer** oder **ventrikuloatrialer Shunt** angelegt werden, um den Liquor abzuleiten. Auch nach erfolgreicher Operation entstehen häufig **Komplikationen** wie Obstruktion, Diskonnektion oder Infektion des Shunts. Die Prognose ist jedoch von der jeweiligen Ursache des Hydrozephalus abhängig. Gerade bei angeborenen Formen ist eine spätere Behinderung häufig.

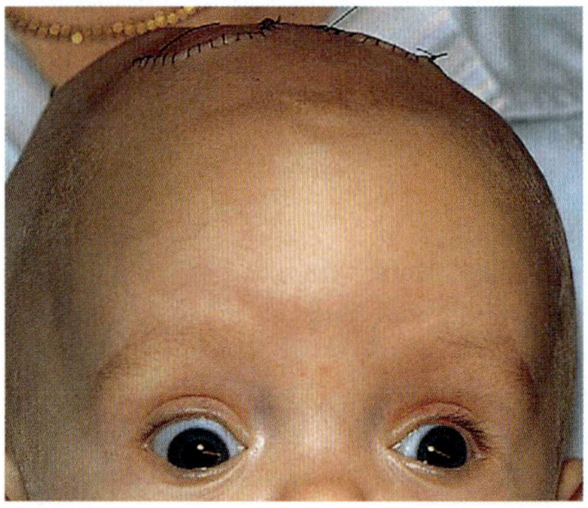

Abb. 41.1 Sonnenuntergangsphänomen: Die Iris sinkt unter das Unterlid ab. [E387]

Zerebrale Krampfanfälle

Krampfanfälle kommen durch eine **funktionelle Störung** zerebraler Neurone zustande. Im typischen EEG kommt es zu einer hypersynchronen Entladung exzitatorischer Neurone. Die Symptome sind vom betroffenen **Hirnareal** abhängig und sehr vielfältig: Bewusstseinstrübung, motorische Krämpfe, sensorische Phänomene, sensible und vegetative Störungen sind möglich. Betreffen die Krampfpotenziale beide Hemisphären, tritt vollständiger Bewusstseinsverlust auf. Krampfanfälle, die auf dem Boden einer anderen akuten Erkrankung entstehen, nennt man **symptomatisch.** In diese Gruppe gehören Krampfanfälle bei Meningitis, Hypoglykämie oder ZNS-Tumoren, aber auch die bei Kindern häufigen **Fieberkrämpfe.** Bei etwa 0,5 % der Bevölkerung sind **idiopathische Epilepsien** zu beobachten, für deren Genese werden häufig genetische Ursachen diskutiert. Treten **wiederholt unprovozierte Krampfanfälle** auf, spricht man von einer **Epilepsie**.

Klassifikation

Die Klassifikation der Krampfanfälle im Kindesalter ist komplex und richtet sich nach der Ätiologie, der Anfallssymptomatik, dem Alter beim ersten Auftreten, dem EEG und auch nach zu Grunde liegenden genetischen Faktoren.
Prinzipiell werden epileptische Anfälle in zwei wesentliche Formen unterteilt: Bei **generalisierten Krampfanfällen** ist das gesamte Großhirn betroffen, bei **fokalen** (partiellen) Anfällen bleibt die Störung auf ein bestimmtes Hirnareal beschränkt. Auch eine **Generalisierung** nach fokalem Beginn ist möglich. Im **EEG** zeigen sich für jede Anfallsart charakteristische Krampfpotenziale, die bei der Diagnostik eine entscheidende Rolle spielen.

Therapie der epileptischen Anfälle

Die medikamentöse Therapie der epileptischen Anfälle hängt stark von der **Anfallsart** ab. Indiziert ist sie in der Regel nach einem Status epilepticus oder nach zwei unprovozierten Anfällen. Ziel ist immer die **Anfallsfreiheit** und eine Monotherapie. Zur akuten Anfallsunterbrechung kommen zunächst Benzodiazepine wie z. B. Midazolam zum Einsatz. Zeigt sich hierauf kein Ansprechen und dauert der Anfall weiter an (Status epilepticus), muss spätestens nach zwei Gaben eines Benzodiazepins auf eine andere Substanz (z. B. Phenobarbital oder Levetiracetam) umgestiegen werden. Häufige in der Kinderheilkunde verwendete Antiepileptika zur Dauertherapie sind Lamotrigin, Sultiam, Valproat oder Topiramat. Bei unzureichender Anfallskontrolle durch die Dauertherapie muss auch ein epilepsiechirurgischer Eingriff als Therapieoption in Erwägung gezogen werden.

In jedem Fall muss immer auch eine **symptomatische Genese** des Anfalls ausgeschlossen oder identifiziert und behandelt werden.

Epilepsieformen im Kindesalter

Grand-Mal-Epilepsie

Die Grand-Mal-Epilepsie geht mit **generalisierten tonisch-klonischen** Krampfanfällen einher. Das Kind verliert das Bewusstsein und stürzt, Zungenbiss und Einnässen können vorkommen. Es tritt zunächst ein tonischer Krampf auf, bei dem Nacken und Wirbelsäule überstreckt werden; kurz danach kommt es zu klonischen Arm- und Beinbewegungen. Nach etwa 5 min ist der Anfall vorbei; es schließt sich eine postiktale **Schlafphase** an. Die **Akutversorgung** während des Anfalls beschränkt sich in erster Linie auf die **Sicherung** des Patienten (Polsterung, Entfernung von Hindernissen).

Folgen epileptische Anfälle so aufeinander, dass der Patient zwischen den einzelnen Anfällen das Bewusstsein nicht wiedererlangt, so spricht man von **Status epilepticus**.

Der Status epilepticus ist eine akut lebensbedrohliche **Notfallsituation,** da bei einer Dauer von > 30 min eine Hypoxie des Gehirns droht. Er muss unbedingt durch medikamentöse Therapie unterbrochen werden. Ist dies nicht möglich, muss der Patient narkotisiert, intubiert und beatmet werden.

Absence-Epilepsie (Petit Mal)

Die Absence-Epilepsie ist eine **generalisierte** Anfallsform mit sehr diskreten Symptomen. Die Kinder haben häufig nur für einige Sekunden ein getrübtes Bewusstsein, sind nicht ansprechbar und wenden häufig die Augen mit **starrem Blick** nach oben („Tagträumereien"). Auch **Zuckungen** des Mundes oder Schmatzen können beobachtet werden. Die Anfälle können massiv gehäuft auftreten (bis zu 100 Anfälle/Tag). Ein Teil der Kinder wird in der Pubertät anfallsfrei, die anderen zeigen später zusätzlich Grand-Mal-Anfälle. Im EEG liegt ein pathognomonisches **3/s-Spike-and-Wave-Muster** (→ Abb. 41.2) vor.

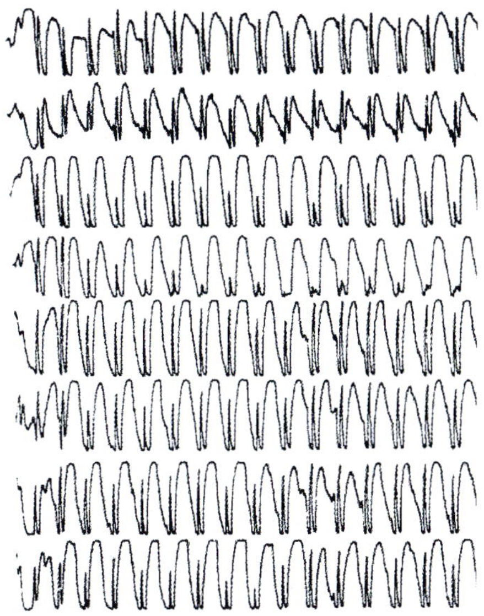

Abb. 41.2 EEG bei Absence-Epilepsie; 3/s Spikes and Waves [C113]

Rolando-Epilepsie

Die Rolando-Epilepsie ist ein typisches Beispiel für einen **fokalen** Anfall mit vollständig erhaltenem Bewusstsein. Sie ist neben der Absence-Epilepsie die häufigste Epilepsieform im Kindesalter und tritt typischerweise zwischen dem 3. und 12. Lebensjahr auf. Aus dem **Schlaf** heraus kommt es bei vollem Bewusstsein zu Missempfindungen und Krämpfen des Gesichts. Das EEG zeigt ein **Sharp-Wave-Muster** in den zentrotemporalen Ableitungen. Weil die Anfälle meist im Jugendalter spontan sistieren, nennt man die Rolando-Epilepsie gutartig.

BNS-Krämpfe (West-Syndrom)

Das West-Syndrom ist ein typisches Beispiel für einen **generalisierten Anfall fokalen** Ursprungs. Es entsteht auf dem Boden einer **Hirnschädigung** und tritt meist schon im 1. Lebensjahr auf. Es ist durch die charakteristischen Blitz-Nick-Salaam-Krämpfe gekennzeichnet:

- **Blitz-Anfall:** Das Kind wirft die Extremitäten blitzartig von sich.
- **Nick-Episode:** Es zieht den Kopf ruckartig gegen das Sternum.
- **Salaam-Krämpfe:** Es kommt zu Kopfnicken mit einer tonischen Versteifung des Rumpfes und der Arme, was an einen orientalischen Gruß erinnert.

Das EEG zeigt beim West-Syndrom im anfallsfreien Intervall typischerweise eine **Hypsarrhythmie,** d. h. ungeordnete Krampfpotenziale. Die Prognose ist wegen der zugrunde liegenden Schäden ungünstig.

Fieberkrampf

Der Fieberkrampf ist die häufigste Form epileptischer Anfälle im Kindesalter. Zwischen dem 1. und 5. Lebensjahr handelt es sich um ein relativ **häufig** zu beobachtendes Krankheitsbild – ca. 3 % aller Kinder sind betroffen. Man unterscheidet den komplizierten vom einfachen Fieberkrampf (→ Tab. 41.3). Typischerweise handelt es sich um einen generalisierten, tonisch-klonischen Anfall im Fieberanstieg mit einer Dauer von 3–5 min, der spontan sistiert. Häufig folgt eine postiktale Schlafphase. Auch eine sog. Todd'sche Parese (vorübergehende postiktale Halbseitenlähmung) ist v. a. nach protrahierten fokalen Anfällen möglich und bedarf bei nicht schnell abklingender Intensität in jedem Fall einer weiteren Abklärung.

Tab. 41.3 Kriterien für einen komplizierten Fieberkrampf (30 % der Fälle)

Komplizierter Fieberkrampf
• Fokaler Anfall • Dauer > 15 min • > 1 Anfall/24 h

> Um zukünftigen Anfällen vorzubeugen, sollte ein scharfer Fieberanstieg frühzeitig mit fiebersenkenden Maßnahmen (z. B. durch Antipyretika wie Ibuprofen oder Paracetamol) verhindert werden.

Da ein febriler Krampfanfall auch das Symptom einer Meningitis sein kann, sollten v. a. Kinder < 1 Jahr, bei jedem komplizierten Fieberkrampf oder bei inkomplettem Impfstatus (v. a. *H. influenzae* und Pneumokokken) großzügig lumbalpunktiert werden. Bei einer Dauer > 5 min kann der Anfall z. B. mit Buccolam® (Midazolam, das in die Wangentasche verabreicht wird) durchbrochen werden. Das früher standardmäßig eingesetzte Diazepam rektal sollte aufgrund von schlechterem Ansprechen nicht mehr verwendet werden. Die Prognose ist sehr **gut,** das Wiederholungsrisiko liegt jedoch bei 30–40 %. Das Epilepsierisiko ist geringfügig erhöht (von 0,5 % auf 3 %).

Zusammenfassung

- Kopfschmerzen können als eigenes Krankheitsbild vorliegen oder Symptom einer organischen Erkrankung sein.
- Sind die intrazerebralen Liquorräume erweitert, spricht man von einem Hydrozephalus.
- Die häufigsten Ursachen für kindliche Krampfanfälle sind Fieberkrämpfe sowie die Absence- und Rolando-Epilepsie.
- Der Grand-Mal-Anfall mit Status epilepticus ist eine lebensbedrohliche Notfallsituation; er muss schnellstmöglich medikamentös unterbrochen werden.

42 Neuromuskuläre Erkrankungen und infantile Zerebralparese

Lähmung

Bei der Beurteilung der motorischen Entwicklung lassen sich Lähmungserscheinungen erkennen. Wegweisend ist dabei die Unterscheidung zwischen **zentraler** und **peripherer Lähmung** (→ Tab. 42.1). Darüber hinaus können Zeichen der schlaffen Lähmung auch bei Schäden am Muskel selbst auftreten, wie etwa bei den Muskeldystrophien.

> Die Differenzierung zwischen neurogenen und myopathischen Krankheiten gelingt mit der **Elektromyo- und Elektroneurografie** und der **Muskelbiopsie.**

Infantile Zerebralparese (ZP)

Der Begriff „infantile Zerebralparese" fasst Haltungs- und Bewegungsstörungen zusammen, die als **Residual-Syndrome** einer frühkindlichen Hirnschädigung auftreten. Etwa 3 von 1.000 Neugeborenen sind betroffen. Häufige Ursachen sind pränatale Infektionen, Geburtstraumata, Hirnblutungen, Asphyxie oder Fehlbildungen. Der größte Risikofaktor ist die Frühgeburtlichkeit.

Einteilung und Klinik

Neben den häufigen **spastischen Paresen** kommen Rigor, Paresen mit Hyperkinesien oder Ataxien vor. Die Störungen werden oft von Intelligenzdefiziten, Krampfanfällen, Strabismus, Schwerhörigkeit oder Verhaltensauffälligkeiten begleitet. Die gängigste Einteilung erfolgt nach dem klinischen Erscheinungsbild (→ Tab. 42.2), weitaus häufigste Form ist die spastische ZP.

Diagnostik und Therapie

Entwicklungsstörungen und motorische Auffälligkeiten geben Hinweise auf die Zerebralparese.

> Die eindeutige Zuordnung zu einem Syndrom ist oft erst im 2. Lebensjahr möglich.

Zur Diagnosesicherung und Ursachenklärung werden Blut-, Urin-, Liquor- und MRT-Untersuchungen eingesetzt. Die Hirnschädigung selbst ist einer Behandlung nicht zugänglich. Deshalb liegt der Fokus auf der **Minimierung** von **Sekundärschäden und Verbesserung der Lebensqualität:** Physiotherapie, Frühförderung, orthopädische/operative Maßnahmen, Augen- und HNO-ärztliche Betreuung und Integration der Kinder stehen im Vordergrund. Eine Spastik ist prinzipiell durch Benzodiazepine, Baclofen und Botulinumtoxin beeinflussbar. Krampfanfälle müssen antiepileptisch behandelt werden.

Neuromuskuläre Erkrankungen

Zu den neuromuskulären Erkrankungen gehören:

- **Primäre Muskelerkrankungen:** Muskeldystrophien, Myasthenien, Myotonien, kongenitale und metabolische Myopathien
- **Erkrankungen der Motoneurone:** spinale Muskelatrophien, Poliomyelitis
- **Erkrankungen der peripheren Nerven:** hereditäre, metabolische und erworbene Neuropathien (z. B. Guillain-Barré-Syndrom)

Muskeldystrophien

Muskeldystrophien sind genetisch bedingte Erkrankungen mit progredientem Untergang von Muskelfasern mit folglich zunehmendem Kraft- und Funktionsverlust (Muskelschwäche und -atrophie). Die im Folgenden beschriebenen Erkrankungsbeispiele werden X-chromosomal-rezessiv vererbt und betreffen daher fast ausschließlich **Jungen.** Ihnen liegen Mutationen des **Dystrophin-Gens** zugrunde, das für das gleichnamige Strukturprotein der Plasmamembran der Muskelzellen kodiert. Als Folge des Dystrophinmangels werden auch andere Bestandteile des Sarkolemms abgebaut.

Einteilung und Klinik

Duchenne-Muskeldystrophie

Bei dieser Krankheit liegen eine Leserasterstörung des Dystrophingens und daher meist ein vollständiger Dystrophinmangel vor. Die Inzidenz liegt bei 1:3.500 neugeborenen Jungen, ca. 50 % der Muskeldystrophien entfallen auf den Typ Duchenne.

Klinik Die Symptome beginnen im Kleinkindalter: Als Erstes tritt eine Muskelschwäche im Beckenbereich auf; eine kompensatorische Hyperlordose der Lendenwirbelsäule, zunehmende Skoliose und Gangunsicherheiten kommen hinzu. Typisch sind auch das **Gower-Manöver** (→ Abb. 42.1), Spitzfüße und eine Pseudohypertrophie der Waden (da Fett und Bindegewebe die schwindende Muskulatur ersetzen).

Die Muskelschwäche greift dann auf den Schultergürtel und die Atemmuskulatur über, auch der Herzmuskel wird zunehmend geschädigt (progrediente dilatative Kardiomyopathie). Um das 10. Lebensjahr brauchen fast alle Kinder einen Rollstuhl. Zirka ein Drittel der Kinder zeigt Lernstörungen. Die Betroffenen sterben als junge Erwachsene an den Folgen der Atemlähmung oder

Tab. 42.1 Zentrale und periphere Lähmung im Überblick

	Zentrale Lähmung	Periphere Lähmung
Ort der Schädigung	1. Motoneuron im Verlauf von der Hirnrinde zum Vorderhorn des Rückenmarks	2. Motoneuron auf seinem Weg vom Vorderhorn zur motorischen Endplatte
Charakteristika	Spastischer Muskeltonus, Hyperreflexie, Kloni	Schlaffer weicher Muskeltonus, Areflexie, Muskelatrophie
Krankheitsbeispiele	• Infantile Zerebralparese • Hirntumoren • Lysosomale Speicherkrankheiten	• Spinale Muskelatrophien • Guillain-Barré-Syndrom • Poliomyelitis

Tab. 42.2 Einteilung der infantilen Zerebralparese

Form	Ausprägung	Symptome
Spastische ZP (90 %)	Spastische Tetraparese	• Bilaterale spastische Paresen mit überwiegender Extension, Adduktion und Innenrotation der Beine mit Spitzfußstellung und Flexion, Adduktion der Arme; prognostisch ungünstigste Form mit starker geistiger und körperlicher Behinderung, Epilepsie, Sprach- und Schluckstörungen • Beinbetonte Form (früher spastische Diplegie): stark überwiegende Beinsymptomatik, meist keine Intelligenzminderung
	Spastische Hemiparese	Unilaterale spastische Paresen, milderer Verlauf, weniger Begleitstörungen
Dyskinetische ZP (6 %)	Dystonie	Wechselnder Muskeltonus, dystone Hyperkinesen (langsame, proximal betonte drehende Bewegungen)
	Choreoathetose	Wechselnder Muskeltonus, schnelle, distal betonte drehende und ausfahrende Hyperkinesen
Ataktische ZP (4 %)	Zerebelläre Ataxie	Stand- und Gangataxie, Dysmetrie, Tremor, herabgesetzter Muskeltonus, oft starke Intelligenzminderung

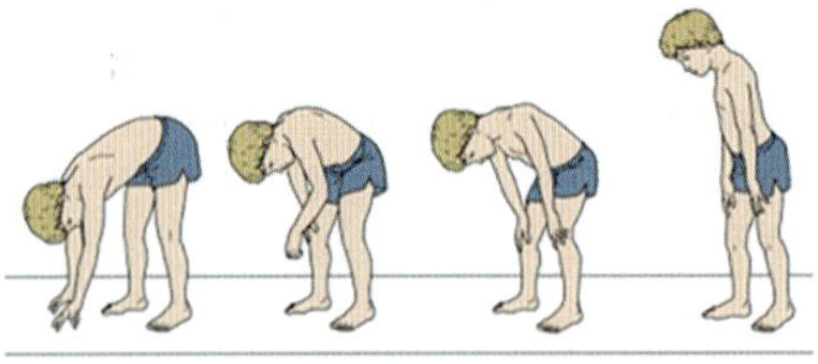

Abb. 42.1 Gower-Manöver: Beim Aufstehen aus der Hocke muss sich das Kind an den eigenen Schenkeln abstützen, quasi „hochklettern". [T409]

der Kardiomyopathie. Dank der heutigen Möglichkeiten zur Heimbeatmung hat sich die Lebenserwartung der betroffenen Patienten jedoch deutlich verbessert.

Becker-Muskeldystrophie

Da i. d. R. keine Leserasterstörung vorliegt, ist hier der Dystrophinmangel weniger ausgeprägt und der Schweregrad sehr variabel: Die Symptomatik beginnt milder und meist erst im Jugendalter, ist aber vergleichbar mit den Symptomen von Duchenne. Die Betroffenen werden erst mit 30–40 Jahren vom Rollstuhl abhängig. Meist versterben sie an Herzversagen.

Diagnostik und Therapie

Im Serum ist wegen der Muskelschädigung die Aktivität der **Kreatininkinase** stark erhöht. Der muskuläre Verfall zeigt sich aber auch im Elektromyogramm und in der Muskelbiopsie, bei der der Dystrophinmangel immunhistochemisch dargestellt werden kann.

Die Diagnose wird heute meist molekulargenetisch gesichert. Eine kausale Therapie der Krankheiten gibt es noch nicht. Werden **symptomatische Maßnahmen** (Physiotherapie, Operationen, Heimbeatmung etc.) frühzeitig eingesetzt, wird die Lebensqualität der betroffenen Kinder deutlich verbessert. Eine ausreichende Versorgung mit Vitamin D und Kalzium sorgt für eine gute Stabilität der Knochen. Mit **Glukokortikoiden** kann der Verlauf kurzzeitig hinausgezögert werden, außerdem zeigt sich ein positiver Effekt auf die Herz- und Lungenfunktion. Zur vektorvermittelten Gentherapie (das fehlerhafte Dystrophin-Gen wird z. B. durch ein Micro-Dystrophin-Gen ersetzt) existieren bereits vielversprechende Daten aus dem Tiermodell, sodass bereits erste klinische Studien hierzu angelaufen sind. Außerdem wurden schon einige neue Medikamente zugelassen, die über verschiedene Mechanismen die Produktion von Dystrophin (oder Dystrophin-ähnlichen Proteinen) erhöhen.

Myotone Dystrophie Curschmann-Steinert (MD Typ I)

Diese nicht seltene **Myotonie** (verzögerte Muskelrelaxation, „Muskelsteifheit") wird autosomal-dominant vererbt und ist nach Duchenne die zweithäufigste Muskelerkrankung weltweit. Ursächlich ist eine CTG-Trinukleotid Vermehrung. Es existieren eine kongenitale, infantile und eine adulte Erkrankungsform.

Klinik

> Es handelt sich um eine **Kombination aus Myotonie, Muskeldystrophie und Begleitstörungen** wie Innenohrschwerhörigkeit, Katarakt, Reizleitungsstörungen und endokrinologischen Symptomen (u. a. Gonadenatrophie, Hypo-/Hyperthyreose).

Neben charakteristischen Gesichtsmerkmalen (z. B. eingefallener Kaumuskulatur, beidseitige Ptosis, Hypomimie) fällt v. a. die progrediente **distale Muskelschwäche/Paresen** in Kombination mit myotonen Symptomen (Steifigkeit insbesondere bei Kälte) und einer Intelligenzminderung auf. In der Regel. bestehen aber keine Myalgien. Häufig treten nächtliche Ventilationsstörungen (Hypoventilation, Tagesmüdigkeit, obstruktive Schlafapnoe) auf. Bei der kongenitalen Form ist in über 80 % eine maschinelle Beatmung notwendig, fast immer besteht eine Saug- und Trinkschwäche.

Diagnostik und Therapie

Anamnese, Klinik, EMG und Molekulargenetik führen zur Diagnose. Die Behandlung ist nur **symptomatisch** mittels Physiotherapie und Medikamenten möglich. Die Lebenserwartung ist v. a. bei der kongenitalen Form durch früh eintretende Komplikationen deutlich herabgesetzt, ansonsten liegt die mittlere Lebenserwartung bei ca. 60 Jahren.

Myotonia congenita

Aufgrund einer Chloridkanal-Mutation zeigt sich bei dieser Erkrankungsgruppe eine Myotonie ohne Muskeldystrophie. Bekannt sind die autosomal-dominant vererbte Form Thomsen und die autosomal-rezessiv vererbte Form Becker.

Klinik

Beim **Typ Thomsen** kommt es bereits von Geburt an zu Auffälligkeiten, meist in leichterer Ausprägung, der **Typ Becker** (80 % d. F.) manifestiert sich erst ab dem 5.–11. Lebensjahr und zeigt oft eine stärker ausgeprägte Symptomatik. Die Myotonie äußert sich in beiden Fällen in einer auffälligen Muskelverspannung nach plötzlichen Bewegungen (z. B. Augen- oder Faustschluss, **nicht** durch Kälte auslösbar als wichtiges Unterscheidungsmerkmal zur Myotonen Dystrophie Typ I). Durch Beklopfen des Muskels sind tonische Kontraktionen des Muskels auslösbar **(Perkussionsmyotonie).** Eine Muskelhypertrophie v. a. der unteren Extremität kann auffallen. Die Symptome verstärken sich häufig bei emotionalem Stress oder längerer Ruhephase. Die Kinder zeigen oftmals ungeschicktes Greifen und stürzen vermehrt.

Diagnostik und Therapie

Auch hier erbringen Anamnese, Klinik, EMG und Genetik den Beweis. Schwere Verläufe werden off-label **medikamentös** (z. B. Mexiletin oder Flecainid) behandelt, die Prognose ist insgesamt gut und es wird eine normale Lebenserwartung erreicht.

Spinale Muskelatrophien (SMA)

Die Krankheiten dieser Gruppe werden autosomal-rezessiv vererbt und sind durch einen progredienten Verlust von **Vorderhornzellen** im Rückenmark gekennzeichnet. Genetisch relevant sind hierfür v. a. Mutationen im SMN-1-Gen auf Chromosom 5. Die Inzidenz beträgt mind. 1:10.000 Geburten.

Einteilung und Klinik

Die drei häufigsten Verlaufsformen werden im Folgenden erläutert.

Typ I: Werdnig-Hoffmann-Krankheit (infantile SMA)

Über 50 % der SMA-Fälle im Kindesalter entfallen auf Typ I. Das Krankheitsbild bestimmen eine generalisierte, proximal betonte Muskelschwäche mit Areflexie und Muskelhypotonie häufig schon im Mutterleib. Typisch sind die **Froschhaltung** (→ Abb. 42.2) und Faszikulationen der Zungenmuskulatur. Eine freie Sitzfähigkeit wird nie erlernt. Da auch die Atemmuskulatur betroffen ist, kann bereits direkt nach Geburt eine maschinelle Beatmung notwendig sein. Durch ineffektives Husten haben die Kinder schon bald mit Atemwegsinfektionen zu kämpfen, die betroffene Schluckmuskulatur erfordert frühzeitig eine Sondenernährung. Es besteht keine kardiale Beteiligung.

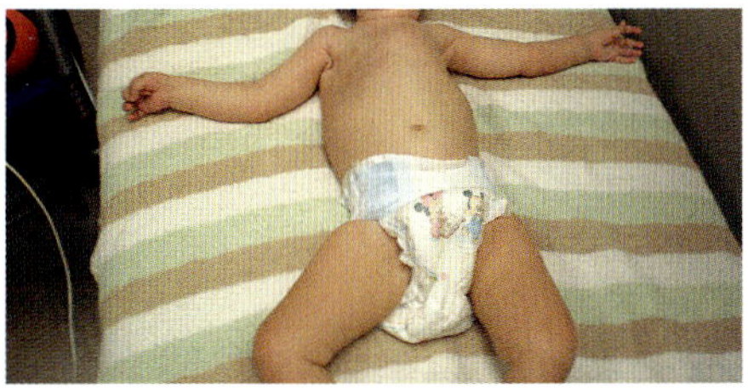

Abb. 42.2 Muskelatrophie Typ Werdnig-Hoffmann [G248]

Typ II: Intermediärer Typ

Auch hier zeigen sich die Symptome der Muskelschwäche, jedoch weniger ausgeprägt; die ersten klinischen Symptome treten i. d. R. zwischen dem 6. und 18. Lebensmonat auf. Die Kinder erlernen das freie Sitzen, können jedoch nicht laufen. Je nach Schweregrad und Begleitmorbiditäten (Skoliose, Kontrakturen, Ausmaß der Beatmungspflichtigkeit) kann heute ein Überleben bis ins Erwachsenalter möglich sein.

Typ III: Kugelberg-Welander-Krankheit (juvenile SMA)

Es handelt sich um die mildeste Form der spinalen Muskelatrophie. Die Symptome treten erst nach Erreichen der Gehfähigkeit ein. Zunächst ist i. d. R. nur die Beinmuskulatur betroffen. Die Kinder haben teilweise eine normale motorische Entwicklung, bei anderen treten bereits Probleme beim Laufen Lernen auf. Häufig entwickeln sich Folgeprobleme wie Skoliosen oder Hüftgelenksluxationen. Im Laufe des Lebens kann dann eine zunehmende Schwäche der Arme und übrigen Muskulatur hinzukommen. Da eine respiratorische Beteiligung sehr selten ist, ist die Lebenserwartung kaum eingeschränkt.

Diagnostik und Therapie

Die **Denervation** kann im Elektromyogramm und in Muskelbiopsien nachgewiesen werden. Hilfreich ist auch die Muskelsonografie, die eine atrophe, inhomogene Muskulatur zeigt. Beim klinischen Verdacht auf das Vorliegen einer SMA muss umgehend eine molekulargenetische Testung veranlasst werden, Mutationen im SMN-1-Gen beweisen die Diagnose. Seit 2021 wird die SMA im Neugeborenenscreening getestet (→ Kap. 6), allerdings können ca. 5 % der Mutationen aus methodischen Gründen nicht erfasst werden. Die **symptomatische Therapie** beinhaltet Physiotherapie, Hilfsmittelversorgung, orthopädische Behandlung und evtl. (Heim-)Beatmung. Seit 2017 ist das repetitiv intrathekal zu verabreichende Medikament Nusinersen® (Antisense Oligonukleotide) für die Therapie der SMA zugelassen, was zu einer vermehrten Produktion des SMN-Proteins führt. Klinische Studien zeigen bei Kindern v. a. bei frühzeitigem Therapiebeginn eine signifikante Verbesserung der motorischen Fähigkeiten.

Guillain-Barré-Syndrom (GBS)

Das GBS ist eine seltene, akut oder subakut verlaufende **Polyradikuloneuritis** der peripheren Nerven. Die Krankheit basiert wahrscheinlich auf einem **Autoimmunprozess** („molecular mimicry") und tritt typischerweise in Folge einer Infektion mit *Campylobacter jejuni*, CMV, EBV oder *Mycoplasma pneumoniae* auf.

Klinik

Die Symptome beginnen mit **symmetrischen, schlaffen Paresen** der Beine mit abgeschwächten oder erloschenen Muskeleigenreflexen, die langsam über Rumpf und Arme **aufsteigen.** In bis zu 50 % der Fälle entwickeln die Kinder zusätzlich eine Hirnnervenbeteiligung (am häufigsten Fazialis- und Augenmuskelparesen), in bis zu 20 % Atemstörungen und/oder vegetative Symptome (Hypertonus, Herzrhythmusstörungen). Drei Viertel der Kinder können am Höhenpunkt der Erkrankung nicht mehr frei laufen. Heftige Neuralgien selten mit Sensibilitätsstörungen sind ebenfalls möglich.
Die Symptome schreiten innerhalb von 7–10 Tagen rasch fort, der Höhepunkt der Erkrankung wird spätestens nach 4 Wochen erreicht. Die Remissionsphase dauert zwischen 3 Wochen und 24 Monaten an und ist genau wie der Krankheitsverlauf auch sehr variabel.

Diagnostik und Therapie

Charakteristisch ist der **Liquorbefund:** Die Zellzahl ist normal, aber der Eiweißgehalt deutlich erhöht.

Die Nervenleitgeschwindigkeit ist **verringert,** das EMG zeigt **Denervationen.** Therapeutisch werden meist **Immunglobuline** eingesetzt, Steroide sind unwirksam. In Einzelfällen ist eine Plasmapharese notwendig. Durch gute Überwachung kann bei Befall der Atemmuskulatur rechtzeitig intubiert und beatmet werden. Reha-Maßnahmen schließen sich an. Die Prognose ist gut: 96 % der Kinder erholen sich im Verlauf, fast alle Kinder können nach einem halben Jahr wieder laufen, vereinzelt verbleiben leichte Gangstörungen, Fußheberschwäche oder Sensibilitätsausfälle. Differenzialdiagnostisch muss man an intrakranielle und spinale Raumforderungen sowie ischämische-toxisch-metabolische Nervenschädigungen, Infektionen (Meningoenzephalitis, Neuroborreliose, Poliomyelitis, Diphtherie), Elektrolytentgleisungen und Vaskulitiden denken.

Zusammenfassung

- Zentrale und periphere Lähmungen unterscheiden sich in Tonus und Reflexen.
- Die infantile Zerebralparese ist ein Residual-Syndrom, das aus einer frühkindlichen Hirnschädigung resultiert.
- Neuromuskuläre Erkrankungen können durch Defekte im Muskel, im Motoneuron oder im peripheren Nerv entstehen.
- Die Muskeldystrophien Duchenne und Becker treten durch die X-chromosomale Vererbung fast nur bei Jungen auf und gehen auf einen Defekt im Dystrophin-Gen zurück.
- Die Myotonie Curschmann-Steinert ist eine Kombination aus Myotonie, Muskeldystrophie und systemischen Symptomen.
- Bei der Myotonie kommt es typischerweise zu Muskelversteifung und -hypertrophie.
- Der Verlust von Vorderhornzellen im Rückenmark führt zur spinalen Muskelatrophie.
- Das GBS ist eine symmetrische, postinfektöse Polyradikulitis und hat einen charakteristischen Liquorbefund: Das Eiweiß ist erhöht, aber die Zellzahl normal.

Demyelinisierende Erkrankungen des ZNS

Bei den demyelinisierenden Erkrankungen kommt es aufgrund nicht abschließend geklärter autoimmunologischer Vorgänge zu vorübergehenden oder irreversiblen Entmarkungen im Rückenmark oder Gehirn.

Multiple Sklerose (MS)

Die MS (Synonym: Encephalomyelitis disseminata) ist eine chronisch-entzündliche, demyelinisierende Erkrankungen des ZNS, die durch **schubförmig** auftretende neurologische Auffälligkeiten gekennzeichnet ist. Vermutlich handelt es sich um die gleiche Erkrankung wie im Erwachsenenalter, bei Kindern und Jugendlichen gibt es jedoch einige Besonderheiten bezüglich des klinischen Verlaufs und der Therapie. Die MS manifestiert sich normalerweise im 2.–4. Lebensjahrzehnt, in 3–5 % der Fälle beginnt die Erkrankung aber noch vor dem 17. Lebensjahr. Nach der Pubertät sind überwiegend weibliche Jugendliche betroffen.

Klinik

Die pädiatrische MS verläuft i. d. R. in klar voneinander abgrenzbaren Schüben mit dazwischen liegenden symptomfreien Intervallen und insgesamt langsamer als im Erwachsenenalter. Zu den typischen Symptomen gehören **Sehstörungen (Optikusneuritiden!), Paresen, Ataxie, Parästhesien und kognitive Probleme.**

> Ein **Schub** ist charakterisiert als ein neurologisches Symptom, das mind. 24 h anhält, einen mind. 30-tägigen Abstand zum letzten Schub hat und für das es keine anderweitige Erklärung gibt.

Man unterscheidet vier Verlaufsformen:

- **Klinisch isoliertes Syndrom:** erster klinischer Schub mit Nachweis von Herden im MRT
- **Schubförmig remittierende MS:** klinische Symptome, die sich innerhalb von Wochen (in-)komplett zurückbilden. Keine Progression der Erkrankung zwischen den Schüben.
- **Primär progrediente MS:** bereits initial kontinuierliche Zunahme der körperlichen Behinderung ohne Schübe, Rarität im Kindes- und Jugendalter
- **Sekundär progrediente MS:** schleichende Zunahme der körperlichen Behinderung ohne weitere Schübe. In der Regel tritt dieses Stadium erst nach 10–20 Jahren auf.

Diagnostik und Therapie

In der Anamnese muss gezielt nach Schüben gefragt werden. Im Liquor zeigt sich eine erhöhte Konzentration an Gammaglobulinen und **oligklonale Banden** (in > 90 % der Patienten) erhöht. Die **MRT** ermöglicht den Nachweis von Entmarkungsherden (→ Abb. 43.1). Die modifizierten **McDonald-Kriterien** komplementieren die Diagnosestellung (zeitliche Dissemination: Nachweis, dass der Patient eine chronisch-entzündliche Erkrankung hat; räumliche Dissemination: Mehr als nur eine ZNS-Struktur ist von der Erkrankung betroffen). Eine **augenärztliche Untersuchung** und **evozierte Potenziale** sollten in der vollständigen Diagnostik nicht fehlen. Therapeutisch kommen zur Schubtherapie **Steroide** zum Einsatz, zur Verringerung der Schubrate und Verbesserung der Langzeitprognose wird von Anfang an eine **immunmodulatorische Therapie** mit Interferonen (IFN-β) oder Glatirameracetat durchgeführt (i. m. oder s. c.). Bei schweren Verlaufsformen wird Natalizumab eingesetzt, ein Anti-alpha-Integrin-Antikörper, der jedoch ein erhöhtes Risiko für die Entwicklung einer progressiven multifokalen Leukenzephalopathie (PML) mit sich bringt.

Prognose und Differenzialdiagnosen

Auch wenn die MS im Kindes- und Jugendalter langsamer voranschreitet, erreichen die Patienten aufgrund des früheren Erkrankungsalters bereits ca. 10 Jahre eher einen schwerwiegenden Behinderungsgrad. Differenzialdiagnostisch kann v. a. anfangs die Abgrenzung zur akuten disseminierten Enzephalomyelitis (s. u.) schwierig sein. Außerdem müssen je nach Symptomatik Vaskulitiden, rheumatische Erkrankungen, Stoffwechselerkrankungen, eine Herpes-Enzephalitis (v. a. beim ersten Schub) und intrakranielle Raumforderungen ausgeschlossen werden.

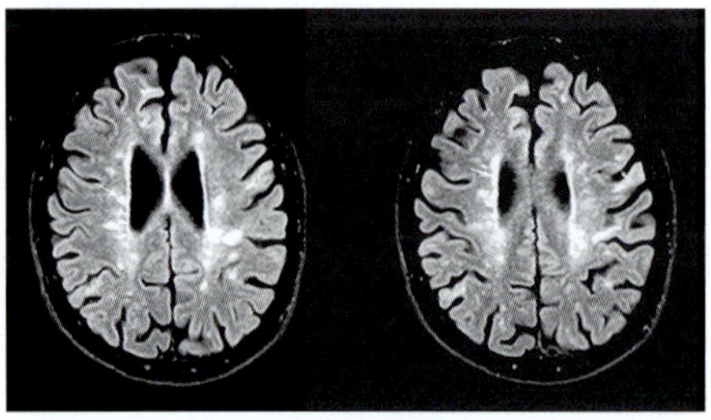

Abb. 43.1 Entmarkungsherde im MRT bei Multipler Sklerose [R261]

Akute disseminierte Enzephalomyelitis (ADEM)

Bei der ADEM handelt es sich um eine **postinfektiöse** (selten auch nach Impfung) auftretende, autoimmunvermittelte Demyelinisierung von Gehirn und/oder Rückenmark, die v. a. Kinder zwischen 5 und 8 Jahren betrifft.

Klinik

Häufig beginnt die Erkrankung mit einem Prodromalstadium mit Fieber, Kopfschmerzen und reduziertem Allgemeinzustand. Dann folgt über Stunden bis Tage ein **enzephalopathisches Krankheitsbild** mit Bewusstseinsstörungen (Verwirrtheit, Lethargie bis hin zum Koma), Paresen, Ataxie, **Optikusneuritis** (Verschwommensehen, Bulbusbewegungsschmerz), seltener auch mit epileptischen Anfällen und Aphasie. Die Symptome können Tage bis Monate andauern.

> Die ADEM und ein erster MS-Schub können oft initial nicht voneinander unterschieden werden.

Diagnostik und Therapie

Im Schädel-/Spinal-MRT zeigen sich (a-)symmetrische, großflächige, schlecht begrenzte Läsionen v. a. der weißen Substanz. Im Liquor können eine lymphozytäre Pleozytose und Eiweißerhöhung vorliegen, oligoklonale Banden sind selten. Therapeutisch kommen hochdosierte Glukokortikoide, ggf. Immunglobuline und Plasmapharese zum Einsatz. Die Prognose ist gut: 60–90 % der Kinder genesen ohne bleibende neurologische Defizite.

Zusammenfassung

- Die MS ist eine chronisch-entzündliche, demyelinisierende Erkrankungen des ZNS, die schubförmig verläuft und variable neurologische Symptome zeigt.
- Die MRT weist typischerweise Entmarkungsherde auf, im Liquor finden sich oligoklonale Banden.
- Die ADEM ist eine wichtige Differenzialdiagnose zum ersten Schub einer MS. Hinweisend sind das postinfektiöse Auftreten, die Enzephalopathie und das jüngere Manifestationsalter.

44 Neurokutane Syndrome

Bei den **neurokutanen Syndromen** (früher auch Phakomatosen) treten infolge einer ektodermalen Differenzierungsstörung neurologische und kutane Symptome gemeinsam auf. Meist findet sich ein **autosomal-dominanter Vererbungsweg.**

Neurofibromatosen

Neurofibromatose Typ 1 (Recklinghausen)

Die Neurofibromatose Typ 1 ist das häufigste neurokutane Syndrom und stellt neben der Mukoviszidose die zweithäufigste Erbkrankheit im Kindesalter dar.

Klinik

Die Klinik manifestiert sich schon beim Neugeborenen oder in den ersten Lebensjahren. Auffälligkeiten sind die **Café-au-lait-Flecken** (→ Abb. 44.1) und in der Inguinalregion oder Achselhöhle lokalisierte Pigmentflecken („axillary freckling"). Im Verlauf bilden sich zahlreiche **Neurinome** und **Neurofibrome,** die maligne entarten können, im ZNS Astrozytome und Gliome und an der Iris **Lisch-Knötchen.** Außerdem können Skelettanomalien und Epilepsien bestehen. Das Risiko für onkologische Erkrankungen (v. a. Leukämien, Weichteilsarkome) ist deutlich erhöht.

Diagnostik und Therapie

Die Diagnose erfolgt anhand von folgenden **Kriterien,** wobei mindestens **zwei** erfüllt sein müssen:

- ≥ 5 Café-au-lait-Flecken > 5 mm präpubertär/> 15 mm postpubertär
- Positive Familienanamnese
- Lisch-Knötchen der Iris
- ≥ 2 Neurofibrome
- Optikusgliom
- Axillary Freckling
- Skelettveränderungen

Ursächlich für die Erkrankung ist eine Mutation im NF-1-Gen auf Chromosom 17, die Vererbung erfolgt autosomal-dominant. Eine kausale Therapie existiert nicht, die Behandlung ist daher rein **symptomatisch,** Tumoren werden chirurgisch entfernt.

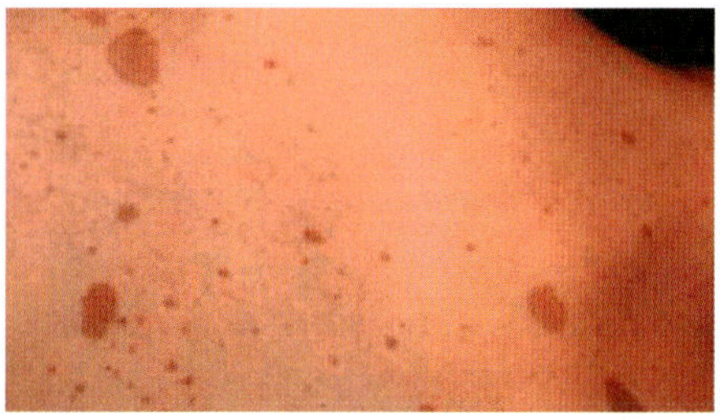

Abb. 44.1 Café-au-lait-Flecken bei Neurofibromatose Typ 1 [E473-4]

Neurofibromatose Typ 2

Die Neurofibromatose Typ 2 ist sehr **selten** und wird meist erst im Erwachsenenalter symptomatisch. Es bilden sich ein- oder beidseits **Akustikusneurinome** (Schwindel, Gleichgewichtsstörungen, Tinnitus) sowie Meningeome, Gliome und weitere zentrale und periphere Tumoren. Zur Krankheit führt eine Mutation auf dem NF-2-Gen des Chromosoms 22, in 50 % der Fälle liegt eine Neumutation vor. Auch hier kann nur **symptomatisch** therapiert werden.

Tuberöse Sklerose (Morbus Bourneville-Pringle)

Die tuberöse Sklerose wird ebenfalls autosomal-dominant vererbt oder entsteht in > 50% durch spontane Neumutation. Sie gehört zu den häufigeren neurokutanen Syndromen.

Klinik

Die typische **Klinik** zeigt:

- Faziale Angiofibrome (Adenoma sebaceum, → Abb. 44.2)
- Kortikale Dysplasien (Tubera)
- Epilepsie (oft BNS-Krämpfe als erstes Symptom im Säuglingsalter)
- Kutane Depigmentierungen („White Spots", blatt- oder lanzettförmige Flecken)
- Intelligenzminderung/Verhaltensauffälligkeiten (u. a. Autismus)

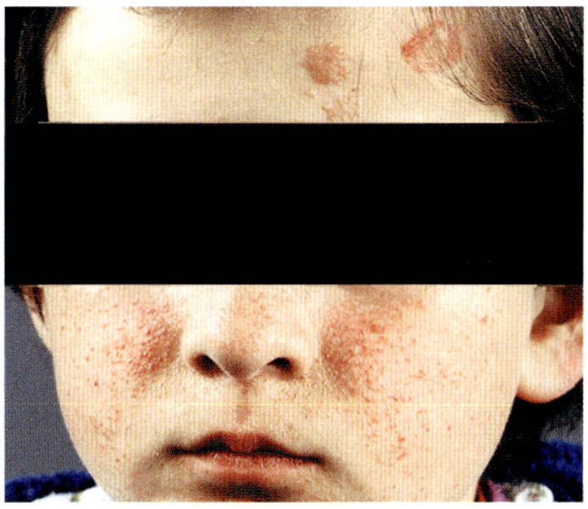

Abb. 44.2 Tuberöse Sklerose: Beim Adenoma sebaceum handelt es sich um orangerote Adenofibrome mit schmetterlingsähnlicher Ausdehnung im Gesicht [T409]

Es bilden sich am gesamten Körper **Fibrome** (Fibrome der Nägel werden auch Koenen-Tumoren genannt) und andere Tumoren wie retinale Gliome, kardiale Rhabdomyome oder Hamartome der Nieren/Lunge. Meist äußert sich die Erkrankung bereits im Säuglingsalter durch **Krampfanfälle.** Das charakteristische **Adenoma sebaceum** entwickelt sich erst im Kleinkindalter.

Diagnostik und Therapie

> Bei Kindern, die an epileptischen Anfällen leiden und Depigmentierungen der Haut aufweisen, muss an die **tuberöse Sklerose** gedacht werden.

Untersuchungen, besonders auch der Haut und des Augenhintergrunds, führen zur Diagnose. Im MRT/CT des Schädels werden die **Tubera** sichtbar. Die rein **symptomatische Therapie** beinhaltet eine antikonvulsive Medikation und chirurgische Maßnahmen zur Tumorentfernung.

Sturge-Weber-Syndrom

Das Syndrom entsteht **sporadisch,** die Ursache ist bisher nicht bekannt.

Klinik

Bei der Geburt fällt der meist einseitige **Naevus flammeus** auf, der sich entlang des Versorgungsgebiets des N. trigeminus (V) findet. In 5–10 % der Fälle liegt der Nävus nicht fazial. Außerdem bestehen intrakranielle venöse **Angiome,** Verkalkungen und eine zunehmende Hirnatrophie, die neurologische Ausfälle und Krampfanfälle auslösen. Häufig entwickelt sich auch ein Glaukom. Die Kinder sind meist intelligenzgemindert.

Diagnostik und Therapie

Die körperliche und ophthalmologische Untersuchung führt gemeinsam mit EEG und MRT zur Diagnose. Es kann nur **symptomatisch** therapiert werden.

Zusammenfassung

- Den Krankheitsbildern des neurokutanen Formenkreises liegt eine ektodermale Differenzierungsstörung mit Symptomen an Haut und Nervensystem zugrunde.
- Die Neurofibromatose Typ 1 ist die häufigste Erkrankung und geht mit multipler Tumorbildung und Café-au-lait-Flecken einher.
- Die tuberöse Sklerose manifestiert sich früh (Krampfanfälle, White Spots).
- Charakteristisches optisches Merkmal des Sturge-Weber-Syndroms ist der Naevus flammeus.

Zur Retinopathia praematurorum → Kap. 8.

Im Kindesalter ist das Sehvermögen noch nicht ausgereift. Deshalb können schon relativ kurzzeitige Störungen der Sehfähigkeit zu einer **dauerhaften irreversiblen Behinderung** führen (Amblyopie, → Kap. 4). Daher sind **frühzeitige** Diagnosestellung und Therapie besonders wichtig.

Konjunktivitis im Kindes- und Jugendalter

Klinik und Therapie

Bakterielle Konjunktividen werden v. a. durch Staphylo-, Strepto- und Pneumokokken verursacht. Nach einem perakuten Beginn mit eitriger Absonderung dauert die Infektion nur wenige Tage an. Sie können ein- oder beidseitig auftreten und werden i. d. R. mit lokalen antibiotischen Augentropfen oder -salben behandelt (u. a. Gentamicin, Azithromycin, Ofloxacin oder Ciprofloxacin). Bei den **viralen** Konjunktividen spielt v. a. die Infektion durch Adenoviren (sog. **Conjunctivitis epidemica**) eine besondere Rolle, die **hochkontagiös** ist (kein Kindergarten- oder Schulbesuch für mind. 10 Tage!) und zu follikulären Bindehautentzündungen und Keratitis führen kann. Die Behandlung erfolgt symptomatisch, lokale Steroide werden nicht empfohlen. Eine weitere sehr häufige Form der Konjunktivitis im Kindesalter ist die **allergische** Konjunktivitis, die oftmals mit Heuschnupfen assoziiert ist und mit lokalen Antihistaminika therapiert wird.

Neugeborenenkonjunktivitis

Eine Konjunktivitis kommt bei etwa 1 % der Neugeborenen vor. Die Übertragung der Erreger erfolgt unter der Geburt.

Klinik

Die Symptomatik beginnt je nach Inkubationszeit des Erregers in den ersten 2 Lebenswochen (→ Tab. 45.1). Milde Formen äußern sich lediglich durch eine leichte konjunktivale **Rötung,** schwere Formen führen zur **Absonderung** von Schleim und Eiter.

Diagnostik

Zur mikrobiologischen Erregerdiagnostik muss ein **Abstrich** aus dem Bindehautsack gewonnen werden.

Beim Abstrich ist unbedingt auch auf den Eigenschutz zu achten (Schutzbrille!), da der Bindehautsack manchmal so prall mit Eiter angefüllt ist, dass der infektiöse Inhalt herausspritzen kann.

Therapie und Prophylaxe

Die **antibiotische** Therapie muss rechtzeitig und erregerspezifisch (→ Tab. 45.1) erfolgen. Besonders bei einer Gonokokkeninfektion können schwere Komplikationen zur Erblindung führen. Um dieser Infektion vorzubeugen, wurde früher die Crédé-Prophylaxe (1-prozentige Silbernitratlösung) angewandt, diese ist heute aufgrund der gründlichen Vorsorgeuntersuchungen der Schwangeren nur noch selten notwendig. Zudem ist die Silbernitratlösung sehr schleimhautreizend; daher werden i. d. R. Erythromycin- oder Tetracyclin-haltige Augensalben verwendet.

Kongenitale Tränenwegsstenose und Dacryocystitis neonatorum

Bei Neugeborenen ist der **Ductus nasolacrimalis** gelegentlich noch von einer persistierenden Schleimhautfalte (Hasner-Membran) stenosiert oder ganz verschlossen (kongenitale Tränenwegsstenose). Der entstehende Tränenstau bietet Bakterien einen optimalen Nährboden. Die **Infektion** des Tränensacks (Dakryozystitis) wird in erster Linie durch Staphylokokken, Pneumokokken und Anaerobier verursacht.

Klinik

Die Stenose äußert sich durch **tränende Augen.** In der Lidspalte bilden sich Krusten. Die Haut über dem Tränensack kann gerötet und geschwollen sein. Bei Entzündung kommt es zur Eiterbildung und Konjunktivitis.

Breitet sich die Entzündung aus, kann es zu einer Beteiligung der Orbita und des Gehirns kommen.

Therapie

Die Stenose ohne Entzündung kann zunächst abwartend behandelt werden, da sich die Hasner-Klappe in den ersten Lebenswochen häufig noch **spontan** öffnet. Dieser Prozess kann durch regelmäßige **Tränenwegsmassage** unterstützt werden. Hält die Stenose an, kann diese durch Spülung und Sondierung der Tränenwege eröffnet werden. In der Regel wird dieser Eingriff frühestens ab dem 3. Lebensmonat durchgeführt. Die **Dakryozystitis** wird gezielt **antibiotisch** behandelt. Bei anhaltenden Beschwerden über mehrere Wochen muss die Hasner-Klappe ebenfalls geöffnet werden.

Entzündungen der Orbita

Entzündungen im Bereich der Orbita entstehen meist durch **Infektionsausbreitung** aus der Umgebung (z. B. Sinusitis). Da es zum Verlust des Auges und zur Ausbreitung ins Gehirn kommen kann, handelt es sich um ernst zu nehmende Krankheitsbilder.

Klinik

Bleibt die Entzündung vor dem Septum orbitale, spricht man von einer **orbitalen Zellulitis.** Das Augenlid ist rot, geschwollen, warm und schmerzhaft. Überschreitet die Entzündung das Septum, entsteht eine **Orbitaphlegmone.** Es kommt zu Bindehautrötung, Schmerzen und Einschränkungen bei Bewegungen des Auges, Fieber und Krankheitsgefühl (→ Abb. 45.1). Wird nicht rechtzeitig behandelt, kann die Orbitaphlegmone bis zum Visusverlust und Ausbildung eines Exophthalmus führen.

Diagnostik und Therapie

Anamnese, klinische Untersuchung, Erregerdiagnostik und evtl. MRT dienen der Diagnostik.

Das Kind muss sofort stationär aufgenommen werden und eine **systemische antibiotische Therapie erhalten.** Kann

Tab. 45.1 Therapie der Neugeborenenkonjunktivitis

Erreger	Manifestationszeitpunkt	Klinik	Therapie
Gonokokken und andere Bakterien	1.–3. Lebenstag	Massive Lidschwellung und Eiterbildung **Cave:** Hornhautnarben!	Gentamicin-Augentropfen und Penicillin/Cephalosporin systemisch
Herpes simplex	5.–7. Lebenstag	Konjunktivitis häufig mit Bläschenbildung am Lid	Aciclovir-Augensalbe, ggf. systemisch
Chlamydien	Innerhalb der 2. Lebenswoche	Schleimig-eitriges Sekret, subtarsale Papillen	Erythromycin systemisch und als Augentropfen, Mitbehandlung der Mutter

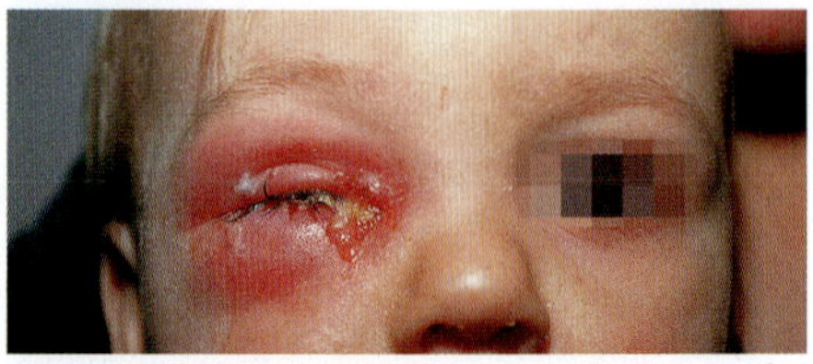

Abb. 45.1 Orbitaphlegmone: Es zeigen sich eine deutliche Schwellung und Rötung des Augenlids, die Augenbewegung ist oft sehr schmerzhaft und die Sehschärfe reduziert. [R190]

das Auge nicht geöffnet und somit keine ausreichende Untersuchung vorgenommen werden, ist in jedem Fall eine rasche Bildgebung erforderlich.

Erkrankungen des Sehnervs

Optikusneuritis

Ätiologie

Bei der Optikusneuritis (Neuritis nervi optici) handelt es sich um eine im Kindesalter seltene Entzündung des Sehnervs, die bei Kindern am häufigsten post-/parainfektiös vorkommt, sehr viel seltener im Rahmen demyelinisierender Erkrankungen (MS, ADEM [→ Kap. 43]). Aber auch toxische Substanzen (z. B. Blei, Arsen) oder Nebenwirkungen verschiedener Medikamente können ursächlich sein.

Klinik und Therapie

Im Kindesalter tritt die Neuritis nervi optici typischerweise beidseitig und zusammen mit einer Papillenschwellung (Papillitis) auf. Neben einem plötzlichen Verlust der Sehschärfe, treten Bulbusdruck- oder Augenbewegungsschmerzen auf. Therapeutisch kommen Steroide zum Einsatz.

Stauungspapille (Papillenödem)

Liegt ein erhöhter intrakranieller Druck vor, kommt es am Austrittspunkt des Sehnervs (Papilla nervi optici) zu einer Schwellung, die als Stauungspapille bezeichnet wird (i. d. R. beidseits). Im Kindesalter sind v. a. Hirntumoren, ein Hydrozephalus, der Pseudotumor cerebri, Hirnblutungen oder Meningitiden ursächlich. Die Sehkraft ist initial nicht beeinträchtigt, erst bei länger bestehender Stauungspapille kann es zur Optikusatrophie mit Visusverlust kommen.

Kongenitale Katarakt

Die Katarakt ist eine **Trübung** der Augenlinse. Ihr klinisches Erscheinungsbild ist die **Leukokorie,** ein grauer Reflex auf Pupillarebene (→ Abb. 45.2).

Klassifikation und Klinik

Ätiologisch unterscheidet man drei Formen der kongenitalen Katarakt:

- Die **vererbte kongenitale Katarakt** hat in ihren verschiedenen Formen ein jeweils sehr charakteristisches Erscheinungsbild. So sind etwa bei der Cataracta coronaria die Trübungen radiär im Äquatorbereich der Linse angeordnet. Die vererbten Formen führen i. d. R. nicht zu einer Beeinträchtigung des Sehvermögens. Sie sind immer **beidseitig** (→ Abb. 45.2).

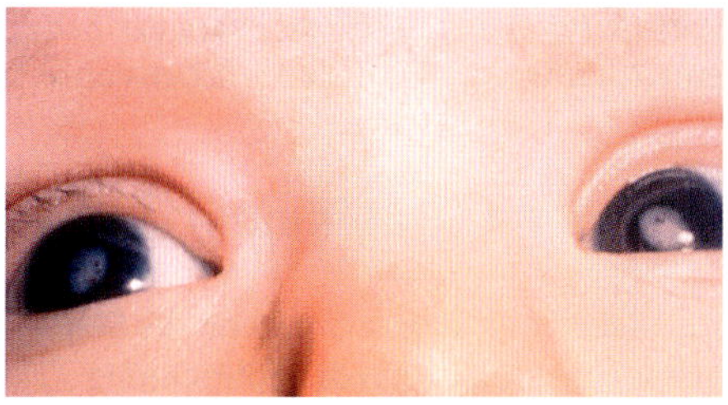

Abb. 45.2 Beidseitige kongenitale Katarakt: Die Leukokorie ist schon aus der Entfernung zu erkennen. [J794]

- Die **Katarakte infolge frühembryonaler Schädigung** werden durch diaplazentar übertragene Infektionen (u. a. TORCH-Erreger), Röntgenstrahlung oder durch Medikamenteneinnahme (u. a. Steroide, Sulfonamide) während der Schwangerschaft verursacht. Bei diesen Kataraktformen ist meist die **ganze** Linse getrübt.
- Katarakte können ebenfalls **aufgrund von Stoffwechselstörungen** (Diabetes der Mutter, Galaktosämie) oder okulären Fehlbildungen entstehen.

Therapie

Bei der kongenitalen Katarakt ist die **frühzeitige Operation** besonders wichtig, da ansonsten eine dauerhafte Sehbehinderung (Amblyopie → Kap. 46) des betroffenen Auges entsteht.

Nach der operativen Linsenextraktion wird der Visus durch **Kontaktlinsen** korrigiert. Eine **Kunstlinse** kann etwa ab dem 2. Lebensjahr implantiert werden. Bei Amblyopie ist eine Okklusionsbehandlung indiziert.

Kongenitales Glaukom

Beim kongenitalen Glaukom **(Buphthalmus)** verlegt embryonales Gewebe, die Barkan-Membran, das Trabekelwerk. Das Kammerwasser kann nicht ausreichend abfließen und der **Augeninnendruck** ist erhöht. Die Krankheit wird autosomal-rezessiv vererbt und kommt etwa bei 1:15.000 Neugeborenen vor.

Klinik

Am kindlichen Auge führt das Glaukom zu einer Dilatation der Bulbuswand und der Hornhaut. Der große Hornhautdurchmesser ist für das Symptom der **„schönen, großen Augen“** (→ Abb. 45.3) verantwortlich. Weitere Symptome sind **Lichtscheu, Tränenträufeln** und **Hornhauttrübung.** Wird die Erkrankung nicht erkannt, kommt es zur Zerstörung des Sehnervs mit fortschreitendem Gesichtsfeldverlust.

Diagnostik

Die Diagnosestellung beginnt mit einer Messung des **Augendrucks,** der bei > **21 mmHg** pathologisch ist. Bei der Inspektion des Kammerwinkels (Gonioskopie) erkennt man eine dünne **transparente Membran,** die das Trabekelwerk verlegt.

Therapie

Das Glaukom wird **operativ** behandelt. Das embryonale Gewebe im Schlemm-Kanal wird inzidiert, sodass das Kammerwasser ungehindert abfließen kann.

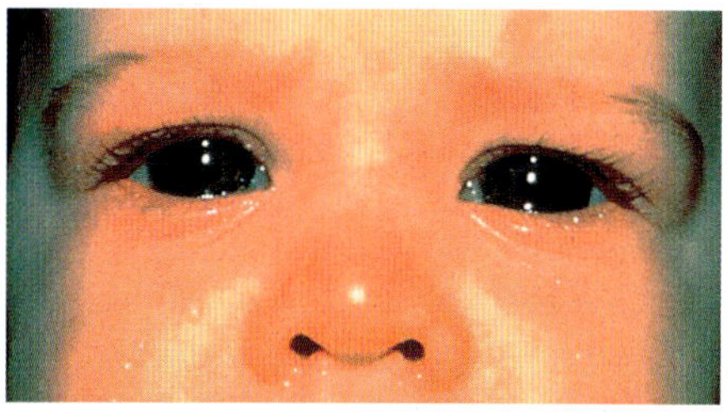

Abb. 45.3 Kindliches Glaukom; „große Augen“ und typischer Gesichtsausdruck bei Blendung [E428]

Zusammenfassung

- Bei kindlichen Augenerkrankungen sind frühzeitige Diagnosestellung und Therapie sehr wichtig, da ein irreversibler Visusverlust sehr rasch eintreten kann.
- Eine infektiöse Konjunktivitis ist im Kindesalter sehr häufig. Besonders ansteckend ist die Conjunctivitis epidemica, ausgelöst durch Adenoviren.
- Die häufigsten Erreger einer Neugeborenenkonjunktivitis sind Chlamydien, Herpesviren und Gonokokken.
- Liegt eine kongenitale Tränengangsstenose vor, bildet sich leicht eine Dakryozystitis, die antibiotisch therapiert werden muss.
- Eine Orbitaphlegmone ist sehr ernst zu nehmen und muss unverzüglich stationär mit einer systemischen antibiotischen Therapie behandelt werden.
- Die kongenitale Katarakt kann genetisch bedingt sein oder durch eine Schädigung in der Schwangerschaft entstehen.
- Leitsymptom des kongenitalen Glaukoms sind die „schönen, großen Augen“, außerdem treten Tränenträufeln, rote Augen und Lichtscheu auf.

Amblyopie

Bei der Amblyopie („Schwachsichtigkeit") handelt es sich um ein ein-, selten beidseitiges **Visusdefizit,** das nicht organisch durch das Auge selbst bedingt ist, sondern durch eine unzureichende Stimulation des visuellen Kortex im Gehirn verursacht wird.

> Je früher die fehlende **visuelle Stimulation** eintritt, desto schwerwiegender ist der Visusverlust.

Am häufigsten wird die Amblyopie durch **Schielen** bedingt, weitere Ursachen zeigt → Tab. 46.1.
Bei den kinderärztlichen Vorsorgeuntersuchungen müssen unbedingt Screeninguntersuchungen der Augen erfolgen, da es keine grundsätzlich vorgeschriebenen Vorsorgen beim Augenarzt für Kinder gibt. In den U-Untersuchungen muss der Kinderarzt auf organische Auffälligkeiten (wie z. B. Ptosis, auffällige Augapfelgröße, Fehlbildungen wie Iriskolobome oder Trübungen der Kornea) achten, außerdem muss der **Brückner-Test** (beidseitiger Fundusrotreflextest, → Abb. 46.1) spätestens bei der U4 durchgeführt werden. Später kommen weitere Untersuchungen, wie z. B. die Pupillenreaktion, Blickfolge oder Testungen des bi- und monokularen Visus, hinzu. Bei positiver Familienanamnese für ausgeprägte Refrakationsfehler, Schielen oder bei Frühgeborenen sollte frühzeitig noch im 1. Lebensjahr eine augenärztliche Vorstellung erfolgen.
Therapeutisch müssen zunächst die Ursachen behoben werden (z. B. durch Katarakt-OP). Im Anschluss wird durch die **Okklusionsbehandlung** (regelmäßiges Abkleben des besseren Auges mit einem Pflaster, → Abb. 46.2) oder durch einen **Refraktionsausgleich** (Sehhilft) versucht, die Nachreifung des amblyopen Auges zu fördern.
Je früher dies geschieht, desto besser ist die Prognose. Etwa ab dem **7. Lebensjahr** ist die Reifung der beteiligten Hirnstrukturen im visuellen Kortex mehr oder weniger abgeschlossen, danach bestehen kaum noch Chancen, die Amblyopie (komplett) zu korrigieren. Die sensibelste Phase der Sehentwicklung sind die ersten 3 Lebensjahre.

Schielen (Strabismus)

Von Schielen spricht man, wenn die **Sehachse** eines Auges von der Sollrichtung abweicht. Etwa 6 % aller Kinder schielen, oft manifestiert sich dies in den ersten zwei Lebensjahren.

> Da Schielen im Kindesalter eine **Amblyopie** verursacht (die Doppelbilder auf dem betroffenen Auge werden supprimiert), muss es frühzeitig erkannt und behandelt werden.

Man unterscheidet **zwei Arten** des Schielens:
Strabismus concomitans Das Begleitschielen ist die häufigste Form des kindlichen Schielens. Der Schielwinkel zwischen den Augen bleibt stets gleich. Entweder ist nur ein Auge betroffen oder aber beide Augen schielen abwechselnd.
Strabismus paralyticus Das Lähmungsschielen ist am häufigsten traumatisch bedingt und daher im Kindesalter recht selten. Da diese Form des Schielens auf der Lähmung eines Augenmuskels beruht, ist der Schielwinkel abhängig von der Blickrichtung.
Zur Unterscheidung des Begleit- und Lähmungsschielens lässt man das Kind einen Gegenstand fixieren und in die verschiedenen Blickrichtungen verfolgen. Dabei beobachtet man den **Schielwinkel** und ob dieser sich verändert. Schwierigkeiten bereitet diese Untersuchung bei sehr jungen Kindern, die noch nicht in der Lage sind, ein Fixierobjekt zu verfolgen. Sobald das Kind einen Gegenstand fixiert, bewegt der Untersucher den kindlichen Kopf passiv und beobachtet die kompensatorischen Augenbewegungen in den verschiedenen Blickrichtungen.
Bisher wurde das **manifeste Schielen** beschrieben. Es existiert jedoch auch die Form des **latenten** Schielens. Dabei tritt das Schielen nur unter bestimmten Voraussetzungen (z. B. Müdigkeit, Alkoholeinfluss) auf, ansonsten können beide Augen mit Anstrengung ihre normale Sehachse halten.

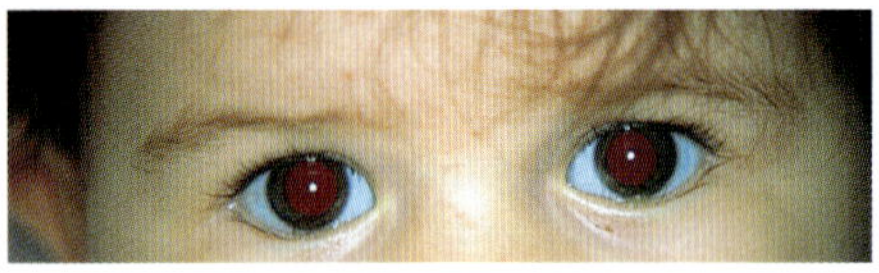

Abb. 46.1 Im Brückner-Test (auch Fundusrotreflextest genannt) wird der rötliche Lichtreflex des Augenfundus mit einer Lichtquelle (i. d. R. Ophthalmoskop) überprüft. So können Trübungen der Kornea oder Veränderungen des Augenhintergrundes (z. B. Retinoblastom) frühzeitig erkannt werden. [E1163]

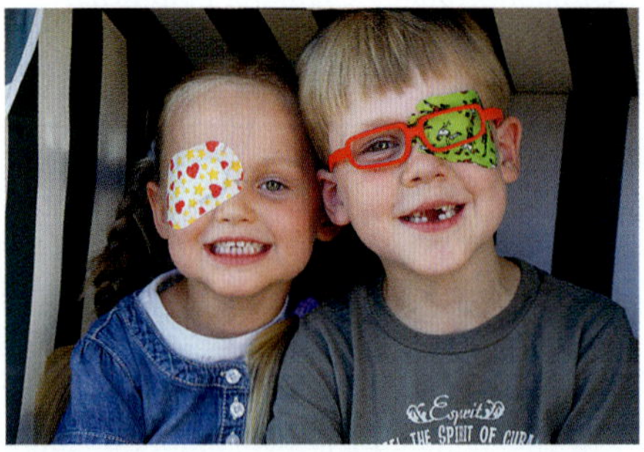

Abb. 46.2 Pflasterokklusionsbehandlung [V338]

Manifestes Begleitschielen

Das Begleitschielen ist das **typische** Schielen des Kindesalters. Oft liegen dieser Schielform **genetische** Ursachen oder eine **Weitsichtigkeit** (Hyperopie) zugrunde. Bei starker Hyperopie kommt es schon beim Blick auf entferntere Gegenstände zur Akkommodation und damit einhergehend zur Konvergenz der Augen. Außerdem entsteht ein **sekundäres** Schielen bei Krankheiten, die eine einseitige Sehschwäche verursachen, z. B. starke Kurzsichtigkeit eines Auges, die kongenitale Katarakt oder das Retinoblastom.

> Um die Ursachen eines sekundären Strabismus aufzudecken, muss ein schielendes Kind immer auch **funduskopiert** werden.

Das Begleitschielen wird nach der **Richtung,** in die die Sehachse des folgenden Auges abweicht, eingeteilt:
- Einwärtsschielen (Esotropie, häufigste Form)
- Auswärtsschielen (Exotropie)
- Höhenschielen (Hyper- oder Hypotropie)

Klinik

Da durch Schielen **Doppelbilder** entstehen, unterdrückt das kindliche Gehirn die Information des abweichenden Auges; das Auge wird **amblyop.** Dadurch ist auch das Erlernen des **räumlichen Sehens** eingeschränkt.

Tab. 46.1 Ursachen der Amblyopie

Amblyopieform	Ursache
Schielamblyopie (Suppressionsamblyopie)	Das schielende Auge verursacht störende Doppelbilder, die unterdrückt werden. So kommt es zu mangelnder Stimulation des visuellen Kortex.
Refraktionsamblyopie	Starke Refraktionsunterschiede der Augen, v. a. bei Hyperopie, führen zur einseitigen geringeren kortikalen Stimulation.
Deprivationsamblyopie	Das Auge kann aufgrund organischer Ursachen (z. B. Katarakt, Ptosis, Lidhämangiom) nicht ausreichend visuelle Reize wahrnehmen und an den Kortex weiterleiten.

Diagnostik

Bei Verdacht auf Strabismus concomitans wird orientierend der **Taschenlampentest** nach **Hirschberg** durchgeführt. Dabei wird dem Kind eine Taschenlampe in geringem Abstand unter die Augen gehalten, während es gleichzeitig einen Gegenstand in etwa 30 cm Entfernung fixieren soll. Nun betrachtet man den **Lichtreflex** auf der Hornhaut: Normalerweise ist er in symmetrischer Position auf den Pupillen zu sehen. Schielt das Kind, werden die Reflexe **asymmetrisch** auf der Hornhaut abgebildet (→ Abb. 46.3 und → Abb. 46.4).

Eine weitere einfache Untersuchungsmethode ist der **Abdecktest** (Cover-Test). Dabei muss das Kind einen Gegenstand fixieren. Der Untersucher deckt ein Auge ab und achtet dabei auf Bewegungen des nicht abgedeckten Auges. Hält dieses seine Position, so handelt es sich um das führende Auge. Wird demgegenüber das führende Auge abgedeckt, so muss das nun

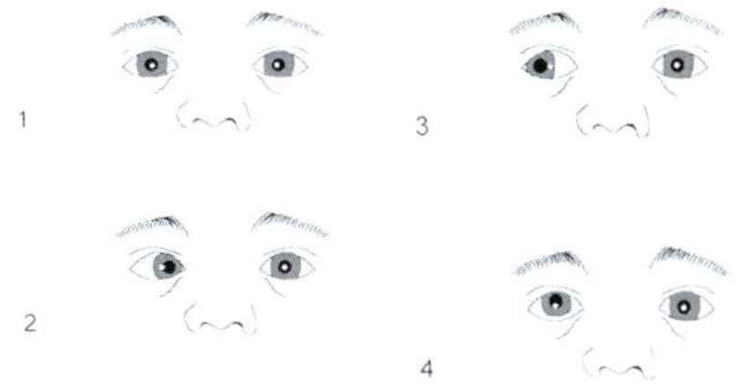

Abb. 46.3 Taschenlampentest bei normalem Binokularsehen (1), Innenschielen rechts (2), Außenschielen rechts (3) und Höherschielen rechts (4) [T710]

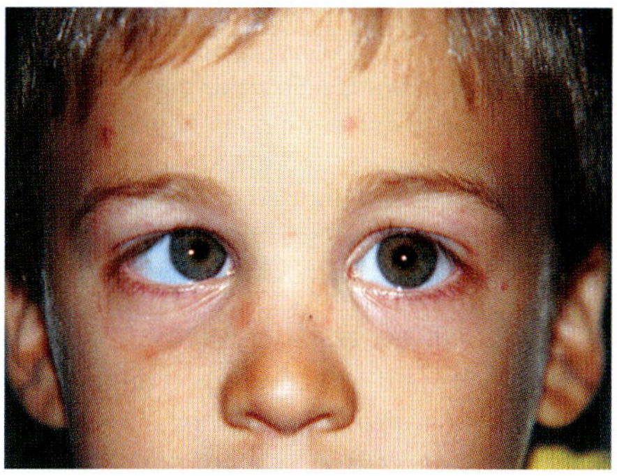

Abb. 46.4 Taschenlampentest bei Innenschielen rechts [E940]

schielende Auge die Fixierung übernehmen und macht dazu eine **Einstellbewegung.** Darüber hinaus muss der Augenarzt eine Reihe weiterer Untersuchungen durchführen, um das **Ausmaß** des Schielens (Ausmessung des Schielwinkels, Prüfung der Fixation etc.) und seiner **Folgen** (Visustestung, Prüfung des räumlichen Sehens etc.) zu bewerten.

Therapie

Um einer Amblyopie entgegenzuwirken, muss frühzeitig behandelt werden. Ist das Schielen auf einen **Refraktionsfehler** – insbesondere Weitsichtigkeit – zurückzuführen, muss dieser umgehend mit einer Brille **korrigiert** werden. Danach folgt eine **Okklusionsbehandlung** (→ Abb. 46.2) zur Stärkung des sonst supprimierten schielenden Auges. Die Behandlung muss unter strenger Kontrolle eines Augenarztes durchgeführt werden, um eine Folgeamblyopie des abgedeckten Auges zu verhindern. Stärkere Fehlstellungen können etwa ab dem 5. Lebensjahr mit einer **Schieloperation** korrigiert werden.

Pseudoschielen

Beim Pseudoschielen vermitteln Besonderheiten der kindlichen Physiognomie den Eindruck eines Strabismus. Ein breiter Nasenrücken mit ausgeprägtem Epikanthus (doppelte Lidfalte) kann ein Einwärtsschielen **vortäuschen** (→ Abb. 46.5).

Eine tatsächliche Fehlstellung der Sehachse kann dabei nicht nachgewiesen werden. Das Pseudoschielen verschwindet mit zunehmender Entwicklung des Nasenrückens im Kleinkindalter.

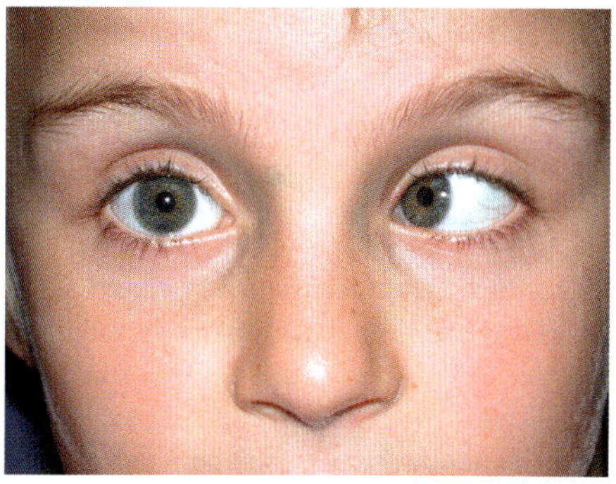

Abb. 46.5 Pseudoschielen; die Lichtreflexe auf der Hornhaut sind symmetrisch. [E940]

Zusammenfassung

- Erhält ein Auge in der Kindheit keine visuellen Reize, fehlt die Stimulation des visuellen Kortex und es entsteht eine Amblyopie.
- Gründe für eine Amblyopie sind z. B. Schielen, Refraktionsfehler, eine Ptosis oder eine Katarakt. Eine frühzeitige Screeningmethode ist der Brückner Test.
- Von Schielen spricht man, wenn die Sehachse eines Auges von der Sollrichtung abweicht.
- Die häufigste Form des kindlichen Schielens ist der Strabismus concomitans, er wird durch Refraktionsausgleich, Okklusionsbehandlung und evtl. durch eine Schieloperation therapiert.
- Ein Strabismusverdacht kann orientierend mit dem Taschenlampentest nach Hirschberg überprüft werden. Außerdem wird der Abdeck-Test eingesetzt.
- Beim Pseudoschielen täuscht die kindliche Physiognomie ein Schielen lediglich vor.

Hautveränderungen

Milia neonatorum

Es handelt sich um reversible kleine reversible **Retentionszysten,** die bei fast jedem neugeborenen Kind auftreten und von allein wieder verschwinden. Die weißlichen Zysten (→ Abb. 47.1) enthalten Hornmaterial und treten v. a. im Gesicht und auf der Mundschleimhaut auf. Im Übergang vom harten zum weichen Gaumen werden sie auch Eppstein-Perlen genannt.
Es ist keine weiterführende Diagnostik oder Therapie notwendig.

Erythema neonatorum

Etwa die Hälfte aller Neugeborenen weist einige Tage nach der Geburt ein Erythema neonatorum auf. Es imponiert als flächiges **Erythem** mit weißlichen **Pusteln** und **Papeln** an Extremitäten und Rumpf. Auch hier sind weitere Untersuchungen und eine Behandlung unnötig. Das Erythem limitiert sich in wenigen Tagen selbst.

Nävi

Es handelt sich umschriebene, **gutartige Hautveränderungen,** die entweder schon seit der Geburt bestehen oder sich später ausbilden können. Sie werden nach den verursachenden Strukturen benannt. Besonders auffällige oder vielzählige Nävi können auch ein Hinweis auf ein neurokutanes Syndrom (→ Kap. 44) sein.

Melanozytäre Nävi

Melanozytäre Nävi (umgangssprachlich „Leberflecken") werden durch vermehrte **Melanozyten** gebildet. Sie sind flach oder erhaben, scharf begrenzt und bräunlich. Eine Einteilung der Nävi erfolgt nach der Lokalisation im Hautniveau. Sie sind ein häufiger Befund und vermehren sich im Laufe des Lebens. **Sonnenstrahlung** spielt eine wichtige Rolle bei der Entartung der Läsionen.

Kinderhaut muss konsequent und ausreichend **vor UV-Strahlung geschützt** werden. Man muss stets auf sonnengerechte Kleidung und die korrekte Verwendung von Sonnenschutzcremes mit hohem Lichtschutzfaktor achten.

Unauffällige Nävi benötigen keine Therapie, verdächtige Hautveränderungen müssen engmaschig kontrolliert und ggf. chirurgisch entfernt werden.

Vaskuläre Nävi

Naevus flammeus Diese rotblaue Läsion entsteht infolge einer **Kapillarerweiterung** unterhalb der Dermis, ist dementsprechend wegdrückbar und meist scharf begrenzt. Die Größenausbreitung ist sehr variabel. **Medial lokalisierte Male** betreffen v. a. die Stirn (verschwinden häufig spontan) und den Nacken (persistieren meist). Seltener treten **laterale** Male auf, die ebenfalls keine Rückbildungstendenz zeigen und auch Teilsymptom eines neurokutanen Syndroms, z. B. des Sturge-Weber-Syndroms, sein können. Die Behandlung erfolgt mittels Laser- oder kosmetischer Behandlung.

Hämangiom Der Blutschwamm besteht aus gutartigen **Kapillarneubildungen,** die oftmals schon direkt nach Geburt sichtbar sind oder sich in den ersten Lebenstagen entwickeln. Die genaue Ursache ist bisher nicht geklärt. Hämangiome sind hell- bis dunkelrot, können am Kopf, Stamm und an den Extremitäten auftreten und zeigen ein biphasisches Wachstum bis zum 12. Lebensmonat (rasches Wachstum bis zum ca. 4. Lebensmonat, hier erreichen die Hämangiome etwa 80 % ihrer Endgröße, im Anschluss sog. Übergangsphase mit nur noch wenig Wachstum) (→ Abb. 47.2). Etwa 5 % aller Säuglinge sind betroffen (♀ > ♂ = ca. 3:1), bei den Frühgeborenen sogar bis zu 30 %.
In den meisten Fällen bilden sie sich ab dem 2. Lebensjahr spontan zurück. In seltenen Fällen sind neben der Haut auch innere Organe (z. B. die Leber) betroffen. Zur Therapie stehen die Kryo- und Lasertherapie, chirurgische Maßnahmen sowie die Gabe von **Betablockern** oder selten auch Steroiden zur Verfügung. Insbesondere bei einem Befall von Gesicht (v. a. Augenlid), Genitalbereich oder der weiblichen Mamille, aber auch bei ulzerierenden Hämangiomen oder einem Befall der Atemwege besteht eine Therapieindikation. Hämangiome können nicht entarten.

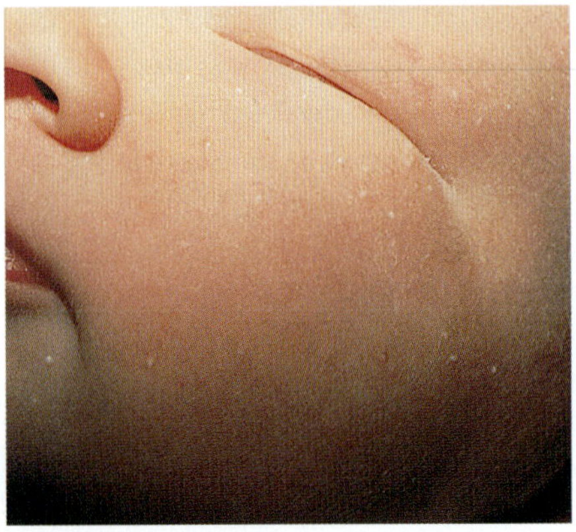

Abb. 47.1 Milien [E387]

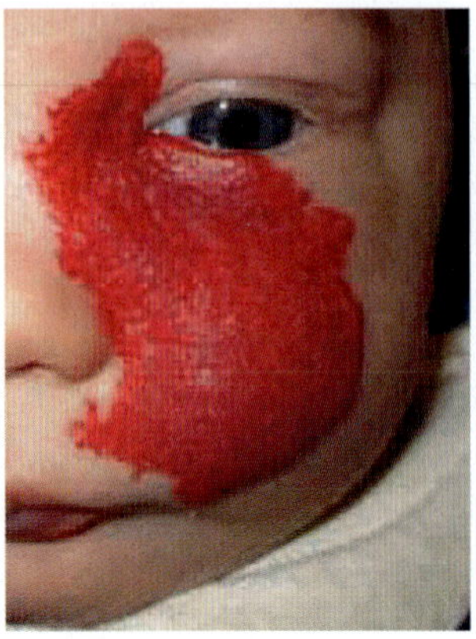

Abb. 47.2 Hämangiom [T711]

Ekzeme und Dermatitiden

Unter einem Ekzem versteht man eine normalerweise nicht ansteckende Hautveränderung der **Epidermis,** die durch Rötung, Knötchen, Bläschen, Nässen und Jucken gekennzeichnet ist. Bei chronischen Verläufen kommt es zur **Lichenifikation,** also einer Vergröberung der Hautfelderung, und Schuppenbildung. Die Begriffe Ekzem und Dermatitis werden weitgehend synonym verwendet.

Das atopische Ekzem

Das atopische Ekzem (Synonym: Atopische Dermatitis, veraltet auch Neurodermitis) gehört zusammen mit dem Asthma bronchiale und der allergischen Rhinitis (Heuschnupfen) zu den Krankheiten des **atopischen** Formenkreises (→ Kap. 34).

Das **atopische Ekzem** ist eine der häufigsten Krankheiten im Kindesalter. In Deutschland sind ca. 13 % aller Kinder zeitweilig betroffen, davon ca. 50 % bereits im jungen Säuglingsalter und über 80 % vor dem 5. Lebensjahr.

Ätiologie und Pathogenese

Die Ursachen des atopischen Ekzems sind vielfältig. Wie bei den anderen atopischen Krankheiten spielen **genetische Disposition** und **immunologische Faktoren** eine Rolle. Außerdem scheinen verschiedene Umweltfaktoren und nach neuesten Erkenntnissen auch Mutationen im Filaggrin kodierenden Gen eine Rolle bei der Krankheitsentstehung spielen.

Klinik und Komplikationen

Das atopische Ekzem hat je nach Alter und Stadium ein unterschiedliches Erscheinungsbild.

- Säuglingsalter: Hier stellt eine erste Manifestation der **Milchschorf** dar (→ Abb. 47.3). Das Ekzem ist hauptsächlich am behaarten Kopf lokalisiert, vereinzelt auch an den Streckseiten der Extremitäten. Die stark **juckenden Bläschen** und Papeln werden aufkratzt, daher steht der nässende und krustige Aspekt der Haut im Vordergrund. Die **Windelregion** bleibt immer **ausgespart**.

- Klein- und Schulkindalter: Es sind v. a. die großen **Gelenkbeugen (Ellenbogen, Kniegelenk),** Hand- und Fußgelenke sowie Hals und Nacken befallen, Stamm und Kopf deutlich weniger (→ Abb. 47.4). Die entzündlich veränderte Haut juckt stark, ist trocken und zerkratzt und zeigt mit zunehmendem Alter die typische **Lichenifikation** (Vergröberung und Verdickung der Haut mit Vertiefung der Hautfurchen). Darüber hinaus können sich v. a. im Gesicht Stigmata entwickeln (→ Tab. 47.1).

Infektionen der vorgeschädigten Haut stellen die häufigsten Komplikationen des atopischen Ekzems dar. Eine **Superinfektion** mit Bakterien (**Staphylodermie** durch Staphylokokken, aber **Cave:** > 90 % der Patienten sind mit *Staphylococcus aureus* besiedelt!), Viren oder Pilzen kann zu einem schweren Krankheitsbild führen. Gefürchtet ist v. a. das **Eczema herpeticum,** eine Superinfektion mit Herpesviren. Die Koexistenz von Nahrungsmittelallergien vermindert die Lebensqualität der betroffenen Kinder zusätzlich.

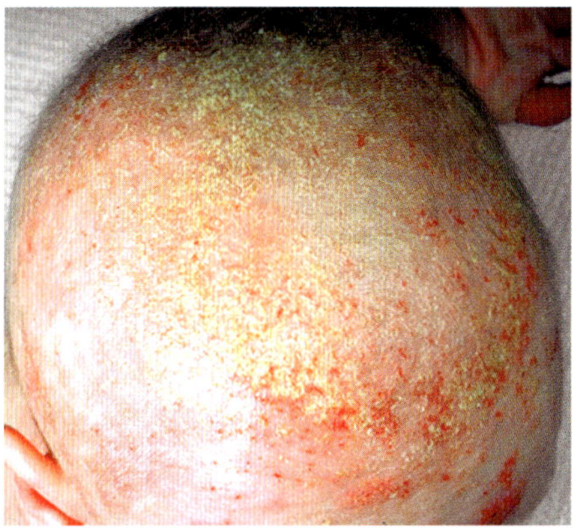

Abb. 47.3 Milchschorf [M209]

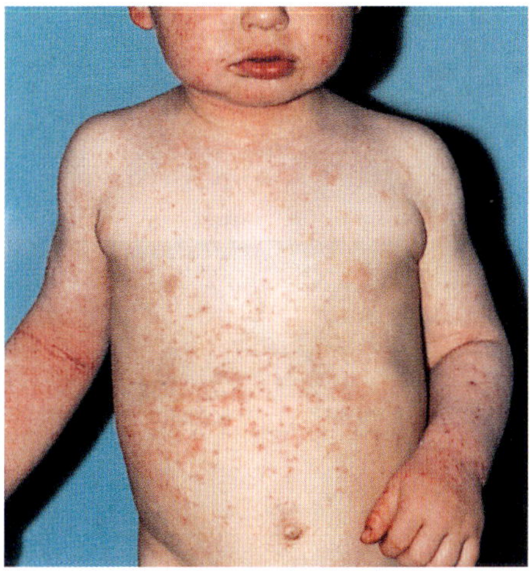

Abb. 47.4 Atopische Dermatitis; typisch ist die Lokalisation in den Ellenbeugen [C113]

Diagnostik

Die Diagnose wird aufgrund der Anamnese und des klinischen Bildes gestellt. Spezielle allergologische Untersuchungen können sich anschließen.

Therapie und Verlauf

Die Therapie des atopischen Ekzems folgt einem Stufenschema, das je nach Schwere und Verlauf an den jeweiligen Patienten angepasst werden muss. Die Schulung und Aufklärung der Eltern spielt von Anfang an eine große Rolle für den Behandlungserfolg. Die **Basispflege** der betroffenen Hautareale ist die wichtigste Therapiemaßnahme: Regelmäßiges Eincremen mit fetthaltigen Cremes, Reinigung mit rückfettenden Ölbädern, Schwarztee-Umschläge und die Verwendung von antiseptischen Lösungen. Bei akuten **Entzündungsschüben** können Kortikosteroide oder Calcineurininhibitoren (Tacrolimus oder Pimecrolimus) topisch appliziert werden. Antihistaminika sollten nicht standardmäßig verordnet werden, Mittel der Wahl sind bei schwerem Juckreiz nichtsedierende Antihistaminika der 2. Generation (z. B. Cetirizin). **Superinfektionen** müssen topisch/systemisch antibiotisch bzw. antiviral behandelt werden. Der Einsatz von sog. „Neurodermitis-Overalls" (silber- und/oder antimikrobiell beschichtet) kann den Hautzustand deutlich verbessern. Ciclosporin A wird als systemischer Immunmodulator off-label bei sehr schweren, therapieresistenten Verläufen eingesetzt. Außerdem ist seit 2020 für Kinder ab 6 Jahren beim schweren, therapierefraktären atopischen Ekzem der humane monoklonale Antikörper **Dupilumab** (Anti IL-4/Anti IL-13) zugelassen. Darüber hinaus sind **Allgemeinmaßnahmen** wie die Meidung von auslösenden Faktoren, guter Sonnenschutz, eine vollwertige Ernährung, Stressabbau oder eine Klimatherapie am Meer sinnvoll. Die Krankheit verläuft zunächst in Schüben und kann häufig rezidivieren, Spontanheilungen sind jederzeit möglich. Das Ekzem mildert sich bei einem Großteil der Kinder im Verlauf der Pubertät ab oder verschwindet vollständig. Alle Betroffenen haben aber lebenslang eine empfindliche Haut, mind. 30 % der Kinder entwickeln zeitweise auch im Erwachsenenalter Ekzeme.

Tab. 47.1 Faziale Stigmata der Neurodermitis

Stigma	Erklärung
Dennie-Morgan-Zeichen	Doppelfalte am Unterlid
Hertoghe-Zeichen	Ausdünnung der lateralen Augenbrauen
Orbital Darkening	Periorbitale Pigmentierung
Cheilitis sicca	Austrocknung und Exfoliation der Lippen

Seborrhoische Säuglingsdermatitis

Die seborrhoische Säuglingsdermatitis tritt typischerweise bis zum **3. Lebensmonat** auf. Die Ätiologie der Krankheit ist bislang nicht geklärt.

Klinik

Auf dem behaarten Kopf findet sich eine festhaftende, gelbweiße, fettige Schuppung, der sog. **Gneis** (→ Abb. 47.5). Am Stamm, im Windelbereich und in den großen Gelenkbeugen sowie retroaurikulär sind scharf begrenzte Erytheme mit ebenfalls gelbweißer, fettiger Schuppung typisch. Selten besteht ein geringer Juckreiz.

> Im Gegensatz zum atopischen Ekzem ist bei der seborrhoischen Säuglingsdermatitis der Windelbereich mitbetroffen.

Therapie

Die seborrhoische Säuglingsdermatitis kann mit Keratolytika (selen-/zinkhaltig), **Weizenkleiebädern** oder Einreibungen mit **Oliven-/Mandelöl** behandelt werden, evtl. kommt die kurzfristige topische Anwendung von niedrigpotenten Steroiden in Betracht. Sekundärinfektionen durch Hefepilze wird topisch mit Nystatin oder Azolen begegnet. In den meisten Fällen heilt die seborrhoische Säuglingsdermatitis bis zum Ende des 2. Lebensjahres ab.

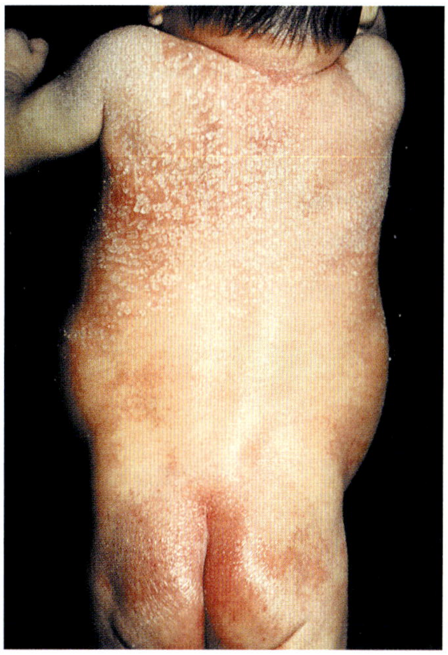

Abb. 47.5 Seborrhoische Säuglingsdermatitis [T409]

Windeldermatitis

Die Windeldermatitis entsteht meist aufgrund von **Pflegefehlern:** Im feuchten Milieu der Windel führen Bestandteile von Urin, Stuhl und Pflegeprodukten zu einer Schädigung der Haut.

Klinik und Therapie

Die Dermatitis beginnt mit geröteten, nässenden und schuppenden Bläschen in den Leistenfalten und breitet sich dann konfluierend aus (→ Abb. 47.6). Die angegriffenen Hautareale werden oft von **Hefepilzen** besiedelt.
Therapiert wird durch häufigen Windelwechsel, Pflege der Haut und Applikation von Zinkpaste. Bei Befall mit *Candida albicans* wird topisch **Nystatin** eingesetzt.

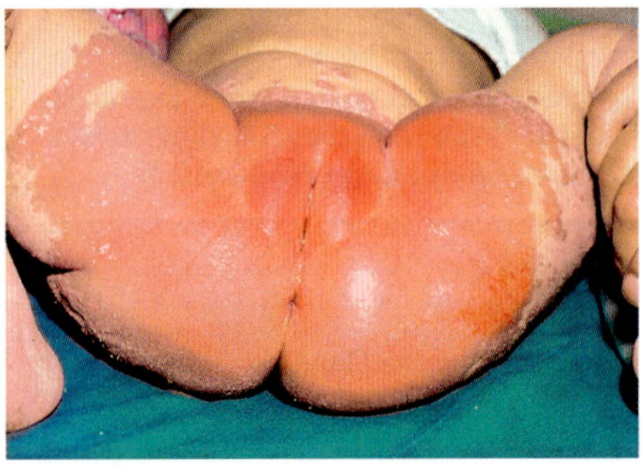

Abb. 47.6 Windeldermatitis [T122]

Hautinfektionen

Molluscum contagiosum (Dellwarzen)

Dellwarzen finden sich häufig bei Kindern, sie entstehen durch eine Schmierinfektion mit Molluscum-contagiosum-Viren (aus der Familie der Pockenviren). Es bilden sich multiple, hautfarbene Papeln mit **zentraler Delle** (→ Abb. 47.7), die Molluscumkörperchen (mit Viren gefüllte Epidermiszellen) enthalten und hochkontagiös sind.
Betroffen sind meist Gesicht, Rumpf und Beugen. Eine Immunschwäche begünstigt die Erkrankung zusätzlich. Es handelt sich insgesamt um eine **benigne Infektion,** die häufig auch spontan ausheilt. Dennoch werden die Dellwarzen meist abgetragen.

Impetigo contagiosa

Die Impetigo contagiosa tritt fast nur bei Kindern auf und ist eine **hochkontagiöse Infektion** der Haut mit **Staphylokokken** (großblasige Form) oder **Streptokokken** (kleinblasige Form). Es bilden sich schmerzhafte Bläschen, die später zu gelblichen Krusten eintrocknen (→ Abb. 16.4). Bei deren Ablösung kann es zum nässenden Ekzem kommen. Die Erkrankung geht ohne Allgemeinsymptome einher und heilt spontan aus. Häufig hält sich die Infektion selbst aufrecht, wenn die Kinder durch Kratzen die Erreger verteilen und an anderer Stelle neue Infektionen setzen. Daher ist eine strenge **Händehygiene** wichtig. Es kommen lokale, bei starker Ausbreitung auch systemische **Antibiotika** zum Einsatz (z. B. Penicilline oder Makrolide).

Dermatomykosen

Candida albicans

Eine Infektion mit *Candida albicans* kann sich an der Haut, den Schleimhäuten (oral als Mundsoor [→ Abb. 47.8], genital anal) oder an den Nägeln manifestieren. Klinisch bilden sich **weiße,** schwer abstreifbare **Beläge** oder Erytheme, Bläschen, Erosionen oder Schuppung, die jucken und brennen können.
Ein Abstrich liefert die Diagnose. Die Therapie erfolgt mit lokal angewandten Antimykotika, z. B. mit Azolen oder Nystatin.

Dermatophyten

Zu den Dermatophyten zählen Trichophyton-, Microsporum- und Epidermophytonspezies. Die Krankheitsbilder, die sie auslösen, werden als **Tinea** bezeichnet.
Tinea capitis Je nach Erreger zeigen sich unterschiedliche Symptome: Es kommt zu Haarausfall, Schuppung, Juckreiz sowie Ausbildung von Papeln und Vesikeln. In schweren Fällen entstehen Narben und Alopezie der Kopfhaut.
Tinea corporis Es bilden sich deutlich abgrenzbare, rundovale, erythematöse Plaques, die in den Randbereichen schuppen.
Tinea pedum/manuum Die Infektion des Fußes äußert sich meist durch Fissuren und Mazerationen zwischen den einzelnen Zehen, die später auch auf den ganzen Fuß übergreifen können. Prädilektionsstellen an den Händen sind v. a. die Vertiefungslinien der Handflächen, auch hier ist eine Ausbreitung über die gesamte Hand möglich.
Tinea unguinum Ein Befall der Nägel ist im Kindesalter sehr selten (Onychomykose). Diese zeigen sich dann verdickt, brüchig und gelblich verfärbt.
Für die Diagnostik werden Hautschuppen, Haare und Nägel untersucht. Einige Erreger sind durch ihre spezielle Fluoreszenz unter **Wood-Licht** (365 nm UV-Licht) erkennbar. Mikroskopisch können u. U. Hyphen und Sporen identifiziert werden. Auch eine Anzüchtung ist möglich. Der lokale **Hautbefall** lässt sich meist auch **lokal** mit dem Auftragen von Imidazolderivaten behandeln. Sind **Kopf** oder **Nägel** befallen, wird eine **systemische Therapie** notwendig (z. B. mit Itraconazol oder Griseofulvin).

Parasitosen

Parasitosen sind bei Kindern häufig zu finden, am häufigsten ist die **Pediculosis capitis (Kopfläuse).**

Pediculosis capitis (Kopfläuse)

Kopfläuse befestigen ihre **Eier** am kopfhautnahen Haarschaft (→ Abb. 47.9), nach 1–2 Wochen schlüpfen daraus die **Nissen.** Kinder stecken sich häufig in Gemeinschaftseinrichtungen an, da die Parasiten durch engen Körperkontakt übertragen werden.

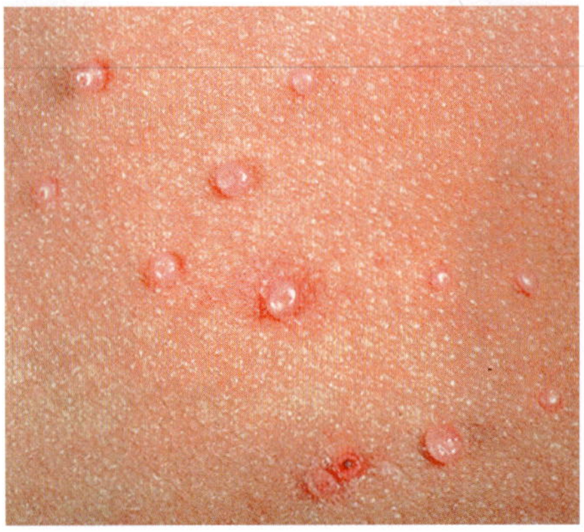

Abb. 47.7 Molluscum contagiosum [M123]

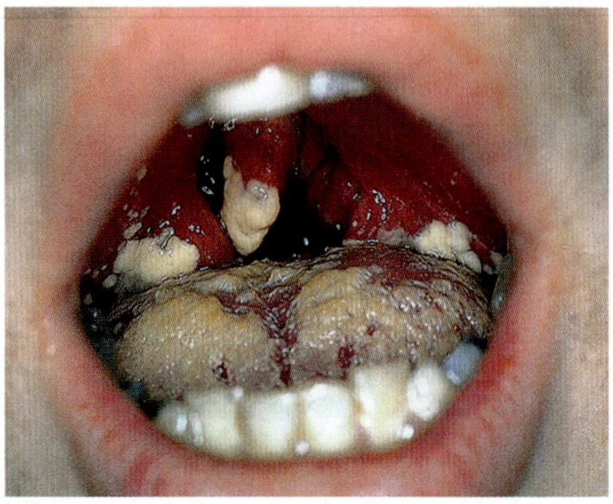

Abb. 47.8 Mundsoor mit weißen Belägen [E383]

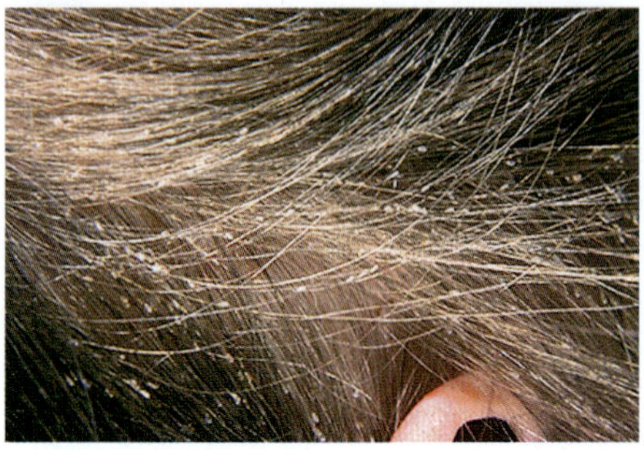

Abb. 47.9 Pediculosis capitis [T713]

> Der Befall geht mit Papelbildung und Juckreiz einher, es kommt zu **Kratzdefekten** und **Krusten.**

Diagnostik und Therapie Die Diagnostik erfolgt durch die Inspektion des Kopfes, so werden Läuse und Nissen rasch identifiziert. Zur Behandlung wird **Permethrin** als Haarwaschlösung (½–1 h Einwirkzeit) eingesetzt, meist reicht eine einmalige Anwendung. Zur Entfernung der Nissen stehen spezielle **Nissenkämme** zur Verfügung.

Skabies (Krätze)

Verursacher der Skabies sind weibliche **Krätzmilben,** die für ihre Eier und Ausscheidungen Hautgänge graben. Die Ansteckung vollzieht sich über direkten Körperkontakt, typisches Symptom ist der v. a. nachts auftretende Juckreiz. Später entwickelt sich ein Ekzem als Reaktion auf die Milbenantigene. Die Inspektion der Haut zeigt Papeln mit gerötetem Hof, evtl. sind die Gänge und die Milben selbst zu erkennen.

> **Prädilektionsstellen** sind Achselhöhle, Genitalregion, Fingerzwischenräume und Mamillen. Bei Säuglingen findet sich häufig auch ein Befall der Hand- und Fußflächen sowie des Kopfes.

Durch den **mikroskopischen** Nachweis der Milbe erfolgt die Diagnose. Auch hier kommt **Permethrin** in Cremeform zum Einsatz. Die Creme sollte auf dem gesamten Körper aufgetragen werden, bei älteren Kindern kann der Kopf ausgespart werden. Das direkte Umfeld muss ebenfalls mittherapiert werden. Textilien und Kuscheltiere müssen durch Auskochen oder mehrtägiges Lagern unter Luftabschluss oder bei Minusgraden milbenfrei gemacht werden.

Urtikaria (Nesselsucht)

Urtikaria ist eine heterogene Gruppe von Erkrankungen, die durch das plötzliche Auftreten von Quaddeln und/oder Angioödemen charakterisiert ist. Sie gehört zu einer der häufigsten Hauterscheinungen und Vorstellungsgründe in der Pädiatrie. Bei **Quaddeln** (→ Abb. 47.10) handelt es sich um eine **oberflächliche Schwellung** der Haut mit meist umgebendem Erythem, die in unterschiedlichen Größen auftreten kann, mit starkem **Juckreiz** einhergeht und sich innerhalb von 1–24 h wieder **verflüchtigt.** Das **Angioödem** (→ Abb. 47.11) ist definiert als eine **Schwellung der Dermis und Subkutis,** häufig mit Beteiligung der Schleimhäute, die nur selten Juckreiz zeigt und die mit bis zu 72 h deutlich länger anhalten kann als die Quaddel.

Einteilung

Bei der Urtikaria unterscheidet man klassischerweise einen akuten und einen chronischen Typ, außerdem gibt es induzierbare Formen. Die **akute** Urtikaria (Dauer < 6 Wochen) ist die häufigste Form und wird im Kindesalter v. a. durch Infekte (bis zu 80 %), aber auch durch Nahrungsmittel ausgelöst (z. B. Kuhmilch). Die **chronische** Form (Dauer > 6 Wochen) ist im Kindesalter selten und kann vielfältige Ursachen haben (u. a. chronische Infektionen oder entzündliche Prozesse, funktionelle Autoantikörper, Nahrungsmittel, Histaminintoleranz). Unter den **induzierbaren** Formen (auch physikalische Urtikaria genannt) ist bei Kindern am häufigsten die **Urticaria facticia** (durch Reiben) und durch Kälte.

> Die **akute Urtikaria** ist eine der häufigsten Hauterscheinungen im Kindesalter und wird meist durch Infekte ausgelöst.

Diagnostik und Therapie

In den meisten Fällen (bis zu 80 %) bleibt die Ursachensuche bei der Urtikaria erfolglos. Im Falle der akuten Urtikaria ist aufgrund des selbstlimitierenden Verlaufs i. d. R. keine weiterführende Diagnostik nötig. Bei der chronischen Urtikaria können bei konkretem Verdacht eine Diagnostik hinsichtlich chronischer Erkrankungen und Infektionen sowie eine ausführliche Allergiediagnostik sinnvoll sein. Selten können auch NSARs (v. a. Aspirin und Ibuprofen) eine Urtikaria auslösen. Therapeutisch kommen nicht-sedierende **H1-Antihistaminika** zum Einsatz (z. B. Cetirizin), ggf. in Kombination mit oralen Glukokortikoiden. Auch bei Urtikaria finden sich bereits Biologika im klinischen Einsatz. Zugelassen ist **Omalizumab** (monoklonaler humanisierter Antikörper gegen IgE) zum Einsatz bei Kindern > 12 Jahre bei Antihistaminika-refraktärer chronischer Urtikaria.

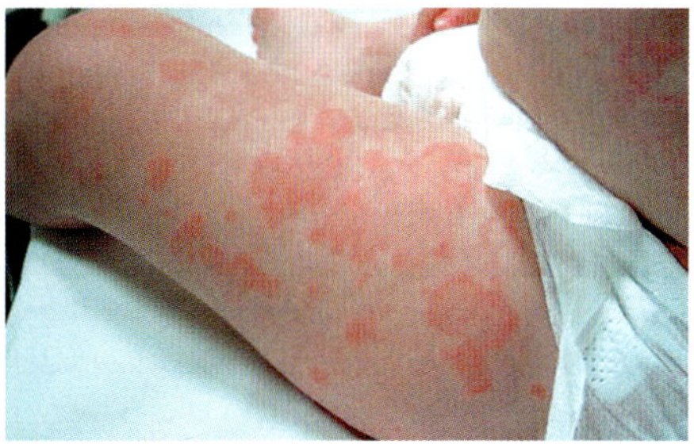

Abb. 47.10 Quaddeln bei Urtikaria [E331-002]

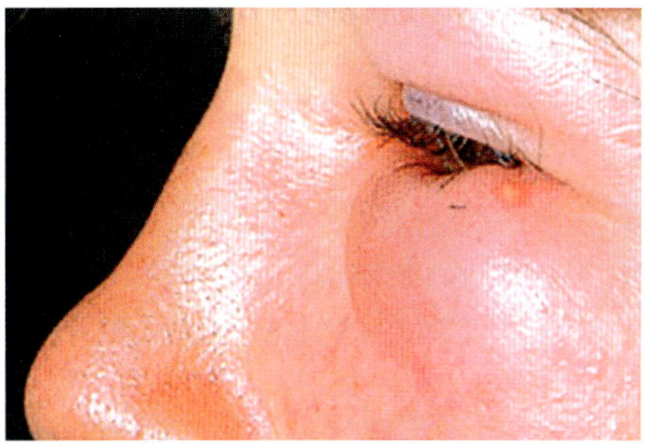

Abb. 47.11 Angioödem [T428]

Zusammenfassung

- Das Erythema neonatorum und die Milien des Neugeborenen sind harmlose, selbstlimitierende Hauterscheinungen.
- Nävi sind gutartige Hautveränderungen, eine maligne Entartung ist möglich.
- Ein Ekzem ist eine nicht ansteckende Hautveränderung der Epidermis, die mit Juckreiz, Rötung, Nässen und Knötchenbildung einhergeht.
- Das atopische Ekzem gehört wie das Asthma und die allergische Rhinitis zum atopischen Formenkreis.
- Die seborrhoische Säuglingsdermatitis äußert sich meist als harmloser Kopfgneis.
- Die Windeldermatitis entsteht durch ein zu feuchtes Milieu im Genitalbereich und wird oft durch Hefepilze superinfiziert.
- Bei den Dellwarzen und der Impetigo contagiosa handelt es sich um typische kindliche Hautinfektionen.
- Dermatophyten sind Verursacher der Tinea capitis, Tinea corporis, Tinea manuu, Tinea pedum und der Tinea unguinum.
- Der Befall mit Kopfläusen breitet sich durch engen Körperkontakt aus; es kommt zu Juckreiz, Papel- und Exkoriationsbildung der Kopfhaut.
- Leitsymptom der Krätze ist der nächtliche Juckreiz.
- Die Urtikaria ist ein sehr häufiges Krankheitsbild im Kindesalter und charakterisiert durch das Auftreten von Quaddeln und/oder Angioödemen. Meist tritt die Urtikaria im Kindesalter im Rahmen von Infekten auf.

Auch in der Kinder- und Jugendpsychiatrie stehen für die verschiedenen Altersgruppen jeweils typische Erkrankungen im Vordergrund. So machen sich etwa Intelligenzminderungen meist schon sehr früh bemerkbar. Die Essstörungen andererseits sind eher ein typisches Problem der Adoleszenz. Die Diagnostik der Erkrankungen der kindlichen Psyche beinhaltet neben einer obligaten neurologischen Untersuchung auch die **Verhaltensbeobachtung** und den Einsatz **psychometrischer Methoden.** Eltern und Familie müssen eng in den therapeutischen Prozess mit eingebunden werden.

Aufmerksamkeitsdefizit-Hyperaktivitätssyndrom (ADHS)

Das ADHS ist durch die Symptomtrias **Aufmerksamkeitsstörung,** motorische **Hyperaktivität** und schwache **Impulskontrolle** geprägt. Etwa 3 % der Schulkinder sind betroffen, Jungen wesentlich häufiger als Mädchen. Wichtige Faktoren der Krankheitsentstehung sind die genetische Disposition und eine verlangsamte Reifung von Hirnstrukturen. Umwelteinflüsse haben einen starken Einfluss auf den Verlauf.

Klinik

Besonders schwer wirkt sich die Störung in der Schule aus: Die Kinder können sich nicht konzentrieren, sind ablenkbar, haben einen ruhelosen Bewegungsdrang und verhalten sich störend impulsiv. Auch Schwierigkeiten im **Sozialverhalten** treten auf. Der fließende Übergang vom Normalen zum Krankhaften bereitet bei der rein klinischen Diagnosestellung vielfach Probleme.

Therapie

Gerade bei der Behandlung ausgeprägter Syndrome spielen Medikamente wie **Methylphenidat** trotz kontroverser Diskussion eine nicht zu unterschätzende Rolle: Obwohl nicht allen Kindern mit den Medikamenten geholfen werden kann, bewirken sie doch häufig innerhalb von 2 Jahren eine deutliche Besserung der Symptome. Wesentliches Element der Behandlung aller Symptome ist aber eine psychotherapeutische Betreuung der Kinder, die sich aus verschiedenen Elementen zusammensetzt. **Neben Verhaltens- und Familientherapie** spielen in letzter Zeit **Neurofeedback-Training und heilpädagogische Ansätze** eine wichtige Rolle. Da ADHS häufig von weiteren Störungen begleitet wird (Lernschwierigkeiten, Entwicklungsstörungen, Depressionen), müssen auch diese frühzeitig in das Therapiekonzept eingebunden werden.

Frühkindlicher Autismus

Der frühkindliche Autismus (Typ Kanner) ist durch eine hochgradige interpersonelle **Kontaktstörung** gekennzeichnet. Die Erkrankung tritt mit einer Häufigkeit von 4:10.000 auf und betrifft mehr Jungen als Mädchen. Die Ursachen der Erkrankung sind nicht vollständig geklärt.

Klinik

Die Klinik beginnt meist schon im Säuglingsalter, ist aber zunächst schwer erkennbar. Die Säuglinge nehmen keinen **Blickkontakt** zu Bezugspersonen auf, eine emotionale Entwicklung findet praktisch nicht statt. Daraus ergeben sich Folgeprobleme bei der Sprachentwicklung. Auch später zeigen die Betroffenen kaum **soziale Reaktionen.** Weitere typische Symptome sind **Veränderungsangst,** zwanghaftes Verhalten, Aggressionsausbrüche, motorische Stereotypien und dysgrammatische Sprache. Eventuell kann eine Intelligenzminderung oder u. U. eine herausragende Fähigkeit in Einzelbereichen diagnostiziert werden.

Diagnostik und Therapie

Die Diagnose wird klinisch gestellt. Andere Störungen wie das Rett-Syndrom, kindliche Schizophrenien oder Persönlichkeitsstörungen müssen ausgeschlossen werden. Das Behandlungskonzept besteht aus **Frühförderung, verhaltenstherapeutischen** Maßnahmen und **körperbezogenen** Therapieelementen. Eine Heilung ist trotz intensiver Therapie nicht möglich, unter ambulanter Mithilfe können die Kinder aber oftmals normal in die Familie integriert werden, einen Regelkindergarten oder eine Regelschule besuchen und eine Berufsausbildung absolvieren. Im Jugend- und jungen Erwachsenenalter entwickelt sich nicht selten eine Depression.

Störungen des Redeflusses

Das Sprechen ist durch Wiederholungen, Blockierungen und Unterbrechungen gestört. Man unterscheidet dabei das **tonische Stottern** mit Blockierungen im Redefluss vom **klonischen Stottern** mit Wiederholungen zu Sprechbeginn. Diese Formen können auch kombiniert auftreten. Die Ätiologie wird als multikausal beschrieben. Oft entlastet schon das beratende Ansprechen Eltern und Kinder. **Logopädische Übungen** und Entspannungstechniken werden eingesetzt. Geschieht dies rechtzeitig, verlieren ca. 30 % das Stottern ganz, bei weiteren 30 % bessert es sich im Verlauf.

> Im Alter von 3–5 Jahren kommt es zum **Entwicklungsstottern,** welches meist völlig harmlos und selbstlimitierend ist. Um rechtzeitig ein pathologisches Stottern feststellen zu können, muss das nahestehende Umfeld (Eltern, Erzieher) aufmerksam sein.

Lese-Rechtschreib-Schwäche

Etwa 6 % der Schulkinder weisen eine **Lese-Rechtschreib-Schwäche** auf. Es liegt keine Intelligenzminderung vor. Neben der neurologisch-psychiatrischen Untersuchung und der Überprüfung von Hör- und Sehleistung werden zur Diagnosestellung spezifische psychologische Tests angewandt. Die Kinder benötigen sowohl Unterstützung durch schulische **Fördermaßnahmen** als auch rechtzeitige Hilfe bei sekundären psychischen Problemen.

Enuresis

Unter Enuresis versteht man das **Einnässen** in einem Alter, in dem eine ausreichende Blasenkontrolle erreicht sein sollte; meist wird dafür das 4. oder 5. Lebensjahr angenommen. Man unterscheidet die **Enuresis nocturna** (Bettnässen) von der **Enuresis diurna,** die während des Tages auftritt. Außerdem differenziert man die **primäre Enuresis,** bei der das Kind zu keiner Zeit eine ausreichende Blasenkontrolle hat, von der **sekundären Enuresis,** die auftritt, nachdem das Kind für mindestens 6 Monate trocken war. Eine Enuresis tritt bei etwa 20 % der 5-Jährigen und immerhin noch bei 5 % der 10-Jährigen auf.

Ätiologie

Über das Zustandekommen wird kontrovers diskutiert: Teilweise wird angenommen, das Leiden habe **biologisch-konstitutionelle** Ursachen wie etwa eine verzögerte körperliche Reifung oder rezidivierende Blaseninfekte. Andere Meinungen gehen von einer überwiegend psychologischen oder **psychosozialen** Genese aus; im Vordergrund stehen demnach eine unsachgemäß durchgeführte Reinlichkeitserziehung oder psychische Belastungssituationen wie z. B. die Trennung der Eltern.

Diagnostik

Bei der Diagnosestellung müssen neurologische Schäden und andere somatische Ursachen einer Blasenentleerungsstörung ausgeschlossen werden. Eine umfassende Anamnese, die neben dem Verlauf der

Enuresis und einer familiären Belastung mit Enuresis auch andere körperliche und psychische Störungen des betroffenen Kindes thematisiert, ist besonders wichtig. Gerade bei sekundärer Enuresis sind psychische Erkrankungen und familiäre Konflikte häufig. In jedem Fall sollte eine kinderurologische Vorstellung erfolgen.

Therapie

Die Therapie der Enuresis stützt sich in erster Linie auf verhaltenstherapeutische und psychoedukative Methoden. Entscheidend ist die individuelle Abstimmung auf die Bedürfnisse und Möglichkeiten des Kindes und seiner Eltern. In keinem Fall sollte zu viel Druck aufgebaut werden.

Das Mittel erster Wahl stellt die **apparative Verhaltenstherapie** dar, bei der Klingelhosen oder -matten zum Einsatz kommen. Sobald das Kind nachts Urin entleert, wird es mithilfe eines lauten Tons geweckt. So soll eine bessere Blasenkontrolle konditioniert werden. Um den Erfolg von Klingelhosen oder -matten zu verstärken, können zusätzliche Belohnungssysteme eingeführt werden, z. B. mithilfe eines Verstärkerplans. Das betroffene Kind soll möglichst unter Mitbetreuung seiner Eltern einen Kalender über trockene Nächte führen. Wird eine vorher vereinbarte Anzahl an trockenen Nächten erreicht, erhält das Kind eine Belohnung.

Da eine medikamentöse Therapie in 70 % d. F. zu Rückfällen führt, sollte diese nur in Ausnahmefällen und kurzzeitig eingesetzt werden (z. B. auf Klassenfahrt). Mittel der Wahl hierfür ist Desmopressin (Minirin®). Im Allgemeinen ist die Prognose gut.

Schlafstörungen

Das **Schlafbedürfnis** eines Kindes ist altersabhängig und nimmt im Lauf der Kindheit ab: Säuglinge benötigen etwa 16 h Schlaf, ein Schulkind lediglich 10–12 h und im Jugendalter nimmt das Schlafbedürfnis i. d. R. weiter ab. Schlafstörungen kommen typischerweise im **späten Kleinkindalter** gehäuft vor, ebenso der **Pavor nocturnus** und der **Somnambulismus.** Bei den beiden Letztgenannten handelt es sich um Schlafstörungen aus dem Formenkreis der Parasomnien.

Einschlaf- oder Durchschlafstörungen Sie beruhen meist auf nicht verarbeiteten Tagesereignissen oder Konflikten in Familie, Kindergarten oder Schule und gehen häufig mit Angst- oder Spannungszuständen Hand in Hand. Die Therapie sollte auf eine Lösung der **Konflikte** hinzielen. Wichtig sind **Schlafhygiene,** d. h. regelmäßige Schlafenszeit, nur kurzer Mittagsschlaf, keine schweren Mahlzeiten oder Aufregungen vor dem Schlafen etc. und stets gleichbleibende Einschlafrituale, die dem Kind Sicherheit vermitteln.

Pavor nocturnus Unter Pavor nocturnus versteht man ein nächtliches **angstvolles** Aufschrecken ohne Erwachen: Die Kinder erwachen nur scheinbar, weinen und sind ängstlich erregt oder in heller Panik. Tatsächlich sind sie während der Episode aber nicht ansprechbar und meist nur schwer erweckbar. Der Zustand dauert etwa 1–10 min.

Somnambulismus Beim Schlafwandeln erwachen die Kinder nicht, sie führen jedoch im Tiefschlafstadium ganze **Handlungsabläufe** aus, an die sie sich nach dem Erwachen nicht mehr erinnern können. Das Schlafwandeln an sich ist harmlos, problematisch wird es erst durch Gefährdungssituationen, in die sich das Kind während des Schlafs begibt. In schwierigen Fällen haben Antidepressiva einen therapeutischen Effekt.

Essstörungen

Zu den Essstörungen zählen die Anorexia nervosa, die Bulimie und die Binge-Eating-Störung.

Anorexia nervosa

Bei weiblichen Jugendlichen ist die Anorexia nervosa (Magersucht) mit einer Inzidenz von 0,5–1 % ein der häufigsten chronischen Erkrankungen. Es handelt sich um eine Essstörung, die durch einen selbst herbeigeführten **Gewichtsverlust** (Essensrestriktion, Sport, Abführmittel etc.) mit einem **Body-Mass-Index unter 17,5** (bzw. Körpergewicht mind. 15 % unter der Norm) und einer stark ausgeprägten Körperschemastörung („Angst vor dem Dickwerden") definiert ist. Häufig handelt es sich um überdurchschnittlich intelligente Jugendliche mit künstlerischer Begabung.

> Die Erkrankung kann durch das massive Untergewicht **lebensgefährlich** werden!

Ätiologie und Klinik

Die Ursachen sind nicht ganz geklärt; es werden sowohl **genetisch-biologische** als auch **psychosoziale** und **neuropsychiatrische** Faktoren vermutet. Erste Hinweise können eine intensive Auseinandersetzung mit Nahrungsmitteln, Vermeiden von Hauptmahlzeiten, häufiges Wiegen und ausgeprägte körperliche Aktivität sein. Neben den o. g. Charakteristika zeigen sich typische somatische Veränderungen (→ Tab. 48.1).

Therapie und Prognose

Die Behandlung kann im ambulanten, teilstationären oder stationären Setting erfolgen und setzt ein interdisziplinäres Team mit großer Expertise voraus. Die Einbeziehung der Familie ist sehr wichtig. An erster Stelle steht die **Gewichtszunahme** durch spezielle Ernährungstherapie, in schweren Fällen auch über parenterale Ernährung oder eine Magensonde. Hierbei darf die Nahrungszufuhr nicht zu schnell erfolgen, da sonst die Gefahr eines **Refeeding-Syndroms** besteht. Entscheidend für den Behandlungserfolg ist aber eine von Anfang an begleitende gezielte **Psychotherapie.** Der Heilungsprozess ist sehr langwierig, nur bei ca. einem Drittel der Betroffenen heilt die Erkrankung dauerhaft aus. Die Prognose ist stark abhängig vom initialen Erkrankungsalter, von der Dauer der Erkrankung und Begleitkomorbiditäten. Die Letalität beträgt gesamt 5–20 %.

Tab. 48.1 Somatische Veränderungen bei Anorexia nervosa

Organ	Symptome
Herz	Sinusbradykardie, Herzrhythmusstörungen, Perikarderguss
Blut	Panzytopenie, Elektrolytverschiebungen
ZNS	Hirnatrophie mit folglichem Psychosyndrom, Konzentrationsproblemen und Wesensveränderungen
Haut und Haar	Haarverlust, trockene Haut, Wundheilungsstörungen, Ödeme
Gastrointestinal	Obstipation, Pankreatitis
Knochen	Sekundäre Osteoporose
Hormonhaushalt	Anstieg der Stresshormone, Erhöhung von Wachstumshormon, erniedrigte periphere Schilddrüsenhormone, verzögerte Pubertät, sekundäre Amenorrhö

Zusammenfassung

- Typische Symptome des ADHS sind das Aufmerksamkeitsdefizit, die Impulsivität und die motorische Unruhe; häufig kommt es dadurch zu schulischen und sozialen Problemen.
- Der frühkindliche Autismus ist eine soziale Kontaktstörung.
- Die Schlafstörungen im engeren Sinn haben meist psychische Ursachen.
- Die Anorexia nervosa ist ein schwerwiegendes Krankheitsbild mit einer hohen Letalität. Sie bedarf einer komplexen interdisziplinären Therapie.

Misshandlung, sexueller Missbrauch und Vernachlässigung

Kindesmisshandlung und Vernachlässigung (Battered-Child-Syndrom)

Definition und Epidemiologie

- **Kindesmisshandlung:** aktive Gewaltanwendung gegenüber Kindern, die körperlicher und/oder seelischer Natur sein kann
- **Vernachlässigung:** passives Missachten kindlicher physischer und psychischer Bedürfnisse

In Deutschland gibt es keine verwertbaren Daten, um die Häufigkeit von Kindsmisshandlung und Vernachlässigung abzuschätzen. Man muss jedoch von einer Lebenszeitprävalenz bezüglich Gewalt in der Kindheit von ca. 12 % ausgehen. Die **Dunkelziffer** ist hoch, möglicherweise muss von bis zu 400.000 Fällen/Jahr in Deutschland ausgegangen werden. Am häufigsten sind **Kleinkinder** und **Säuglinge** betroffen. Die Zahl der Todesopfer von Kindesmisshandlungen wird in Deutschland auf etwa 600 Kinder/Jahr geschätzt. Insgesamt erwecken etwa 2 % aller stationär betreuten Kinder den Verdacht auf Misshandlung oder Vernachlässigung. Bei der Hälfte aller Frakturen im 1. Lebensjahr werden Zeichen, die den Verdacht des Kindesmissbrauchs nahelegen, festgestellt. Dasselbe gilt für etwa 15 % aller Verbrennungen oder Verbrühungen im Säuglingsalter.

Risikofaktoren

Als Risikofaktoren für die Misshandlung von Kindern gelten u. a.:

- Armut
- Geringer Bildungsgrad
- Soziale Isolation
- Kinderreichtum
- Migrationshintergrund
- Elterliche Unreife, Inkompetenz und Hilflosigkeit
- Alleinerziehende Mütter mit häufig wechselnden Partnern
- Psychische und Suchterkrankungen der Eltern
- Elterliche Partnergewalt
- Unerwünschtheit oder Normabweichung des Kindes
- Misshandlung in der elterlichen Vorgeschichte

Verdachtsmomente

Verschiedene anamnestische Angaben und körperliche Untersuchungsbefunde geben Anlass zum Verdacht der Kindesmisshandlung (→ Tab. 49.1).

Weitere Hinweise ergeben sich aus der **Interaktion** zwischen Arzt, Kind und Eltern: Misshandelte Kinder legen oft ein argwöhnisches oder überaus **ängstliches** Verhalten an den Tag. Dabei lassen sie unangenehme Untersuchungen apathisch und ohne das normale Abwehrverhalten über sich ergehen. Ist das Vertrauen in die Eltern erschüttert, suchen Kinder häufig nicht bei ihren Eltern, sondern bei anderen erwachsenen Personen Schutz. Oft ist auch zu beobachten, dass Kinder ihrerseits versuchen, die Misshandlung zu **verschleiern,** indem sie dem betreffenden Elternteil demonstrativ Zuneigung entgegenbringen und jeglicher Frage nach Konflikten ausweichen. Seitens der Eltern fällt demgegenüber oft ein ausgeprägtes **Desinteresse** auf.

Diagnostik

Die Untersuchung sollte bei Verdacht auf Misshandlung immer am komplett **entkleideten** Kind erfolgen. Außerdem muss ein vollständiger **allgemeiner** und **neurologischer** Status erhoben werden, zu dem auch die Inspektion der **Anogenitalregion** gehört.

Alle Befunde müssen sorgfältig **dokumentiert** werden, Auffälligkeiten sind auch fotografisch mit Maßstab festzuhalten.

Dabei steht stets im Vordergrund, dass das Kind durch die Untersuchung **nicht sekundär** traumatisiert werden darf. Bei akutem Misshandlungsverdacht müssen auch immer die Geschwisterkinder mituntersucht werden.
Zur weiterführenden Abklärung des Verdachts der Misshandlung gehören folgende **Untersuchungen:**

- Laboruntersuchungen (z. B. um Mangelerscheinungen aufzudecken)
- Röntgenaufnahmen des Skeletts
- Evtl. Skelettszintigrafie
- MRT des Schädels
- Bei Säuglingen: Sonografie des Schädels
- Abdomensonografie
- Funduskopie
- Drogen- und Medikamentenscreening (vorzugsweise im Urin)

Schütteltrauma (Shaken-Baby-Syndrom)

Eine spezielle Form der Kindesmisshandlung ist das **Shaken-Baby-Syndrom,** das durch **Schütteln** des Kindes entsteht. Man geht von 100–200 Fällen/Jahr in Deutschland aus. Meist werden Säugling oder Kleinkind dabei an Rumpf oder Oberarmen festgehalten. Äußerlich wird sich das Kind nach Schütteltrauma unauffällig darstellen, evtl. zeigen sich **Griffmarken** an Thorax oder Armen oder eine Vorwölbung der vorderen Fontanelle. Die Kinder weisen jedoch nach dem Trauma einen unspezifisch-schlechten Allgemeinzustand, Bewusstseins- und vegetative Störungen auf. Typische Untersuchungsbefunde sind **Retinablutungen** (Funduskopie), **Subduralhämatome** und andere **zerebrale Verletzungen** (Schädel-MRT). Wegweisend ist die komplett fehlende oder inadäquate Unfallanamnese. Die Folgen eines solchen Traumas sind massiv. Die Letalität beträgt bis zu 30 % (häufigste nicht natürliche Todesursache im Säuglings- und Kleinkindesalter), über 60 % der Kinder tragen schwere, bleibende Schäden davon.

Tab. 49.1 Verdachtsmomente in Anamnese und Untersuchung

Anamnestische Angaben	• Aussage des Kindes oder fremdanamnestische Hinweise • Nicht plausible Erklärung für die kindlichen Verletzungen • Unkooperatives Verhalten der Eltern • Unregelmäßige Durchführung der Vorsorgeuntersuchungen • Häufiger Arztwechsel • Späte Arztkonsultation bei Verletzungen des Kindes • Häufige Verletzungen in der Vorgeschichte • Auffällige Sozial-, Familienanamnese, häusliche Gewalt, Misshandlungen in der Vorgeschichte
Körperliche Untersuchungsbefunde	• Gedeihstörungen, ungepflegter Zustand, Entwicklungsknick • Geformte Hämatome und Verletzungen (z. B. Doppelkontur bei Stockschlägen, Handform etc.) • Unterschiedlich alte Verletzungen (→ Abb. 49.1) • Bissmarken und Würgemale • Verletzungen an Rücken, Kopf (besonders Oberkopf, Augen, Mund und Wangen), Gesäß, Parier- und Streckseiten der Extremitäten (→ Abb. 49.2) • Geformte Verbrennungen (z. B. rund durch Ausdrücken von Zigaretten) • Symmetrische Verbrühungen an den Extremitäten („Handschuh-/Strumpfmuster") sowie Verbrühungen am Gesäß • Frakturen der Rippen, des Schädels und der langen Röhrenknochen (→ Abb. 49.3) • Metaphysäre und epiphysäre Frakturen • Konjunktivale und retinale Blutungen

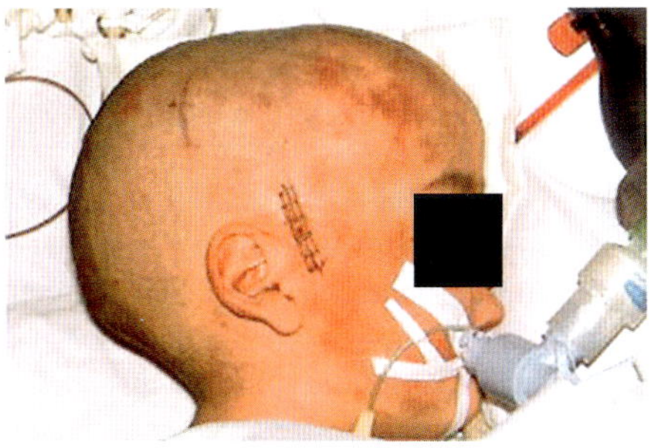

Abb. 49.1 Hämatome unterschiedlichen Alters weisen auf eine Misshandlung hin. [G250]

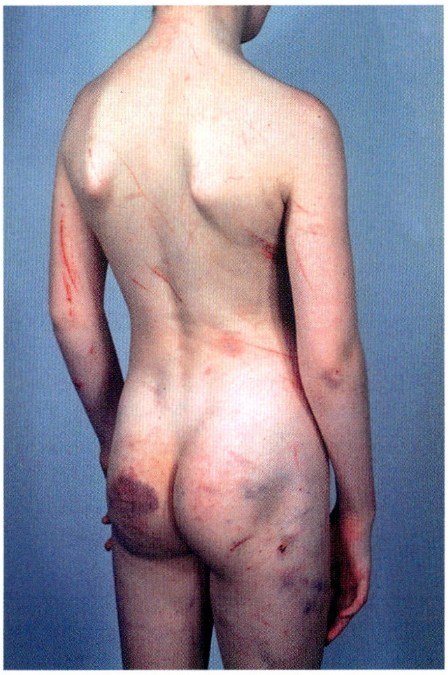

Abb. 49.2 Kindesmisshandlung: Nicht immer sind die Befunde so deutlich. [T112]

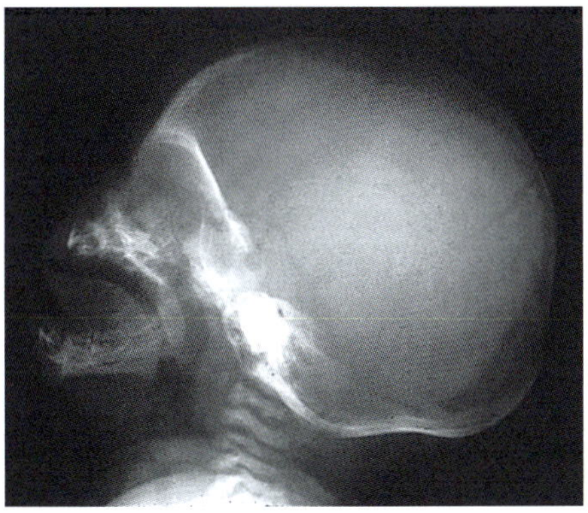

Abb. 49.3 Schädelfraktur im Bereich des Scheitelbeins als Misshandlungsfolge [T409]

Sexueller Missbrauch

Sexueller Missbrauch meint die Einbeziehung von Kindern in **sexuelle Handlungen.** Dabei spielt es keine Rolle, ob es sich dabei um Nötigung handelt, da Kinder aufgrund ihres Entwicklungsstands nicht in der Lage sind, die Situation zu verstehen und ihr zuzustimmen. Häufigkeitsangaben sind hier noch ungenau, die Schätzungen sind alarmierend hoch: In Befragungen geben 10–15 % der erwachsenen Frauen an, im Kindesalter sexuellen Missbrauch erfahren zu haben. Offizielle Zahlen gehen etwa von 7,5 % aus. Häufig geht der Missbrauch von Familienmitgliedern oder Bekannten aus, zu denen die Kinder in einem **Abhängigkeitsverhältnis** stehen. Alarmierende körperliche und psychische Befunde sind:

- Sexualisiertes Verhalten
- Vaginale und anale Verletzungen
- Geschlechtskrankheiten
- Schwangerschaft bei < 16-jährigen Mädchen

> Oft lässt sich der Missbrauch nicht anhand körperlicher Befunde feststellen, dies schließt ihn jedoch keinesfalls aus!

Die Aussage des Kindes hat in der Aufklärung eines Missbrauchsverdachts den allerhöchsten Stellenwert.

Differenzialdiagnosen

Bei Verdacht auf Kindesmisshandlung müssen auch mögliche Differenzialdiagnosen der Misshandlung mitbedacht werden: Auch **Leukämien,** die Osteogenesis imperfecta, **Gerinnungsstörungen** oder die Rachitis können verdächtige körperliche Befunde verursachen. Voreilige falsche Beschuldigungen zerstören das Vertrauensverhältnis zwischen Eltern und Arzt.

Vorgehen bei Verdacht auf Kindesmisshandlung und -missbrauch

Der Umgang mit dem Thema Misshandlung und Missbrauch gehört mit zu den größten **belastenden Herausforderungen** der Pädiatrie. Wichtige Erstmaßnahmen bei Verdacht auf Misshandlung sind:

- Die oben beschriebene Diagnostik ist durchzuführen. Dabei sind alle Befunde und Informationen akribisch zu **dokumentieren.**
- Informationen vom betreuenden Kinderarzt, aus Kindergarten, Schule oder ggf. vom Jugendamt einholen, um das anamnestische Bild zu komplettieren.
- Die weitere Betreuung des Kindes sollte im **interdisziplinären Team** (Psychologen, Sozialarbeiter, Ärzte verschiedener Fachrichtungen etc.) erfolgen.
- Im Zweifelsfall muss der Schutz des Kindes durch die **stationäre Aufnahme** ohne die Eltern sichergestellt werden.
- Gegebenenfalls sind Polizei und Jugendamt einzuschalten.
- Neben der Sicherstellung des geschützten und gut betreuten Verbleibs des Kindes muss eine **psychotherapeutische Begleitung** gewährleistet werden.

Zusammenfassung

- Die Kindesmisshandlung kann aktiv in Form von körperlicher und seelischer Gewalt oder passiv durch Vernachlässigung der kindlichen Bedürfnisse geschehen.
- Bei der ärztlichen Untersuchung sollten auffällige Befunde genau dokumentiert (auch fotografisch) und weiterverfolgt werden; dies geschieht am besten im interdisziplinären Team.
- Beim Shaken-Baby-Syndrom handelt es sich um eine häufige Misshandlungsform, bei der das Kind durch Schütteln schwerwiegende Verletzungen erleidet. Die Letalität ist hoch.
- Bei akuter Gefährdung des Kindes muss eine sofortige stationäre Aufnahme erfolgen, außerdem sollten Jugendamt und ggf. Polizei eingeschaltet werden.

Unfälle

> Unfälle sind im Kindesalter für bis zu 50 % der Todesfälle verantwortlich (etwa 1.000 Kinder pro Jahr). Die Anzahl der schwerverletzten Kinder ist etwa 10-mal so hoch. Diese Zahlen könnten durch Präventivmaßnahmen deutlich verringert werden.

In jeder Kindheitsphase stehen spezifische Unfallmechanismen im Vordergrund:

- Im **Säuglingsalter** ereignen sich typischerweise Stürze vom Wickeltisch oder vom Arm der Eltern, die wegen der unreifen Schutzmotorik leicht zu Kopfverletzungen führen. Außerdem kommen Erstickungsunfälle unter der Bettdecke und der plötzliche Kindstod (→ Kap. 6) vor.
- Das **Kleinkind** erkundet die Welt mit seinem Mund und seinen Händen. Das Risiko für Ingestionen bzw. Vergiftungen/Verätzungen und Stromverletzungen ist dementsprechend stark erhöht. Außerdem kommen oft Verbrennungen bzw. Verbrühungen vor, wenn das Kleinkind z. B. Behälter mit heißer Flüssigkeit (Wasserkocher, Kaffeetasse) von einer Oberfläche zieht (→ Abb. 50.1). Mit zu den häufigsten Unfällen mit Todesfolge gehören Ertrinkungsunfälle, meist in Schwimmbädern, Flüssen oder Teichen.
- Beim **Schulkind** stehen die Verkehrsunfälle (v. a. mit dem Fahrrad) und Sportverletzungen im Vordergrund. Elektrounfälle, Verbrennungen und andere Ursachen finden sich seltener.

Verbrennungen

Etwa 6.000 Kinder werden pro Jahr in Deutschland wegen einer Verbrennung stationär behandelt. In 10–15 % der Fälle handelt es sich um Folgen einer Kindsmisshandlung. Kinder mit Verbrennungen leiden nicht nur unmittelbar unter dem **Hautdefekt und Schmerzen.** Sie sind v. a. bei schweren oder großflächigen Verbrennungen durch einen **Verbrennungsschock** bedroht, der schwerwiegende Komplikationen wie Nierenversagen, Lungen- oder Hirnödem nach sich ziehen kann. Um die Folgen einer Verbrennung richtig einschätzen zu können, müssen zwei Faktoren beurteilt werden: Der **Schweregrad** (betroffene Hautschichten) der Verbrennung (→ Tab. 50.1) und die betroffene **Fläche.**

Als Faustregel gilt, dass die kindliche **Handfläche** inklusive Finger etwa **1 %** der Körperoberfläche entspricht. Bei größeren Arealen kann auf die **Neunerregel** zurückgegriffen werden (→ Abb. 50.2).

Therapie

Bei allen Verbrennungen soll das betroffene Areal zunächst für maximale 10 min mit lauwarmem Wasser **gekühlt** werden (**Cave:** Nur kleine Areale, um eine Unterkühlung zu verhindern!). Schmerzstillung, Schockprophylaxe und sterile Wundversorgung sind weitere Erstmaßnahmen. Verbrennungen III. Grades müssen immer stationär behandelt werden. Betrifft eine Verbrennung I. Grades mehr als 15 % der Körperoberfläche, eine Verbrennung II. Grades mehr als 5 %, handelt es sich um eine Verbrennung III. Grades oder eine Verbrennung bei Säuglingen und Kleinkindern im Gesicht, an Händen, Füßen oder im Genitalbereich, sollten die Kinder unverzüglich in einem spezialisierten **Verbrennungszentrum** versorgt werden. Die weitere Behandlung beinhaltet dann v. a. die Schockbekämpfung (Flüssigkeitsgabe!) sowie die Verhinderung oder Bekämpfung von Infektionen bis hin zur Sepsis. Schwere Hautdefekte benötigen evtl. plastisch-chirurgische Deckung.

Tab. 50.1 Schweregrade bei Verbrennungen

Grad I	Von der Verbrennung ist nur die Epidermis betroffen. Es zeigen sich eine schmerzhafte Rötung und Schwellung.
Grad II	Bei diesen Verbrennungen kommt es zur subepidermalen Blasenbildung; die betroffenen Areale sind stark schmerzhaft.
Grad III	Auch Dermis, Subkutis und Hautanhangsgebilde sind betroffen, es bilden sich weißgraue Nekrosen. Durch Zerstörung der Nerven kann die Schmerzempfindung komplett fehlen.

Ertrinkungsunfälle

Ertrinkungsunfälle (Badeunfälle und Einbrechen durch eine zu dünne Eisdecke) kommen in allen Altersgruppen vor. Im Kindesalter sind sie nach Verkehrsunfällen die zweithäufigste Todesursache. Spätestens wenn sich die Lunge mit Wasser füllt, wird der Organismus nicht mehr ausreichend mit Sauerstoff versorgt; außerdem kann es durch den Kontakt mit kaltem Wasser zu einem Laryngospasmus kommen, der zu einem reflektorischen Atemstillstand führt. Man unterscheidet das **primäre und sekundäres Ertrinken** sowie das **Beinahe-Ertrinken.** Beim primären Ertrinken kommt es innerhalb von 24 h nach dem Ertrinkungsunfall infolge der Hypoxie zum Tod, beim sekundären Ertrinken kommt es über 24 h nach dem Unfall v. a. aufgrund von pulmonalen Komplikationen nach primär erfolgreicher Reanimation zum Versterben des Kindes. Das Beinahe-Ertrinken beschreibt das Überleben nach einem Ertrinkungsunfall. Gefürchtete Komplikationen sind die Entwicklung eines Hirn- und Lungenödems.

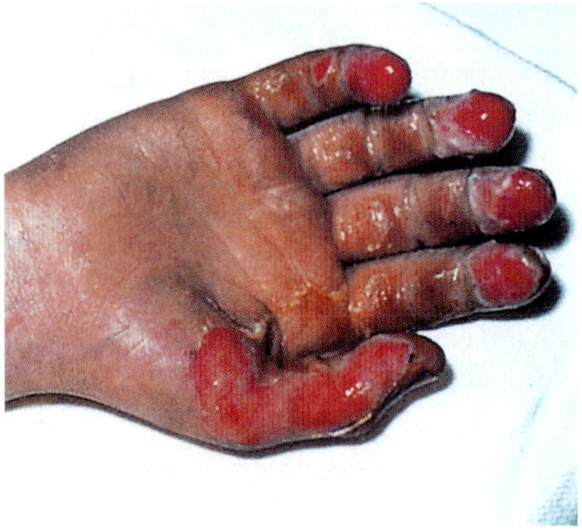

Abb. 50.1 Verbrennungen an der Hand [C113]

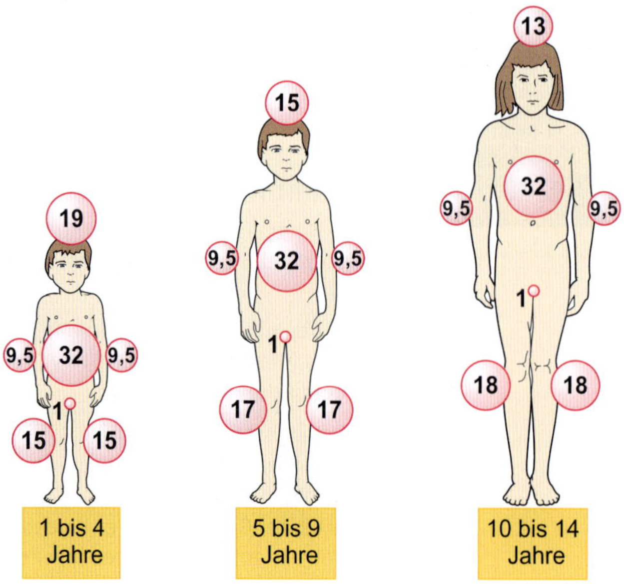

Abb. 50.2 Neunerregel. In verschiedenen Altersgruppen muss die Neunerregel modifiziert werden. [L141]

Therapie

Bei der Akutversorgung Ertrunkener stehen die Aufrechterhaltung der **Vitalfunktionen** und die sofortige Reanimation im Vordergrund (→ Kap. 51). Vor allem im Winter bei kalter Wasser- und Umgebungstemperatur sind erfolgreiche Wiederbelebungsmaßnahmen manchmal auch noch nach mehr als 1 h möglich (erhöhte Ischämietoleranz des Gewebes bei Hypothermie). Im Krankenhaus müssen Maßnahmen zur Verhinderung des sekundären Ertrinkens ergriffen werden, außerdem darf die Körpertemperatur nicht zu schnell angehoben werden.

> Eine kardiale Wiederbelegung ist bei < 32 °C Körpertemperatur nicht möglich. Daher müssen die Reanimationsmaßnahmen mindestens bis zum Erreichen einer Körpertemperatur von 35 °C fortgeführt werden.

Schädel-Hirn-Trauma

Bis zu 30 % der Schädel-Hirn-Traumata betreffen Kinder < 16 Jahren, ursächlich sind häufig Verkehrsunfälle. Die Letalität beträgt beim schweren SHT bis zu 14 %. Die Einteilung erfolgt klassischerweise mithilfe der Glasgow Coma Scale (→ Tab. 50.2): leichtes (14–15 Punkte), mittelschweres (8–13 Punkte) und schweres (3–7 Punkte) SHT. Erste klinische Hinweise sind Kopfschmerzen, Erbrechen oder Schwindel, Schläfrigkeit, Amnesie oder Konzentrationsschwäche. Bei Beteiligung des Rückenmarks und offenen Schädelverletzungen kann es rasch zu lebensbedrohlichen Zuständen mit Koma und Schock kommen. Hier sind schnell die Indikation zur Bildgebung (CT) und ggf. neuchirurgischen Intervention zu stellen. Initial stehen die Sicherung der Vitalfunktionen und achsengerechte Lagerung bei Verdacht auf Wirbelsäulen-/Rückenmarksverletzungen an erster Stelle.

Tab. 50.2 Glasgow Coma Scale (modifiziert für Kinder)

Augen öffnen	Spontan (4 Pkt.) Auf Schreien bzw. auf Ansprache (3 Pkt.) Auf Schmerzreiz (2 Pkt.) Keine Reaktion (1 Pkt.)
Kommunikation	Plappern, Brabbeln (< 2 Jahre) bzw. verständliche Sprache/orientiert (> 2 Jahre) (5 Pkt.) Schreien, aber tröstbar (< 2 Jahre) bzw. unverständlich/verwirrt (> 2 Jahre) (4 Pkt.) Schreien, untröstbar (< 2 Jahre) bzw. unzusammenhängende Worte (> 5 Jahre) (3 Pkt.) Stöhnen/unverständliche Laute (2 Pkt.) Keine verbale Reaktion (1 Pkt.)
Motorische Reaktion	Spontane Bewegungen bzw. greift gezielt nach Gegenständen oder befolgt Aufforderungen (6 Pkt.) Auf Schmerzreiz – gezielt (5 Pkt.) Auf Schmerzreiz – Zurückziehen (4 Pkt.) Auf Schmerzreiz – Flexion (3 Pkt.) Auf Schmerzreiz – Extension (2 Pkt.) Auf Schmerzreiz – Keine Reaktion (1 Pkt.)

Ingestionen und Vergiftungen

Vergiftungen und Fremdkörperingestionen (→ Kap. 23) gehören im **Kleinkindalter,** besonders im Alter zwischen ½ und 3 Jahren, zu den häufigsten Notfallsituationen. Vergiftungen sind oft auf Arzneimittel, die nicht kindersicher aufbewahrt wurden, auf Haushaltsmittel wie Reiniger oder Farben oder auf Pflanzenschutz- oder Düngemittel zurückzuführen. Gelegentlich werden sie auch durch Giftpflanzen oder -pilze, Alkohol oder Zigaretten verursacht.

Klinik

Die ersten Anzeichen einer Vergiftung treten meist innerhalb von weniger Stunden nach der Giftingestion auf. Allgemeine **Vergiftungssymptome** zeigt → Tab. 50.3. Darüber hinaus gibt es einige Substanzen, die typische **Syndrome** hervorrufen, z. B. das anticholinerge Syndrom bei der Vergiftung mit Tollkirschen oder dem Stechapfel.

Tab. 50.3 Allgemeine Vergiftungssymptome

Leichte Vergiftung	Schwere Vergiftung
• Bewusstseinstrübung • Ataxie • Kreislaufschwäche • Übelkeit und Erbrechen	• Koma • Krampfanfälle • Schock

Diagnostik und Therapie

Wichtige Informationen, die anamnestisch zu erfragen sind, sind **Alter** und **Gewicht** des Kindes, **Menge** und **Art** des Gifts, der **Zeitpunkt** der Ingestion und die vorangegangene **Symptomatik.** Danach muss eine orientierende klinische Untersuchung durchgeführt werden. Bei Bewusstseinstrübung kommt der sofortigen Sicherung der **Vitalfunktionen** lebensrettende Bedeutung zu. Reste des Gifts und **Körperflüssigkeiten** wie Erbrochenes, Urin etc. müssen für die toxikologische Untersuchung asserviert werden. Wichtige und schnelle Unterstützung bei der Behandlung von Vergiftungen leistet der Giftnotruf. Es gibt im deutschsprachigen Raum elf **Giftnotrufzentralen.**

> Der **Giftnotruf** hilft als spezialisierter Ansprechpartner bei allen Intoxikationen.

Im Krankenhaus werden dann je nach Indikation primäre und sekundäre **Giftentfernung** sowie ggf. eine **Antidot-Therapie** eingeleitet. Die Magenspülung hat bei Kleinkindern kaum Bedeutung. Standardmäßig wird **Aktivkohle** verabreicht (ggf. auch via nasogastraler Sonde), die viele giftige Substanzen zu absorbieren vermag. Eine bedeutsame Komplikation der therapeutischen Kohlegabe ist allerdings der Ileus. Bei der sekundären Giftentfernung werden Methoden eingesetzt, die eine beschleunigte Ausscheidung bereits resorbierter Substanzen bewirken. Dafür stehen je nach den toxikologischen Eigenschaften der Substanz unterschiedliche Ansätze zur Verfügung. Bei vorwiegend renal ausgeschiedenen Giften kann z. B. eine forcierte **Diurese** mit Furosemid eingeleitet werden. Auch **Hämodialyse** oder **Hämoperfusion** werden zur sekundären Giftentfernung eingesetzt.

Zusammenfassung

- Etwa 50 % der Todesfälle im Kindesalter werden durch Unfälle verursacht. Präventivmaßnahmen könnten die Anzahl deutlich verringern.
- Bei der Erstversorgung von Verbrennungen muss auf ausreichende Kühlung durch lauwarmes Wasser und auf eine optimale Schockprophylaxe geachtet werden.
- Ertrinkungsunfälle können zum lebensbedrohlichen Lungen- und Hirnödem führen.
- Beim SHT erfolgt die Einteilung mithilfe der Glasgow Coma Scale.
- Bei Kleinkindern muss bei Bewusstseinstrübung oder sonst nicht erklärbaren Symptomen aus völliger Gesundheit heraus immer an eine Vergiftung gedacht werden.

Die Leitlinien des European Resuscitation Council stellen die wichtigste Grundlage für das Vorgehen in Wiederbelebungssituationen dar. Im Folgenden sollen daher die Algorithmen für die Reanimation bei Neugeborenen und Kindern vorgestellt werden (auf Basis der ERC Leitlinien 2021, www.cprguidelines.eu).

Neugeborenenreanimation

Weniger als 1 % der Neugeborenen benötigt eine Reanimation. Risikofaktoren für postpartale Reanimationsmaßnahmen zeigt → Tab. 51.1.

Viel häufiger als Reanimationsmaßnahmen müssen unterstützende Maßnahmen bei der Umstellung des Körpers nach Geburt ergriffen werden. Meist sind hier taktile Stimulation, orales/nasales Absaugen und eine kurze Atemunterstützung (Masken-CPAP)/ Sauerstoffgabe ausreichend.

Vorbereitung

Reanimationsmaßnahmen bei Neugeborenen sind häufig vorauszusehen. Daher ist es besonders wichtig, die Umgebung und das benötigte Material gut vorzubereiten. Die Versorgung eines Neugeborenen sollte in einer warmen und zugluftfreien Umgebung erfolgen. Als Basis Equipment sollten vorliegen:

- Hilfsmittel zur Sicherung der Beatmung (Maske und Ambubeutel, Absaugsystem)
- Warme, trockene Tücher
- Sterile Instrumente zum Abklemmen der Nabelschnur
- Saubere Handschuhe für alle versorgenden Personen

Wärmemanagement

Eine besondere Bedeutung wird dem Temperaturmanagement zugeschrieben, da es einen großen Einfluss auf Morbidität und Mortalität hat. Kälte bedeutet zusätzlichen Stress für das Neugeborene. Die Temperatur eines Neugeborenen sollte daher zwischen 36,5 °C und 37,5 °C gehalten werden und bei der stationären Aufnahme immer dokumentiert werden. Sie gilt als Prädiktor für das Outcome und als Qualitätsmanagement der Versorgung.

Tab. 51.1 Risikofaktoren für Reanimationsmaßnahmen bei Neugeborenen

Probleme vor/ unter Geburt	**Mutter:** Diabetes mellitus, Präeklampsie, arterieller Hypertonus/ Hypotonus, vorzeitige Plazentalösung, mütterlicher Drogenabusus, Amnioninfektionssyndrom **Kind:** Frühgeburtlichkeit < 35. SSW, Mehrlingsschwangerschaft, Nabelschnurkompression, Fehlbildungen (ZNS, Zwerchfellhernie, Lungenhypoplasie, Herzfehler)
Probleme nach der Geburt	Atemwegsobstruktion (Blut, Mekonium), Respiratory-Distress-Syndrom (RDS), Asphyxie

Initiale Beurteilung

Auch wenn der APGAR-Score nie dafür gedacht war, hilft das rasche Erfassen der einzelnen Punkte bei der Beurteilung der Reanimationspflichtigkeit eines Neugeborenen.

- **Atmung:** Atemfrequenz/-tiefe/-exkursion? Pathologisches Atemmuster (Schnappatmung, Stöhnen, Knorksen)?
- **Herzfrequenz:** >/< 100/min? Beurteilung mittels Auskultation, Tasten an der Basis der Nabelschnur, Pulsoxymeter, am zuverlässigsten mittels EKG
- **Hautkolorit:** Schlechter Parameter zur Beurteilung der Oxygenierung, jedes gesunde Neugeborene ist initial zyanotisch und wird erst in den ersten 30–60 s zunehmend rosig (Ziel: Sauerstoffsättigungen nach Lebensalter, → Abb. 51.1).
- **Muskeltonus:** Bei ausgeprägter muskulärer Hypotonie ist meist auch eine Atemunterstützung notwendig

> Reanimationsmaßnahmen müssen ergriffen werden, wenn das Neugeborene keine suffiziente oder regelmäßige Spontanatmung zeigte und/oder eine Herzfrequenz von < 60/min vorliegt.

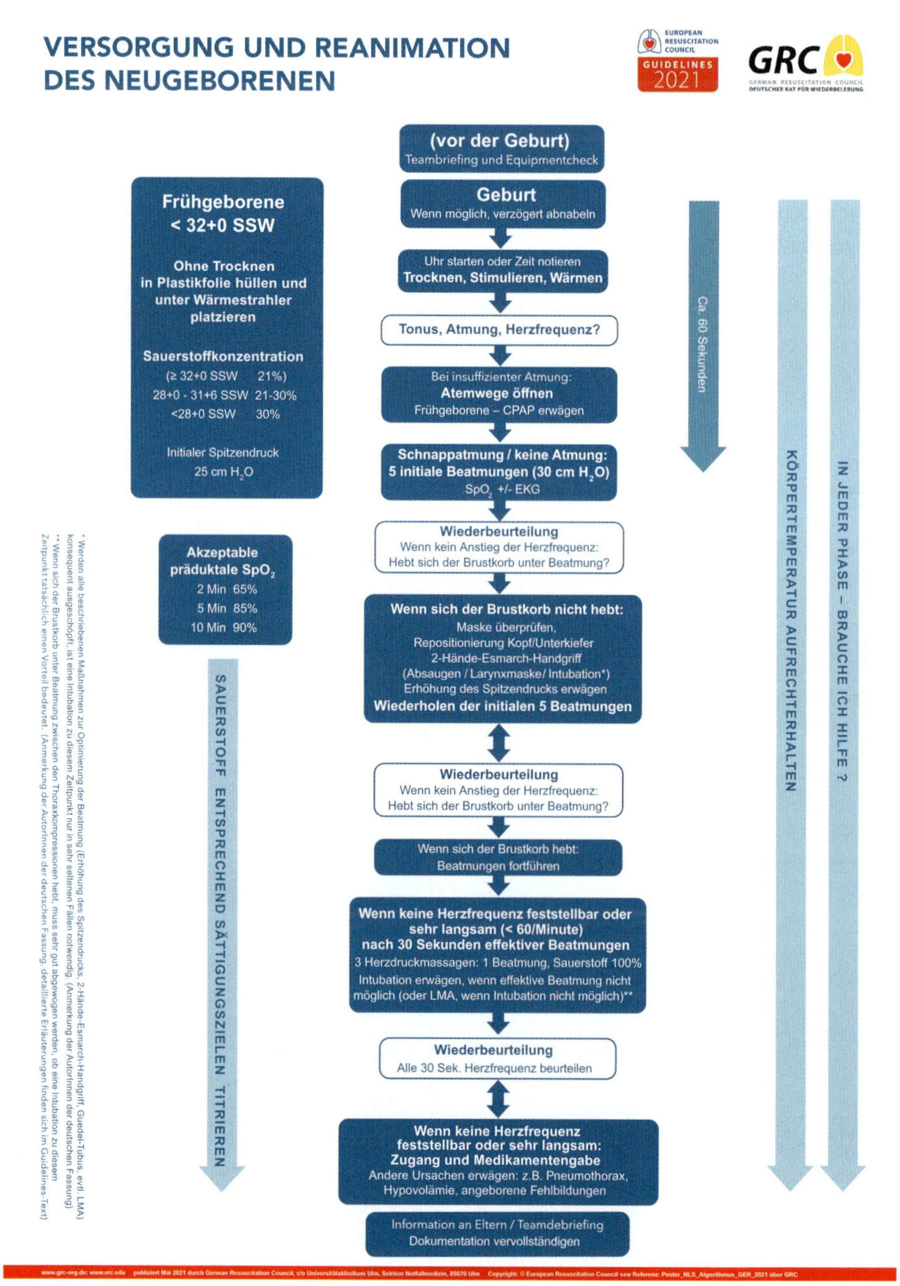

Abb. 51.1 Vorgehen bei Reanimation eines Neugeborenen. SpO_2: periphere Sauerstoffsättigung [F781-040]

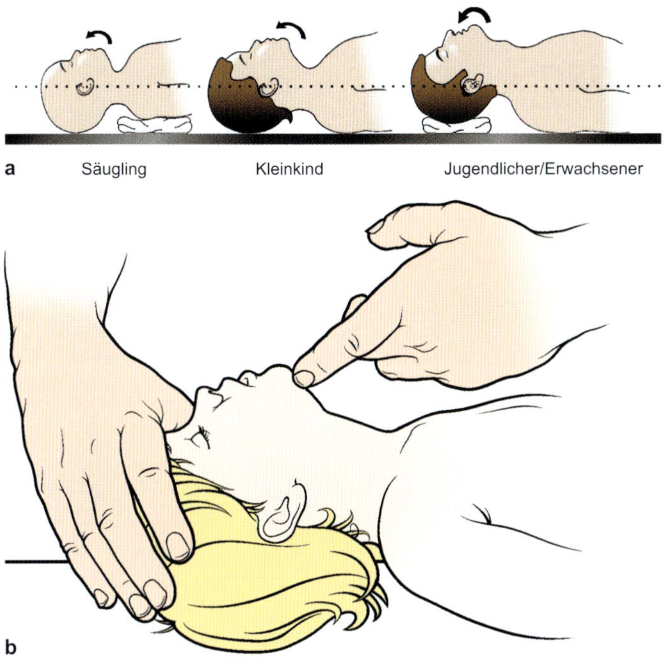

Abb. 51.2 Neutralposition des Kopfes [E1141]

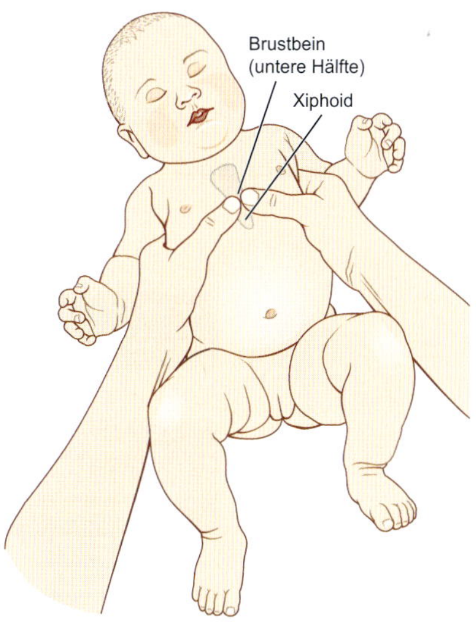

Abb. 51.3 2-Daumen-Technik zur Thoraxkompression. Position zweier Daumen nebeneinander über unterem Drittel des Sternums, die Finger umgreifen den gesamten Brustkorb, Kompression ca. 1–2 cm tief, Frequenz 2×/s (120/min) [L126]

Ablauf der Reanimation

→ Abb. 51.1 zeigt den Algorithmus zur Neugeborenenreanimation.

- **Beatmung:** Lagern des Kopfes in Neutralposition („sniffing position", → Abb. 51.2), ggf. Absaugen (erst Mund, dann Nase, **Cave:** Vagusreiz!), Aufblähen der Lunge durch 5 kurze Beatmungshübe (jeweils über 2–3 s, i. d. R. mittels Maske), initiale Beatmung möglichst unter Raumluft, Sauerstoffgabe nur Pulsoxymeter gesteuert, falls kein Einsetzen der Spontanatmung Fortsetzen der Beatmung (Frequenz ca. 40–60 Beatmungshübe/min über je 1 s), ggf. Intubation
- **Thoraxkompression:** trotz suffizienter Beatmung kein Anstieg der Herzfrequenz > 60 Schläge/min, Thoraxkompression mit 2-Daumen-Technik (→ Abb. 51.3) im Wechsel mit Beatmung (3:1), regelmäßige Prüfung der Herzfrequenz, Frequenz 100–120×/min
- **Kreislaufsituation:** Venenkatheter legen, Gabe von Volumen (z. B. Kochsalz 0,9 %) und Glukose (i. d. R. 10 % Glukoselösung), Gabe von Adrenalin i. v., Natriumbikarbonatgabe sehr zurückhaltend

Nach Stabilisierung des Neugeborenen muss es zur weiteren Überwachung auf die neonatologische **Intensivstation** verlegt werden.

Lebensrettende Maßnahmen bei Kindern

Während im Erwachsenenalter am häufigsten kardiale Ursachen zu einem Herz-Kreislauf-Stillstand führen, ist bei Kindern eine Reanimation meist durch eine Hypoxie bedingt. → Tab. 51.2 zeigt die wichtigsten Ursachen:

Bis zum (vermeindlichen) Pubertätsbeginn gelten immer die Richtlinien für die lebensrettenden Maßnahmen für Kindern, danach erfolgt eine Reanimation nach den Erwachsenen-Richtlinien.

Beurteilung

Die Beurteilung eines kritisch kranken und/oder reanimationspflichtigen Kindes erfolgt nach der ABCDE-Regel:

- **A** wie **Atemweg:** Atemwege verlegt? Fremdkörper? Atemgeräusch?
- **B** wie **(Be-)Atmung:** Thoraxbewegung? Tachy-/Hypopnoe? Atemmuster (oberflächlich/tief)? Schnappatmung? Kussmaulatmung? Zyanose?
- **C** wie **Circulation:** Tachy-/Bradykardie? Arterielle Hyper-/Hypotonie? Hautfarbe? Bewusstseinseintrübung als Zeichen einer verminderten Hirnperfusion?
- **D** wie **Defizit:** Neurologische Auffälligkeiten?
- **E** wie **Exploration:** körperliche Untersuchung und Anamnese

Bei folgenden Punkten müssen sofort **Reanimationsmaßnahmen** ergriffen werden: keine Reaktion auf Schmerz (Koma), Apnoe oder Schnappatmung, fehlender Kreislauf, Blässe oder tiefe Zyanose. Lässt sich kein sicherer Puls tasten (beim Kind A. carotis oder femoralis, **Cave:** Beim Kind oft unsicher und zeitintensiv!), muss umgehend mit der **Herzdruckmassage** begonnen werden! Bei einer Herzfrequenz < 60/min und gleichzeitig fehlenden Lebenszeichen, sollten ebenfalls sofort Reanimationsmaßnahmen ergriffen werden.

Tab. 51.2 Risikofaktoren für Reanimationsmaßnahmen bei Kindern

Respiratorische Ursachen	Aspiration, Atemwegsobstruktion (Schwellung, Epiglottitis), Spannungspneumothorax, Ertrinken
Zirkulatorische Ursachen	Dehydratation, Sepsis, Schock, Koma
Kardiale Ursachen	Vitium, Myokarditis, Herzrhythmusstörungen
Sonstiges	Elektrolytstörungen, Intoxikation, metabolische Störungen, Schädel-Hirn-Trauma, Thromboembolie

Management von Atem- und Kreislaufversagen

→ Abb. 51.4 zeigt den Algorithmus zur Reanimation bei Kindern.

- **Beatmung:** Freimachen der Atemwege, leichtes Überstrecken des Kopfes, Suche nach Fremdkörpern, ggf. Verwendung von Atemwegshilfen (z. B. Guedel- oder Wendl-Tubus), Huste- oder Würgereflex vorhanden? Beginn der Reanimation mit 5 initialen Beatmungshüben (i. d. R. mit Maske und Ambubeutel, ggf. Zweihelfer-Technik mit Doppel-C-Griff; → Abb. 51.5), Larynxmaske verwenden oder bei entsprechend erfahrenem Helferteam rasche endotracheale Intubation anstreben und Beatmung mit 100 % O_2, an CO_2 Messung denken!
- **Thoraxkompression:** Thoraxkompression mit 1 oder besser 2 Handballen (→ Abb. 51.6) im Wechsel mit Beatmung (15:2), regelmäßige Prüfung der Herzfrequenz, ggf. Defibrillation (4 Joule/kg), Frequenz 100–120×/min
- **Kreislaufsituation:** Venenkatheter legen, falls nicht innerhalb 1 min möglich,

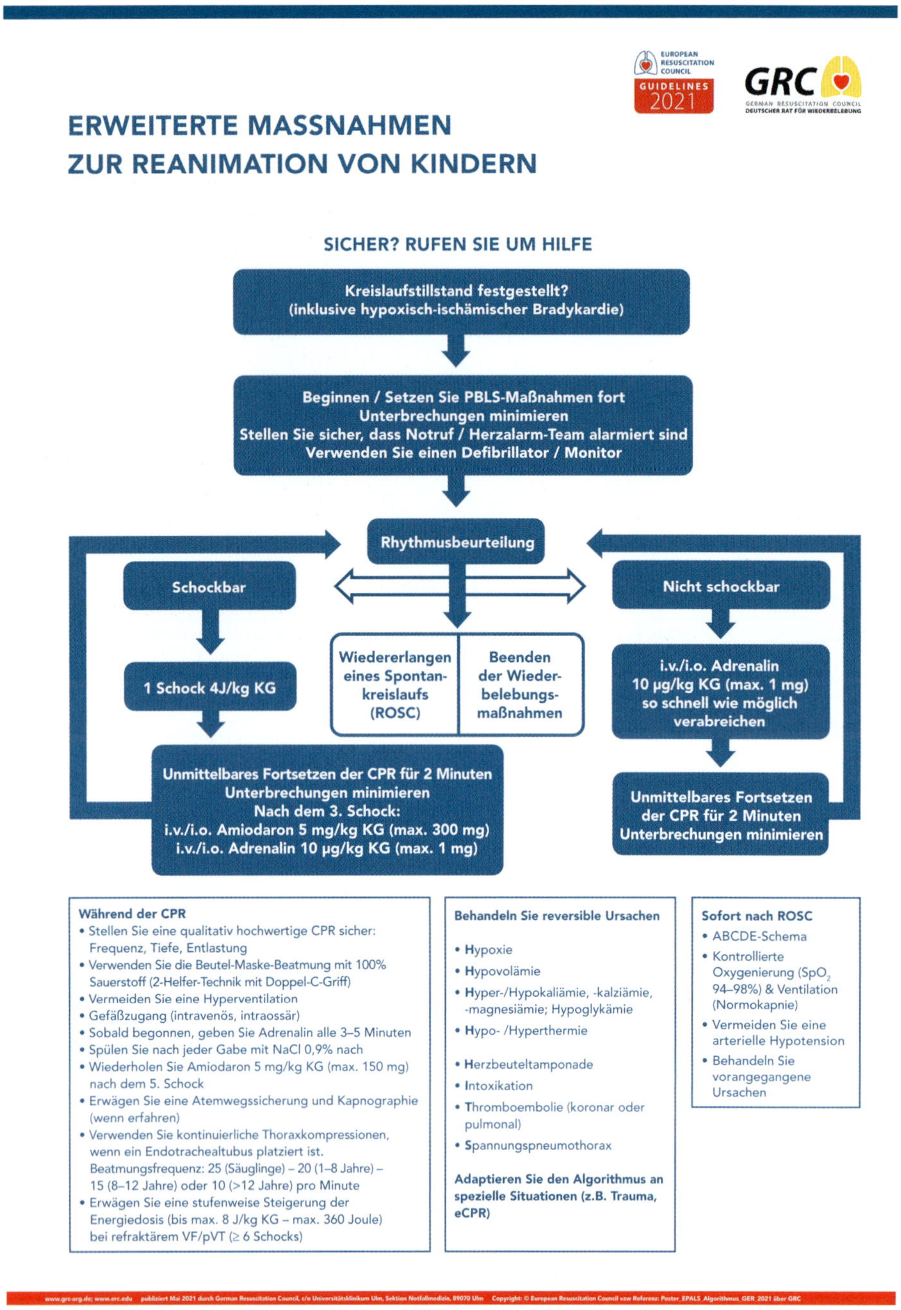

Abb. 51.4 Erweiterte lebensrettende Maßnahmen beim Kind. CPR: kardiopulmonale Reanimation, ROSC: Return of spontaneous circulation, VF: Kammerflimmern, pVT pulslose ventrikuläre Tachykardie. [F781-041]

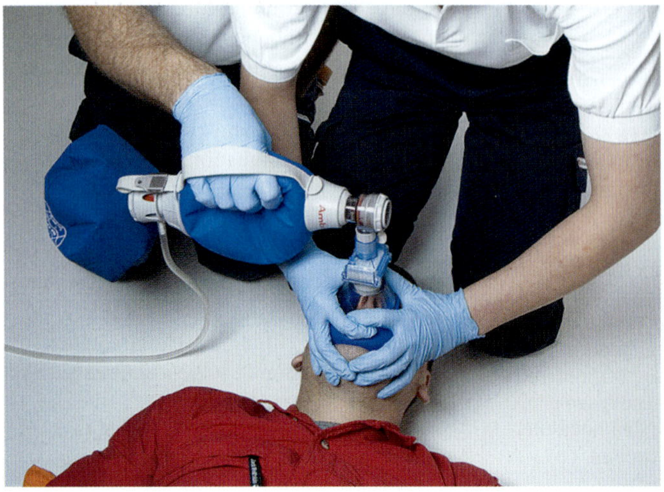

Abb. 51.5 Beutel-Maske-Beatmung mithilfe der Zweipersonentechnik (Doppel-C-Griff). Der erste Helfer hält die Maske mit beiden Händen dicht auf das Gesicht des Kindes, eine weitere Person führt die Beutelkompression durch. Nahezu alle Kinder können mit dieser Methode (solange korrekt durchgeführt) ausreichend beatmet werden. Ziel Beatmungsfrequenz: Klein- und Schulkinder 20 Beatmungshübe/min, > 12 Jahre 10 Beatmungshübe/min. [J747]

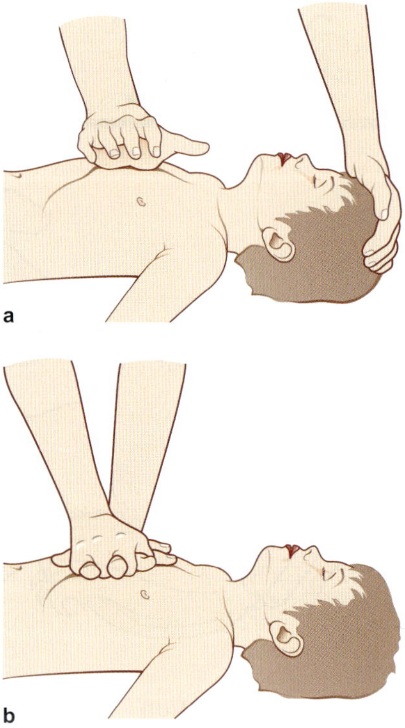

Abb. 51.6 Thoraxkompression beim Kind mit zwei Händen. Kompression des Thorax in der unteren Sternumhälfte (zuvor immer Xyphoid aufsuchen) um mind. 5 cm mit ausgestreckten Armen und beiden Händen, die Finger greifen dabei ineinander. Frequenz 2×/s (120/min). [L126]

intraössären Zugang anbringen („Knochennadel"), Gabe von Volumen, ggf. auch Glukose und/oder Blutprodukte, Medikamente (Adrenalin [max. 1 mg/Gabe], Atropin, Amiodaron). **Cave:** Nach jeder Adrenalingabe mit NaCl 0,9 % nachspülen!

Medikamentensicherheit bei Kindernotfällen

Medikationsfehler treten bei pädiatrischen Notfallsituation gehäuft auf, da im Gegensatz zu Erwachsenen bei Kindern eine **individuelle, gewichtsabhängige Dosis** berechnet werden muss. Klar formulierte Checklisten, Dosiertabellen oder sog. Standard Operating Procedures (kurz SOP) können dabei helfen, vermeidbare Fehler zu verhindern, denn auch dem erfahrensten Intensivmediziner passieren Fehlberechnungen. Außerdem sollten Unsicherheiten, Überforderung und auch Kommunikationsdefizite in Akutsituationen durch regelmäßiges Training in Simulationen minimiert werden. Ein viel eingesetztes Beispiel für eine tabellarische Hilfe bei pädiatrischen Notfällen findet sich im → Anhang dieses Buches.

Regelmäßige Schulungsmaßnahmen zur Arzneimittelsicherheit bei Kindern erhöhen nachgewiesenermaßen das Wissen und die Aufmerksamkeit der verordnenden Ärzte.

Die wichtigsten Regeln zur Medikamentensicherheit bei Kindernotfällen sind im Folgenden zusammengefasst (auf Basis der AWMF S2k Leitlinie „Medikamentensicherheit bei Kindernotfällen", 2021):

Die **5-R-Regel** der Medikamentensicherheit: **R**ichtiger Patient? **R**ichtiges Medikament? **R**ichtige Dosierung? **R**ichtiger Zeitpunkt? **R**ichtiger Verabreichungsweg?

- Für die richtige Medikamentendosierung ist es wichtig, das **Gewicht** des betreffenden Kindes zu kennen und z. B. auf dem Einsatzprotokoll oder in der Krankenhauskurve sichtbar zu dokumentieren. Ist das Gewicht nicht bekannt, kann mithilfe von entsprechenden Tabellen eine alters- oder besser längenbezogene Schätzung des Körpergewichts erfolgen.
- Gerade bei Medikamenten mit einer geringen therapeutischen Breite wie z. B. bei sedierenden oder analgetisch wirkenden Substanzen können bei sehr adipösen Kindern leicht Überdosierungen entstehen, weswegen man sich in solchen Fällen am Normalgewicht orientieren sollte.
- Die verwendeten Medikamente sollen für eine präzise Applikation der teilweise niedrigen Dosierungen in **geeignete (kleine) Spritzen** aufgezogen werden und **deutlich gekennzeichnet** sein, um Verwechslungen zu verhindern. Der Einsatz von sog. „Fertigspritzen" (pharmazeutisch vorgefüllte, fertige Spritzen) z. B. für Adrenalin wird empfohlen.
- Zu jedem Zeitpunkt gilt: **Keine Übertherapie** – so wenig wie möglich und so viel wie nötig!
- Wenn Kinder v. a. im präklinischen Bereich Medikamente mit potenziellem Einfluss auf die Vitalfunktionen erhalten, muss eine **engmaschige Überwachung** von Atem-/Herzfrequenz (inkl. EKG), Blutdruck und Sauerstoffsättigung gewährleistet sein, insbesondere dann, wenn schwerwiegende kardiopulmonale oder neuromuskuläre Grunderkrankungen vorliegen.
- Da Kinder vor allem in Notfallsituationen sehr agitiert sind, sollten die engen **Bezugspersonen** (im Regelfall die Eltern) in die Patientenversorgung mit einbezogen werden, oftmals kann so z. B. die Gabe von Sedativa zur Beruhigung ganz verhindert werden. In jedem Fall sollen, wann immer möglich, eine kindgerechte Interaktion und Lagerung erfolgen.

Zusammenfassung

- Beim Neugeborenen werden Reanimationsmaßnahmen bei fehlender Spontanatmung und einer Herzfrequenz < 60/min notwendig. Nach fünf initialen Beatmungshüben erfolgt die kardiopulmonale Reanimation im Verhältnis 3:1 (Thoraxkompressionen: Beatmung).
- Die Beurteilung von Klein- und Schulkindern im kritisch kranken Zustand oder bei Reanimationspflichtigkeit erfolgt nach der ABCDE-Regel.
- Bei fehlender Schmerzreaktion (Koma), Apnoe oder Schnappatmung, fehlendem Kreislauf, Blässe oder tiefer Zyanose muss umgehend mit der kardiopulmonalen Reanimation begonnen werden. Nach ebenfalls fünf initialen Beatmungshüben folgt die kardiopulmonale Reanimation bei jedem Kind außerhalb des Kreißsaals im Verhältnis 15:2 (Thoraxkompressionen: Beatmung).
- Medikamentendosierungen bei Kindern erfolgen i. d. R. gewichtsabhängig. In jeder Situation sollte die 5-R-Regel (**R**ichtiger Patient? **R**ichtiges Medikament? **R**ichtige Dosierung? **R**ichtiger Zeitpunkt? **R**ichtiger Verabreichungsweg?) zum Einsatz kommen.

Fallbeispiele

BASICS

Fall 1: Fieber mit Hautausschlag

Fallbeschreibung

Der 4-jährige Max wird von seiner besorgten Mutter in Ihrer Sprechstunde vorgestellt. Der Junge wirkt schon auf den ersten Blick sehr krank. Die Mutter berichtet, dass Max seit 3 Tagen hohes Fieber, Kopf- und Halsschmerzen habe. Sie habe auch das Gefühl, dass seine Lymphknoten am Hals vergrößert seien. Die Erkrankung sei sehr plötzlich gekommen, zuvor sei Max noch vollkommen gesund bei seinen Großeltern zu Besuch gewesen. Da das Fieber bis 40,0 °C angestiegen sei, habe sie ihm zunächst Wadenwickel gemacht. Seit gestern sei nun aber auch noch ein Hautausschlag aufgetreten, sodass sie Angst habe, dass es sich um Masern handle. Bei der Inspektion stellen Sie am ganzen Körper ein feinfleckiges, leicht erhabenes Exanthem fest, das in der Leistenbeuge verstärkt auftritt. Im Gesicht ist die periorale Region in auffälliger Weise blass, die Zunge zeigt sich stark gerötet mit geschwollenen Papillen (→ Abb. 52.1). Auch Mundschleimhaut und Tonsillen sind dunkelrot, die submandibulären Lymphknoten imponieren geschwollen.

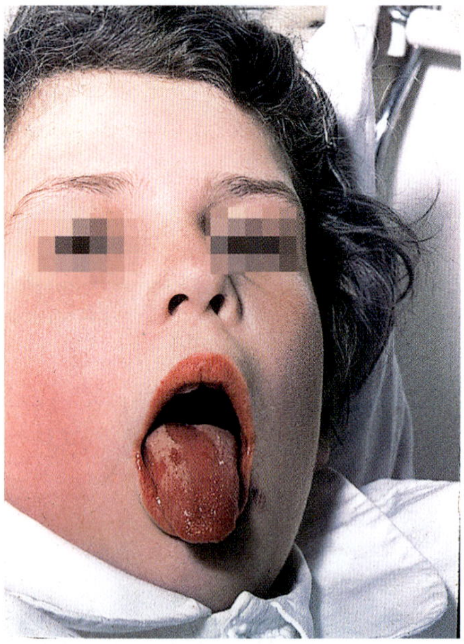

Abb. 52.1 Inspektion der Zunge und der perioralen Region [M836]

Was ist Ihre Verdachtsdiagnose?

Prodromalstadium, Halsschmerzen, Exanthem mit Betonung der Leistenbeugen und Aussparung der perioralen Region, Enanthem der Mundschleimhaut sowie geschwollene Tonsillen und Lymphknoten und der Zungenbefund sprechen für eine Scharlacherkrankung durch β-hämolysierende A-Streptokokken.

Welche Differenzialdiagnosen ziehen Sie in Betracht?

Als Differenzialdiagnosen kommen u. a. in Betracht:
- Röteln
- Windpocken
- Masern
- Ringelröteln
- Drei-Tage-Fieber
- Infektiöse Mononukleose
- Virale Tonsillopharyngitiden
- Kawasaki-Syndrom
- Allergien
- Morbus Still

Wie können Sie die Verdachtsdiagnose weiter erhärten?

Die Diagnose ist klinisch recht eindeutig (Blickdiagnose). Die A-Streptokokken können im Rachenabstrich (Antigenschnelltest, Kultur) nachgewiesen werden. Außerdem hilft die Blutuntersuchung weiter. Zum einen wird sich vermutlich eine Leukozytose mit Linksverschiebung als Zeichen der Infektion zeigen. Zum anderen kann später im Krankheitsverlauf überprüft werden, ob es sich tatsächlich um β-hämolysierende Streptokokken der Gruppe A gehandelt hat. Denn war dies der Fall, steigt der Antistreptolysin-Antikörpertiter an.

Wie behandeln Sie die Krankheit?

Kausal wird die Infektion mit Penicillin über 10 Tage behandelt. Bei einer Penicillinallergie können auch für 5 Tage Oralcephalosporine gegeben werden. Nur durch eine ausreichende Antibiose können Spätkomplikationen (s. u.) sicher verhindert werden. Symptomatisch kommt Paracetamol zur Fiebersenkung und Schmerzlinderung zum Einsatz.

Welcher Verlauf ist unter adäquater Therapie am ehesten zu erwarten?

Normalerweise bilden sich die Symptome mit der richtigen Therapie in wenigen Tagen zurück, nach 1–2 Tagen kann mit Fieberfreiheit gerechnet werden. Ab der 2. Krankheitswoche schuppt sich typischerweise die Haut. Gesicht und Rumpf sind meist als Erstes von der kleieförmigen Schuppung betroffen, später schälen sich auch Hände und Füße (→ Abb. 52.2).
Bis zum Abklingen dieser Hautsymptome können einige Wochen vergehen.

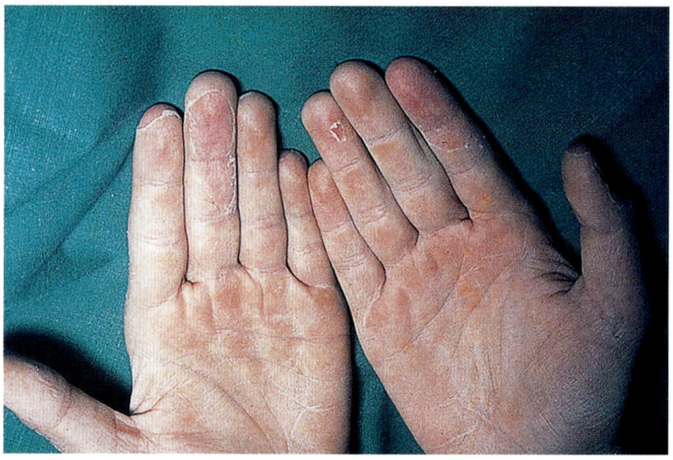

Abb. 52.2 Schuppung der Hände [M836]

Welche Folgekrankheiten müssen befürchtet werden, wenn die Krankheit nicht behandelt wird?

Akute Scharlachkomplikationen sind selten, es kann z. B. zur Otitis, Sinusitis, zum Peritonsillarabszess, zur Pneumonie, Meningitis oder Sepsis kommen. Gefürchtete Folgekrankheiten aller Streptokokkeninfektionen sind das rheumatische Fieber und die Poststreptokokken-Glomerulonephritis.

Aufgrund der möglichen **Spätkomplikationen** sollte Max in 2–3 Wochen zur Nachkontrolle einbestellt werden.

Wann kann Max wieder in den Kindergarten?

Die Krankheit ist unter antibiotischer Behandlung nach spätestens 2–3 Tagen nicht mehr ansteckend. Wenn sich Max nach einigen Tagen wieder besser fühlt, spricht also nichts gegen die Rückkehr in den Kindergarten.

Fallbeschreibung

In Ihrer Notfallambulanz stellt eine Mutter ihren 5-jährigen Sohn Jonas mit hohem Fieber und Hautausschlag vor. Sie schätzen den Kleinen auf den ersten Blick als sehr krank ein. Die Mutter gibt an, dass sie bei ihrem Sohn außerdem geschwollene Halslymphknoten festgestellt habe. Sie ist sehr besorgt, da das hohe Fieber nun schon 1 Woche anhalte, wobei es im Tagesverlauf aber sehr schwanke. In der körperlichen Untersuchung stellen Sie am ganzen Körper des Jungen ein blassrotes makulopapulöses Exanthem (→ Abb. 52.3) fest. Der Junge ist durch das lange Fieber bereits stark exsikkiert. Die Halslymphknoten sind vergrößert, außerdem palpieren Sie eine mäßige Hepatosplenomegalie. Weiterhin sind der rechte Ellenbogen, die rechte Schulter und das linke Sprunggelenk schmerzhaft geschwollen.

Jonas wird auf die Intensivstation gebracht und zunächst mit Infusionen rehydriert. Das Fieber wird mit Paracetamol gesenkt. In der Blutuntersuchung sind CRP und BSG erhöht; außerdem finden sich eine hypochrome Anämie sowie eine Leuko- und Thrombozytose. Die anfänglich eingeleitete Therapie mit Breitspektrumantibiotika bleibt ohne Erfolg. Röntgenthorax, Blut-, Liquor-, Urin und Stuhlkulturen sind ohne pathologischen Befund.

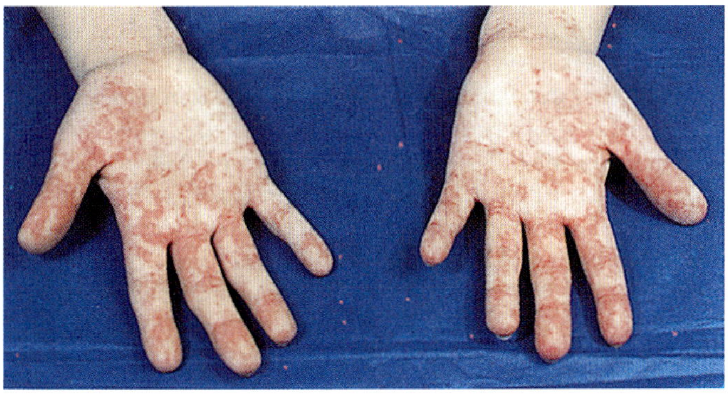

Abb. 52.3 Generalisiertes Exanthem, hier an den Handflächen [C113]

Haben Sie eine Verdachtsdiagnose? Welche Differenzialdiagnosen ziehen Sie in Betracht?

Es kommen eine Vielzahl von Differenzialdiagnosen in Betracht: Sepsis, septische Arthritis, Osteomyelitis, SLE, rheumatisches Fieber, Kawasaki-Syndrom, maligne Erkrankungen wie Leukämien oder Knochentumoren, Tuberkulose, Borreliose oder Virusinfektionen. Außerdem muss an das Still-Syndrom, also die systemische juvenile idiopathische Arthritis, gedacht werden.

Welche Untersuchungen führen Sie zur weiteren Diagnostik der Arthritissymptomatik durch?

Zur weiteren Abklärung müssen folgende Untersuchungen durchgeführt werden:

- Labor mit Bestimmung von z. B. Rheumafaktoren, ANA, HLA-B27 und Borrelientiter
- Sonografie der Gelenke
- Evtl. Röntgen oder MRT der beteiligten Gelenke
- Gelenkpunktionen
- Augenärztliche Untersuchung (zum Ausschluss einer Iridozyklitis)

Welche Untersuchung muss zum Ausschluss einer Leukämie durchgeführt werden?

Letztlich kann eine Leukämie nur durch eine Knochenmarkspunktion sicher ausgeschlossen werden.

Nach einem tagelangen diagnostischen Puzzle mit etlichen Untersuchungen ohne eindeutigen oder pathologischen Befund verdichtet sich die aufgrund der klinischen Symptomatik gestellte Diagnose des Still-Syndroms.

Wie wird die systemische juvenile idiopathische Arthritis behandelt?

Die Behandlung wird nach einem Stufenkonzept durchgeführt:

- Stufe 1: nichtsteroidale Antirheumatika (NSAR) wie Indometacin oder Ibuprofen
- Stufe 2: zusätzlich Basistherapeutika wie Sulfasalazin oder Methotrexat
- Stufe 3: zusätzlich Glukokortikoide
- Stufe 4: Einsatz von Biologika

Außerdem spielen **Physio- und Ergotherapie** sowie die **psychosoziale Betreuung** eine entscheidende Rolle in der Therapie.

Können Sie sich im Hinblick auf die Therapie vorstellen, warum der Ausschluss einer Leukämie so wichtig war?

Der ungezielte Einsatz von Immunsuppressiva und Kortikoiden ist bei einer malignen Erkrankung grundsätzlich kontraindiziert.

Welche Komplikationen birgt das Still-Syndrom?

Es kann zur Zerstörung der Gelenke und damit zu Funktionsverlusten und Bewegungseinschränkungen kommen. Außerdem birgt die immunsuppressive Therapie eine erhöhte Infektionsgefahr. Sehr seltene, aber lebensbedrohliche Komplikationen sind das sekundäre Makrophagenaktivierungs-Syndrom und die Amyloidose.

Jonas bekommt initial eine Kortikoidstoßtherapie kombiniert mit NSAR. Unter dieser Behandlung tritt schnell Besserung ein. Die weitere Betreuung erfolgt durch ein spezialisiertes Rheumazentrum für Kinder.

→ 53 Fall 2: Akute Bauchschmerzen

Fallbeschreibung

Der 8-jährige Felix wird von seinen Eltern in Ihre Ambulanz gebracht. Die Mutter berichtet, dass ihr Sohn sehr starke Bauchschmerzen beklage, die im Verlauf des Tages schlimmer geworden seien. Felix ist blass und krümmt sich vor Schmerzen. Bei der weiteren Anamnese erfahren Sie, dass der Junge bis heute Morgen gesund gewesen sei, dann aber in der Schule erbrochen habe. Daraufhin sei er nach Hause geholt worden. Die besorgten Eltern erwähnen noch, dass sie gegen Mittag eine Temperatur von 38,5 °C gemessen hätten. Sie fragen Felix selbst nach seinen Schmerzen, woraufhin er berichtet, dass diese in den letzten Stunden in den rechten Unterbauch gewandert seien. Bei der Abdomenpalpation zeigt sich auch eine deutliche Abwehrspannung im rechten Unterbauch.

Wie lautet Ihre Verdachtsdiagnose und welche alternativen Ursachen bedenken Sie zusätzlich?

Die geschilderte Symptomatik mit plötzlichen Bauchschmerzen, Schmerzwanderung in den rechten Unterbauch, Erbrechen und Fieber spricht recht deutlich für eine Appendizitis. Dennoch sollten auch mögliche Differenzialdiagnosen im Hinterkopf behalten werden, z. B.:

- Akute Gastroenteritis
- Trauma
- Chronische Obstipation
- Inkarzerierte Hernie
- Invagination
- Lymphadenitis mesenterialis
- Harnwegsinfekt
- Hodentorsion
- Pankreatitis
- Nierensteine
- Porphyrie
- Diabetische Ketoazidose

Welche diagnostischen Maßnahmen führen Sie durch, um eine akute Appendizitis auszuschließen? Welche Befunde erwarten Sie?

In der klinischen Untersuchung muss auf Appendizitis-Zeichen wie Abwehrspannung, Druckschmerz am McBurney- und Lanz-Punkt, (gekreuzter) Loslassschmerz und Douglas-Schmerz bei der rektalen Untersuchung geachtet werden. Bei der rektalen und axillären Temperaturmessung ergibt sich typischerweise ein Temperaturunterschied von mehr als 1 °C. Außerdem gehört zum klassischen Bild der Appendizitis eine Erhöhung der Entzündungsparameter im Blut. Eine Ultraschalluntersuchung komplettiert die Befunde.

Bei Felix sind Schmerzen am McBurney- und Lanz-Punkt auslösbar. Bei der sehr schmerzhaften rektalen Untersuchung leistet er vehement Gegenwehr. Die Ultraschalluntersuchung erbringt aufgrund der starken Blähung des Abdomens keine aussagekräftigen Befunde. Die wenig später eintreffenden Laborergebnisse zeigen 15.000/µl Leukozyten (normal: 8.000–12.000/µl) mit 15 % stabkernigen Granulozyten (normal: 0–10 %), das CRP ist auf 153 mg/l (normal: < 5 mg/l) erhöht.

Felix Ultraschalluntersuchung erbrachte durch die Luft im Abdomen keine verwertbaren Befunde. → Abb. 53.1 hingegen zeigt eine Duplexsonografie mit deutlichen Appendizitiszeichen. Beschreiben Sie den Befund.

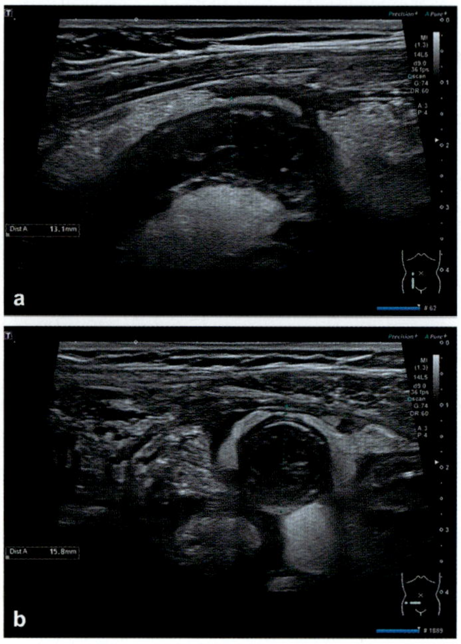

Abb. 53.1 Ultraschall bei Appendizitis: a) Längsschnitt, b) Querschnitt [P521]

In → Abb. 53.1a stellt sich die Appendix im Längsschnitt als blind endende Struktur dar. Die Wand ist ödematös verdickt und das Lumen flüssigkeitsgefüllt. Im Querschnitt in → Abb. 53.1b ist der Wurmfortsatz durch die Wandverdickung als Kokarde zu sehen. Weiterhin zeigt sich eine echoreiche Umgebungsreaktion. Insgesamt zeigen die Bilder, dass eine Entzündung der Appendix vorliegt. Auch die Untersuchungsdurchführung selbst kann Hinweise auf eine Appendizitis erbringen: fehlende Komprimierbarkeit des Wurmfortsatzes und ein lokaler Druckschmerz sowie eine evtl. verminderte oder fehlende Peristaltik sprechen für die Diagnose.

Mit welchem Schlagwort können Sie den Befund im Blutbild beschreiben?

Es handelt sich um eine Leukozytose mit Linksverschiebung.

Wie gehen Sie weiter vor, nachdem sich der Verdacht auf eine akute Appendizitis immer weiter erhärtet? Welche Therapie sollte frühzeitig eingeleitet werden?

Die stationäre Aufnahme ist unumgänglich. Sie bitten einen kinderchirurgischen Kollegen um Beurteilung des Falls. Dieser führt noch am selben Tag die Appendektomie durch.

Welche Komplikationen der Appendizitis müssen Sie stets im Auge behalten?

Akute Komplikationen sind die bei Kindern relativ häufig vorkommende Perforation, die Peritonitis, die Abszessbildung und der paralytische Ileus.

Nach der Operation treten bei Felix keine weiteren Komplikationen auf. Er kann nach 1 Woche wieder entlassen werden, muss sich aber im Verlauf der folgenden Wochen noch schonen.

Fallbeschreibung

Der 9-jährige Marten wird vom Rettungsdienst in Ihre Ambulanz gebracht. Seine Mutter begleitet Ihn. Sie habe den Krankenwagen gerufen, da ihr Sohn zunehmend schläfrig geworden sei. Seit dem Morgen habe Marten über starke Bauchschmerzen geklagt und sich mehrfach erbrochen. Am Nachmittag habe er die Schmerzen kaum noch aushalten können. Bei der weiteren Anamnese erfahren Sie, dass er vor etwa 3 Wochen eine Erkältung gehabt habe und seitdem ständig schlapp sei. Darüber hinaus habe er andauernd Durst, trinke etwa 3 l pro Tag und müsse sehr häufig aufs Klo. Obwohl er gut esse, habe er in den letzten Wochen auch drastisch an Gewicht verloren. Durchfall oder Fieber seien bisher aber nicht aufgetreten.

Haben Sie eine Verdachtsdiagnose?

Die Symptomatik mit auffälligem Trinkverhalten und häufigem Wasserlassen spricht für die Erstmanifestation eines Diabetes mellitus Typ 1.

Die abdominalen Symptome werden dabei als **Pseudoappendicitis diabetica** bezeichnet und sprechen für einen Krankheitsbeginn mit schwerer Ketoazidose.

Welche weiteren Befunde erwarten Sie bei dieser Krankheit in der klinischen Untersuchung?

Als Zeichen der Dehydratation können trockene Haut und Schleimhäute sowie weiche Bulbi vorkommen. Bei beginnender Ketoazidose ist insbesondere auf den präkomatösen Zustand, den süßlichen Azetongeruch in der Atemluft, Kußmaul-Atmung und Zeichen des hypovolämischen Schocks (RR ↓, Puls ↑) zu achten (→ Abb. 53.2).

Welche Differenzialdiagnosen ziehen Sie in Erwägung?

Neben den Differenzialdiagnosen des akuten Abdomens (DD Bauchschmerzen, → Anhang) muss aufgrund der Polyurie und Polydipsie v. a. an einen ADH-Mangel, einen renalen Diabetes insipidus, psychische Störungen und eine dekompensierte Niereninsuffizienz gedacht werden.

Mit welchen Laboruntersuchungen kann Ihre Verdachtsdiagnose bestätigt werden?

Bei der Erstmanifestation eines Diabetes mellitus Typ 1 zeigt der Urin-Stix eine Glukosurie und Ketonurie. Bei der Blutuntersuchung ist die teils drastische Hyperglykämie nachweisbar. Aufgrund der Ketoazidose müssen auch Elektrolyte, Blutgase und der Säure-Basen-Haushalt erfasst werden. Der HbA1c-Wert ist als Ausdruck der mittel- und langfristigen Stoffwechselentgleisung erhöht.

Marten wird stationär aufgenommen. Die weiteren Untersuchungsbefunde bestätigen die Diagnose Diabetes mellitus Typ 1. Wichtige Vitalparameter werden regelmäßig überwacht. Gegen die Exsikkose bekommt Marten Infusionen. Der Elektrolythaushalt wird unter engmaschigen Kontrollen ausgeglichen. Der Blutzuckerspiegel wird mit Altinsulin langsam gesenkt.

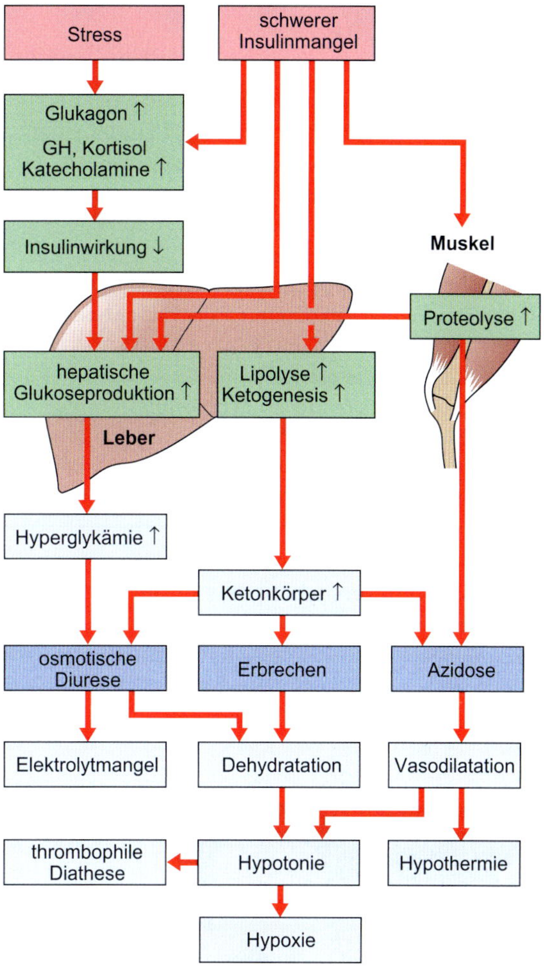

Abb. 53.2 Pathophysiologie der diabetischen Ketoazidose [L106]

Warum darf bei extremen Hyperglykämien der Blutzuckerspiegel nicht zu schnell gesenkt werden?

Bei zu schneller Senkung des Blutzuckerspiegels kommt es aufgrund der sich rasch ändernden Blutosmolalität zu einem Wassereinstrom in die Zellen. Dadurch kann sich ein lebensgefährliches Hirnödem bilden.

Welche Art der Insulintherapie streben Sie für Marten langfristig an?

Das Optimum ist die intensiviert-konventionelle Therapie. Die Injektion eines langsam wirksamen Verzögerungsinsulins stellt den basalen Insulinspiegel während des Tages sicher. Daneben wird ein kurz wirksames Insulin als Bolus jeweils zu den Mahlzeiten gespritzt, um Blutzuckerspitzen nach der Nahrungsaufnahme zu vermeiden.

Welche Spätkomplikationen treten beim Diabetes mellitus regelmäßig auf?

Mikroangiopathische Veränderungen führen v. a. zur diabetischen Neuro-, Retino- und Nephropathie. Darüber hinaus treten im weiteren Verlauf auch Makroangiopathien auf.

Nach einigen Wochen ist Martens Stoffwechsel eingestellt. Der Junge und seine Eltern wissen über die Krankheit und ihre Behandlung Bescheid und fühlen sich in der Lage, damit umzugehen. Marten weiß, dass er lebenslang zu regelmäßigen ärztlichen Kontrolluntersuchungen gehen muss.

Fall 3: Kopfschmerzen mit Erbrechen

Fallbeschreibung

Der Notarzt bringt die 10-jährige Pia in Ihre Notfallambulanz. Er berichtet, dass das Kind über starke Kopfschmerzen geklagt habe und bei seinem Eintreffen in der Wohnung kaum noch ansprechbar gewesen sei. Es habe noch zu Hause und auch im Notarztwagen mehrfach erbrochen. Die Mutter, die Kind und Notarzt begleitet, berichtet, dass ihre Tochter bereits seit 2 Tagen krank sei. Pia habe eine „Grippe". Heute seien dann auch noch Kopfschmerzen hinzugekommen. Pias Fieber habe sie leider auch mit Wadenwickeln kaum in den Griff bekommen. Auf Ansprache reagiere sie immer weniger. Bei der Untersuchung ist das Mädchen nicht orientiert, reagiert weder auf Sie noch auf die Mutter adäquat. Die Atmung ist beschleunigt, der Rachen leicht gerötet. Sie messen 40,0 °C Fieber.

Welche klinischen Untersuchungen müssen Sie jetzt unbedingt durchführen?

Um Nackensteifigkeit und Meningismus festzustellen, müssen die Meningismuszeichen (Kniekussprobe, Brudzinski- [→ Abb. 54.1], Kernig- und Lasègue-Zeichen) überprüft werden.

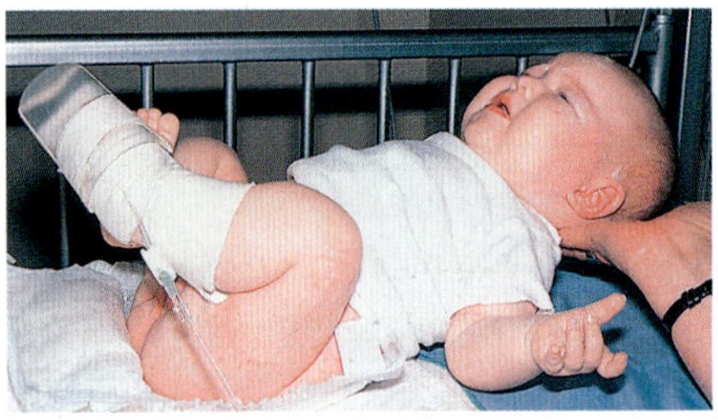

Abb. 54.1 Brudzinski-Zeichen [E742]

Als Sie den Kopf des Mädchens auf die Brust zu beugen versuchen, stöhnt Pia vor Schmerzen. Ihnen fällt eine deutliche Steifigkeit des Nackens auf; außerdem zieht Pia bei der Untersuchung die Beine an. Weitere pathologische Befunde sind nicht festzustellen.

Welche Verdachtsdiagnose steht jetzt im Vordergrund?

Die erhobenen Befunde legen den Verdacht auf Meningitis nahe.

Welche weiteren Differenzialdiagnosen müssen Sie im Auge behalten?

An eine Hirnblutung oder einen Hirntumor, andere Infektionskrankheiten wie etwa eine Pneumonie, Tonsillitis oder Sinusitis und eine Enzephalitis sollte auf jeden Fall gedacht werden.

Welche technischen Untersuchungen führen Sie durch, um Ihre Diagnose zu sichern?

Im Vordergrund steht die Lumbalpunktion. Darüber hinaus muss auch Blut abgenommen werden, um Blutbild, Entzündungszeichen, Glukose, Elektrolyte und Gerinnungsparameter zu bestimmen und eine Blutkultur anzulegen.

Bei der Abnahme ist der Liquor eitrig-trüb (→ Abb. 54.2). Es finden sich 2.000 Zellen/µl, v. a. neutrophile Granulozyten. Der Eiweißgehalt ist mit 250 mg/dl deutlich erhöht, die Relation von Liquor- zu Blutglukose beträgt 0,2. Die Ergebnisse der bakteriologischen Untersuchung stehen noch aus.

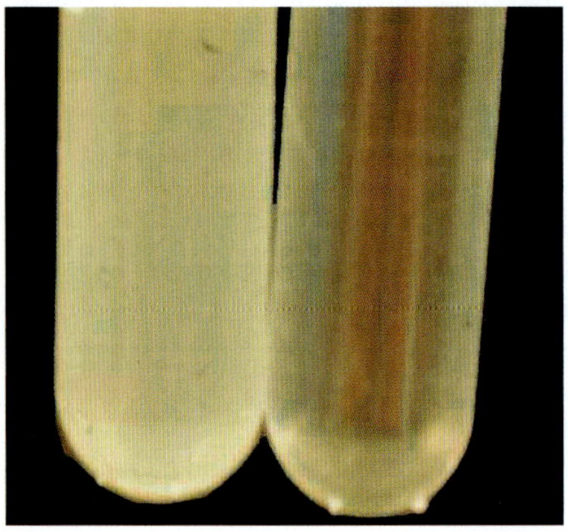

Abb. 54.2 Trüber Liquor (links) im Vergleich zu klarem Liquor (rechts) [T714]

Wie interpretieren Sie diese Befunde?

Der eitrig-trübe Aspekt, die hohe Zellzahl mit überwiegend neutrophilen Granulozyten, der hohe Eiweißgehalt und der verminderte Glukosegehalt sprechen für eine bakterielle Meningitis.

Welche Therapie leiten Sie jetzt umgehend ein?

Bei einer bakteriellen Meningitis muss sofort eine Behandlung mit einem Breitspektrumantibiotikum wie Cefotaxim begonnen werden.

Schon im Verlauf des nächsten Tages beginnt sich Pias Zustand zu bessern. Nach den Ergebnissen der bakteriologischen Untersuchung waren Pneumokokken (→ Abb. 54.3) für die Meningitis verantwortlich. Deshalb wird die antibiotische Therapie jetzt mit Penicillin G fortgesetzt. Nach 10 Tagen kann Pia geheilt entlassen werden.

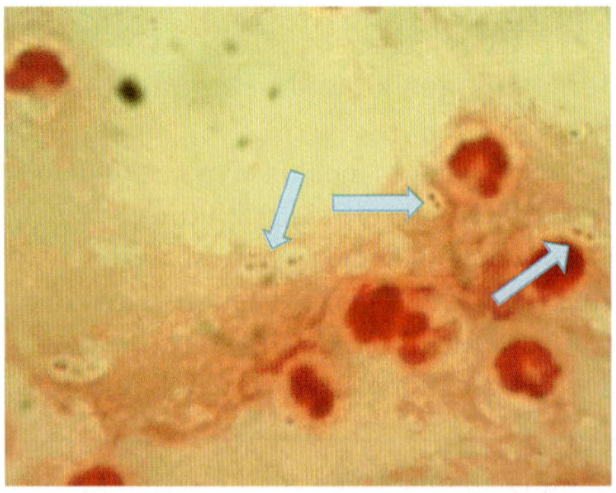

Abb. 54.3 Gram-Färbung des Liquor cerebrospinalis: Pneumokokken (grampositive Kokken mit Schleimkapsel) [T714]

Sollte Pia noch zu einer Nachuntersuchung einbestellt werden?

Ja, denn prinzipiell können nach einer bakteriellen Meningitis Spätfolgen wie Kopfschmerzen oder Verhaltensstörungen, selten sogar Seh- oder Hörschäden und epileptische Anfälle auftreten.

Fallbeschreibung

Sie werden in die Notaufnahme zu der 11-jährigen Antonia gerufen. Die Eltern hatten die Tochter ins Krankenhaus gebracht, weil diese seit etwa 1 h sehr starke Kopfschmerzen habe. Antonia habe sich auch 2- bis 3-mal übergeben und sei inzwischen schwer ansprechbar. Die Mutter ergänzt noch, dass Antonia, bevor die Schmerzen begonnen hätten, über Sehstörungen und Augenflimmern geklagt habe. Ihre Sprache sei dabei irgendwie verwaschen gewesen. Obwohl diese Symptome nach einigen Minuten wieder verschwunden seien, habe ihr dies große Angst gemacht. Auf Nachfrage erfahren Sie von der Patientin, dass ihr nur die rechte Kopfseite furchtbar wehtue. Bei der körperlichen und neurologischen Untersuchung können Sie bis auf eine starke Schläfrigkeit und eine besondere Empfindlichkeit auf das Licht Ihres Untersuchungslämpchens keine weiteren pathologischen Befunde erheben.

Welche Diagnose halten Sie nach dem bisher Geschilderten für die wahrscheinlichste?

Die Aura mit Sehstörungen und Flimmerskotomen (→ Abb. 54.4), der einseitige Kopfschmerz und die Lichtempfindlichkeit sprechen für einen Migräneanfall.

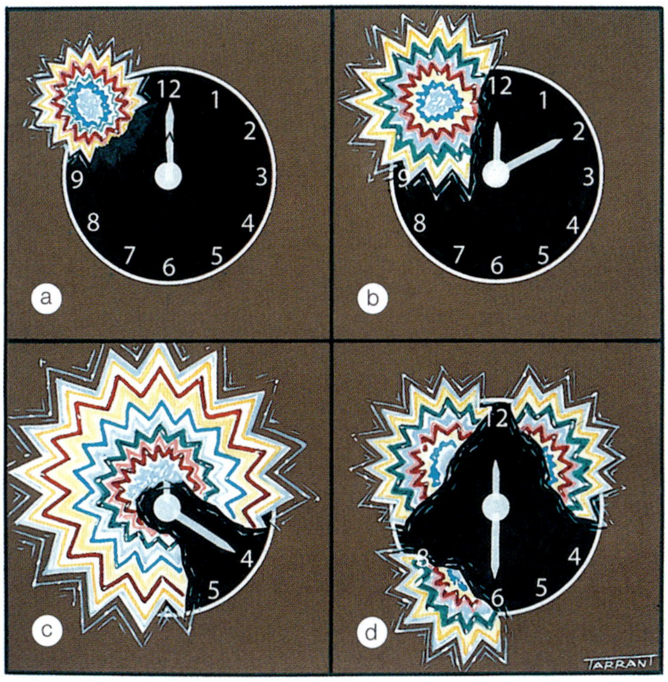

Abb. 54.4 Ausbildung eines Flimmerskotoms bei Migräne mit Aura [E943]

An welche weiteren Differenzialdiagnosen müssen Sie denken?

In Betracht kommen außerdem z. B. eine Hirnblutung oder -ischämie, ein Hirntumor, entzündliche Erkrankungen wie eine Meningoenzephalitis, eine arterielle Hypertonie, Spannungskopfschmerzen oder Kopfschmerzen bei Fehlsichtigkeit.

Welche weiteren Untersuchungen veranlassen Sie?

Durch Laboruntersuchungen des Bluts, insbesondere Blutbild und Entzündungsparameter, können entzündliche Ursachen ausgeschlossen werden. Zum Ausschluss eines erhöhten Hirndrucks wird eine Funduskopie durchgeführt. Darüber hinaus sollten ein EEG und evtl. eine Bildgebung mit MRT oder CT angeordnet werden.

Blutuntersuchung, Augenspiegelung und EEG sind ohne pathologischen Befund, ebenso das CT, das dann doch noch zum Ausschluss von Blutungen, Hirnödem oder Tumoren gemacht wird. Die Verdachtsdiagnose Migräne verdichtet sich damit immer mehr.

Welche Medikamente können Sie jetzt einsetzen?

Mittel der Wahl zur Linderung des Kopfschmerzes ist zunächst einmal Paracetamol. Bei schweren Anfällen stehen andere Medikamente wie z. B. Sumatriptan zur Verfügung. Die starke Übelkeit kann mit einem Antiemetikum wie Metoclopramid behandelt werden.

Welche prophylaktischen Maßnahmen im anfallsfreien Intervall sind indiziert?

Ein Kopfschmerztagebuch kann auslösende Ursachen für die Migräneanfälle ausfindig machen. Entspannungstechniken oder eine Verhaltenstherapie helfen dann, mit diesen Faktoren umzugehen. Darüber hinaus kann auch eine medikamentöse Anfallsprophylaxe z. B. mit einem Betablocker infrage kommen.

Wie ist die Prognose der Migräne?

Nur in einem Drittel der Fälle verschwindet oder bessert sich die Migräne während der Pubertät. In allen anderen Fällen treten auch im Erwachsenenalter noch Anfälle auf.

Nach einem Therapieversuch mit Paracetamol bessern sich die Kopfschmerzen schnell. Antonia wird entlassen, soll sich aber in 1 Monat wieder vorstellen und bis dahin ein Kopfschmerztagebuch führen.

Anhang

BASICS

Labor-Normwerte Pädiatrie

Es ist stets zu bedenken, dass Normwerte auch laborabhängig sind!

Tab. 55.1 Rotes Blutbild

Alter	Erythrozyten Mio./µl	Retikulozyten ‰ Erys	MCV µm³	Hb g/dl	Hämatokrit %
1 d	5,5 (4,5–6,5)	42 (15–65)	106 ± 7	19 (14–24)	60 (58–62)
4 Wochen	4,7 (3,9–5,3)	8 (3–13)	100 ± 6	14 (11–17)	44 (41–48)
6 Monate	4,2 (3,8–5,0)	8 (3–13)	77 ± 7	11,5 (10,5–14,5)	37 (34–39)
1 Jahr	4,9 (4,2–5,5)	8 (3–13)	73 ± 8	12 (11–15)	37 (33–40)
2–6 J.	5,0 (4,3–5,5)	5 (1–13)	76 ± 8	13 (12–15)	38 (34–41)
7–12 J.	5,1 (4,5–5,5)	5 (1–13)	79 ± 8	14 (13–15,5)	41 (37–43)
13–17 J. ♂	5,4 (4,8–5,7)	5 (1–13)	78 ± 8	16 (13–18)	44 (39–47)
13–17 J. ♀	5,0 (4,3–5,5)	5 (1–15)	79 ± 8	14 (11–16)	41 (36–44)

Tab. 55.2 Differenzialblutbild

	Säuglinge	Kinder	Jugendliche
Leukozyten	9.000–15.000/µl	8.000–12.000/µl	4.000–9.000/µl
Granulozyten	%	%	%
Neutrophile	25–65	35–70	55–70
Stabkernige	0–10	0–10	3–5
Segmentkernige	22–65	25–65	50–70
Eosinophile	1–7	1–5	2–4
Basophile	0–2	0–1	0–1
Mononukleäre Zellen	%	%	%
Monozyten	7–20	1–6	2–6
Lymphozyten	20–70	25–50	25–40

Tab. 55.3 Blutgasanalyse

Blut	Neugeborene	Kinder/Jugendliche
Basenüberschuss	–4,5 bis +2,5 mmol/l	–3 bis +3 mmol/l
pH	7,26–7,49 (ca. 1 h postpartal), später 7,35–7,45	7,35–7,45
pCO_2 (art.)	32–47 mmHg (4,3–6,3 kPa)	35–45 mmHg
pO_2 (art.)	80–108 mmHg (10,7–14,4 kPa)	65–100 mmHg

Tab. 55.4 Gerinnung

Blut	Neugeborene	Kinder/Jugendliche
Fibrinogen	< 6 Monate: 150–300 mg/dl	> 6 Monate: 200–400 mg/dl
PTT	45–70 s	28–40 s
Quick	> 50 %	70–100 %, Ziel bei Cumarintherapie 15–30 %
Thrombozyten	140.000–440.000/mm³	140.000–440.000/mm³

Tab. 55.5 Normwerte Serum/Plasma

Serum/Plasma	Neugeborene	Kinder/Jugendliche
AP	120–500 U/l (sehr methodenabhängig!)	60–320 U/l (sehr methodenabhängig!)
Bilirubin direkt	Abhängig vom Bilirubinwert	< 0,2 mg/dl
Bilirubin gesamt	Je nach Alter und SSW	< 1 mg/dl
BSG	1. Stunde < 6–10 mm/h; 2. Stunde < 12–20 mm/h (ab 2. Lebensmonat)	
CRP	< 5 mg/l	< 8 mg/l
Glukose (nüchtern)	FG: > 45 mg/dl NG: > 45 mg/dl SG: 50–90 mg/dl	60–110 mg/dl
GOT	< 70 U/l	< 50 U/l
GPT	< 67 U/l	< 45 U/l
Harnstoff	NG: 8–28 mg/dl (2,9–10 mmol/l) SG: 5–15 mg/dl (1,8–5,4 mmol/l)	8–20 mg/dl (2,9–7,1 mmol/l)
Kalium	3,6–6,1 mmol/l	3,6–5,5 mmol/l
Kalzium gesamt	2,2–2,7 mmol/l	2,1–2,7 mmol/l
Kreatinin	0,4–1,2 mg/dl	0,3–1,0 mg/dl
Magnesium	0,6–1,0 mmol/l	0,8–1,1 mmol/l
Natrium	135–148 mmol/l	135–145 mmol/l

Tab. 55.6 Normwerte Liquor

	Neugeborene	Kinder/Jugendliche
Zellzahl (pro µl)	0–30	0–5
Liquormenge (ml)	–	70–120
Liquordruck (cmH_2O)	10–15	50–150
Osmolarität (mosmol/kg)	285–305	285–305
Eiweiß (mg/dl)	15–130	10–50
Glukose (mg/dl)	40–60	50–60
Laktat (mmol/l)	0,7–2,0	0,7–2,0

Abbildungen

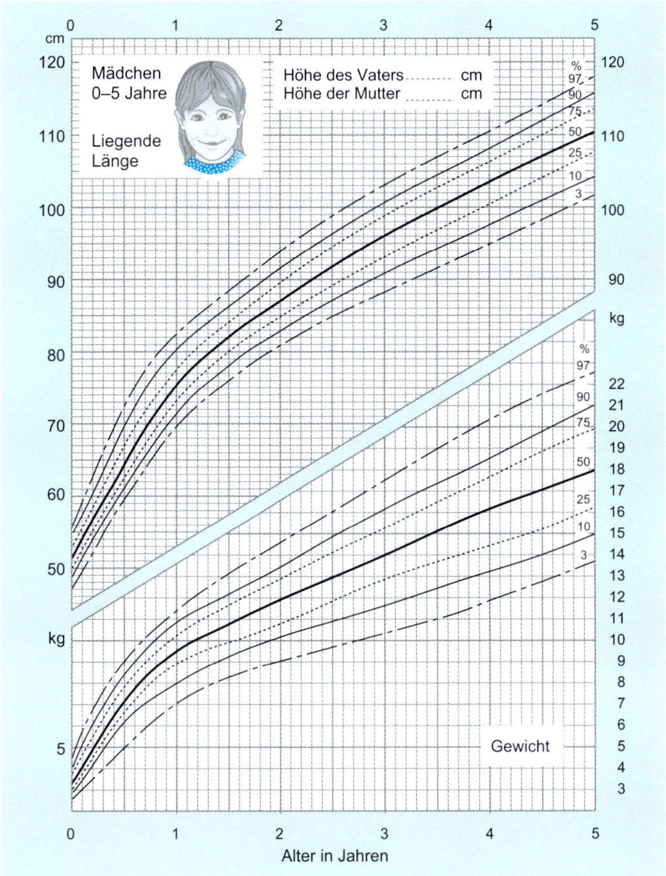

Abb. 55.1 Somatogramm Mädchen bis 5 Jahre nach Brand und Reinken [L157]

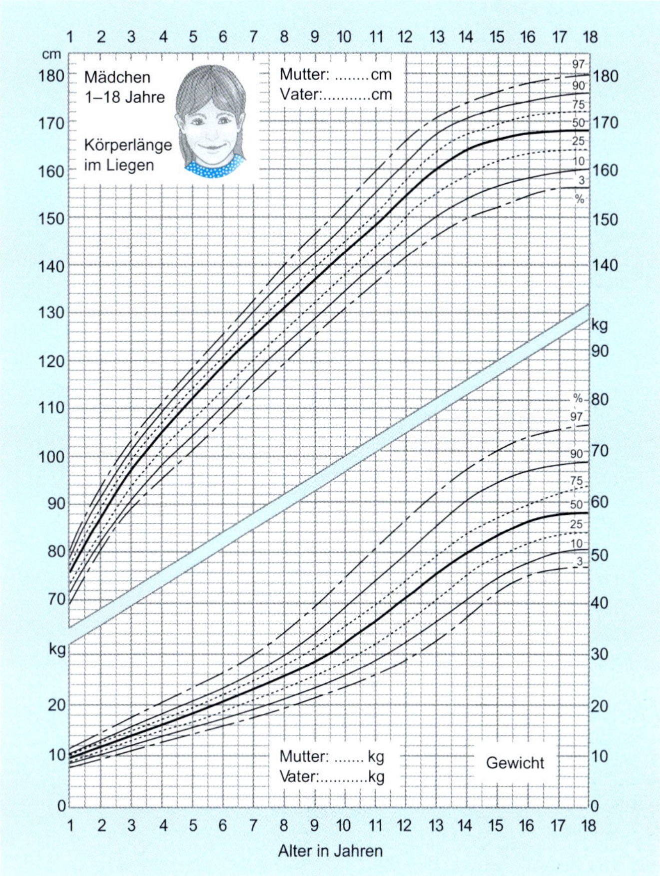

Abb. 55.2 Somatogramm Mädchen bis 18 Jahre nach Brand und Reinken [L157]

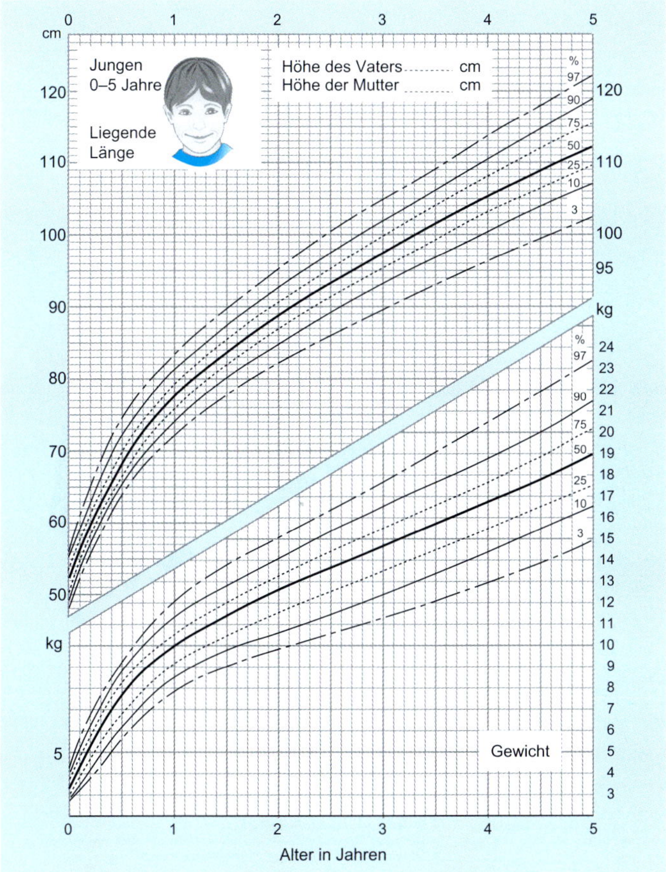

Abb. 55.3 Somatogramm Jungen bis 5 Jahre nach Brand und Reinken [L157]

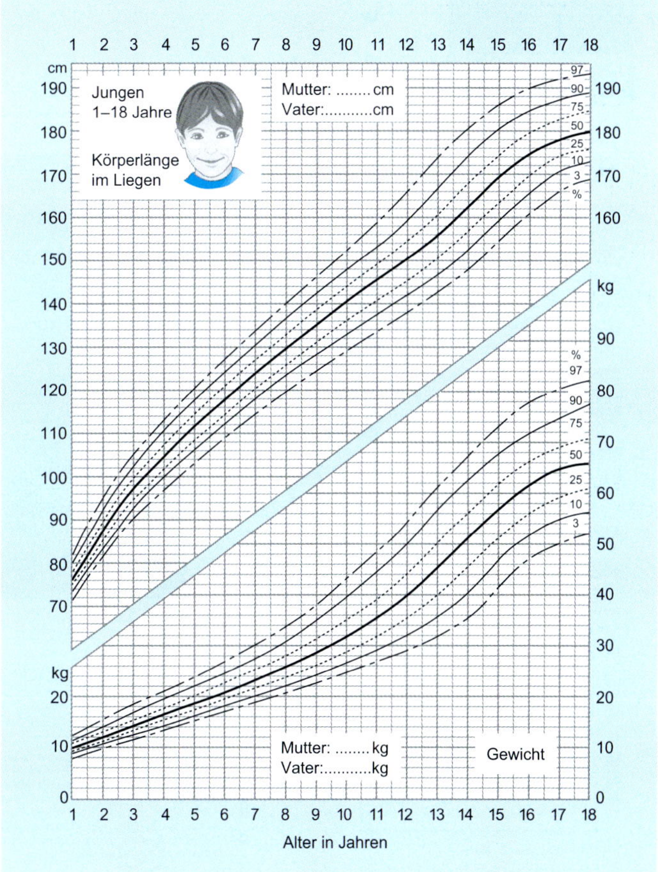

Abb. 55.4 Somatogramm Jungen bis 18 Jahre nach Brand und Reinken [L157]

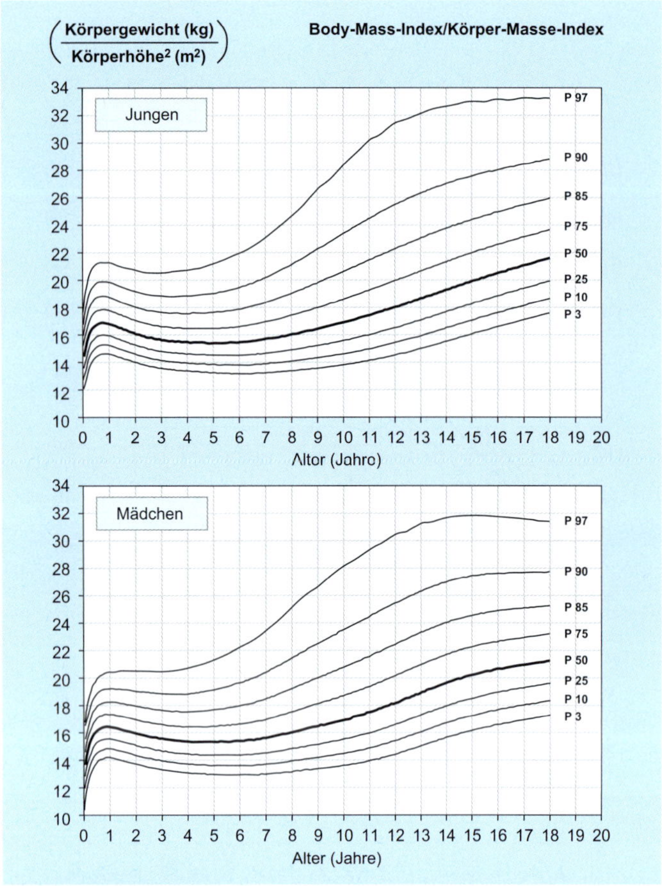

Abb. 55.5 Body-Maß-Index-(BMI-)Perzentilen nach Kromeyer-Hauschild et al. [L157]

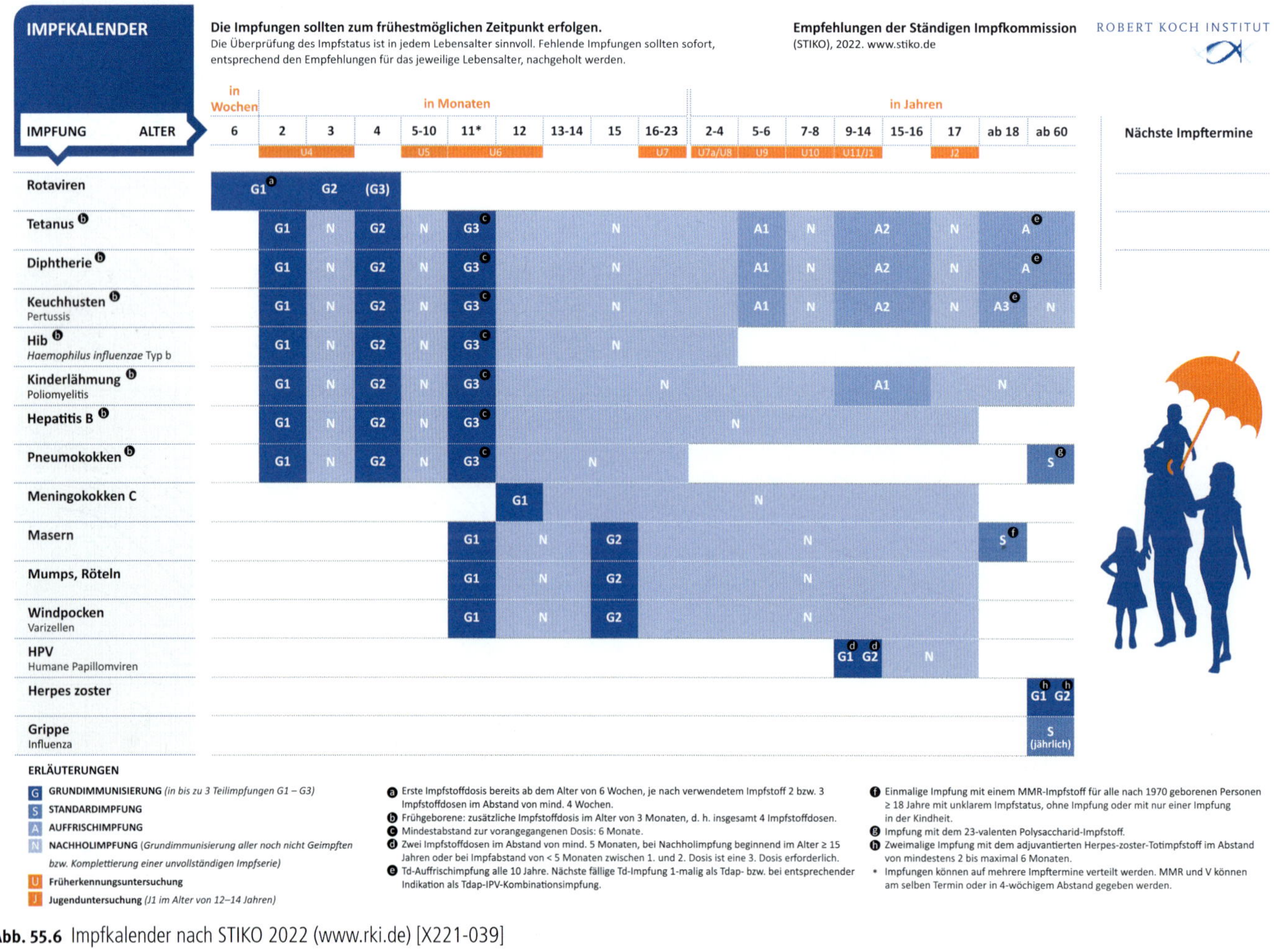

Abb. 55.6 Impfkalender nach STIKO 2022 (www.rki.de) [X221-039]

Flussdiagramme

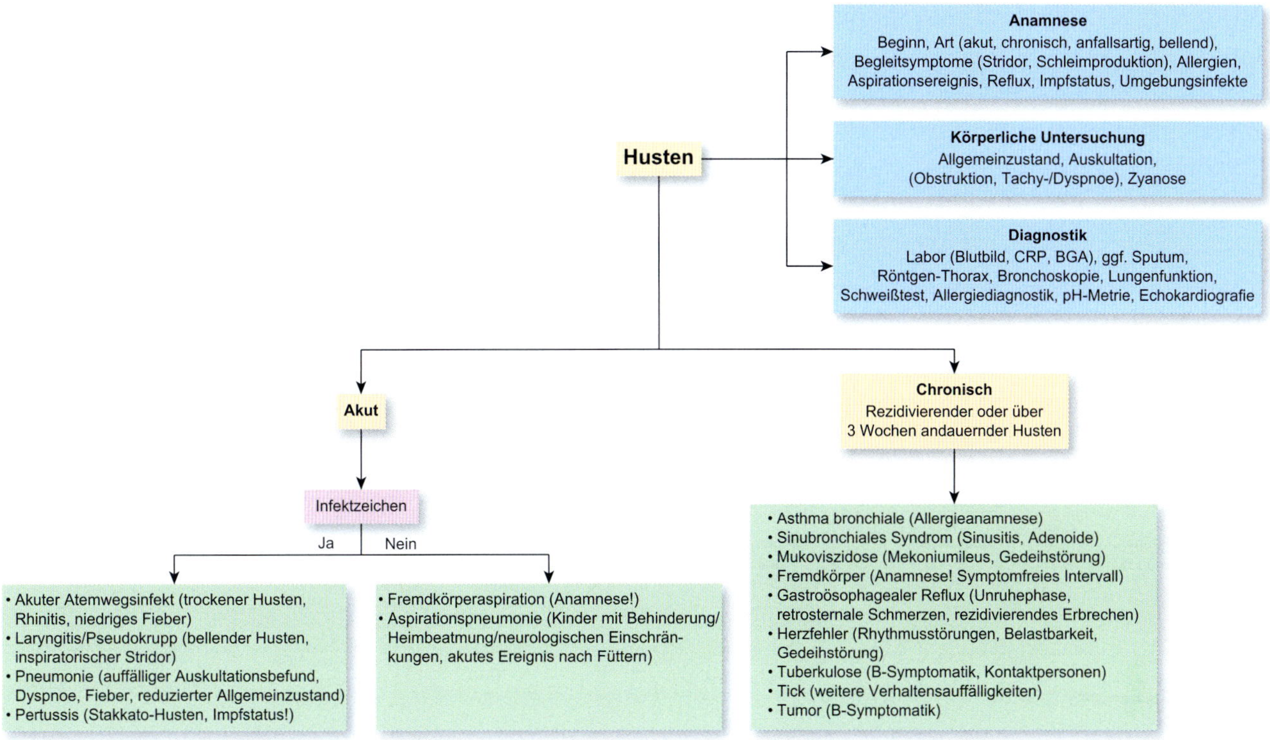

Abb. 55.7 Differenzialdiagnose bei Husten [L231/P521]

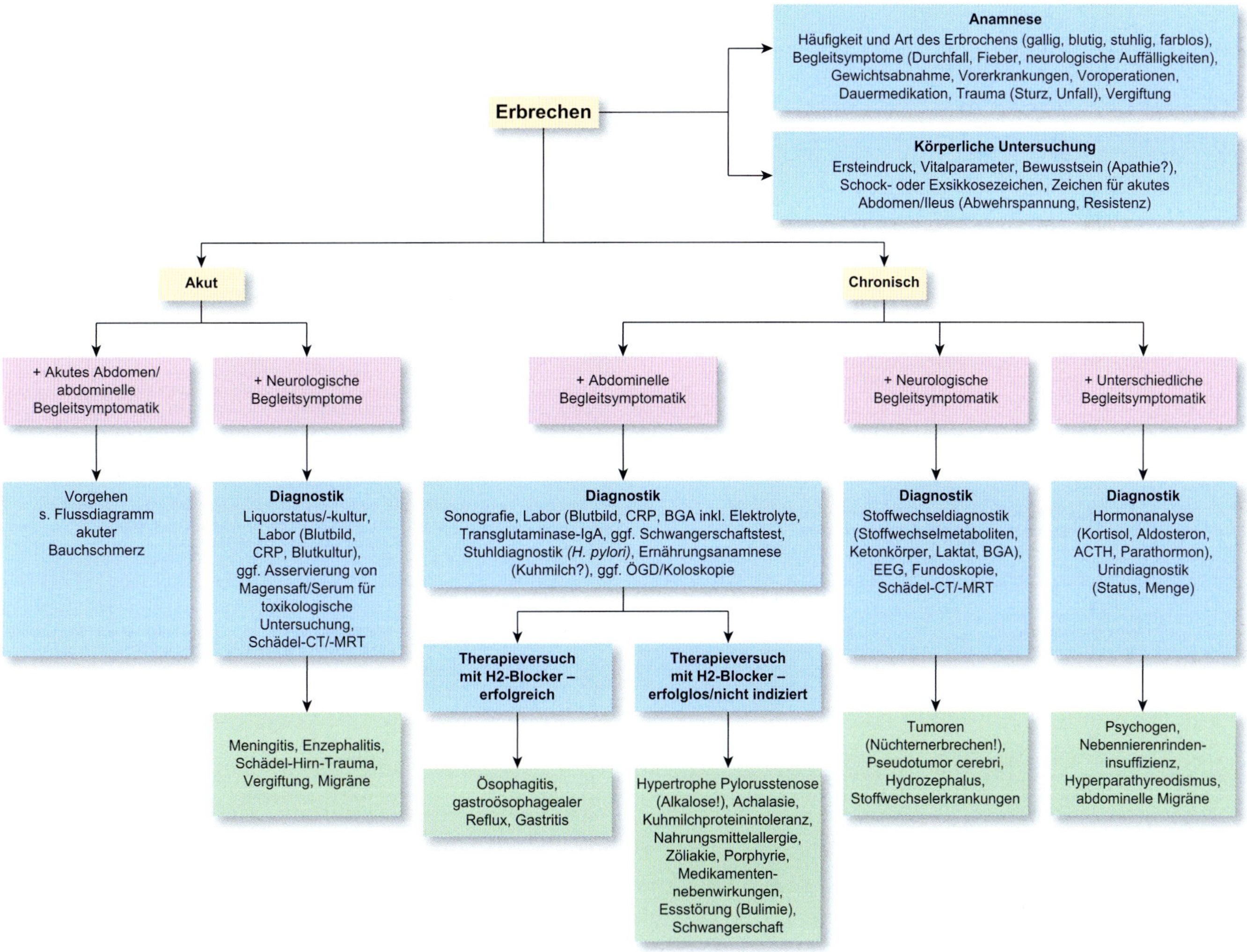

Abb. 55.8 Differenzialdiagnose bei Erbrechen [L231/P521]

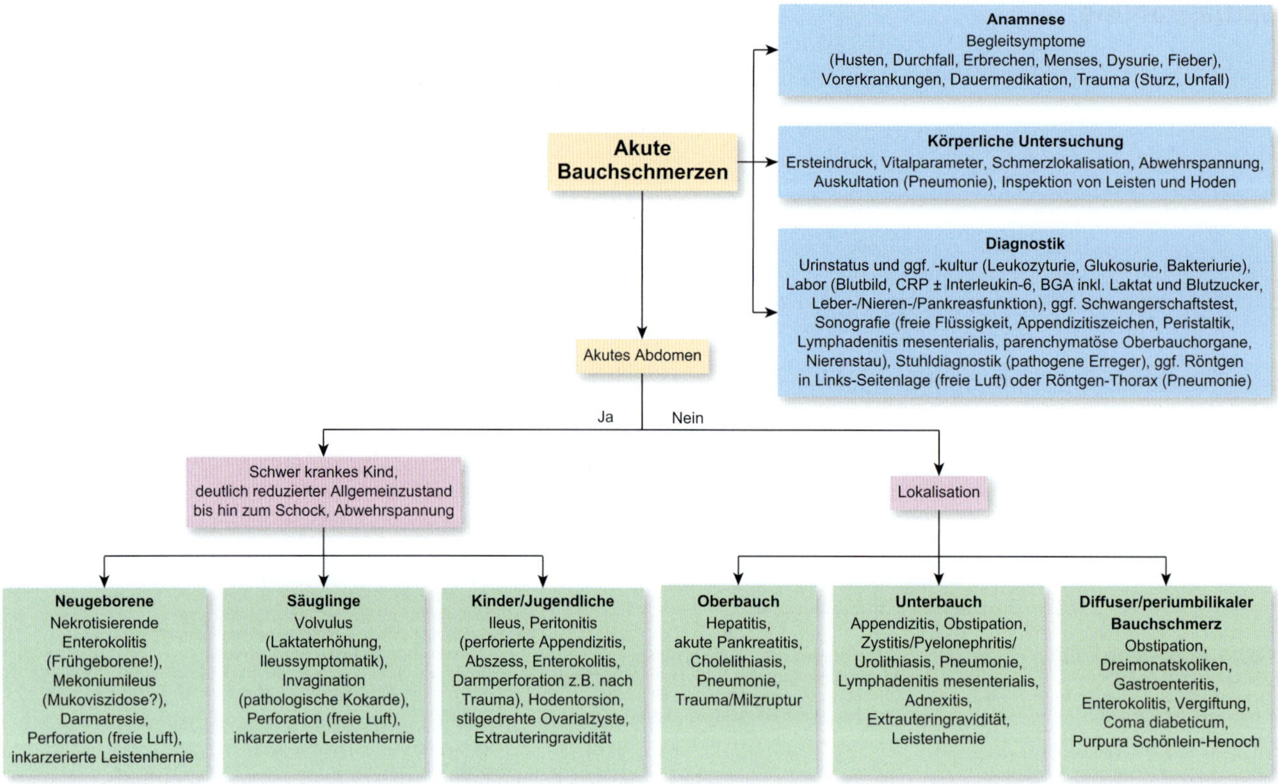

Abb. 55.9 Differenzialdiagnose bei akuten Bauchschmerzen [L231/P521]

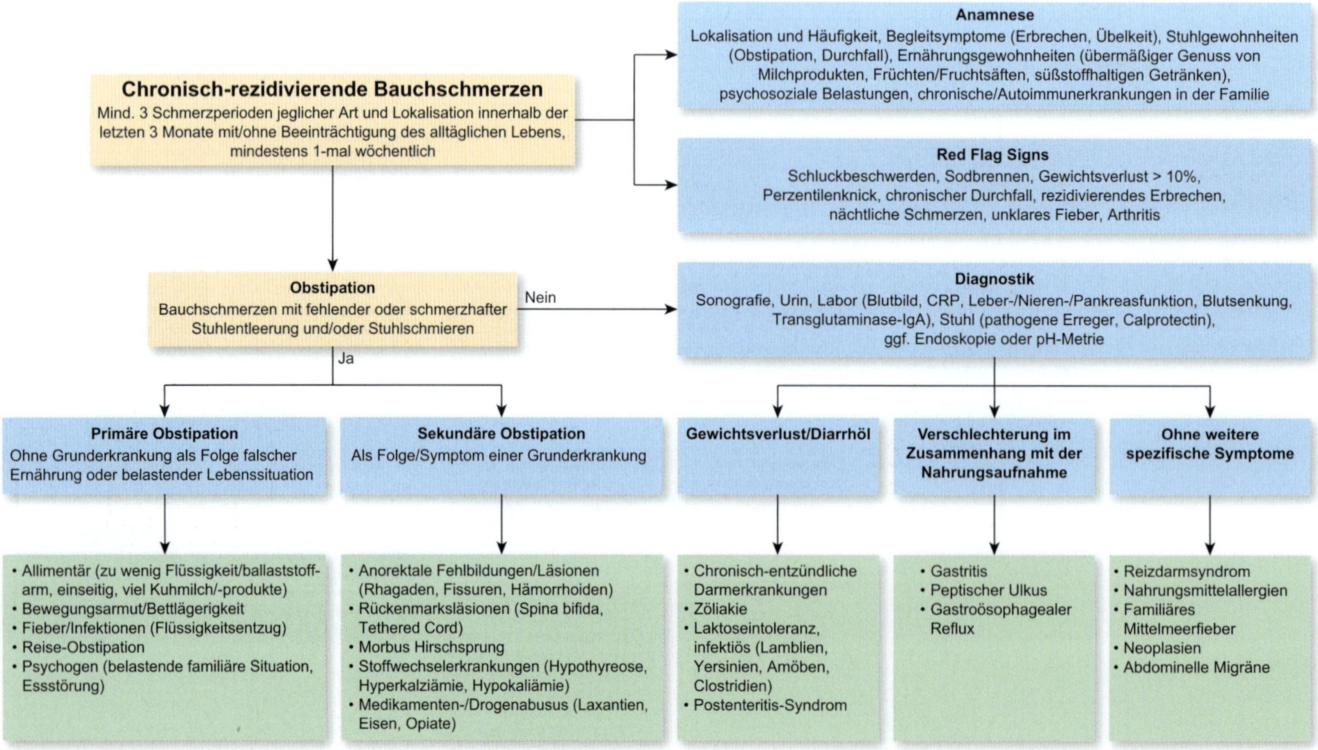

Abb. 55.10 Differenzialdiagnose bei chronischen Bauchschmerzen [L231/P521]

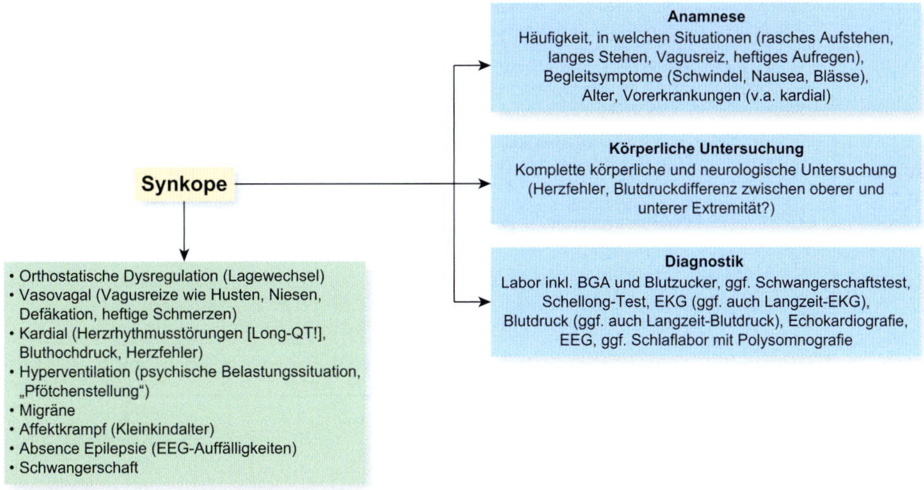

Abb. 55.11 Differenzialdiagnose bei Synkope [L231/P521]

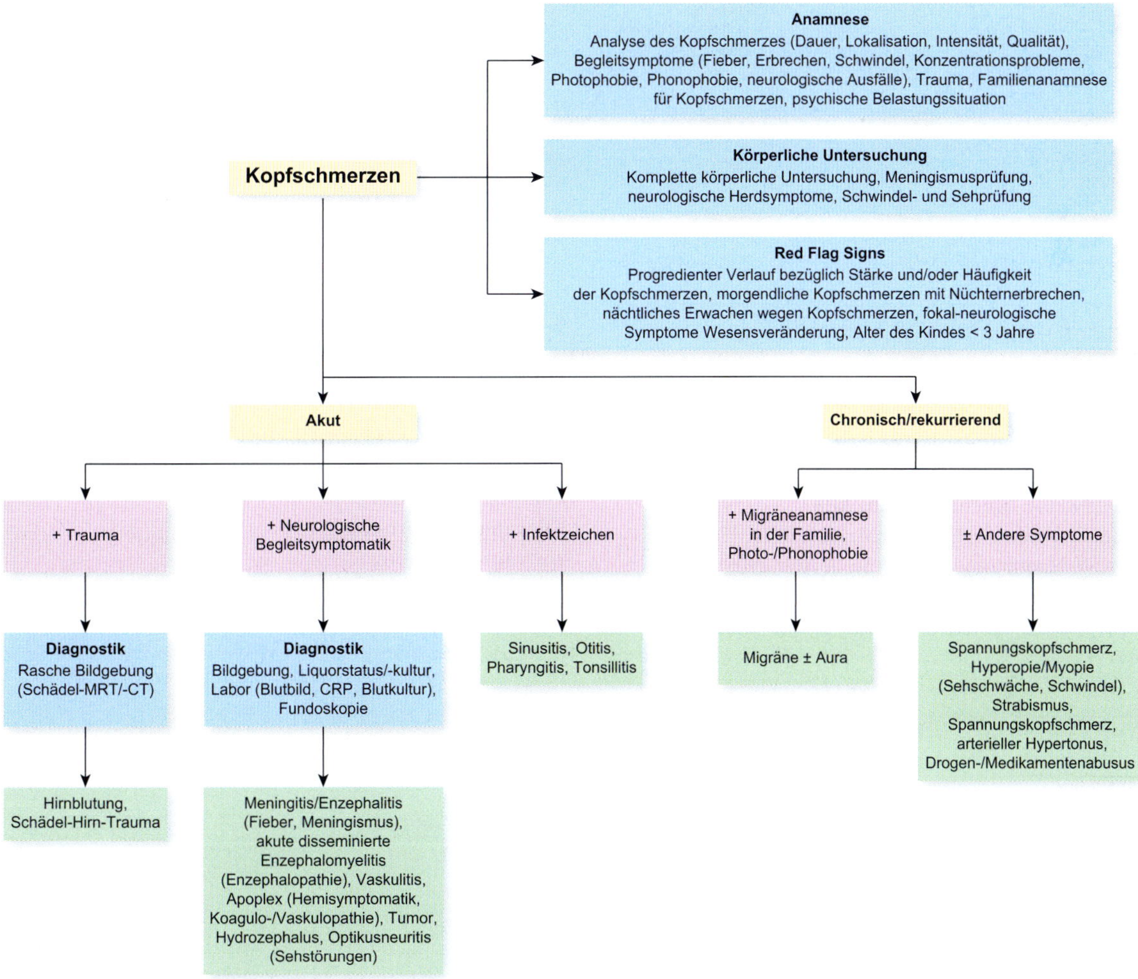

Abb. 55.12 Differenzialdiagnose bei Kopfschmerzen [L231/P521]

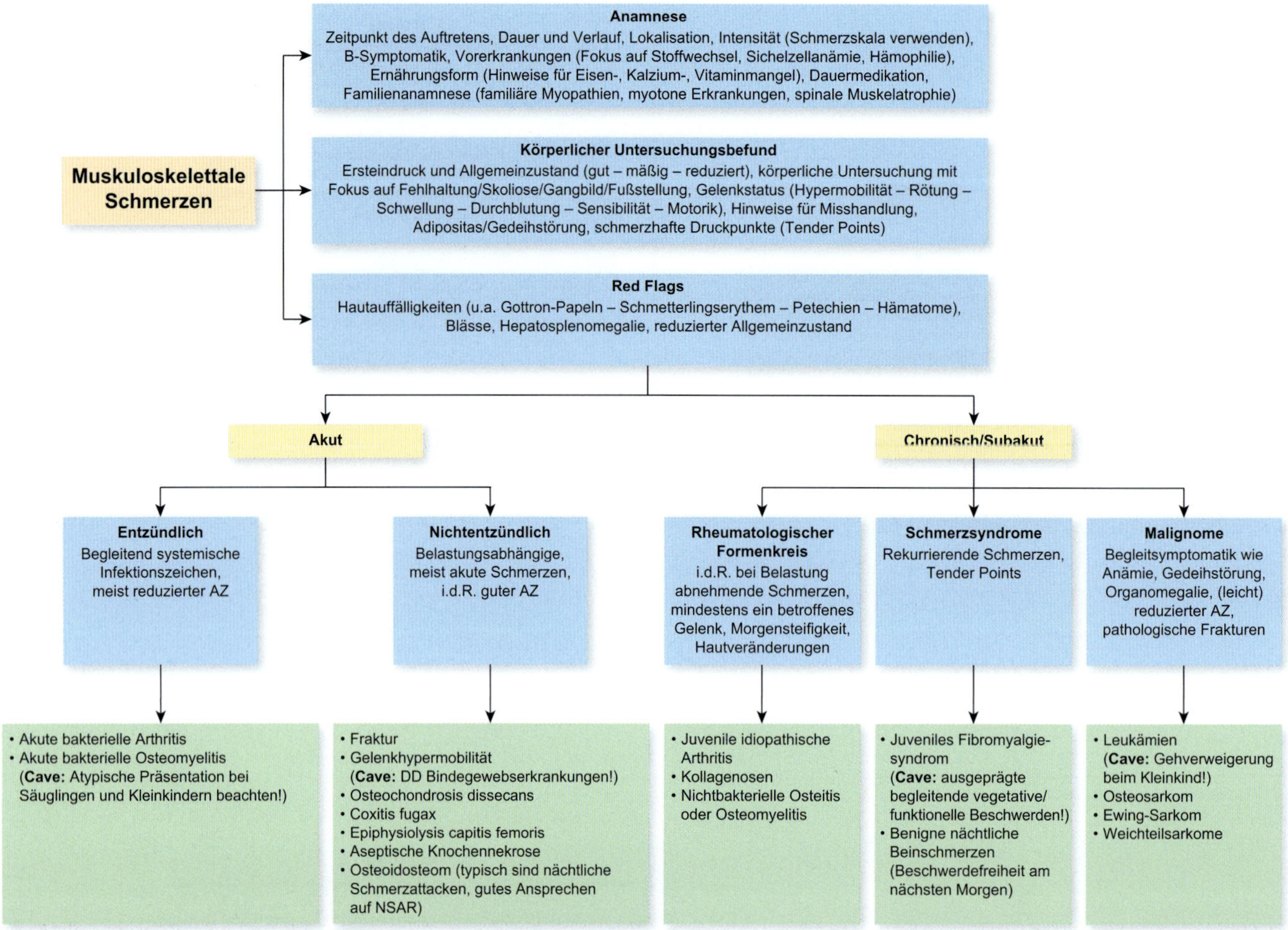

Abb. 55.13 Differenzialdiagnose bei muskulosklettalen Schmerzen [L231/P521]

Weiterführende Literatur und Internet-Links

Blume-Peytavi U et al. Atlas der Pädiatrischen Dermatologie. Wiley-VCH, 2018.

Gortner L. Duale Reihe. Thieme, 5. Aufl. 2018.

Hoffmann GF et al. Pädiatrie. Springer, 4. Aufl. 2014.

Jorch G, Hübler A. Neonatologie. Thieme, 2. Aufl. 2019.

Kliegman R M. Pediatric Symptom-Based-Diagnosis. Elsevier 2017.

Muntau A. Intensivkurs Pädiatrie. Elsevier, 6. Aufl. 2011.

Pomeranz A. et al. Pediatric Decision Making Strategies. Elsevier, 2. Aufl. 2015.

Schmittenbecher P. Pädiatrische Chirurgie. Elsevier, 2. Aufl. 2021.

www.awmf.org – Leitlinien der deutschen Gesellschaft für Kinder- und Jugendmedizin e. V.

www.infectopharm.com

www.uptodate.com

www.pedz.de – Perzentilen berechnen leicht gemacht

Quellenverzeichnis

Der Verweis auf die jeweilige Abbildungsquelle befindet sich bei allen Abbildungen im Werk am Ende des Legendentextes in eckigen Klammern.

[C113] Schönberger W. Kinderheilkunde. Gustav Fischer, 1. Aufl. 1992

[E284] McRae R, Kinninmonth A W G. Orthopaedic and trauma. Elsevier/Churchill Livingstone, 1997

[E314] Jackson S. Cross-sectional Imaging Made Easy. Elsevier/Churchill Livingstone, 1. Aufl. 2005

[E331-002] Lissauer T, Carroll W. Illustrated Textbook of Paediatrics. Elsevier, 5. Aufl. 2018, Courtesy of Dr Pete Smith

[E383] Monahan F, Sands J K, Neighbors M. Phipps' Medical-Surgical Nursing: Health and Illness Perspectives. Elsevier/Mosby, 8. Aufl. 2006

[E385] Habif T P. Clinical Dermatology: A color guide to diagnosis and therapy. Elsevier/Mosby, 5. Aufl. 2010

[E387] Zitelli B J, Davis H W. Atlas of Pediatric Physical Diagnosis. Elsevier/Mosby, 5. Aufl. 2007

[E393] Adam A N, Dixon A K. Grainger and Allison's Diagnostic Radiology. Elsevier/Churchill Livingstone, 5. Aufl. 2007

[E428] Albert D M, Miller J W, Azar D T. Albert & Jakobiec's Principles & Practice of Ophthalmology. Elsevier/Saunders, 3. Aufl. 2008

[E433] Neville B W, Damm D D, Allen C M. Oral and Maxillofacial Pathology. Elsevier/Saunders, 3. Aufl. 2008

[E435] Walsh D et al. Palliative Medicine. Elsevier/Saunders, 1. Aufl. 2009

[E438] Swartz MH. Textbook of Physical Diagnosis: History and Examination. Elsevier/Saunders, 6. Aufl. 2009

[E473-4] Paller AS, Mancini AJ. Hurwitz Clinical Pediatric Dermatology: A Textbook of Skin Disorders of Childhood and Adolescence. Elsevier/Saunders, 4. Aufl. 2011

[E606-003] Walls R, Hockberger R. Rosen's Emergency Medicine: Concepts And Clinical Practice. Elsevier, 9. Aufl. 2017

[E640] Orkin S H, Nathan DG, Fisher DE, Look AT, Lux SE, Ginsburg D. Oncology of Infancy and Childhood. Elsevier/Saunders, 1. Aufl. 2009

[E682-006] Cohen BA. Pediatric dermatology. Elsevier, 5. Aufl. 2021

[E696] Eichenfield LF, Frieden IJ, Esterly NB. Neonatal Dermatology. Elsevier/Saunders, 2. Aufl. 2008

[E742] Price DL, Gwin JF. Thompson's Pediatric Nursing. An Introductory Text. Elsevier/Saunders, 9. Aufl. 2005

[E920] Basterra Alegría J. Otorrinolaringología y patología cervicofacial: Manual ilustrado, Elsevier, 2. Aufl. 2015

[E940] Kanski J, Bowling B. Clinical Ophthalmology. A Systematic Approach. Elsevier/Saunders, 7. Aufl. 2011

[E943] Kanski J. Clinical Ophthalmology. A Systematic Approach. Elsevier/Butterworth-Heinemann, 6. Aufl. 2007

[E1138] Principles and Practice of Pediatric Infectious Diseases, 6thEdition, Elsevier, 2023; Courtesy of US Centers for Disease Control and Prevention.

[E1139] Lissauer T. Illustrated Textbook of Paediatrics. Elsevier, 6. Aufl. 2022

[E1140] Banasik: Pathophysiology. Elsevier Inc., 7. Aufl. 2022

[E1141] Walls R, Murphy M. Manual of emergency airway management. Lippincott Williams & Wilkins, 4. Aufl. 2012

[E1163] Wright KW. Oftalmología pediátrica para atención primaria. Elsevier España, S.L.U., 4. Aufl.

[F296-001] Almond S, Reyna R, Barganski N, Emran M. Nonoperative management of a giant omphalocele using a silver impregnated hydrofiber dressing: a case report. Journal of Pediatric Surgery, 2010; 45(7), Elsevier

[F320-001] Zakaria Y, Hasan A. Reversed turnover latissimus dorsi muscle flap for closure of large myelomeningocele defects. Journal of Plastic, Reconstructive & Aesthetic Surgery, 2010; 63(9), Elsevier

[F407-001] Strathmann S et al. Pediatric rhinogenic endocranial complications: A case report. Intenational Journal of Pediatric Otorhinolaryngology Extra, 2011; 6(4), Elsevier

[F589-001] Romer M, Dougherty NJ. Oral Self-Injurious Behaviors in Patients with Developmental Disabilities. Dental Clinics of North America, 2009; 53(2), Elsevier

[F781-008] German Resuscitation Council [GRC], Austrian Resuscitation Council [ARC], 2015

[F1013-001] Lütschg J. Primäre Kopfschmerzen im Kindesalter: Diagnose und Therapie. Paediatrica, 2007; 18(5)

[G018] Dörr HG, Rascher W. Praxisbuch Jugendmedizin. Elsevier/Urban & Fischer, 1. Aufl. 2001

[G239] Gortner L, Meyer S, Sitzmann FC. Pädiatrie. Duale Reihe. Thieme, 4. Aufl. 2012

[G241] Jackson S. Orthopaedic Pathology. Elsevier/Mosby, 5. Aufl. 2009

[G242] Hoyt CS. Pediatric Ophthalmology and Strabismus. Elsevier/Saunders, 3. Aufl. 2004

[G243] Price DL, Gwin J F. Pediatric Nursing: An Introductory Text. Elsevier/Saunders, 10. Aufl. 2007

[G248] Braddom R. Physical Medicine and Rehabilitation. Elsevier/Saunders, 4. Aufl. 2011

[G249] Long SS, Pickering LK, Prober CG. Principles and Practice of Pediatric Infectious Diseases. Elsevier/Churchill Livingstone, 2. Aufl. 2003

[G250] Hobbs CJ, Wynne JM. Physical Signs of Child Abuse. Elsevier/Saunders, 2. Aufl. 2001

[J787] Colourbox.com

[J787-032] Colourbox.com/Denys Kuvaiev

[J794] Centers for Disease Control and Prevention (CDC), Public Health Image Library (PHIL)

[K115] Andreas Walle, Hamburg
[K183] Eckhard Weimer, Würselen
[K303] Gerhard Westrich, Berlin
[L106] Henriette Rintelen, Velbert
[L126] Dr. med. Katja Dalkowski, Erlangen
[L138] Martha Kosthorst, Borken
[L141] Stefan Elsberger, Planegg
[L157] Susanne Adler, Lübeck
[L190] Gerda Raichle, Ulm
[L231] Stefan Dangl, München
[L234] Helmut Holtermann, Dannenberg
[L238] Sonja Klebe, Großhelfendorf
[M107] Prof. Dr. Christoph Dodt, München
[M117] Prof. Dr. med. Gerhard Grevers, München
[M123] Prof. Dr. med. Thomas Dirschka, Wuppertal
[M209] Prof. Dr. med. Regina Fölster-Holst, Kiel
[M332] Prof. Dr. med. Andreas Ficklscherer, München
[M500] Prof. Dr. med. Günter W. Kauffmann, Radiologische Universitätsklinik, Universität Heidelberg
[M614] Prof. Dr. med. Wolfgang Rüther, Hamburg
[M649] Prof. Dr. med. Tim Niehues, Universitätsklinikum Düsseldorf
[M836] Prof. Dr. Horst Schroten, Universitätsklinikum Mannheim
[M837] A. Pohl-Koppe, B. Rodeck, T. Niehues
[O530] Prof. Dr. med Christoph Klein
[O602] Klaus Matzen, Augsburg
[O608] Prof. Dr. med. Franz Schaefer, Universitätsklinikum Heidelberg
[O609] Dr. med. Jörg Schaper, Institut für Diagnostische Radiologie, Kinderradiologie, Universitätsklinikum Düsseldorf
[O910] Dr. med. Stefan Kassumeh, München
[P521] Dr. med. Theresa Förg
[R102] Koch K-M. Klinische Nephrologie. Elsevier/Urban & Fischer, 1. Aufl. 2000
[R190] Michalk D, Schönau E. Differentialdiagnose Pädiatrie. Elsevier/Urban & Fischer, 2. Aufl. 2004
[R232] Mayatepek. Pädiatrie. Elsevier/Urban & Fischer, 1. Aufl 2007
[R233] Marre R, Mertens T, Trautmann M, Zimmerli W. Klinische Infektiologie. Elsevier/Urban & Fischer, 2. Aufl. 2007
[R261] Sitzer M, Steinmetz H. Lehrbuch Neurologie. Urban & Fischer, 1. Aufl. 2011
[R300] Matzen P et al. Kinderorthopädie. Elsevier/Urban & Fischer, 1. Aufl. 2007
[R305] Muntau A C. Intensivkurs Pädiatrie. Elsevier/Urban & Fischer, 6. Aufl. 2011
[R306] Illing S, Claßen M. Klinikleitfaden Pädiatrie. Elsevier/Urban & Fischer, 8. Aufl. 2009
[S008-2] Kauffmann G, Moser E, Sauer R. Radiologie. Elsevier/Urban & Fischer, 2. Aufl. 2001
[T112] J. Bennek, em. Ordinarius für Kinderchirurgie der Universität Leipzig
[T122] Dr. med. Andreas Lentner, Aachen
[T407] Institut für medizinische und pharmazeutische Prüfungsfragen (IMPP). Die Prüfungsfragen sind urheberrechtlich geschützt. Jegliche Nutzung bedarf der ausdrücklichen Genehmigung des IMPP.
[T409] Fotosammlung des Dr. von Haunerschen Kinderspitals, München
[T457] Prof. Dr. Lothar Schweigerer, Berlin
[T473] Prof. Dr. med. Hans-Dietrich Röher, Chirurg. Universitätsklinik Düsseldorf
[T699] Prof. Dr. med. Thomas Höhn, Düsseldorf
[T700] Dr. med. Julia Roeb, München
[T701] PD Dr. Pohl-Koppe Annette, München
[T702] Prim. Univ.-Prof. Dr. med. Hans Edmund Eckel, Klagenfurt
[T703] Prof. Dr. med. Konrad Brockmeier, Klinik und Poliklinik für Kinderkardiologie, Universitätsklinikum Köln
[T704] Prof. Dr. Klaus-Michael Keller, Wiesbaden
[T705] Prof. Dr. med. Rolf Behrens, Klinik für Kinder und Jugendliche, Klinikum Süd, Nürnberg
[T706] Prof. Dr. med. Martina Bacharach-Buhles, Hattingen
[T707] Prof. Dr. med. Udo H. Engelmann, Universität Köln, Klinik und Poliklinik für Urologie
[T708] Dr. med. Johannes Correll, München
[T709] Prof. Dr. med. habil. Peter Felix Matzen, Leipzig
[T710] Prof. Dr. med. Walter Rüssmann, Köln
[T711] Prof. Dr. med. Peter Schmittenbecher, Karlsruhe
[T713] Dr. med. Norbert Haake, Essen
[T714] Univ.-Prof. Dr. med. Erich Schmutzhard, Innsbruck
[T824] Klinikum Dritter Orden, München
[T1276] Forschungsinstitut für Kinderernährung, Universitätsklinikum Ruhr-Universität, Bochum
[V338] Trusetal Verbandstoffwerk GmbH, Schloß Holte-Stukenbrock
[W803] Forschungsinstitut für Kinderernährung Dortmund
[W1082-001] Deutsche Gesellschaft für Pädiatrische Kardiologie und angeborene Herzfehler e.V. S2k Leitlinie: Infektiöse Endokarditis und Endokarditisprophylaxe im Kindes- und Jugendalter. AWMF Reg. Nr. 023-024, 2022
[X221-039] Empfehlungen der Ständigen Impfkommission (STIKO). Epidemiologisches Bulletin 4. Ausgabe, Robert Koch Institut, 2022
[X315-005] © ÄZQ, BÄK, KBV und AWMF 2020, Nationale VersorgungsLeitlinie Asthma, Langfassung, 4. Auflage, 2020, Version 1